神经外科常见病诊疗要点与手术技巧

主编 王继仁 张景帅 刘 滢 余胜坤
    李 智 徐 坤 解东成

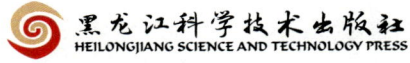

图书在版编目(CIP)数据

神经外科常见病诊疗要点与手术技巧 / 王继仁等主编. -- 哈尔滨：黑龙江科学技术出版社，2024.2
ISBN 978-7-5719-2274-0

Ⅰ．①神… Ⅱ．①王… Ⅲ．①神经外科学－常见病－诊疗 Ⅳ．①R651

中国国家版本馆CIP数据核字（2024）第046330号

神经外科常见病诊疗要点与手术技巧
SHENJINGWAIKE CHANGJIANBING ZHENLIAO YAODIAN YU SHOUSHU JIQIAO

主　　编	王继仁　张景帅　刘滢　余胜坤　李智　徐坤　解东成
责任编辑	陈兆红
封面设计	宗　宁
出　　版	黑龙江科学技术出版社
	地址：哈尔滨市南岗区公安街70-2号　邮编：150007
	电话：（0451）53642106　传真：（0451）53642143
	网址：www.lkcbs.cn
发　　行	全国新华书店
印　　刷	山东麦德森文化传媒有限公司
开　　本	787 mm×1092 mm　1/16
印　　张	22.25
字　　数	563千字
版　　次	2024年2月第1版
印　　次	2024年2月第1次印刷
书　　号	ISBN 978-7-5719-2274-0
定　　价	198.00元

【版权所有，请勿翻印、转载】

编委会

◎ **主　编**

　　王继仁　张景帅　刘　滢　余胜坤
　　李　智　徐　坤　解东成

◎ **副主编**

　　陈怀宾　宋光荣　李修珍　张　新
　　饶　江　凡　芳　朱明珍　李　军

◎ **编　委**（按姓氏笔画排序）

　　凡　芳（湖北医药学院附属襄阳市第一人民医院）
　　王继仁（济南市莱芜人民医院）
　　朱明珍（湖北医药学院附属襄阳市第一人民医院）
　　刘　滢（枣庄市立医院）
　　李　军（淄博市中心医院）
　　李　智（曹县人民医院）
　　李修珍（首都医科大学三博脑科医院）
　　余胜坤（南京医科大学第四附属医院）
　　宋光荣（应急管理部应急总医院）
　　张　新（湖南省邵阳市中西医结合医院）
　　张景帅（山东省曹县磐石医院）
　　陈怀宾（聊城市脑科医院）
　　饶　江（湖北省黄冈市黄梅县人民医院）
　　徐　坤（山东省公共卫生临床中心）
　　解东成（航空总医院）

前言

神经外科是一个朝气蓬勃、发展迅速的学科，在我国已有七十余年的发展历史。过去由于科学技术落后，对神经外科疾病的诊断与治疗一直是临床上的难题。随着医学技术的进步，日新月异的现代化影像学技术给神经外科疾病的诊断和治疗增添了一双明亮的"眼睛"，基础医学领域中出现的分子生物学理论与微检测技术，加之在形态学上电子显微镜的应用，改变了过去对许多问题的认识。时至今日，传统神经外科又相继分出显微神经外科、功能性神经外科、立体定向神经外科、颅底神经外科、血管内神经外科、内镜神经外科与立体定向放射神经外科等更精细、更尖端的专业化学科分支。因此，为展现现代神经外科疾病的诊疗进展，特组织编写本书。

本书资料丰富、内容翔实，有较强的科学性和实用性，与近年来神经外科手术发展的理念相符。本书首先简要介绍了神经外科疾病常见症状与体征、神经外科疾病的定位诊断；然后详细介绍了颅脑外伤、颅脑肿瘤、脑血管疾病、先天性疾病、功能性疾病等。本书涵盖从病因、病理到诊断、治疗，从常用的诊疗技术到微创技术及疗法，重点阐述实用性强的临床诊断、鉴别诊断及治疗方式和方法。希望本书能成为神经外科临床一线工作医师及学习神经外科的医学生值得借鉴的参考书，能对我国神经外科的发展起到一定的促进作用。

在本书编写过程中，编者参考大量国内外文献，使得内容新颖丰富，但由于神经外科学进展迅速，知识更新较快，编者编校水平有限，书中难免存在不足之处，还望广大读者不吝指正。

《神经外科常见病诊疗要点与手术技巧》编委会

2023 年 11 月

目录 CONTENTS

第一章 神经外科疾病常见症状与体征 (1)
- 第一节 头痛 (1)
- 第二节 眩晕 (5)
- 第三节 昏迷 (9)
- 第四节 肌肉萎缩 (15)
- 第五节 共济失调 (18)
- 第六节 大小便障碍 (20)

第二章 神经外科疾病的定位诊断 (26)
- 第一节 大脑半球损害的定位诊断 (26)
- 第二节 间脑损害的定位诊断 (30)
- 第三节 脑底部损害的定位诊断 (32)
- 第四节 小脑损害的定位诊断 (33)
- 第五节 脑干损害的定位诊断 (34)
- 第六节 脊髓损害的定位诊断 (35)

第三章 颅脑外伤 (37)
- 第一节 头皮损伤 (37)
- 第二节 颅骨骨折 (41)
- 第三节 原发性脑损伤 (49)
- 第四节 颅内血肿 (61)
- 第五节 儿童颅脑损伤 (81)
- 第六节 老年人颅脑损伤 (85)
- 第七节 外伤性脑水肿 (90)

第四章 颅脑肿瘤 (97)
- 第一节 颅内脂肪瘤 (97)

第二节	垂体腺瘤	(99)
第三节	室管膜瘤	(119)
第四节	星形细胞瘤	(121)
第五节	多形性胶质母细胞瘤	(125)
第六节	矢状窦旁脑膜瘤	(128)

第五章 脑血管疾病 (131)

第一节	壳核出血	(131)
第二节	丘脑出血	(133)
第三节	尾状核出血	(136)
第四节	脑叶出血	(139)
第五节	脑干出血	(143)
第六节	小脑出血	(147)
第七节	脑室出血	(150)
第八节	蛛网膜下腔出血	(152)
第九节	缺血性脑血管病	(169)
第十节	中枢神经系统血管炎	(176)
第十一节	烟雾病	(180)
第十二节	颅内静脉血栓	(189)
第十三节	颅内血管畸形	(192)
第十四节	血管性认知障碍	(207)
第十五节	颅内动脉瘤	(211)

第六章 先天性疾病 (221)

第一节	先天性蛛网膜囊肿	(221)
第二节	狭颅症	(226)
第三节	小儿脑性瘫痪	(230)
第四节	寰枕畸形	(240)
第五节	Arnold-Chiari 畸形	(243)
第六节	无脑畸形	(247)
第七节	胼胝体畸形	(249)

第七章 功能性疾病 (254)

第一节	癫痫	(254)

第二节　帕金森病……………………………………………………………………（271）
　　第三节　亨廷顿病……………………………………………………………………（281）
　　第四节　肌张力障碍…………………………………………………………………（284）
　　第五节　特发性震颤…………………………………………………………………（294）
　　第六节　特发性面神经炎……………………………………………………………（298）
　　第七节　三叉神经痛…………………………………………………………………（300）
　　第八节　舌咽神经痛…………………………………………………………………（302）
第八章　神经外科疾病的护理…………………………………………………………（306）
　　第一节　面肌痉挛……………………………………………………………………（306）
　　第二节　颅脑损伤……………………………………………………………………（307）
　　第三节　颅内动脉瘤…………………………………………………………………（318）
　　第四节　脑出血………………………………………………………………………（323）
　　第五节　慢性硬膜下血肿……………………………………………………………（325）
　　第六节　脑动静脉畸形………………………………………………………………（330）
　　第七节　脑脓肿………………………………………………………………………（332）
　　第八节　颅内压增高…………………………………………………………………（336）
　　第九节　脑疝…………………………………………………………………………（339）
参考文献……………………………………………………………………………………（344）

第一章 神经外科疾病常见症状与体征

第一节 头 痛

头痛一般是指眉以上至枕下部的头颅上半部之疼痛。大多数头痛是由头颅的疼痛感受器受到某种致痛因素（物理性或化学性）刺激，形成异常神经冲动，经痛觉传导通路传递到大脑皮质而产生痛觉。头部的致痛结构：颅外的有头皮、肌肉、帽状腱膜、骨膜、血管及末梢神经，其中以动脉、肌肉、末梢神经最敏感；颅内的有血管（脑底动脉环及其分支、脑膜动脉、静脉窦及其引流静脉）、硬脑膜（特别是颅底部）、脑神经（主要是三叉、舌咽、迷走神经）和 $C_{1\sim3}$ 脊神经分支。

一、常见原因

（一）原发性头痛
偏头痛、丛集性头痛、紧张型头痛。

（二）继发性头痛
1.颅腔内疾病
(1)炎症性疾病：脑膜炎、脑炎、脑脓肿、蛛网膜炎。
(2)占位性病变：颅内肿瘤、寄生虫性囊肿及肉芽肿。
(3)脑血管疾病：脑血管意外、高血压脑病、动脉瘤、静脉窦血栓形成。
(4)头颅外伤：脑震荡、脑挫裂伤、硬脑膜外及硬脑膜内出血、脑震荡后综合征。
(5)颅内低压性头痛。
(6)头痛型癫痫、癫痫后头痛。
2.颅腔邻近结构的病变
(1)骨膜炎、骨髓炎。
(2)三叉神经、舌咽神经、枕大神经、枕小神经。
(3)青光眼、屈光及调节障碍，副鼻窦炎，鼻咽癌，中耳炎及内耳炎，齿髓炎。
(4)颈椎病。
(5)颞动脉炎。

3.全身及躯体某些系统疾病

(1)传染病:流行性感冒、伤寒、肺炎、疟疾等。

(2)中毒:一氧化碳、乙醇、铅、汞等。

(3)内脏疾病:尿毒症、糖尿病、痛风、心脏病、肺气肿、高血压、贫血、更年期综合征、甲状腺功能亢进。

4.精神性因素

抑郁症、神经症。

二、诊断

头痛是临床上最常见的一种症状,涉及头痛的疾病很多,其病因及发病机制非常复杂,应详细收集病史资料,并进行必要的检查,加以客观分析,大多数可获明确的诊断。

(一)病史

详细了解头痛发生的诱因和形式、部位、性质及伴随症状,可提供进一步检查的线索,有助于诊断。询问病史时必须注意下列几方面。

1.头痛的部位

由于病变刺激不同的神经而形成疼痛部位的差异。颅外组织的疼痛一般是局限性的,多在受刺激处或其神经支配的区域。颅内幕上敏感结构所致的疼痛由三叉神经传导,常出现在额、颞、顶区;幕下结构所致的疼痛由舌咽、迷走神经及 $C_{1\sim3}$ 脊神经传导,出现于枕部、上颈部、耳和咽喉部。

2.头痛的时间

各种原因头痛的发作时间各不相同。突然发生,持续时间极短,多为功能性疾病,神经痛可短至数秒或数十秒,频繁发作;偏头痛常持续数小时或1~2天;慢性持续性头痛以器质性病变多见,如头部邻近器官(眼、鼻、耳)的疾病,可持续多日;而持续性进行性头痛,则可见于颅内高压、占位性病变;但神经症的头痛可长年不断,波动性较大,随着情绪或体内外因素而变化;早晨头痛加剧者,主要是颅内压增高所致,但也可见于炎性分泌物蓄积的额窦炎或筛窦炎;丛集性头痛多在每天睡眠中发生。

3.头痛的性质

一般不同原因的头痛各有特性。如电击样或刀割样的放射性疼痛多为神经痛;搏动性跳痛,常见于血管性头痛,尤以偏头痛为典型;眼、耳、鼻疾病所伴发者,大多数是胀痛或钝痛;抑郁症、神经症则是隐隐作痛,时轻时重。

4.头痛的程度

头痛严重程度不能直接反映病变的严重程度,但可受病变部位、对痛觉敏感结构的侵害情况、个体反应等因素的影响。通常剧烈头痛见于神经痛、偏头痛、脑膜炎、蛛网膜下腔出血等;中等度头痛,主要出现于占位性病变;轻度头痛,可见于神经症及某些邻近器官(耳、眼、鼻)病变。

5.头痛发生的速度及影响因素

急性突发性头痛,多为脑出血、蛛网膜下腔出血等;亚急性发生的头痛可见于颅内感染;缓慢发生的头痛见于紧张型头痛;而呈进行性加重者,多为颅内占位性病变;反复发作的头痛多为血管性头痛。咳嗽、用力或头部转动,常使颅内压增高而头痛加剧;直立位可使紧张型头痛、低颅压性头痛等加重,而使丛集性头痛减轻;压迫颞、额部动脉或颈总动脉可使血管性头痛减轻。

6. 伴随症状

头痛时伴恶心、呕吐、面色苍白、出汗、心悸等自主神经症状，主要见于偏头痛；头痛伴进行性加剧的恶心、呕吐，常为颅内高压的征兆；体位变化时出现头痛加重或意识障碍，见于脑室内肿瘤、颅后窝或高颈段病变；头痛发作时伴有视力障碍、复视，多为偏头痛；头痛伴眼底视盘水肿或出血，常为颅内高压症或高血压性脑病；头痛伴明显眩晕，多见于颅后窝病变；在头痛早期出现精神症状，如淡漠或欣快，可能为额叶病变。

7. 其他病史

必须注意全身其他系统器官的病史，应该了解清楚家族史、用药史、外伤史、手术史、月经及烟酒嗜好等情况。

（二）体征

可以引起头痛的疾病甚多，临床检查比较复杂，通常必须包括下列几方面。

1. 内科检查

许多内脏器官或系统的疾病可发生头痛，除了测量体温、血压、呼吸等一般项目外，应按系统详细检查。如高血压、感染性疾病的发热、中暑、缺氧（如一氧化碳中毒）、慢性肺部疾病的高碳酸血症、严重贫血或红细胞增多症等，均可因脑血流增加而致头痛；而内源性和外源性毒素作用、大量饮酒，则可因脑血管扩张而出现头痛。

2. 五官检查

头部邻近器官的疾病也是头痛常见的原因，因此，对头痛患者应仔细检查五官的情况，以便及时查出有关的疾病。如在眼部的视神经炎、儿童的屈光不正、青光眼、眼部表浅炎症（结膜炎、角膜炎、睑板腺炎、泪囊炎等）及眶部组织的炎症；在耳鼻喉方面有鼻炎、鼻旁窦炎、咽炎、中耳炎或鼻咽部肿瘤，另外颞颌关节病及严重的牙病也可反射性引起头痛。

3. 神经系统检查

颅内许多疾病均可引起头痛，故全面的神经系统检查是非常重要的，必须逐项进行，其中头颈部及脑神经尤应仔细检查。通过对阳性体征的综合分析，大多可推断病变的部位，如颅内占位性病变、急性脑血管病、脑或脑膜的炎症等。

4. 精神检查

有不少精神科疾病可伴有头痛。神经症是最常见的，头痛部位多变，疼痛的程度与心境的好坏密切相关；隐匿性抑郁症的情绪症状可被躯体症状所掩盖，常呈一些包括头痛在内的全身不典型的疼痛，有些患者拒绝探讨心理和情绪的问题，仅以头痛为唯一主诉。因此，在排除了器质性病变后还应考虑到某些精神因素，需经过仔细的精神检查才能发现其原因。

（三）辅助检查

为了彻底查明引起头痛的病变原因，必须进行有关的辅助检查，但应根据患者的具体情况和客观条件来选择性地应用。

1. 颅脑方面

为排除或明确颅内病变，通常根据病情和医疗单位的条件来选择相应的检查，如颅X线片（包括颅底、内听道）、脑电图、经颅多普勒超声检查、脑血管造影、放射性核素脑扫描、CT或磁共振成像检查等。必须指出脑脊液检查对确定颅内炎症和出血（特别是蛛网膜下腔出血）有重要价值，但若怀疑肿瘤等占位性病变，特别是颅后窝的占位性病变，务必谨慎从事，防止导致脑疝的危险。

2.内科方面

依据临床表现及体格检查所提供的线索,根据需要选择必要的检查,如血常规、尿常规、血糖、红细胞沉降率(血沉)、尿素氮、肝功能、血气分析、心电图及内分泌功能等检查。

3.五官方面

主要是眼、耳、鼻、喉及口腔等专科检查,以检查出可能引起头痛的有关疾病。

三、鉴别诊断

头痛病因众多,多以病因结合发病机制来分类,诊断时首要根据临床特点来决定。

(一)原发性头痛

1.偏头痛

青年女性多见,多有家族史,特征为突然发作性头部剧烈疼痛,可自行或药物缓解,间歇期无症状,易复发。

(1)有先兆的偏头痛:临床较少见,多有家族史,常在青春期发病,呈周期性发作,发作过程分4期:①先兆期。在头痛发作前10～20分钟出现视觉先兆,如闪光、暗点、黑蒙,少数可出现烦躁、眩晕、言语含糊、口唇或手指麻木等。②头痛前期。颅外动脉扩张引起的搏动性头痛,多位于一侧的前头部,也可为双侧或两侧交替。③头痛极期。头痛剧烈,范围可扩散,伴面色苍白、恶心、呕吐、畏光,症状持续数小时或1～2天,数天不缓解者,称偏头痛持续状态。④头痛后期。头痛渐减轻,多转为疲劳感、思睡,有时见兴奋、欣快,1～2天后消失。

(2)无先兆的偏头痛:临床最多见,先兆症状不明显,头痛程度较有先兆的偏头痛轻,持续时间较长,可持续数天。

(3)特殊类型偏头痛:临床上很少见。①基底动脉型偏头痛:常见于青年女性,与经期有密切关系,先兆症状累及脑干、小脑和枕叶,类似基底动脉缺血的表现,如视力障碍、眩晕、耳鸣、共济失调、构音障碍等,数分钟至半小时后出现枕部搏动性头痛,伴恶心、呕吐,甚至出现短暂意识障碍。②眼肌瘫痪型偏头痛:头痛以眼眶和球后部为主,头痛减轻后出现同侧眼肌瘫痪,常表现为动眼神经麻痹,数小时至数周内恢复。③偏瘫型偏头痛:头痛发作的同时或过后出现同侧或对侧肢体不同程度的瘫痪,并可持续一段时间,脑电图可见瘫痪对侧半球出现慢波。

2.丛集性头痛

丛集性头痛以青壮年男性多见,多无家族史。特征为无先兆的突然一侧头痛,起于眶周或球后,向同侧颅顶、颜面部扩散,伴同侧结膜充血、流泪、鼻塞、面红。多在夜间睡眠中突然发生,每次持续数十分钟至数小时;每天一至数次,并规律地在相同的部位和每天相同的时间出现,饮酒、精神紧张或服用血管扩张剂可诱发,丛集期持续3～6周。间隔数月或数年后再发。

3.紧张型头痛

紧张型头痛是慢性头痛中最常见的一种。主要是由于精神紧张或因特殊头位引起的头颈部肌肉的持久性收缩所致。可发生于枕部、双颞部、额顶部或全头部,有时还可扩散至颈、肩及背部,呈压迫、沉重、紧束样钝痛,颈前后屈伸可诱发,局部肌肉可有压痛和僵硬感。头痛虽然可影响日常生活,但很少因头痛而卧床不起。通常持续数天至数月,常伴紧张、焦虑、烦躁及失眠,很少有恶心、呕吐。

（二）继发性头痛

1. 颅内压变动性头痛

由于颅内压改变,牵引颅内疼痛敏感结构(主要是血管)引起头痛。颅内高压性头痛大多为全头痛,在晨间和疲劳后加剧,咳嗽、喷嚏、低头、屏气用力时,促使头痛加重,幕上占位性病变常以额颞部头痛为多,幕下占位性病变以后枕部头痛为著。颅内低压性头痛常见于腰穿后,偶见于脱水、禁食、腹泻后,部分患者原因不明,为额部或枕部持续性胀痛、钝痛,直立时加剧,平卧后减轻或消失,卧床和补盐可使症状消失。

2. 颅脑损伤性头痛

颅脑损伤性头痛多为受伤部位的头皮、脑膜神经受损或压迫所致,如颅骨骨折、继发性蛛网膜下腔出血、硬膜下血肿等。

3. 感染引起的头痛

中枢神经系统或全身性感染性疾病均可出现头痛,多为枕部痛,后转为全头痛,性质为钝痛或搏动性,活动后加剧,下午和夜间较重,体温、血常规和病原学检查常可提供感染的证据。脑膜炎的头痛可因直立或屈颈而加剧,卧位时减轻,随炎症消退而缓解。

4. 头部邻近器官组织病变的头痛

头部附近的器官病变也可引起头痛,常有扩散性疼痛,如眼部病变多在眶及额部疼痛,鼻、鼻窦及咽部所致多为额部或额颞部疼痛,严重牙痛也扩散至同侧额颞部。

5. 全身性疾病的头痛

发热、中毒、缺氧、高血压、高碳酸血症均可通过增加脑血流,甚至扩张脑血管而引起头痛,同时具有全身各系统功能障碍的征象。常为持续性全头部搏动性疼痛,早晨较重,低头或屏气用力时加剧。

6. 脑血管病变导致的头痛

脑血管病变导致的头痛见于脑出血、颅内动脉瘤、脑动脉炎、脑动脉硬化、脑血管畸形,可伴有相应的定位体征。颞动脉炎常呈持续性和搏动性颞部疼痛,平卧位时加剧,常有视力损害,颞动脉明显扩张、隆起、压痛。

7. 精神性头痛

神经症、抑郁症等,经常出现头痛,部位不定,性质多样,呈钝痛、胀痛,易受环境和情绪的影响,持续数周甚至数年,常伴记忆力、注意力及睡眠等精神方面的症状。

（王继仁）

第二节 眩 晕

眩晕是临床常见症状,多为自身或周围物体沿一定方向与平面旋转,或为摇晃浮沉感,属运动性或位置性幻觉,是一种人体空间定位平衡障碍。患者自觉自身或外界物体呈旋转感或升降、直线运动、倾斜、头重脚轻感,有时主诉头晕常缺乏自身或外界物体的旋转感,仅表现为步态不稳、头重脚轻感。正常情况下,机体在空间的平衡由视觉、本体感觉及前庭迷路感觉的相互协调与配合来实现,视觉认识并判断周围物体的方位及其与自身的关系,深感觉了解自身的姿势、位置、运动的范围及幅度,前庭系统辨别肢体运动的方向及所处的位置,并经相关大脑皮质及皮质下结构的整合不断调整偏差平衡人体的空间定位。

一、发生机制

人体平衡与定向功能依赖于视觉、本体觉及前庭系统,以前庭系统对躯体平衡的维持最为重要。前庭系统包括内耳迷路末梢感受器(半规管中的壶腹嵴、椭圆囊和球囊中的位觉斑)、前庭神经、脑干中的前庭诸核、小脑蚓部、内侧纵束及前庭皮质代表区(颞叶)。前庭神经起源于内耳的前庭神经节的双极细胞,其周围突分布于3个半规管的壶腹嵴、椭圆囊斑和球囊斑,中枢突组成前庭神经,与耳蜗神经一起经内听道至脑桥尾部终止于4个前庭核。一小部分纤维直接进入小脑,止于顶核及绒球小结,前庭核通过前庭小脑束与小脑联系;前庭核又发出纤维形成前庭脊髓束参与内侧纵束,与眼球运动神经核、副神经核、网状结构及脊髓前角等联系。

前庭受到刺激时可产生眩晕、眼球震颤和平衡失调等症状。前庭系统中神经递质,如乙酰胆碱、谷氨酸、去甲肾上腺素和组胺等参与眩晕的发生与缓解。正常时,前庭感觉器在连续高强频率兴奋时释放神经动作电位,并传递至脑干前庭核。单侧的前庭病变迅速干扰了一侧紧张性电位发放率,引起左右两侧前庭向脑干的动作电位传递不平衡,导致眩晕。

眩晕的临床表现、症状的轻重及持续时间的长短与起病的快慢、单侧或双侧前庭损害、是否具备良好的前庭代偿功能等因素有关。起病急骤,自身的前庭代偿功能来不及建立,患者眩晕重,视物旋转感明显,稍后因自身调节性的前庭功能代偿,眩晕逐渐消失,故前庭周围性眩晕大多呈短暂性发作;双侧前庭功能同时损害,如耳毒性药物所致前庭病变,两侧前庭动作电位的释放在低于正常水平下基本维持平衡,通常不产生眩晕,仅表现为躯干平衡不稳和摆动幻觉,但因前庭不能自身调节代偿,症状持续较久,恢复慢。前庭核与眼球运动神经核之间有密切联系,前庭感受器受到病理性刺激时常出现眼震。前庭各核通过内侧纵束、前庭脊髓束及前庭-小脑-红核-脊髓等通路,与脊髓前角细胞相连接。因此,前庭损害时可出现躯体向一侧倾倒及肢体错误定位等体征;前庭核还与脑干网状结构中的血管运动中枢、迷走神经核等连接,损害时伴有恶心、呕吐、苍白、出汗,甚至有血压、呼吸、脉搏等改变。前庭核对血供和氧供非常敏感,内听动脉供应前庭及耳蜗的血液。该动脉有两个分支:大的耳蜗支供应耳蜗和前庭迷路的下半部分,小的前庭动脉支供应前庭迷路上半部包括水平半规管和椭圆囊,两支血管在下前庭迷路水平有吻合,但在前庭迷路的上半部则无吻合。由于前庭前动脉的血管径较小,又缺乏侧支循环,前庭迷路上半部分选择性地对缺血更敏感,故颅内血管即使是微小的改变(如狭窄或闭塞)后血压下降,均影响前庭系统的功能而出现眩晕。

二、病因

根据病变部位及眩晕的性质,眩晕可分为前庭系统性眩晕及非前庭系统性眩晕。

(一)前庭系统性眩晕

由前庭系统病变引起。

1.周围性眩晕

周围性眩晕见于梅尼埃病、前庭神经元炎、中耳炎、迷路炎、位置性眩晕等。①眩晕:突然出现,左右上下摇晃感,持续时间短(数分钟、数小时、数天),头位或体位改变症状加重,闭目症状不能缓解。②眼球震颤:指眼球不自主有节律的反复运动,可分急跳型和摇摆型两型。急跳型是眼球先缓慢向一个方向运动至眼窝极限,即慢相;随后出现纠正这种偏移的快动作,即快相。因快相较慢相易识别,临床上以快相方向为眼震方向。周围性眩晕时眼震与眩晕同时并存,为水平性或水平加旋转性眼震,绝无垂直性,眼震幅度细小,眼震快相向健侧或慢相向病灶侧。向健侧注视眼震加重。③平衡障碍:站立不稳,上下左右摇晃、旋转感。④自主神经症状:伴严重恶心、呕吐、出汗和脸色苍白等。⑤伴明显耳鸣、听力下降、耳聋等症状。

2.中枢性眩晕

因前庭神经颅内段、前庭神经核、核上纤维、内侧纵束及皮质和小脑的前庭代表区病变所致,多见于椎基底动脉供血不足、小脑、脑干及第四脑室肿瘤、颅高压、听神经瘤和癫痫等。表现:①持续时间长(数周、数月甚或数年),程度较周围性眩晕轻,常为旋转或向一侧运动感,闭目后症状减轻,与头位或体位变化无关。②眼球震颤:粗大,持续存在,与眩晕程度不一致,眼震快相向健侧(小脑病变例外)。③平衡障碍:站立不稳,摇晃、运动感。④自主神经症状:不明显,可伴有恶心、呕吐。⑤无耳鸣、听力减退、耳聋等症状,但有神经系统体征。

(二)非前庭系统性眩晕

非前庭系统性眩晕由前庭系统以外的全身系统疾病引起,可产生头晕眼花或站立不稳,无眩晕、眼震,不伴恶心、呕吐。常由眼部疾病、贫血、血液病、心功能不全、感染、中毒及神经功能失调引起。视觉病变(屈光不正、眼肌麻痹等)出现假性眼震,即眼球水平来回摆动、节律不整、持续时间长。很少伴恶心、呕吐。深感觉障碍引起的是姿势感觉性眩晕,有深感觉障碍及闭目难立征阳性。

三、诊断

(一)询问病史

仔细询问病史,了解眩晕发作的特点、眩晕的程度及持续的时间、发作时伴随的症状、有无诱发因素、有无耳毒性药物及中耳感染等相关病史,应鉴别真性或假性眩晕及周围性或中枢性眩晕(见表1-1)等。

表1-1 周围性眩晕与中枢性眩晕的鉴别要点

	周围性眩晕	中枢性眩晕
起病	多较快,可突然发作	较缓慢,逐渐加重
性质	真性眩晕,有明显的运动错觉(中毒及双侧神经则以平衡失调为主)	可呈头晕,平衡失调,阵发性步态不稳
持续时间	多较短(中毒及炎症除外),数秒(位置性眩晕)至数小时(梅尼埃病一般20分钟至数小时)	多持续较长(轻度椎-基底动脉供血不足也可呈短暂眩晕)
消退	逐渐减轻,消退	多持续不退,逐渐加重
间歇(缓解期)	梅尼埃病有间歇期,间歇期无眩晕或头晕,中毒及炎症无间歇期	无间歇期,但可持续轻晕,阵发性加重或突然步态歪斜
听力症状	可伴耳鸣、耳堵及听力下降,梅尼埃病早期呈波动性听力下降	桥小脑角占位病变可有耳鸣及听力逐渐下降,以高频为重也可呈听力突降,其他中枢性眩晕也可无听力症状
自主神经性症状	眩晕严重时伴冷汗、苍白、唾液增多、恶心、呕吐、大便次数增多(迷走神经症状及体征)	可无自主神经性症状

续表

	周围性眩晕	中枢性眩晕
自发性眼震	在眩晕高潮时出现，水平型或旋转型，有快慢相之分，方向固定，持续时间不长	如伴眼震，可持续较长时间，可出现各种类型眼震，如垂直型、翘板型等，可无快慢相之分，方向不固定，可出现凝视性眼震
眼震电图	无过冲或欠冲现象，固视抑制正常，视动性眼球震颤（OKN）正常，诱发眼震方向及类型有规律可循，可出现前庭重振现象	可出现过冲或欠冲现象，固视抑制失败，OKN可不正常，可出现错型或错向眼震，可出现凝视性眼震
其他中枢神经系统	无其他中枢神经系统症状和体征，无意识丧失	可同时伴有展神经、三叉神经、面神经症状与体征，可伴意识丧失
周围其他情况	梅尼埃病患者血压可偏低，脉压小	可有高血压、心血管疾病、贫血等

(二)体格检查

对神经系统作详细检查，尤其应注意有无眼震，眼震的方向、性质和持续时间，是自发性还是诱发性。伴有眼震多考虑前庭、迷路和小脑部位的病变；检查眼底有无视神经盘水肿、有无听力减退和共济失调等。注意血压、心脏等情况。

(三)辅助检查

疑有听神经瘤应做内听道摄片，颈源性眩晕摄颈椎片，颅内占位性病变、脑血管病变选择性行头颅 CT 或 MRI 扫描，任何不能用周围前庭病变解释的位置性眩晕和眼震均应考虑中枢性病变，应行颅后窝 MRI 检查，还应做前庭功能、脑干听觉诱发电位检查及贫血、低血糖、内分泌紊乱等相关检验。

四、治疗

眩晕是一大综合征，包括许多疾病，但患者一般发病较急，需要立即果断处理，以减轻症状。

(一)临时一般处理

(1)应立刻卧床，给予止晕、止吐：常用药物东莨菪碱 0.3 mg 或山莨菪碱 10 mg 肌内注射。地西泮可减轻患者眩晕、紧张、焦虑。口服地芬尼多(眩晕停)或茶苯海明等抗组胺药，控制眩晕。

(2)输液：纠正水、电解质失衡。

(3)脱水：适用用于颅内压增高、梅尼埃病、内分泌障碍而致水潴留等引起的眩晕，如 20% 甘露醇静脉滴注，呋塞米 20 mg 静脉注射或口服。

(4)血管扩张药：用于脑血管供血不足引起的眩晕，如盐酸培他定 500 mL 静脉滴注，5%碳酸氢钠 250 mL 静脉滴注。对锁骨下盗血综合征，禁用血管扩张药和降压药，以免"盗血"加重。

(5)肾上腺皮质激素：适用于梅尼埃病、颅内压增高、脱髓鞘疾病等。

(二)病因治疗

积极寻找原发病，如为中耳炎引起，可抗感染或耳科手术治疗；由颅内占位引起，应尽快手术，解除压迫；颈椎病引起者，经对症处理效果不好，可考虑颈椎牵引或手术。

（王继仁）

第三节 昏 迷

一、诊断思路

昏迷是脑功能衰竭的突出表现,是各种病因引起的觉醒状态与意识内容及身体运动均完全丧失的一种极严重的意识障碍,对剧烈的疼痛刺激也不能觉醒。

意识是自己处于觉醒状态,并能认识自己与周围环境。人的意识活动包括"觉醒状态"与"意识内容"两个不同但又相互有关的组成部分。前者是指人脑的一种生理过程,即与睡眠呈周期性交替的清醒状态,属皮质下激活系统的功能;后者是指人的知觉、思维、情绪、记忆、意志活动等心理过程(精神活动),还有通过言语、听觉、视觉、技巧性运动及复杂反应与外界环境保持联系的机敏力,属大脑皮质的功能。意识正常状态即意识清醒,表现为对自身与周围环境有正确理解,对内外环境的刺激有正确反应,对问话的注意力、理解程度及定向力和计算力都是正常的。意识障碍就是意识由清醒状态向着昏迷转化,是指觉醒水平、知觉、注意、定向、思维、判断、理解、记忆等许多心理活动一时性或持续性的障碍。尽管痴呆、冷漠、遗忘、失语等都是意识内容减退的表现,但只要其他行为功能还能做出充分和适当的反应,就应该认为意识还是存在的。

按照生理与心理学基础可将意识障碍分为觉醒障碍和意识内容障碍两大类。根据检查时刺激的强度和患者的反应,可将觉醒障碍区分为以下5级:①嗜睡主要表现为病理性睡眠过深,患者意识存在,对刺激有反应,瞳孔、角膜、吞咽反射存在,唤醒后可作正确回答,但随即入睡,合作欠佳。②昏睡或蒙眬。这是一种比嗜睡深而又较昏迷稍浅的意识障碍。昏睡时觉醒水平、意识内容及随意运动均减至最低程度。患者不能自动醒转,在持续强烈刺激下能睁眼、呻吟、躲避,意识未完全丧失,对刺激反应时间持续很短,浅反射存在,可回答简单问题,但常不正确。③浅昏迷。仅对剧痛刺激(如压迫眶上神经)稍有防御性反应,呼之偶应,但不能回答问题,深浅反射存在(如吞咽、咳嗽、角膜和瞳孔光反射)。呼吸、血压、脉搏一般无明显改变。④中度昏迷。对强烈刺激可有反应,浅反射消失,深反射减退或亢进,瞳孔光反射迟钝,眼球无转动,呼吸、血压、脉搏已有明显改变,常有尿失禁。⑤深昏迷。对一切刺激均无反应,瞳孔光反射迟钝或消失,四肢张力消失或极度增高,并有尿潴留,呼吸不规则,血压下降。

意识内容障碍常见于以下3种:①意识混浊。包括觉醒与认识两方面的障碍,为早期觉醒功能低下,并有认识障碍、心烦意乱、思考力下降、记忆力减退等。表现为注意力涣散,感觉迟钝,对刺激的反应不及时,不确切,定向不全。②精神错乱。患者对周围环境的接触程度障碍,认识自己的能力减退,思维、记忆、理解与判断力均减退,言语不连贯并错乱,定向力亦减退。常有胡言乱语、兴奋躁动。③谵妄状态。表现为意识内容清晰度降低,伴有睡眠-觉醒周期紊乱和精神运动性行为。除了上述精神错乱以外,尚有明显的幻觉、错觉和妄想。幻觉以视幻觉最为常见,其次为听幻觉。幻觉的内容极为鲜明、生动和逼真,常具有恐怖性质。因而,患者表情恐惧,发生躲避、逃跑或攻击行为。患者言语可以增多,不连贯或不易理解,有时则大喊大叫。谵妄或精神错乱状态多在晚间加重,也可具有波动性,发作时意识障碍明显,间歇期可完全清楚,但通常随病情变化而变化,持续时间可数小时、数天甚至数周不等。

(一)病史和检查

任何原因所致的弥漫性大脑皮质和/或脑干网状结构的损害或功能抑制均可造成意识障碍和昏迷。因此,对昏迷的诊断需要详询病史、细致而全面的体检及必要的辅助检查。

病史应着重了解:①发生昏迷的时间、诱因、起病缓急、方式及其演变过程。如突然发生、进行性加剧、持续性昏迷者,常见于急性出血性脑血管病、急性感染中毒、严重颅脑损伤等;缓慢起病、逐渐加重多为颅内占位性病变、代谢性脑病等。②昏迷的伴随症状及相互间的关系。如首先症状为剧烈头痛者要考虑蛛网膜下腔出血、脑出血、脑膜炎;高热、抽搐起病者结合季节考虑乙型脑炎、流行性脑脊髓膜炎;以精神症状开始应考虑脑炎、额叶肿瘤等;老年患者以眩晕起病要考虑小脑出血或椎-基底动脉系的缺血。③昏迷发生前有无服用药物、毒物或外伤史,既往有无类似发作,如有则应了解此次与既往发作的异同。④既往有无癫痫、精神疾病、长期头痛、视力障碍、肢体运动受限、高血压和严重的肝、肾、肺、心脏疾病及内分泌代谢疾病等。

体格检查时,应特别注意发现特异性的体征,如呼吸气味(肝臭、尿臭、烂苹果、乙醇、大蒜等)、头面部伤痕、皮肤瘀斑、出血点、蜘蛛痣、黄疸、五官流血、颈部抵抗、心脏杂音、心律失常、肺部哮鸣音、水泡音、肝脾大、腹水征等,以及生命体征的变化。全面的神经系统检查应偏重于神经定位体征和脑干功能的观察:①神经定位体征。肢体瘫痪如为单肢瘫或偏瘫则为大脑半球病变;如为一侧脑神经麻痹(如面瘫)伴对侧偏瘫即交叉性瘫则为脑干病变。双眼球向上或向下凝视,为中脑病变;眼球一上一下,多为小脑病变;双眼球向偏瘫侧凝视,为脑干病变,向偏瘫对侧凝视,为大脑病变;双眼球浮动提示脑干功能尚存,而呈钟摆样活动,提示脑干已有病变(如脑桥出血),双眼球固定则示脑干功能广泛受累;水平性或旋转性眼球震颤见于小脑或脑干病变,而垂直性眼球震颤见于脑干病变。②脑干功能观察。主要观察某些重要的脑干反射及呼吸障碍类型,以判断昏迷的程度,也有助于病因诊断。双侧瞳孔散大,光反射消失,提示已累及中脑,也见于严重缺氧及颠茄、阿托品、氰化物中毒;一侧瞳孔散大,光反射消失,提示同侧中脑病变或颞叶钩回疝;双侧瞳孔缩小见于安眠药、有机磷、吗啡等中毒及尿毒症,也见于脑桥、脑室出血。垂直性头眼反射(头后仰时两眼球向下移动,头前屈时两眼球向上移动)消失提示已累及中脑;睫毛反射、角膜反射、水平性头眼反射(眼球偏向头转动方向的对侧)消失,提示已累及脑桥。吞咽反射、咳嗽反射消失,提示已累及延髓。呼吸障碍如潮式呼吸提示累及大脑深部及脑干上部,也见于严重心力衰竭;过度呼吸提示已累及脑桥,也见于代谢性酸中毒、低氧血症和呼吸性碱中毒;叹息样抑制性呼吸提示已累及延髓,也见于大剂量安眠药中毒。③其他重要体征包括眼底检查、脑膜刺激征等。实验室检查与特殊检查应根据需要选择进行,但除三大常规外,对于昏迷患者,血液电解质、尿素氮、二氧化碳结合力(CO_2CP)、血糖等应列为常规检查;对病情不允许者必须先就地抢救,视病情许可后再进行检查。脑电图、头CT和MRI,以及脑脊液检查对昏迷的病因鉴别有重要意义。

(二)判断是否为昏迷

临床上可见到特殊类型的意识障碍,呈现意识内容活动丧失而觉醒能力尚存。患者表现为双目睁开,眼睑开闭自如,眼球无目的地活动,似乎给人一种意识清醒的感觉;但其知觉、思维、情感、记忆、意识及语言等活动均完全丧失,对自身及外界环境不能理解,对外界刺激毫无反应,不能说话,不能执行各种动作命令,肢体无自主运动,称睁眼昏迷或醒状昏迷。常见于以下3种情况。

1.去大脑皮质状态

去大脑皮质状态是由于大脑双侧皮质发生弥漫性的严重损害所致。特点是皮质与脑干的功能出现分离现象：大脑皮质功能丧失，对外界刺激无任何意识反应，不言不语；而脑干各部分的功能正常，患者眼睑开闭自如，常睁眼凝视（即醒状昏迷），痛觉灵敏（对疼痛刺激有痛苦表情及逃避反应），角膜与瞳孔对光反射均正常。四肢肌张力增高，双上肢常屈曲，双下肢伸直（去皮质强直），大小便失禁，还可出现吸吮反射及强握反射，甚至伴有手足徐动、震颤、舞蹈样运动等不随意运动，双侧病理征阳性。

2．无动性缄默

无动性缄默或称运动不能性缄默，以不语、肢体无自发运动，但却有眼球运动为特征的一种特殊类型意识障碍。可由于丘脑下部-前额叶的多巴胺通路受损，使双侧前额叶得不到多巴胺神经元的兴奋冲动而引起。但临床上以间脑中央部或中脑的不完全损害，使正常的大脑皮质得不到足够的脑干上行网状激活系统兴奋冲动所致者更为常见。有人把前者原因所致者称无动性缄默Ⅰ型，后者称无动性缄默Ⅱ型。主要表现为缄默不语或偶有单语、小声稚答语，安静卧床，四肢运动不能，无表情活动，但有时对疼痛性刺激有躲避反应，也有睁眼若视、吞咽等反射活动，有觉醒-睡眠周期存在或过度睡眠现象。

3．持续性植物状态

严重颅脑损伤后患者长期缺乏高级精神活动的状态，能维持基本生命功能，但无任何意识心理活动。

神经精神疾病所致有几种貌似昏迷状态：①精神抑制状态常见于强烈精神刺激后或癔症性昏睡发作，患者表现出僵卧不语，对刺激常无反应，双眼紧闭，扳开眼睑时有明显抵抗感，并见眼球向上翻动，放开后双眼迅速紧闭，瞳孔大小正常，光反射灵敏，眼脑反射和眼前庭反射正常，无病理反射，脑电图呈现觉醒反应，经适当治疗可迅速复常。癔症性昏睡，多数尚有呼吸急促，也有屏气变慢，检查发现四肢肌张力增高，对被动活动多有抵抗，有时四肢伸直、屈曲或挣扎、乱动。常呈阵发性，多属一过性病程，在暗示治疗后可迅速恢复。②闭锁综合征是由于脑桥腹侧的双侧皮质脊髓束和支配第Ⅴ对脑神经以下的皮质延髓束受损。患者除尚有部分眼球运动外，呈现四肢瘫，不能说话和吞咽，表情缺乏，就像全身被闭锁，但可理解语言和动作，能以睁眼、闭眼或眼垂直运动示意，说明意识清醒，脑电图多正常。多见于脑桥腹侧的局限性小梗死或出血，亦可见于颅脑损伤、脱髓鞘疾病、肿瘤及炎症，少数为急性感染后多发性神经变性、多发性硬化等。③木僵常见于精神分裂症，也可见于癔症和反应性精神病。患者不动、不语、不食，对强烈刺激也无反应，貌似昏迷或无动性缄默，实际上能感知周围事物，并无意识障碍，多伴有蜡样弯曲和违拗症等，部分患者有发绀、流涎、体温过低和尿潴留等自主神经功能失调，脑干反射正常。④发作性睡病是一种睡眠障碍性疾病。其特点是患者在正常人不易入睡场合下，如行走、骑自行车、工作、进食、驾车等时均能出现难以控制的睡眠，其性质与生理性睡眠无异，持续数分钟至数小时，但可随时唤醒。⑤昏厥仅为短暂性意识丧失，一般数秒至1分钟即可完全恢复；而昏迷的持续时间更长，一般为数分钟至若干小时以上，且通常无先兆，恢复也慢。⑥失语：完全性失语的患者，尤其是伴有四肢瘫痪时，对外界的刺激均失去反应能力，如同时伴有嗜睡，更易误诊为昏迷。但失语患者受到声光及疼痛刺激时，能睁眼，能以表情来示意其仍可理解和领悟，表明其意识内容存在，或可有喃喃发声，欲语不能。

（三）昏迷程度的评定

目前国内外临床多根据格拉斯哥昏迷评分（Glasgow coma scale，GCS）进行昏迷计分（表1-2）。

表 1-2　GCS 昏迷评分标准

项目	分值	项目	分值	项目	分值
自动睁眼	4	正确回答	5	按吩咐动作	6
呼唤睁眼	3	错误回答	4	刺痛能定位	5
刺痛睁眼	2	语无伦次	3	刺痛时躲避	4
不睁眼	1	只能发音	2	刺痛时屈曲	3
		不能言语	1	刺痛时过伸	2
				肢体不动	1

1.轻型

GCS 13～15 分,意识障碍 20 分钟以内。

2.中型

GCS 9～12 分,意识障碍 20 分钟至 6 小时。

3.重型

QCS 3～8 分,意识障碍至少 6 小时以上或再次昏迷者。有人将 QCS 3～5 分定为特重型。

昏迷的判定以患者不能按吩咐动作、不能说话、不能睁眼为标准。一旦能说话或睁眼视物就是昏迷的结束。除外因醉酒、服大量镇静剂或癫痫发作后所致昏迷。

(四)脑死亡

脑死亡又称不可逆性昏迷,是颅内结构的最严重损伤,一旦发生,即意味着生命的终止。许多国家制定出脑死亡的诊断标准,归纳起来如下:①自主呼吸停止。②深度昏迷,患者的意识完全丧失,对一切刺激全无知觉,也不引起运动反应。③脑干反射消失(眼脑反射、眼前庭反射、光反射、角膜反射和吞咽反射、瞬目和呕吐动作等均消失)。④脑生物电活动消失,脑电图呈电静止,听觉诱发电位和各波消失。如有脑生物活动可否定脑死亡诊断,但中毒性等疾病时,脑电图可呈直线而不一定是脑死亡。上述条件经 6～12 小时观察和重复检查仍无变化,即可确立诊断。

二、病因分类

昏迷的病因诊断极其重要,通常必须依据病史、体征和神经系统检查及相关辅助检查,经过综合分析,做出病因诊断。

(一)确定是颅内疾病或全身性疾病

1.颅内疾病

颅内疾病即位于颅内的原发性病变,在临床上通常先有大脑或脑干受损的定位症状和体征,较早出现意识障碍和精神症状,伴明显的颅内高压症和脑膜刺激征,提示颅内病变的有关辅助检查如头 CT、脑脊液等通常有阳性发现。①主要呈现局限性神经体征,如脑神经损害、肢体瘫痪、局限性抽搐、偏侧锥体束征等,常见于脑出血、梗死、脑炎、外伤、占位性病变等。②主要表现为脑膜刺激征而无局限性神经体征,最多见于脑膜炎、蛛网膜下腔出血等。

2.全身性疾病

全身性疾病又称继发性代谢性脑病。其临床特点:先有颅外器官原发病的症状和体征,以及相应的实验室检查阳性发现,后才出现脑部受损的征象。由于脑部受损为非特异性或仅是弥散性功能障碍,临床上一般无持久和明显的局限性神经体征和脑膜刺激征,主要是多灶性神经机能缺乏的症状和体征,且大多较对称。通常先有精神异常,意识内容减少。一般是注意力减退,记忆和定向障碍,计算和判断力降低,尚有错觉、幻觉,随病程进展,意识障碍加深。脑脊液改变不显著,头 CT 等检查无特殊改变,不能发现定位病灶。常见病因有急性中毒、内分泌与代谢性疾病、感染性疾病、物理性与缺氧性损害等。

(二)根据脑膜刺激征和脑局灶体征进行鉴别

1.脑膜刺激征(+),脑局灶性体征(-)

(1)突发剧烈头痛:蛛网膜下腔出血(脑动脉瘤、脑动静脉畸形破裂等)。

(2)急性发病:以发热在先,如化脓性脑膜炎、乙型脑炎、其他急性脑炎等。

(3)亚急性或慢性发病:真菌性、结核性、癌性脑膜炎。

2.脑膜刺激征(-),脑局灶性体征(+)

(1)突然起病者:如脑出血、脑梗死等。

(2)以发热为前驱症状:如脑脓肿、血栓性静脉炎、各种脑炎、急性播散性脑脊髓炎、急性出血性白质脑病等。

(3)与外伤有关:如脑挫伤、硬膜外血肿、硬膜下血肿等。

(4)缓慢起病:颅内压增高、脑肿瘤、慢性硬膜下血肿、脑寄生虫等。

3.脑膜刺激征(-),脑局灶性体征(-)

(1)有明确中毒原因:如乙醇、麻醉药、安眠药、CO 中毒等。

(2)尿检异常:尿毒症、糖尿病、急性尿卟啉症等。

(3)休克状态:低血糖、心肌梗死、肺梗死、大出血等。

(4)有黄疸:肝性脑病等。

(5)有发绀:肺性脑病等。

(6)有高热:重症感染、中暑、甲状腺危象等。

(7)体温过低:休克、乙醇中毒、黏液性水肿昏迷等。

(8)头部外伤:脑挫伤等。

(9)癫痫。

根据辅助检查进一步明确鉴别。

三、急诊处理

(一)昏迷的最初处理

1.保持呼吸道通畅

窒息是昏迷患者致死的常见原因之一。通常引起缺氧窒息的原因有头部位置不当、咽气管分泌物填塞、舌后坠及各种原因引起的呼吸麻痹等。有效方法:①仰头抬颏法。示指和中指托起下颏,使下颏前移,舌根离开咽喉后壁,气道即可通畅。简单易行,效果好。②仰头抬颈法。一手置于额部使头后仰,另一手抬举后颈,打开气道。③对疑有颈部损伤者,仅托下颏,以免损伤颈髓。④如有异物,需迅速清除,或在其背后猛击一下。如仍无效,则采用 Heimlich 动作。⑤放置口-咽通气道。⑥气管插管或气管切开。⑦清除口腔内异物。⑧鼻导管吸氧或呼吸机辅助呼吸。

2.维持循环功能

脑血灌注不足影响脑对糖和氧等能源物质的摄取与利用,加重脑损害。因此,尽早开放静脉,建立输液通路,以利抢救用药和提供维持生命的能量。

3.使用纳洛酮

纳洛酮是吗啡受体拮抗剂,能有效地拮抗β-内啡肽对机体产生的不利影响。应用纳洛酮可使昏迷和呼吸抑制减轻。常用剂量每次 0.4～0.8 mg,静脉注射或肌内注射,无反应可隔 5 分钟重复用药,直达效果。亦可用大剂量纳洛酮加入 5% 葡萄糖液缓慢静脉滴注。静脉给药 2～3 分钟(肌内注射 15 分钟)起效,持续 45～90 分钟。

(二)昏迷的基本治疗

1.将患者安置在有抢救设备的重症监护室

原则上应将患者安置在有抢救设备的重症监护室内,以便于严密观察,抢救治疗,加强护理。

2.病因治疗

针对病因采取及时果断措施是抢救成功的关键。

3.对症处理

(1)控制脑水肿、降低颅内压。

(2)维持水、电解质和酸碱平衡。

(3)镇静止痉(抽搐、躁动者)。

4.抗生素治疗

预防感染,及时做痰、尿、血培养及药敏试验。

5.脑保护剂应用

脑保护剂能减少或抑制自由基的过氧化作用,降低脑代谢从而阻止细胞发生不可逆性改变,形成对脑组织起保护作用。

6.脑代谢活化剂应用

临床上主要用促进脑细胞代谢、改善脑功能的药物,即脑代谢活化剂。

7.改善微循环,增加脑灌注

对无出血倾向,由于脑缺氧或缺血性脑血管病引起的昏迷,可用降低血液黏稠度和扩张脑血管的药物,以改善微循环和增加脑灌注,帮助脑功能恢复。

8.高压氧治疗

高压氧治疗提高脑组织与脑脊液的氧分压,纠正脑缺氧,减轻脑水肿,降低颅内压,促进意识的恢复。

9.冬眠低温治疗

冬眠低温治疗使自主神经系统及内分泌系统处于保护性抑制状态,防止机体对致病因子的严重反应,以提高机体的耐受力;同时在低温下,新陈代谢降低,减少耗氧量,提高组织对缺氧的耐受性;且可改善微循环,增加组织血液灌注,从而维护内环境的稳定,以利于机体的恢复。

10.防治并发症

积极防治各种并发症。

(张景帅)

第四节 肌肉萎缩

肌肉萎缩是指肌肉的容积、形态较其正常缩小、变细,组织学上其肌纤维变小或数量减少甚而消失。正常成年人中,男性肌纤维直径为 48～65 μm,女性为 33～53 μm,如男性＜35 μm、女性＜28 μm,则可认为肌萎缩。

一、病因及发病机制

(一)肌源性疾病

因肌膜功能障碍、肌肉结构异常、神经-肌肉传递障碍或直接压伤而致。

1. 先天性肌病

肌纤维中央轴空性肌病、肌管性肌病、棒状体肌病、良性先天性肌病等。

2. 肌营养不良症

进行性肌营养不良症、营养不良性肌强直症等。

3. 炎性肌病

多发性肌炎、肌炎、皮肌炎、混合性结缔组织病及病毒、细菌、寄生虫等引起的感染性肌炎。

4. 外伤性肌病

直接损伤或局部断裂、挤压、缺血所致。

5. 代谢性肌病

(1)与遗传有关的代谢性肌病:糖原沉积病、家族性周期性瘫痪、脂蛋白异常症、家族性肌球蛋白尿症、脂质代谢异常性肌病等。

(2)非遗传性代谢性肌病:糖尿病性肌病、周期性瘫痪、线粒体肌病、亚急性乙醇中毒及营养代谢障碍性肌病。

6. 内分泌性肌病

甲状腺、甲状旁腺功能紊乱,脑垂体功能不足,皮质醇增多症等引起的肌病。

7. 中毒性肌病

亚急性或慢性乙醇中毒性肌病,氯贝丁酯(安妥明)、6-氨基己酸、长春新碱、依米丁、氯奎等药物中毒性肌病等。

8. 其他

缺血性肌病、癌性肌病、恶病质性肌病、激素性肌病、重症肌无力晚期、反射性肌萎缩、失用性肌萎缩、局部肌内注射引起的针性肌病、顶叶性肌萎缩、交感性营养不良症等。

(二)神经源性疾病

神经源性疾病是周围神经元各部病损导致神经营养障碍及失用性肌萎缩。

1. 脊髓前角细胞病损

脊髓前角细胞病损包括脊髓灰质炎后遗症、脊髓性肌萎缩症、脊髓空洞症、脊髓内肿瘤、脊髓炎、脊髓卒中和多发性硬化症。

2.脑干病变

脑干病变包括脑干炎、脑干肿瘤、脑干卒中、延髓空洞症、进行性延髓麻痹症等主要引起头面部、眼球运动肌、咽喉肌、舌肌、咀嚼肌萎缩。

3.脑、脊髓神经根病损

脑、脊髓神经根病损包括多发性神经根炎、脊膜神经根炎、神经根型脊椎关节病、椎管内脊髓外病损、脑底蛛网膜炎。

4.脑、脊神经病

脑、脊神经病包括脑、脊神经炎，多发性神经炎，单神经炎，神经外伤，神经性进行性肌萎缩症，末梢神经炎，神经丛损伤，胸出口综合征，肘管、腕管、跗管综合征，神经卡压综合征，肩手综合征，斜角肌间隙综合征，周围神经肿瘤，中毒性周围神经病等。

二、诊断

(一)临床表现

1.症状

(1)起病年龄：先天性肌病多起于儿童或青年，运动神经元疾病多起于壮年。

(2)起病情况：肌炎、多发性肌炎多急或亚急性起病，先天性肌病、遗传性肌病多为隐匿性起病。

(3)家族史：先天性肌病、遗传性疾病常有家族史、遗传史。

(4)萎缩肌的分布：多发性肌炎以颈肌、近端肌为重；肌营养不良症可为面-肩-肱型，肢带型为多见；神经根、神经病损其萎缩与其相应支配部位相附和。

(5)主要表现为受累肌肉易疲劳及肌肉无力感。

(6)其他：肌炎常有疼痛及压痛；神经炎常有压痛及感觉障碍或其他感染(麻风、白喉)、中毒(铅、药毒)等症状及病史；代谢障碍及内分泌疾病亦有相应疾病史及病症。

2.体征

(1)病损肌肉呈现萎缩、变细、肌腹变平、不丰满，测周径双侧相差2 cm以上。

(2)肌肥大：肌强直症可呈真性肥大；肌营养不良症可呈假性肥大。

(3)肌肉压痛：炎症性肌病常有压痛。

(4)肌强直：肌营养不良性强直症可见肌强直或叩击性肌强直。

(5)肌张力减退：萎缩肌肉肌张力减退。

(6)肌纤维颤动和肌束震颤：前者见于核性损害，后者现于根性损害。

(7)肌腱反射：肌源性、神经源性病损均呈现病损肌肉腱反射低下或消失。

(8)肌力检查：各种轻瘫试验阳性，肌力减退。

(二)实验室检查

1.血液检查

(1)肌酶谱检查：血清肌酸磷酸激酶、乳酸脱氢酶及其同工酶、丙酮酸激酶、醛缩酶、天门冬氨酸氨基转移酶、丙氨酸氨基转移酶等均有增高，见于肌源性疾病。

(2)血液生化检查：血钾降低见于周期性瘫痪，血肌红蛋白、肌酐亦可见升高。

(3)其他：血糖、内分泌测定可示相应疾病的特征，血抗横纹肌抗体、抗乙酰胆碱受体抗体测定有助于肌炎、重症肌无力症的诊断，风湿、类风湿检查、免疫球蛋白测定有助于判别结缔组织疾病。

2.尿液

肌肉广泛损害时,尿肌酸多增高。

(三)特殊检查

1.肌电图检查及脊髓诱发电位测定

有助于鉴别肌肉、神经、脊髓源性疾病。

2.肌活检

行组织化学或病理检查有助于肌病类型的鉴别。

(四)鉴别诊断

1.神经源与肌源性肌萎缩的鉴别

见表1-3。

表1-3 神经源与肌源性肌萎缩的鉴别

	神经源性肌萎缩	肌源性肌萎缩
发病年龄	成年	儿童、青年
家族性	较少	较多
受累部位	肢体远端重	肢带为主(近端重)
肌束纤维震颤	常有	无
感觉障碍	可有或无	无
肌肥大(或假性)	无	可有
锥体束征	可有(肌肉萎缩性侧面硬化病,ALS)	无
肌酶谱	无改变或轻度增高	多明显增高
肌电图	呈神经源性受累	呈肌源性受累
肌活检	呈神经源性改变	呈肌源性改变

2.肌萎缩与消瘦的鉴别

消瘦因全身营养不良或久病缠绵后引起,为全身性普遍表现,肌电图及肌酶谱多属正常。肌萎缩多限于部分区域或以局部为重的特征性分布。

三、治疗

(一)病因治疗

病因治疗针对感染、缺血、压迫、卡钳、肿瘤等病因进行针对性治疗。

(二)营养支持疗法

营养支持疗法除饮食应加强营养外,尚可予以营养性药物,如大量维生素(B族维生素、维生素E)、蛋白质、氨基酸、脂肪乳、能量合剂等,必要时可选用胰岛素低血糖疗法。

(三)改善微循环

改善微循环可用扩血管药物及循环代谢改善药物。

(凡 芳)

第五节 共济失调

一、概述

共济失调是指因小脑、本体感觉及前庭功能障碍所致的运动笨拙和不协调,可累及四肢、躯干及咽喉肌,引起姿势、步态和语言障碍。小脑对完成精巧动作起着重要作用。每当大脑皮质发出一次随意运动的指令,总是伴有小脑发出的制动性冲动,如影随形,以完成准确的运动或动作。上述任何部位的损害均可出现共济失调。

(一)临床分类

共济失调依其病变部位不同,可分为小脑性、大脑性、感觉性及前庭性共济失调4类。

(二)相关解剖生理

1.小脑系统

小脑位于颅后窝,通过3对小脑脚(绳状体、桥臂、结合臂)与大脑、基底核、脑干、前庭、脊髓等密切联系(图1-1),是皮质下一个重要的运动调节中枢。小脑并不直接发起运动,而是通过支配下运动神经元主要是红核及网状结构的下行通路,以维持躯体的平衡和自主运动的准确、协调,称共济运动。因此,有人认为,小脑像计算机一样能扫描和协调感觉传入并调节运动传出。

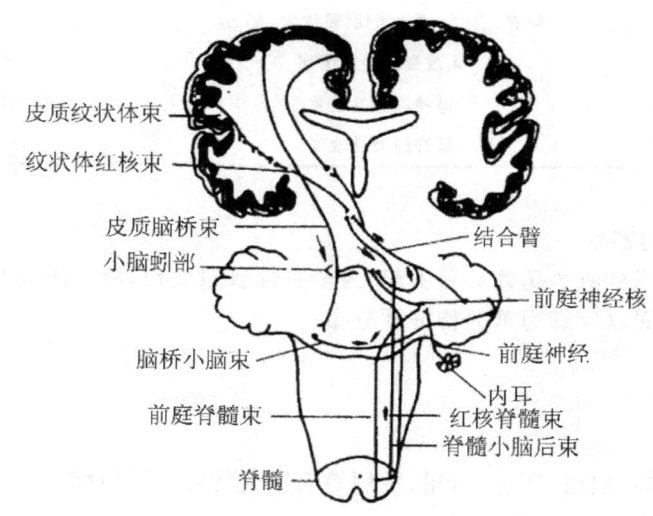

图1-1 小脑的传导纤维联系

2.大脑-脑桥-小脑系统

大脑额、颞、顶、枕叶与小脑半球之间有皮质桥束(额桥束、颞枕桥束)及脑桥小脑纤维相联系,所以当大脑损害时使这一调节精细随意运动的反馈通路中断而出现共济失调,但大脑性共济失调通常不如小脑性共济失调症状明显,较少伴发眼球震颤。

二、临床表现

(一) 小脑性共济失调

小脑性共济失调表现为随意运动的速度、节律、幅度和力量的不规则,即协调运动障碍,还可伴有肌张力降低、眼球运动障碍及言语障碍。

1. 平衡障碍

平衡障碍表现为站立不稳,两足分开,足基底变宽,左右摇晃不定,并举起上肢以维持平衡,如令其坐于板凳上亦见躯干摇晃不稳而四肢平衡障碍不明显,此谓躯干性共济失调,又称姿势性共济失调,严重躯干共济失调患者甚至难以坐稳。多见于小脑蚓部病变。上蚓部受损易向前倾倒,下蚓部受损易向后倾倒,小脑半球损害时行走则向患侧倾斜。

2. 步态异常

步态异常表现为行走时两足分开,足基底增宽,步幅小不规则,不能走直线,左右摇晃不定,呈醉汉步态。患者行走每一步时都非常小心谨慎,头和躯干常呈前倾的姿势。

3. 协调运动障碍

协调运动障碍表现为随意运动的协调性障碍,一般上肢较下肢重,远端比近端重,精细动作比粗大动作影响明显,运动的速度、节律、幅度和力量不平稳。如令患者两指拾取针线等细小物品,则患者两指张展奇阔,与欲取之物品体积不相称,此为辨距不良;如令患者做指鼻试验,刚开始就有震颤待示指接近鼻尖时出现明显的震颤,此为意向性震颤;若不能协调地进行复杂的精细动作,称协同不能。此外,患者尚有轮替运动异常、书写障碍等。

4. 言语障碍

因发音器官唇、舌、喉肌共济失调,可使说话缓慢,含糊不清,发音量的大小和强弱均不相等或不同,声音呈断续、顿挫及暴发式,表现为吟诗样语言和暴发性语言。

5. 眼震

眼球运动肌协同失调可出现粗大的共济失调性眼球震颤。小脑病变时出现眼震多为水平性,旋转性和垂直性眼震较少见。小脑病变时眼震可以逆转,即眼震初向病变侧,经过一段时间后眼震转向对侧,亦可由水平性眼震变为旋转性眼震;再就是出现位置性眼震。

6. 肌张力减低

小脑急性病变时,于病变同侧肌张力减低。可导致姿势或体位维持障碍,较小的力量即可使肢体移动,运动幅度增大,行走时上肢摆动的幅度增大;膝腱反射呈钟摆样,上肢回弹现象阳性。

(二) 大脑性共济失调

1. 额叶性共济失调

出现于额叶或额桥小脑束病变时,较小脑性共济失调表现轻,单侧性,常见体位性平衡障碍、步态不稳、向后或向一侧倾倒,伴有腱反射亢进、肌张力增高、病理反射阳性,及精神症状、强握反射和强直性跖反射等额叶损害表现。

2. 顶叶性共济失调

顶叶性共济失调表现对侧患肢不同程度的共济失调,常伴有深感觉障碍但多不重或呈一过性,闭眼时症状明显。如累及旁中央小叶可出现大小便障碍。

3. 颞叶性共济失调

颞叶性共济失调较轻,可表现为一过性平衡障碍,临床不易被发现。

(三)感觉性共济失调

患者不能辨别肢体的位置及运动方向,表现为站立不稳,迈步不知远近,落脚不知深浅,踵步明显,常目视地面,在黑暗处步行更加不稳。其特点是睁眼时共济失调不明显,闭眼时明显,洗脸因闭眼身体易向前倾倒,即视觉辅助可使症状减轻;闭目难立(罗姆博格 Romberg)征阳性,闭眼时身体立即向前后左右各方向摇晃,且幅度越来越大,甚至倾倒;音叉震动觉及关节位置觉缺失;跟-膝-胫试验阳性。脊髓后索损害时症状最明显。

(四)前庭性共济失调

前庭性共济失调是因前庭损害时失去身体空间定向功能所致。其表现除伴有眩晕、眼震外,主要以平衡障碍为主,特点是站立或步行时躯体易向病侧倾斜,摇晃不稳,沿直线行走时更为明显,改变头位可使症状加重,四肢共济运动多正常。前庭功能检查如内耳变温(冷热水)试验或旋转试验反应减退或消失。病变越接近内耳迷路,共济失调症状越明显;闭目难立征阳性,患者闭眼后躯体并不立即出现摇晃,须经过一定时间后才出现躯体摇晃,且摇晃程度逐渐增强。

(张景帅)

第六节 大小便障碍

一、概述

(一)排尿障碍

1.尿潴留

尿潴留是指膀胱内充满尿液而不能排出,常常由排尿困难发展到一定程度引起。尿潴留分为急性与慢性两种。前者发病突然,膀胱内胀满尿液不能排出,十分痛苦,临床上常需急诊处理;后者起病缓慢,病程较长,下腹部可扪及充满尿液的膀胱,但患者却无明显痛苦。

2.尿失禁

尿失禁是由于膀胱括约肌损伤或神经功能障碍而丧失排尿自控能力使尿液不自主地流出。

(二)排便障碍

排便困难是神经系统疾病常见症状。便秘是老年人经常发生的问题,由缺乏排便的动力所致或排便反射经常受到抑制,直肠对粪便刺激敏感性下降,粪便在肠内停留过久,水分被吸收过多,粪便干燥不能排出。粪便失禁则由于肛门内、外括约肌功能失常导致粪便不能正常储存于肠道。

(三)神经源性膀胱

正常膀胱功能的实现依赖于躯体神经和自主神经的运动与感觉成分相互协调。控制排尿功能的中枢神经系统或周围神经受到损害而引起的膀胱功能障碍称神经源性膀胱。

近年来国际上多根据膀胱功能障碍类型将神经源性膀胱分成两类。

(1)逼尿肌反射亢进:逼尿肌对刺激有反射亢进现象,在测量膀胱内压时出现无抑制性逼尿肌收缩,可伴或不伴尿道括约肌的功能障碍,多为骶髓排尿中枢以上的损害引起,具有如下特征:①膀胱容量的减少。②不自主的逼尿肌收缩。③排尿时膀胱内高压。④膀胱壁显著肥大。

(2)逼尿肌无反射:逼尿肌对刺激无反射或反射减退,在测量膀胱内压时不出现无抑制性逼尿肌收缩,可伴或不伴尿道括约肌的功能障碍,多为骶髓排尿中枢或以下的损害引起,具有如下特征:①膀胱容量增大。②缺乏自主逼尿肌收缩。③膀胱内低压力。④轻度的膀胱壁小梁形成(肥大)。

二、病因和发病机制

(一)排尿障碍

1.排尿的神经生理机制

与膀胱排尿活动有关的反射通路可分为骶髓反射通路和骶上反射通路两部分。前者是指负责排尿活动的基础反射弧,后者则通过发放抑制性冲动控制骶髓反射弧的活动,使排尿过程在高级中枢的支配下成为可由意识控制的生理性活动。与下尿路储尿、排尿功能有关的神经活动是通过4个神经解剖环路实现的。

环路Ⅰ是由往返于大脑额叶皮质与脑干网状结构间的神经通路组成(其中包括来自基底神经节、丘脑神经核及小脑的神经纤维),它们对脑干排尿维持中枢发挥抑制性作用。此环路内的损害,可使排尿反射部分或完全失去有意识的控制,逼尿肌出现无抑制性反射。在临床上,脑血管意外、脑肿瘤、颅脑外伤、多发性硬化、帕金森病等可能影响此通路,造成下尿路功能障碍。

环路Ⅱ相当于早先提出的骶髓反射弧,但盆神经的传入、传出神经并不在骶髓平面内发生突触,而是经过一长程环路在脑干发生突触的。它们的基本作用是保证并维持逼尿肌的有效收缩直至完成膀胱的排空。

在环路Ⅰ的控制下,环路Ⅱ可使排尿活动成为有意识的生理活动。脊髓横断后常可切断此环路,导致逼尿肌无反射,失去排尿能力,即所谓"脊髓休克"。此时伤后脊髓内潜在的节段反射中枢可显露出来,或损伤的神经元可出现"侧支生长"使长传导束反射转变为脊髓节段性反射。骶髓内出现新的排尿反射中枢。此节段反射的兴奋阈较低,所以最终将出现逼尿肌的反射亢进。脊髓部分横断时逼尿肌亦将出现一亢进的低阈值节段性反射,此时逼尿肌收缩常失去控制且不持久,导致排尿效率降低,出现残余尿。临床上,此种情况可见于脊髓损伤、多发性硬化、脊髓肿瘤等疾病。

环路Ⅲ是逼尿肌、骶髓中枢(逼尿肌核、阴部神经核)、尿道横纹肌外括约肌间的神经通路,负责排尿时逼尿肌收缩与尿道外括约肌松弛间的协调性活动。此环路损害可影响逼尿肌与外括约肌间的协调活动,导致逼尿肌、外括约肌协同失调。

环路Ⅳ由大脑皮质运动区与骶髓内的阴部神经核间的神经通路组成,使外括约肌的活动处在高级中枢随意性控制之下。脊髓损伤、肿瘤、感染或脱髓鞘性疾病可损害此环路,使尿道外括约肌失去随意控制能力。

膀胱、尿道平滑肌的外周神经支配是由自主神经(交感神经和副交感神经)支配,而横纹肌性质的尿道外括约肌由躯体神经支配。与下尿路功能有关的外周神经:①盆神经(副交感性,来自$S_{2\sim4}$分布至整个膀胱逼尿肌及尿道平滑肌)。②腹下神经(交感性,来自$T_{11}\sim L_2$,亦分布于膀胱逼尿肌及近侧尿道平滑肌)。③阴部神经(躯体神经,来自$S_{2\sim4}$,分布于尿道外括约肌、肛管外括约肌、肛周皮肤、女性阴唇阴蒂和男性阴茎阴囊、球海绵体肌、坐骨海绵体肌)。这些神经的传出、传入纤维与腹膜后、盆腔内及膀胱壁内的许多神经丛或神经节有复杂的突触联系。许多因素如广泛的盆腔手术(根治性子宫切除术,直肠癌的经腹会阴切除术)及自主神经病变(糖尿病)、感染、中毒、带状疱疹、骶髓发育不全、马尾肿瘤与创伤等可损害这一复杂的外周神经系统,导致下尿路储尿、排尿功能障碍。

此外,膀胱体部和底部有大量胆碱能受体和β-肾上腺素能受体(近侧尿道亦有一定数量的这类受体存在)。副交感神经的冲动可使胆碱能受体兴奋,逼尿肌收缩发生排尿;交感神经冲动则可使β受体兴奋,逼尿肌松弛,膀胱充盈储尿。而在膀胱颈部和近侧尿道(包括前列腺尿道)平滑肌内则以α-肾上腺素能受体占优势,交感神经冲动可以兴奋这些受体,使这些部位的平滑肌收缩,增加排尿阻力控制排尿。

2.病因

(1)尿潴留病因。①膀胱颈梗阻:最常见的是前列腺病变,包括前列腺增生、纤维化或肿瘤、膀胱内结石、有蒂肿瘤、血块或异物及邻近器官病变如子宫肌瘤、妊娠子宫嵌顿在盆腔等也可以阻塞或压迫膀胱颈引起梗阻。②尿道梗阻:最常见的是炎症或损伤后的尿道狭窄。尿道结石、异物、结核、肿瘤、憩室等也可引起尿道梗阻。③神经系统病变:肿瘤、脑卒中、脑炎、脊髓结核、糖尿病、多发性硬化等。④颅脑或脊髓损伤。⑤先天性畸形:脊柱裂、脊膜膨出、脊髓脊膜膨出等。⑥麻醉后。⑦药物作用:抗胆碱药、抗抑郁药、抗组胺药、阿片制剂等。⑧精神因素。

(2)尿失禁病因。①神经系统疾病:脑炎、脑卒中、癫痫、脑外伤、脊髓炎、脊髓损伤、周围神经损伤等均可引起尿失禁。②膀胱结石、炎症、肿瘤:这些病变可导致逼尿肌过度收缩、尿道括约肌松弛或麻痹,使得膀胱失去储尿功能。③应力性尿失禁:由于尿道括约肌松弛,当患者咳嗽、大笑、打喷嚏等使腹压突然升高时,有少量尿液可不自主排出,见于老年人尿道括约肌退行性变、青壮年妇女功能性尿道括约肌松弛、肿瘤压迫膀胱。④充溢性尿失禁:见于下尿路梗阻的各种疾病。慢性尿潴留可导致膀胱过度膨胀,膀胱内压升高,使尿液被迫溢出,称充溢性尿失禁。⑤先天性尿路畸形。

(二)排便障碍

1.排便的神经生理机制

直肠和肛门内括约肌接受盆神经($S_{2\sim 4}$,副交感性)和腹下神经($T_{11}\sim L_3$,交感性)支配,肛门外括约肌接受阴部神经($S_{2\sim 4}$,躯体神经)支配。盆神经兴奋时直肠收缩,肛门内括约肌松弛。腹下神经兴奋时直肠松弛,肛门内括约肌收缩。阴部神经兴奋时则肛门外括约肌收缩,内括约肌不受意识控制,而外括约肌则受意识控制。肛门内括约肌的反射是由直肠壁内神经丛所控制。排便反射的高级中枢在旁中央小叶、丘脑下部及脑干,当粪便聚集直肠时,刺激直肠壁内的机械感受器。冲动经盆神经和腹下神经到达 $S_{2\sim 4}$ 排便中枢,再经脊髓丘脑束上达丘脑及大脑皮质,产生排便感觉,再由下行纤维兴奋排便中枢,使盆神经兴奋,腹下神经和阴部神经受到抑制,引起直肠收缩,肛门内、外括约肌扩张,出现排便。同时膈肌和腹肌收缩作屏气动作,加强腹腔压力,协助排便。

2.病因

(1)功能性便秘:便秘是由于排便反射受到抑制,直肠对粪便刺激敏感性下降,粪便在肠内停留过久,水分被吸收过多、粪便干燥所致。下列原因造成的便秘属于功能性便秘:①进食量少或食物缺少纤维素。②排便习惯受干扰。③滥用泻药。④结肠运动功能障碍。⑤腹肌及盆肌张力不足。⑥结肠冗长。⑦应用吗啡类药、抗胆碱药、神经阻滞药等。

(2)器质性排便障碍:①神经系统疾病。脑血管疾病、脑瘤、严重颅脑外伤时常出现便秘症状,且较顽固,尤其颅内压增高时更易发生。脊髓损害严重者可出现便秘,高位脊髓病变因呼吸肌麻痹而使排便困难。骶段以上的慢性横贯性损害呈自动性排便。昏迷、脊髓病变时可引起排便失禁。②结肠、直肠、肛门病变。这些部位的良恶性肿瘤、炎症、肠梗阻等均可引起排便障碍。③腹腔或盆腔内肿瘤压迫。

三、诊断思路

(一)询问病史

(1)询问排尿排便障碍发生的缓急及病程。
(2)是否有脑血管病史,是否伴有肢体活动不灵、感觉障碍等。
(3)是否伴有意识丧失、抽搐及舌咬伤等症状。
(4)有无脊柱外伤史,是否伴有根痛,是否存在横贯性脊髓损伤表现。
(5)是否有前列腺疾病病史。
(6)是否存在尿频、尿急、尿痛。

(二)体格检查

(1)是否存在神经系统定位体征。
(2)有无意识障碍。
(3)脊柱检查对于脊髓疾病的判断有一定意义。
(4)肛诊可确定前列腺的情况,了解尿潴留的程度。
(5)尿潴留时,耻骨上区常可触到半球形膨胀的膀胱,用手按压有明显尿意,叩诊为浊音。

(三)辅助检查

(1)实验室检查:前列腺液对于诊断前列腺疾病有重要意义;前列腺特异抗原(PSA)测定对诊断前列腺癌有一定意义;血糖、尿糖检查可确诊糖尿病;尿常规检查可了解有无尿路感染;尿细胞学检查对泌尿系统肿瘤亦具诊断价值。
(2)膀胱及下尿路B超、膀胱镜检查:有助于了解有无尿潴留、前列腺疾病、膀胱或下尿路结石、肿瘤等。
(3)X线、CT及MRI检查:X线对脊柱裂的发现和脊柱外伤有意义,MRI检查不但可发现脊柱病变,同时可了解脊髓损害的情况,是诊断脊髓疾病的最佳手段。CT及MRI检查对于中枢神经系统疾病具有诊断意义。

四、鉴别诊断

(一)脊髓压迫症

脊髓压迫症是神经系统常见疾病,它是一组具有占位性特征的椎管内病变,包括肿瘤、腰椎间盘突出、脊柱损伤、脊髓血管畸形等。脊髓受压时功能丧失可导致括约肌功能障碍,髓内压迫排尿排便障碍出现较早,而髓外压迫则出现较晚。早期表现为排尿急迫、排尿困难,一般在感觉、运动障碍之后出现。而后变为尿潴留,顽固性便秘,最终排尿排便失禁。病变在脊髓圆锥部位时,括约肌功能障碍常较早出现。病变在圆锥以上时,膀胱常呈痉挛状态,其容积减少,患者有尿频、尿急,不能自主控制,同时有便秘。而病变在圆锥以下时,则产生尿潴留,膀胱松弛。当膀胱充满尿液后自动外溢,呈充溢性尿失禁。肛门括约肌松弛可导致排便失禁。

诊断要点:①不同程度的脊髓横贯性损害表现。②具有各种原发病自身特点。③脊柱X线检查、脊髓 MRI 检查有助于诊断。

(二)急性脊髓炎脊髓休克期

急性脊髓炎的脊髓休克期可出现尿潴留。此时膀胱无充盈感,逼尿肌松弛,导致尿潴留。过度充盈时可出现充盈性尿失禁。此期需留置导尿管,引流尿液。随脊髓功能的恢复,膀胱逼尿肌出现节律性收缩,但此时膀胱收缩不完全,有较多残余尿。绝大部分患者在病后 3～6 个月,可望恢复排尿功能。

诊断要点:①急性起病,首发症状多为双下肢麻木、无力、背痛,相应部位的束带感等。②大多在数小时至数天内进展至高峰,出现病变水平以下的脊髓完全性横贯性损伤,症状包括截瘫或四肢瘫、感觉障碍和膀胱直肠功能障碍。③MRI 检查可见髓内片状或较弥散的 T_2 异常信号,脊髓可见肿胀。

(三)多发性硬化

多发性硬化是一种中枢神经系统脱髓鞘疾病,青、中年多见,临床特点是病灶播散广泛,病程中常有缓解复发的神经系统损害症状。少数患者起病时即有尿频、尿急,后期常有尿潴留或失禁。有的患者出现肠道功能紊乱,包括便秘与排便失禁。

诊断要点:①青壮年发病。②有中枢神经系统损害的表现,病灶多发。③病程波动,有缓解、复发的特点。

(四)马尾综合征

马尾神经损害在临床较为常见,大多是由于各种先天或后天的原因致腰椎管绝对或相对狭窄,压迫马尾神经而产生一系列神经功能障碍,其中包括排尿排便障碍。

诊断要点:①大部分患者有明确病因,如腰椎疾病。②疼痛多表现为交替出现的坐骨神经痛。③神经损害呈进行性,感觉障碍表现为双下肢及会阴部麻木、感觉减弱或消失;括约肌功能障碍表现为排尿排便乏力、尿潴留、排尿排便失禁,勃起功能障碍。④放射科辅助检查可清楚直观地反映椎管和椎管内硬膜囊及马尾情况。

(五)多系统变性

病因不明,病理上表现为程度不等的黑质、尾状核、壳核、下橄榄核、脑桥腹核、小脑皮质等部位神经细胞脱失,胶质细胞增生。

诊断要点:①临床上表现为锥体外系统、小脑系统和自主神经系统损害的症状和体征。②部分患者还可出现锥体束损害的症状和体征。③排尿障碍是最重要的自主神经功能障碍。

(六)脑血管病

脑血管病可影响尿便高级中枢而引起排尿排便障碍,尤其常见于多发性脑梗死及病变范围大的患者。

诊断要点:①脑血管病史。②神经系统功能损害及定位体征。③通过 CT、MRI 检查可确定诊断。

(七)癫痫发作

诊断要点:①癫痫发作的主要临床表现是意识丧失、抽搐、感觉障碍、自主神经紊乱及精神异常。②这些症状可单独或联合出现,以意识丧失和抽搐为常见。③膀胱与腹壁肌肉强烈收缩可发生尿失禁。④除确切的发作病史外,脑电图诊断意义最大。

(八)正常颅压脑积水

多与蛛网膜下腔出血等因素造成的交通性脑积水有关。以痴呆、共济失调、排尿排便障碍三联症为主要临床表现。智能障碍一般最早出现,智能障碍的程度差异很大,可以表现为轻度淡漠、记忆力减退、痴呆、表情呆板、反应迟钝等。排尿排便障碍以尿急、尿失禁多见,大多出现较晚。共济失调以步态异常开始,表现为行走慢、步距短、走路不稳、迈步费力等特点。

诊断要点:①痴呆、共济失调、排尿排便障碍三联症。②CT 或 MRI 表现是诊断正常颅压脑积水的重要依据。③有明确的蛛网膜下腔出血病史有助于诊断。

(九)前列腺增生

前列腺增生是老年男性很常见的疾病,因性激素平衡失调使前列腺内层的尿道周围腺体呈结节样增生,以致前列腺部尿道受压变窄、弯曲、伸长,使排尿阻力增加,引起排尿困难。最早的症状是增生腺体刺激所引起的尿频,以夜间为明显。继而出现进行性排尿困难,最终发展为尿潴留。

诊断要点:①直肠指检一般能触及肿大的前列腺。②膀胱镜检可以观察到腺体增生情况和膀胱内有无憩室、结石或炎症。③B 超检查,特别是经尿道或经直肠,可以准确测量前列腺体积。

(十)尿道结石

多来自上尿路,在排出过程中嵌顿于尿道内,突然发生排尿困难乃至尿潴留,伴有剧烈疼痛。

诊断要点:①排尿困难伴剧烈疼痛、血尿。②嵌顿于前尿道的结石可通过扪诊发现;后尿道结石可作直肠指检或借尿道探条触及。③X 线、B 超检查可确定诊断。

(饶 江)

第二章

神经外科疾病的定位诊断

第一节 大脑半球损害的定位诊断

大脑半球借中央沟、大脑外侧裂及其延长线、顶枕裂和枕前切迹的连线分为额叶、顶叶、枕叶及颞叶,大脑外侧裂的深部有岛叶。

一、额叶损害的定位

额叶主要包括运动区(4区)、运动前区(6区)、同向侧视中枢(8区)、前额叶(9~12区)。在优势半球中,还包括运动语言中枢(44区)和书写中枢等,损害时其各自的临床表现如下。

(一)运动区损害的症状

1.运动障碍

多表现为不完全性瘫痪,以偏瘫多见,但也可见单瘫。

(1)运动区全部受损时,产生对侧半身瘫痪,或称偏瘫。

(2)累及运动区下部,可仅出现对侧中枢性面瘫。

(3)累及运动区中部可表现为对侧上肢单瘫。

(4)累及运动区上部可首先出现对侧下肢单瘫。

2.部分性癫痫

抽搐局限于身体的某一部分,如面、手、足或一个肢体,为时数秒至数分钟或更长时间,发作时无意识障碍。有时癫痫由身体某部分开始后,抽动逐渐按解剖学的排列顺序向外扩延,最后引起全身性大发作,称为杰克逊癫痫。

(二)运动前区损害的症状

运动前区为锥体外系和一部分自主神经的高级中枢所在,受损时主要表现为以下症状。

(1)肌张力增高,肢体肌力正常,患肢做精细动作困难。

(2)额叶性共济失调,对侧半身虽无瘫痪,但肢体有共济失调表现。

(3)抓握(强握)反射和摸索现象。

(4)自主神经功能紊乱。

(三)同向侧视中枢损害的症状

额叶的同向侧视(凝视)中枢位于额中回后部,下行的纤维交叉到对侧支配脑桥的同名中枢。当此中枢受刺激时,两眼向对侧同向偏斜,并有眼睑开大和瞳孔散大,同时也伴有头部向对侧扭转,这种症状常在癫痫发作时出现。发生此中枢损害后可有暂时性两眼向患侧偏斜和对侧凝视麻痹。

(四)书写中枢损害的症状

书写中枢位于优势半球额中回后部,邻近头眼转动的同向侧视中枢和中央前回的手区。因书写过程与该两区有密切联系,此中枢受损时产生书写不能或称失写症。

(五)运动语言中枢损害的症状

运动语言中枢位于优势半球额下回的后部,即三角部和盖部,又称孛卡(Broca)回,受损时产生运动性失语,表现为言语肌肉的失用,患者口、唇、舌运动良好,但丧失说话能力。在不全运动性失语时,患者可以说出简短的几个字,但十分吃力,也很慢。

(六)前额叶损害的症状

前额叶包括9~12区,又称额叶联合区。此区为精神和智力的功能区,与精神状态、记忆力、判断力和理解力等有密切关系。一侧前额叶损害多不产生明显的精神和智力缺欠的症状,两侧额叶损害则出现以下症状:①注意力不集中,判断力和理解力差,患者对事物的反应迟钝;②记忆力欠缺,特别是近记忆能力障碍;③精神和性格变化。

二、顶叶损害的定位

顶叶包括中央后回(1~3区)、顶上小叶(5、7区)、缘上回和角回(39区),损害后引起皮质性感觉障碍、失用症、阅读和计算力障碍。

(一)皮质性感觉障碍

皮质性感觉障碍为病变累及中央后回和顶上小叶所致,感觉障碍的特点是浅感觉障碍较轻或不明显,深感觉和复合性感觉多有明显障碍。实体觉属于复合性感觉,若令患者闭眼,递给其钢笔、钱币、钥匙等日常习用的物体,患手辨识困难,则见于顶上小叶的损害。

(二)感觉性癫痫

当感觉区皮质受刺激时,可于对侧身体的相应部位出现感觉异常。感觉性癫痫呈发作性,发作时患者神志清楚,病变对侧某部的肢体或半身出现麻木、刺痛,并按一定方向扩散,如向邻近的运动区扩延时可引起运动性癫痫发作。

(三)失用症

优势半球顶叶的缘上回为运用中枢,此区受损表现为两侧肢体失用,即肢体虽无瘫痪,但不能完成日常熟悉的动作和技能。

(四)失读症和计算力障碍

优势半球的角回为阅读中枢,是出生后通过视觉建立的识字或词句的中枢,受损时表现为看到的字和词句不能理解其意义,产生无识字能力和失读症,计算能力亦可发生障碍。

(五)戈斯曼综合征

戈斯曼综合征见于顶叶下后部与颞叶交界处的病变,表现为手指不识症、左右定向障碍、计算力障碍和书写不能等。

(六)体象障碍

体象的辨识发生障碍,多见于非优势半球的顶叶下部损害。表现为不感觉一侧身体或某一肢体的存在,对偏瘫的肢体感觉不出或否认有偏瘫。

(七)视野缺损

顶叶病变可累及视放射的上部分纤维,以致产生对侧同向性下 1/4(象限性)偏盲。

三、颞叶损害的定位

颞叶主要包括听中枢(41 区)、优势半球的听语言中枢(42 区)、嗅中枢和海马等。损伤时有以下表现。

(一)耳鸣和幻听

在听中枢病变的初期,常产生刺激症状,患者自觉有耳鸣,并可有喧嚷和嘈杂等听幻觉。由于一侧听觉兴奋传导至两侧颞叶听中枢,故一侧听中枢损害不产生听力障碍,只有两侧均发生损害时才产生双侧性耳聋。

(二)感觉性失语

优势半球颞上回听语言中枢受损时,患者对听到的声音和语言不能理解其意义,不能重复他人的讲话;患者讲话不正确,难以被别人所理解。

(三)命名性失语

当优势半球的颞叶后部(37 区)发生病变时,患者讲话虽流利,但对别人所示的熟悉物体只能说出其用途,而说不出物体的名称,当告诉他物体的正确名称时,患者即点头称是,也称健忘性失语。

(四)眩晕

颞上回中后部(21、22 区)可能为前庭的皮质中枢,当其受损产生刺激症状时,可出现眩晕欲倒的表现。

(五)记忆障碍

颞叶内侧的海马与记忆功能联系紧密,受损时主要表现为近记忆力丧失,而远记忆仍保持良好,患者智力亦正常,这与额叶病变的记忆和智力均受累不同。

(六)视野改变

视野变化常为颞叶损害症状之一。位于颞叶后部病变可累及视放射的下部纤维,产生对侧同向性上 1/4(象限性)偏盲。若病变继续增大,象限缺损即可逐步变为同向偏盲,这种偏盲可是完全性的亦可是不完全性的,两侧对称或不对称(对称者多见)。

(七)幻觉

幻觉包括幻视、幻听、幻嗅等。幻觉多为癫痫发作的先兆,但有时也可单独出现。颞叶病变所致幻视多为有形的,如看到奇形怪状的人或物,一般多于视野缺损侧出现。听觉的皮质代表区位于颞横回,幻听时患者可闻及声音的变大或变小,以及鼓声、喧哗声等。嗅觉皮质可能位于钩回和海马旁回前部,故颞叶前内侧部病变者可出现嗅幻觉,幻嗅多属于一种令人不愉快的恶臭。

(八)颞叶癫痫

颞叶癫痫见于颞叶的前内侧部病变,主要表现为幻嗅、幻视、恐惧、发怒、熟悉感或陌生感、梦境、意识朦胧、自动症和遗忘等。颞叶病变可致癫痫大发作或局限性抽搐,此多为病变向上侵犯运动区所致。此类癫痫具有一定特点,即其发作先兆可以是多样的,如幻觉、眩晕、胃肠不适,以及精神异常等。

(九)精神症状

精神症状是颞叶病变较常见的表现,仅次于额叶。颞叶精神症状主要是人格改变、情绪异常、记忆障碍、精神迟钝及表情淡漠等,多发生于主侧颞叶。

四、枕叶损害的定位

枕叶主要包括纹状区(17区)的视觉中枢和其周围的视联合区(18、19区)等,受累时主要表现如下。

(一)视幻觉

视觉中枢受刺激时产生星光、火光和各种色带等简单的视幻觉,而枕叶的外侧面病变亦可产生复杂的物形幻觉。

(二)视野缺损

一侧枕叶损害,可产生对侧同向偏盲,但黄斑纤维常不受损(黄斑回避),即中心视野保留的特点。在早期,可出现受累侧视野的色觉丧失,即用颜色视标检查受累的半侧视野,患者看不到,称为偏色盲。如病变很小,可出现岛状的视野缺损,或称为暗点。如两侧纹状区受损,即导致两眼视力丧失,但瞳孔对光反应仍正常,称为皮质盲。

(三)视觉认识不能

优势半球的视觉联合区管理视觉的认识和视觉的记忆,此区受损时可发生失读症,即患者虽能看,但看到的人或物体不能识别或不能记忆。

(四)视物变形

患者对看到的物体产生大小变化、倾斜或变形等。

五、内囊损害的定位

内囊是运动、感觉和视觉等纤维密集通过之处。当病变累及时,可出现偏瘫、偏侧感觉障碍和同向偏盲的"三偏"症状。

(一)偏瘫

表现为对侧肢体(颜面、上肢和下肢)的瘫痪,极少出现单肢瘫痪,瘫痪的程度也较皮质运动区损害严重,上肢和下肢瘫痪大致相同。

(二)偏侧感觉障碍

同时影响面部、上肢和下肢的感觉功能,浅感觉、深感觉和复合性(精细)感觉亦均受损,感觉障碍多较皮质感觉区的损害严重。

(三)同向偏盲

由于通过内囊后肢的视放射纤维受损而引起病变对侧的同向偏盲。

(四)同向侧视障碍

由于额叶和脑桥两侧视中枢间的纤维在内囊受损,出现两眼向患侧凝视,即对侧凝视麻痹。

六、基底核损害的定位

基底核包括尾状核、豆状核和丘脑底核等结构,为锥体外系的重要组成部分。基底核区损害临床表现有以下几种。

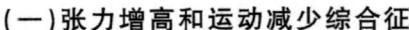

（一）张力增高和运动减少综合征

病变主要累及苍白球和黑质，临床表现为肌张力增高，当前臂伸展或屈曲时，呈间断性齿轮征。震颤较为缓慢但有节律性，多见于肢体的远端，手指如搓药丸或数钱样动作，多发生于肢体静止时；而当肢体做某些有意识的动作时，则震颤减轻或消失。

（二）张力减低和运动增多综合征

病变主要侵犯新纹状体和丘脑底核，主要表现如下。

1. 舞蹈样运动

无定形、突发、快速类似舞蹈样的不自主动作，病变主要发生在壳核，多见于风湿病或变性疾病。

2. 扭转痉挛

患者走路时，颈部、躯干和肢体的近端发生螺旋形扭转运动，病变较广泛地侵犯锥体外系结构，见于脑炎后和肝豆状核变性等。

3. 手足徐动样运动

肢体远端特别是手指和足趾产生间歇而缓慢的伸屈或分开的蚯蚓样蠕动、肌张力减低，病变主要侵犯尾状核，见于先天性脑发育障碍和肝豆状核变性等。

4. 偏身投掷样运动

一侧肢体的大幅度和有力的活动，躯干和面部一般不发生类似投掷、踢打或舞蹈样的动作，病变主要累及丘脑底核，见于脑动脉硬化和颅内肿瘤等。

七、胼胝体病变

胼胝体缺如可无任何临床症状，故胼胝体病变与其邻近部位病变的鉴别诊断较为困难。胼胝体的中1/3损害可产生失用症或不能完全精细运动，前1/3损害则引起失用症及失语症。急性损害可有情绪兴奋、模糊及激动，以后则淡漠、嗜睡、人格改变、偏瘫或截瘫，最后可呈木僵或昏迷。

（余胜坤）

第二节　间脑损害的定位诊断

间脑位于两侧大脑半球之间，连接中脑和端脑。从功能和发生上，通常将间脑划分为丘脑、上丘脑、下丘脑、后丘脑和底丘脑五部分。

一、丘脑损害的定位

丘脑为感觉传导通路的中转站，并与锥体外系有着密切的联系。丘脑损害的临床表现包括以下几种。

（一）感觉障碍

丘脑损害引起对侧偏身感觉障碍，一般上肢障碍较下肢明显，肢体远端较近端明显，痛、温觉较深部感觉或皮质觉明显。有时可出现感觉倒错，如触觉刺激引起疼痛，冷刺激引起灼热感等。

(二)自发性疼痛

丘脑疾病可产生自发性疼痛,多发生在躯干部位,呈持续性剧痛、烧灼性或冰冷感觉。但这种症状临床上并不多见。

(三)不自主运动

由于丘脑与纹状体有密切联系,故丘脑损害可产生舞蹈或手足徐动样运动。

(四)三偏症状

除常见的偏身感觉障碍外,由于病变侵及邻近的内囊及其后部的外侧膝状体,故还可伴有偏瘫和同向偏盲的三偏症状。

(五)对侧面部表情运动障碍

丘脑病变破坏了控制面部表情肌情感性反射活动的丘脑苍白球面神经核神经通路,使对侧面部表情肌瘫痪,患者表情呆板。

(六)睡眠障碍

患者呈持续睡眠状,严重时甚至昏迷。此为上行网状激活系统经丘脑前核及内侧核向大脑皮质投射径路中断所致。

二、丘脑下部损害的定位

丘脑下部为皮质下自主神经中枢,其前部为副交感神经中枢,后部为交感神经中枢。受损时主要有如下表现。

(一)尿崩症

主要原因为病变侵犯视上核或视上核垂体束,以致抗利尿激素分泌障碍,因而导致大量排尿,一般尿比重为 1.005 以下,尿量在 4 000 mL/d 以上。

(二)体温调节障碍

丘脑下部的前部有散热中枢,当鞍区手术致此中枢受损时,散热功能发生障碍,患者手术后将出现高热。丘脑下部的后部有保热中枢,受损时保热功能发生障碍,以致产生体温过低。

(三)肥胖性生殖器退化症

丘脑下部腹内侧核受损时,由于脂肪代谢障碍,患者呈现向心性肥胖。当结节漏斗核受损时,因促生殖激素分泌障碍可引起性腺萎缩、生殖器不发育、阴毛稀少或缺失、性欲减退或消失。

(四)饥饿和拒食

丘脑下部外侧区存在食欲中枢,病变初期若此中枢受刺激,即产生病理性饥饿,出现多食现象;至疾病晚期食欲中枢受累,又产生拒绝进食,以致身体极度消瘦。

(五)嗜睡

由丘脑下部后外侧区的网状激活系统受损所致,见于鞍区和第三脑室肿瘤,亦可见于外伤和炎症。嗜睡亦可表现为发作性;患者呈现不能抗拒的睡眠表现。

三、丘脑上部损害的定位

松果体区病变损害丘脑上部,其主要症状有以下几类。

(一)上视运动障碍

两眼上视困难,称为帕瑞诺综合征,为中脑上视中枢受损所致。若出现两眼下视亦不能,则提示中脑下视中枢亦受损,或垂直运动中枢全部受损。

(二)瞳孔改变

表现为瞳孔散大,对光反应消失。由于病变累及四叠体上丘和顶盖前区,使光反射路径和动眼神经埃-魏核受损所致。

(三)性早熟

以儿童或青少年患者多见,由于病变侵犯松果体使抑制青春的褪黑激素分泌减少,因而出现性早熟。

(四)其他

肿瘤压迫中脑导水管上端,早期出现颅内压增高;如累及结合臂和下丘,可产生小脑共济失调和听力障碍。

(余胜坤)

第三节 脑底部损害的定位诊断

一、颅前窝损害的定位

肿瘤压迫一侧视神经可出现同侧视力障碍,视盘呈原发性萎缩,对侧眼底检查可出现由于颅内压增高引起的视盘水肿。

二、颅中窝损害的定位

(一)视交叉部综合征

视交叉部综合征多见于鞍区的肿瘤和炎症累及视交叉部,表现为视力障碍、视野改变,病变区邻近结构也可受累。

(二)眶上裂综合征

眶上裂综合征多见于眶上裂或蝶骨槽内侧脑膜瘤和额眶部砸伤,为累及动眼、滑车、展神经和三叉神经第1支表现。

(三)海绵窦综合征

海绵窦综合征见于海绵窦血栓形成和颈内动脉海绵窦瘘等脑血管疾病或畸形,常出现明显的眼球突出和结合膜水肿。

(四)三叉神经半月节综合征

三叉神经半月节综合征见于半月节神经纤维瘤、脑膜瘤、软骨瘤和胆脂瘤等,患侧面部麻木和疼痛,角膜反射减弱或消失,咀嚼无力,颞肌和咀嚼肌萎缩,张口时下颌偏向患侧。

(五)岩骨尖综合征

岩骨尖综合征见于岩骨尖部骨髓炎或肿瘤等,为第Ⅴ、Ⅵ对脑神经受累,出现患侧面部疼痛和展神经瘫痪,也称为格拉代尼戈综合征。

三、颅后窝损害的定位

(一)小脑脑桥角综合征

小脑脑桥角综合征见于该部位的肿瘤和炎症,早期第Ⅴ～Ⅵ对脑神经受累,晚期累及第Ⅰ～Ⅺ对脑神经。此外还出现小脑症状、颅内压增高症状。

(二)颈静脉孔综合征

颈静脉孔综合征见于颈内静脉孔部肿瘤和颅后窝骨折,主要表现为第Ⅹ～Ⅺ对脑神经受累。颈内静脉回流受阻时,可出现明显颅内压增高。

(三)枕大孔区综合征

枕大孔区综合征见于该部的肿瘤和畸形,因上颈部神经根受压,引起枕颈部放射性疼痛;当上颈段脊髓受累时,可引起横贯性损害,出现四肢瘫痪和呼吸肌麻痹,还可出现梗阻性脑积水,也可波及后组脑神经。

(解东成)

第四节 小脑损害的定位诊断

小脑功能为维持身体平衡、调节肌肉的协同运动和调节肌张力。根据病变侵犯小脑半球和蚓部的不同,临床表现亦不同。

一、小脑半球损害的定位

小脑半球病变主要表现为同侧共济运动障碍和肌张力降低,临床表现如下:①步态紊乱,走路不稳,呈蹒跚步态;②共济运动失调,肢体各组肌肉之间在运动上不能互相协调,如意向性震颤;③联合运动障碍,又称协同(或伴随)运动障碍,平衡不稳;④眼球震颤,以水平型眼球震颤多见,而且向患侧注视时震颤比较剧烈;⑤言语口吃,说话不流利,发音急促,此症状是与说话有关的肌肉共济运动失调所致;⑥轮替运动不能;⑦肌张力减低,患侧半身肌肉松弛无力,被动运动时关节运动过度;⑧反跳现象;⑨辨距不良。

二、小脑蚓部损害的症状

小脑蚓部与脊髓和前庭器官联系紧密,受损时可出现明显的平衡障碍,蹒跚步态,站立时摇摆不稳,转弯时症状更为明显。由于蚓部病变引起躯干性共济失调,上蚓部病变,易向前倾倒;下蚓部病变,易向后倾倒,严重时不能站立甚至不能坐起。一般无眼球震颤,肌张力多无改变,肢体共济失调症状亦不明显。如病变偏向一侧累及小脑半球时,将伴有一侧肢体共济失调。

(宋光荣)

第五节　脑干损害的定位诊断

脑干内有第Ⅲ~Ⅺ对脑神经核，以及下行的锥体束和上行的感觉束等通过。因此，脑干损害的主要表现是病变平面出现脑神经瘫痪，病变平面以下可出现锥体束征和感觉障碍。

一、中脑损害的定位

（一）大脑脚损害综合征
大脑脚损害综合征多由小脑幕切迹疝或肿瘤的直接压迫所致，主要表现为同侧动眼神经瘫痪、对侧中枢性面瘫和上、下肢瘫痪，称为韦伯综合征。

（二）四叠体损害综合征
四叠体损害综合征常见于松果体区肿瘤、脑炎、血管疾病和颅后窝占位病变引起的小脑幕切迹上疝等，表现为两眼上视运动障碍、瞳孔散大、对光反应消失。

（三）中脑内侧部损害
同时累及动眼神经纤维和红核，而锥体束不受损，称为红核综合征，即同侧动眼神经瘫痪伴对侧肢体肌张力增强和震颤。

二、脑桥损害的定位

（一）脑桥半侧损害
主要表现：①同侧展神经瘫痪和对侧上下肢瘫痪，称为福维尔综合征；②同侧展神经和面神经周围性瘫痪，对侧上下肢瘫痪，即称为米拉雷布勒综合征。

此外，累及耳蜗和前庭核，出现听力减退、眼球震颤和眩晕，内侧纵束受损时出现眼球同向运动障碍。脑桥的同向侧视中枢损害时，两眼向健侧偏斜（患侧凝视麻痹）。

（二）脑桥被盖部损害
主要表现为一侧或两侧展神经瘫痪，一侧或两侧面神经周围性瘫痪，若结合臂受累将出现共济失调。

（三）脑桥基底部损害
主要为锥体束受累的表现，一侧受累时出现对侧上下肢瘫痪，两侧受累时产生四肢瘫痪。

三、延髓损害的定位

（一）延髓半侧损害
1.杰克逊综合征
同侧舌下神经瘫痪，对侧上下肢瘫痪。
2.阿维利司综合征
同侧第Ⅸ、Ⅹ对脑神经瘫痪，对侧上下肢瘫痪。
3.许密德综合征
同侧第Ⅸ~Ⅻ对脑神经瘫痪，对侧上下肢瘫痪。

4.交叉性感觉障碍

同侧面部感觉障碍,对侧躯干和上下肢痛、温觉障碍,见于延髓外侧病变,累及三叉神经脊束核和脊髓丘脑束所致。

(二)延髓后外侧区损害

延髓后外侧区损害见于小脑下后动脉闭塞引起延髓后外侧区的软化,主要表现为患侧软腭和声带麻痹,Horner综合征,面部痛觉和温度觉消失,平衡不稳和共济失调,对侧躯干和上下肢痛觉和温度觉消失,称为延髓背外侧综合征或瓦仑贝格综合征。

(三)延髓两侧性损害

主要表现为两侧下组脑神经瘫痪,为真性延髓性麻痹,两侧锥体束受损为假性延髓性麻痹,两者功能障碍相似,但真假性延髓性麻痹有时表现为肌肉明显萎缩和电变性反应阳性。

(李修珍)

第六节 脊髓损害的定位诊断

脊髓损害的定位主要根据其在脊髓横断面上所累及的结构和上下纵行所累及的脊髓节段来确定。前者称为横定位,后者称为纵定位。

一、脊髓损害的横定位

(一)脊髓半切综合征

脊髓半切综合征又称布朗-塞卡综合征,见于脊髓肿瘤、椎间盘突出、脊椎病及脊柱骨折、脊髓损伤等,其主要表现如下:①病变同侧受损平面以下出现上运动神经元损害的表现;②病变同侧受损平面以下位置觉、运动觉和震动觉等深感觉障碍;③在受损的神经根和脊髓节段出现条状的周围性运动和感觉障碍;④病变对侧受损平面以下出现痛觉和温度觉障碍。

(二)脊髓完全横贯损害综合征

脊髓完全横贯损害综合征见于脊柱骨折、脊髓损伤、不能切除的椎管内肿瘤和脊髓炎等。主要表现:①损害平面以下所有深浅感觉均消失;②运动障碍,于损害平面脊神经支配区出现下运动神经元瘫痪,损害平面以下出现上运动神经元瘫痪,初期可有数周的脊髓休克期;③括约肌功能障碍,以及受损平面以下皮肤发凉、发绀、无汗等自主神经紊乱的临床表现。

(三)脊髓中央部损害综合征

脊髓中央部损害综合征见于脊髓髓内肿瘤、脊髓空洞症等,主要表现:①分离性和节段性感觉障碍;②括约肌功能障碍出现时间较早,皮肤的自主神经功能障碍症状比较明显;③锥体束多不受累,运动功能正常。

(四)脊髓前角损害综合征

脊髓前角损害综合征见于脊髓灰质炎、脊髓性进行性肌萎缩和脊髓前动脉闭塞症,主要表现如下:①受损前角细胞所支配的肌肉呈节段性下运动神经元瘫痪;②出现肌纤维或肌束震颤;③无感觉障碍。

(五)脊髓后索损害综合征

脊髓后索损害综合征见于椎板骨折、椎板骨质增生、黄韧带肥厚及变性疾病等,系由薄束和楔束受损所致。主要表现为损害平面以下位置觉、运动觉和震动觉消失,出现感觉性共济失调或昂白征阳性。

二、脊髓损害的纵定位

(一)高位颈段($C_{1\sim 4}$)损害的症状

主要表现:①膈肌和肋间肌麻痹,出现呼吸困难;②两侧上下肢的上运动神经元瘫痪;③损害平面以下感觉障碍;④枕部或颈后部放射性疼痛;⑤括约肌功能障碍,尿潴留。

(二)颈膨大部($C_5\sim T_1$)损害的症状

主要表现:①上肢放射性疼痛;②两侧上肢于相应的损害节段呈下运动神经元瘫痪;③两侧下肢呈上运动神经元瘫痪;④损害水平以下感觉障碍;⑤$C_8\sim T_1$节段受损时出现 Horner 综合征;⑥括约肌功能障碍,尿潴留。

(三)胸段($T_{2\sim 12}$)损害的症状

主要表现:①胸部呈束带样放射性疼痛;②两侧下肢呈上运动神经元瘫痪;③损害水平以下感觉障碍;④尿潴留。

(四)腰骶部($L_1\sim S_2$)损害的症状

主要表现:①于损害水平有下肢放射性疼痛;②两下肢在相应损害节段呈下运动神经元瘫痪;③发生损害水平以下感觉障碍;④尿潴留。

(五)圆锥部($S_{3\sim 4}$)损害的症状

主要表现:①大腿后部和会阴部出现"鞍"形感觉障碍区;②两下肢无瘫痪,但会阴部肌肉瘫痪;③周围性排尿障碍,表现为尿失禁。

(六)马尾部损害的症状

主要表现:①下肢放射性疼痛;②双下肢下运动神经元瘫痪;③下肢和会阴部感觉障碍;④尿失禁。

(张 新)

第三章

颅脑外伤

第一节 头皮损伤

一、头皮血肿

头皮血肿在临床上较常见,主要发生在顶部,其次为额部、枕部、颞部。新生儿头皮血肿主要由产伤引起,生后1~3天即可发现,多为单纯头皮血肿,较少伴有颅脑损伤。超过80%的头皮血肿在3~4周自然吸收。其他头皮血肿多伴发于颅脑创伤并以颅骨及脑损伤为重,头皮血肿仅为合并伤。

(一)病理与病理生理

头皮是覆盖于颅骨外的软组织,在解剖学上可分为6层。

1. 皮层

较厚而致密,含有大量毛囊、皮脂腺和汗腺。有丰富的血管和淋巴管,外伤时出血多,但愈合较快。

2. 皮下层

皮下层由脂肪和粗大而垂直的短纤维束构成,短纤维紧密连接皮肤层和帽状腱膜层,是构成头皮的关键,并富含血管神经。

3. 帽状腱膜层

帽状腱膜层为覆盖于颅顶上部的大片腱膜结构,前连于额肌,两侧连于颞肌,后连于枕肌,坚韧有张力。

4. 帽状腱膜下层

帽状腱膜下层由纤细而疏松的结缔组织构成。

5. 腱膜下间隙

腱膜下间隙是位于帽状腱膜与颅骨骨膜之间的薄层疏松结缔组织。此间隙范围较广,前置眶上缘,后达上项线。头皮借此层与颅骨骨膜疏松连接,移动性大,腱膜下间隙出血时,血液可沿此间隙蔓延。此间隙内的静脉可经若干导静脉与颅骨的板障静脉及颅内的硬脑膜窦相通。因此,该间隙内的感染可经上述途径继发颅骨骨髓炎或向颅内扩散。

6.骨膜层

紧贴颅骨外板,可自颅骨表面剥离。

头部遭受钝性外力损伤后,头皮虽可保持完整,但组织内血管破裂出血,常积聚于皮下组织中、帽状腱膜下间隙或骨膜下形成头皮血肿。

(二)临床表现

1.皮下血肿

头皮的皮下组织层是头皮的血管、神经和淋巴汇集的部位,钝性打击伤后易出血、水肿。皮下层与表皮层和帽状腱膜层在组织结构上连接紧密,受皮下纤维隔限制,使出血受到局限而表现为血肿,位于直接受伤部位,体积较小,张力高,疼痛明显,质地中等偏硬。

2.帽状腱膜下血肿

帽状腱膜下层是疏松的蜂窝组织层,其间有连接头皮静脉、颅骨板障静脉及颅内静脉窦的导血管。当头部遭受钝性损伤时,切线暴力使头皮发生层间剧烈瞬间的相对滑动,引起帽状腱膜下层的导血管撕裂出血。由于该层组织疏松,出血易扩散导致巨大血肿,其临床特点:血肿范围宽广,急性期血肿张力较高,有波动感,疼痛轻,伴贫血貌。严重时血肿边界与帽状腱膜附着缘一致,可前至眉弓,后至上项线,两侧达颞部,出血量可达数百毫升。婴幼儿巨大帽状腱膜下血肿可引起失血性休克。

3.骨膜下血肿

新生儿骨膜下血肿因产伤(如胎头吸引助产)所致颅骨可复性变形、骨膜剥离出血而形成血肿,可不伴有颅骨骨折。其他情况大多伴有颅骨骨折。出血多源于板障出血或骨膜剥离出血,血液聚积在骨膜与颅骨表面之间,其临床特征是:血肿急性期张力较高,有波动感,血肿边界不超过骨缝。这是因为颅骨发育过程中骨膜紧密连接于骨缝线上,骨膜在此处难以剥离,故少有骨膜下血肿超过骨缝者。

(三)辅助检查

首选头颅CT检查,即使患者无神经系统症状也需明确有无颅骨骨折或其他继发性脑损伤存在。头皮血肿骨化则应行头颅CT颅骨三维重建。新生儿头皮血肿可先行超声检查,了解有无颅内出血等,必要时再行CT检查。

(四)诊断与鉴别诊断

通过病史、头部包块体征,结合超声或CT检查可确诊。但需注意鉴别头皮隐匿性病变(无明确临床症状),在外伤后偶然发现头皮包块,如颅骨嗜酸性肉芽肿外伤后病变出血形成的头皮包块,头颅CT检查可发现头皮包块部位颅骨骨质破坏、颅骨缺损等表现即可鉴别。

(五)治疗

1.皮下血肿

皮下血肿早期给予冷敷、压迫以减少出血和疼痛。2～3天后血肿尚未吸收可予以局部热敷促进其吸收。

2.帽状腱膜下血肿

创伤早期可采用冷敷止血,穿刺抽吸前忌加压包扎,否则帽状腱膜疏松层进一步剥离加重出血。如出血量不多可自行吸收,血肿较大则应在伤后5～7天无活动性出血、头皮包块张力不高时行穿刺包扎。穿刺前应注意患儿有无贫血及凝血功能障碍等情况,若有则应做相应的处理。穿刺前应做严格皮肤准备和消毒,穿刺抽吸血肿后以弹力绷带加压包扎。巨大的血肿需2～3次

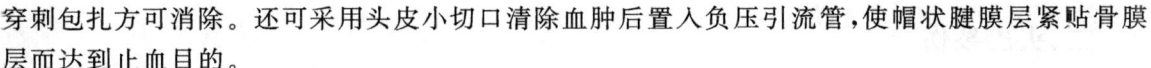

穿刺包扎方可消除。还可采用头皮小切口清除血肿后置入负压引流管,使帽状腱膜层紧贴骨膜层而达到止血目的。

3.骨膜下血肿

创伤早期以冷敷为宜,穿刺前忌行加压包扎,否则加重骨膜的剥离及出血。建议早期行头颅CT扫描,以发现有无并发的颅脑损伤存在,如合并颅骨骨折、硬膜外血肿。一般在1周左右血肿张力逐渐降低提示无活动性出血后行穿刺包扎,应注意严格备皮和消毒下施行,穿刺后用弹力胶布加压包扎3～5天即可。巨大血肿可重复抽吸、包扎1～2次。对于前额暴露部位的骨膜下血肿,在血肿张力较高时就可能形成凝血块,即使行血肿穿刺后仍会影响外观,此时宜采用发际内头皮小切口清除凝血块后置入负压引流管治疗。新生儿期骨膜下血肿,往往因骨膜下成骨作用较强,20天左右可形成骨性包壳,难以消散。对这种血肿宜在生后2～3周穿刺抽吸包扎。部分新生儿头皮血肿合并黄疸加重者(与血肿吸收相关)可提前至1周左右行头皮血肿穿刺抽吸。既往多数人认为新生儿头皮血肿都不需要处理均可吸收。事实上较大的骨膜下血肿2～3周未吸收或未及时行血肿穿刺抽吸,即开始骨膜下成骨,在血肿表面再形成新生骨,1～2个月后原正常颅骨逐渐被吸收,头颅外观可能形成畸形。

目前对新生儿头皮血肿骨化的治疗方式仍存在争议,有学者认为随着颅骨的生长,骨化的外层新生骨重新塑形生长多不影响头颅外观,且对脑发育无明显影响,故主张保守治疗。多数学者认为较大的骨膜下血肿骨化后难以满意塑形生长,会明显影响头颅外形,且骨化血肿还可能阻碍矢状缝生长而继发舟状颅畸形。因此主张骨膜下血肿骨化后形成硬性包块,应早期切除,矫正头颅外形的不对称。建议根据不同情况考虑两种处理方法:对骨化血肿较小、不明显影响头颅外观者随访观察,包块多在6～12个月逐渐塑形生长消失;对骨化血肿体积大、难以塑形生长、包块消失而影响头颅外形者早期手术治疗。

头皮血肿骨化手术治疗:不同时期的头皮血肿骨化程度不同,个体差异较大。大致可分为3期。

(1)骨化早期(1个月左右):这时血肿未完全骨化,骨膜下形成软蛋壳样的薄层骨片,血肿腔内为暗红色不凝血,这时仍可行血肿穿刺后加压包扎,包块可能消退。若效果不佳再行手术治疗。此期骨膜与新生颅骨附着紧密,术中出血较多,但新生骨壳较薄,可以用剪刀快速清除,边缘用锉刀锉平即可。

(2)骨化中期(1～4个月):此期血肿表层成骨增多,骨膜下形成质硬的骨板,此期骨壳需用咬骨钳分块清除,出血较多。

(3)骨化晚期(4个月以上):血肿外形成骨化完全的骨板,血肿内侧原颅骨基本吸收消失,此期不宜行手术,因为原正常颅骨已脱钙吸收,切除新生骨板后将形成颅骨缺损。若包块明显拟行手术,必须行头颅CT了解颅骨情况后决定。

一、二期的头皮血肿骨化存在血肿腔,原正常颅骨板脱钙后外附一层结缔组织,其下存在丰富的血供,手术时尽量不要剥离此层,否则因小婴儿颅骨柔软加之丰富的血供,止血较困难。术后骨膜下引流管接负压引流瓶可使疏松的头皮贴附于颅骨,利于止血,引流管留置1～2天。手术中应注意患儿的失血情况,因为小婴儿体重轻,血容量少,耐受失血的能力差,术中控制出血尤其重要。

二、头皮裂伤

头皮属特化的皮肤,含有大量的毛囊、汗腺和皮脂腺,容易藏污纳垢、细菌滋生,容易招致感染。所幸,头皮血液循环特别丰富,虽然头皮发生裂伤,只要能够及时施行彻底的清创,感染并不多见。在头皮各层中,帽状腱膜是一层坚硬的腱膜,它不仅是维持头皮张力的重要结构,也是防御浅表感染侵入颅内的屏障,当头皮裂伤较浅,未伤及帽状腱膜时,裂口不易张开,血管断端难以退缩止血,出血反而较多。若帽状腱膜断裂,则伤口明显裂开,损伤的血管断端随伤口退缩、自凝,故而较少出血。

(一)头皮单纯裂伤

头皮单纯裂伤常为锐器刺伤或切割伤,裂口较平直,创缘整齐无缺损,伤口的深浅多随致伤因素而异,除少数锐器直接穿戳或劈砍进入颅内,造成开放性颅脑损伤者外,大多数单纯裂伤仅限于头皮,有时可深达骨膜。

如能早期施行清创缝合,即使伤后超过24小时,只要没有明显的感染征象,仍可进行彻底清创一期缝合,同时应给予抗菌药物及破伤风抗毒素(TAT)注射。

清创缝合方法:剃光裂口周围至少8 cm以内的头皮,在局麻或全麻下,用灭菌清水冲洗伤口,然后用消毒软毛刷蘸肥皂水刷净创部和周围头皮,彻底清除可见的毛发、泥沙及异物等,再用生理盐水至少500 mL,冲净肥皂泡沫。继而用灭菌干纱布拭干创部,以碘酊、乙醇消毒伤口周围皮肤,对活跃的出血点可用压迫或钳夹的方法暂时控制,待清除时再逐一彻底止血。常规铺巾后由外及里分层清创,创缘修剪不可过多,以免增加缝合时的张力。残存的异物及失去活力的组织均应清除。术毕缝合帽状腱膜和皮肤。若直接缝合有困难时可将帽状腱膜下疏松层向周围潜行分离,施行松解术之后缝合;必要时亦可将裂口做S形、三叉形或瓣形延长切口,以利缝合。一般不放皮下引流条。

(二)头皮复杂裂伤

头皮复杂裂伤常为钝器损伤或因头部碰撞在外物上所致,裂口多不规则,创缘有挫伤痕迹,创内裂口间尚有纤维相连,没有完全离断,即无"组织挫灭"现象,在法医鉴定中,头皮挫裂伤创口若出现"组织挫灭"现象,常暗示系金属类或有棱角的凶器所致。伤口的形态常反映致伤物的形态和大小。这类创伤往往伴有颅骨骨折或脑损伤,严重时亦可引起粉碎性凹陷骨折或孔洞性骨折穿入颅内,故常有毛发、布屑或泥沙等异物嵌入,易致感染。检查伤口时切勿移除嵌入颅内异物,以免引起突发出血。处理原则亦应及早施行清创缝合,并常规用抗生素及TAT。

清创缝合办法:术前准备和创口的冲洗清创方法如上述。由于头皮挫裂伤清创后常伴有不同程度的头皮残缺,故这里主要介绍头皮小残缺修补方法。

对复杂的头皮裂伤进行清创时,应做好输血的准备。机械性清洁冲洗应在麻醉后进行,以免因剧烈疼痛刺激引起心血管的不良反应。对头皮裂口应按清创需要有计划地适当延长,或做附加切口,以便创口能够一期缝合或经修补后缝合。创缘修剪不可过多,但必须将已失去血供的挫裂皮缘切除,以确保伤口的愈合能力。对残缺的部分,可采取转移皮瓣的方法,将清创创面闭合,供皮区保留骨膜,以中厚断层皮片植皮覆盖之。

(三)头皮撕裂伤

大多为斜向或切线方向的暴力作用在头皮上所致,撕裂的头皮往往是舌状或瓣状,常有一蒂部与头部相连。头皮撕裂伤一般不伴有颅骨或脑损伤,但并不尽然,偶尔亦有颅骨骨折或颅内出血。这类患者失血较多,但较少达到休克的程度。由于撕裂的皮瓣并未完全撕脱,并能维持一定的血液供应,清创时切勿将相连的蒂部扯下或剪断。有时看来十分窄小的残蒂,难以提供足够的血供,但却出乎意料地使整个皮瓣存活。

清创缝合方法:如前述,原则上除小心保护残蒂外,应尽量减少缝合时的张力,可采取帽状腱膜下层分离,松解裂口周围头皮,然后予以分层缝合。若张力过大,应首先保证皮瓣基部的缝合,而将皮瓣前端部分另行松弛切口或转移皮瓣加以修补。

三、头皮撕脱伤

头皮撕脱伤是一种严重的头皮损伤,大都是因为不慎将头发卷入转动的机轮所致。由于表皮层、皮下组织及帽状腱膜3层紧密相连在一起,故在强力的牵扯下,往往将头皮自帽状腱膜下间隙全层撕脱,有时连同部分骨膜也被撕脱,使颅骨裸露。头皮撕脱的范围与受到牵扯的发根面积有关,严重时可达整个帽状腱膜的覆盖区,前至上眼睑和鼻根,后至发际,两侧累及耳郭甚至面颊部。

头皮撕脱伤的处理:根据患者就诊时间的早迟、撕脱头皮的存活条件、颅骨是否裸露及有无感染迹象而采取不同的方法处理。

(一)头皮瓣复位再植

撕脱的头皮经过清创后行血管吻合,原位再植。仅适于伤后2~3小时,最长不超过6小时、头皮瓣完整、无明显污染和血管断端整齐的病例。分组行头部创面和撕脱头皮冲洗、清创,然后将主要头皮血管,颞浅动、静脉或枕动、静脉剥离出来,行小血管吻合术,若能将其中一对动、静脉吻合成功,头皮瓣即能成活。由于头皮静脉菲薄,断端不整,常有一定困难。

(二)自体植皮

头皮撕脱后不超过8小时,创面尚无明显感染、骨膜亦较完整的病例。将头皮创面清洗清创后,取患者腹部或腿部中厚断层皮片进行植皮。亦可将没有严重挫裂和污染的撕脱皮瓣仔细冲洗、清创,剃去头发,剔除皮下组织包括毛囊在内,留下表皮层,作为皮片回植到头部创面上,也常能存活。

(三)创面植皮

撕脱伤为时过久,头皮创面已有感染存在,则只能行创面清洁及交换敷料,待肉芽组织生长后再行晚期邮票状植皮。若颅骨有裸露区域,还需行外板多数钻孔,间距1cm左右,使板障血管暴露,以便肉芽生长,覆盖裸露之颅骨后,再行种子式植皮,消灭创面。

(张景帅)

第二节 颅骨骨折

一、概述

颅骨骨折的发生是因为暴力作用于头颅所产生的反作用力的结果,如果头颅随暴力作用的方向移动,没有形成反作用力,则不至于引起骨折。颅骨具有一定的黏弹性,在准静态下,成人颅骨承受压缩时最大的应力松弛量为12%,最大的应变蠕变量为11.5%左右。同时,颅骨的内、外板拉伸弹性模量、破坏应力和破坏应力对应变率的敏感性亦有一定限度,其抗牵张强度小于抗压缩强度,故当暴力作用于其上时,总是在承受牵张力的部分先破裂。如果打击的强度大、面积小,多以颅骨的局部变形为主,常致凹陷性骨折,伴发的脑损伤也较局限;若着力的面积大而强度较小时则易引起颅骨的整体变形,而发生多数线形骨折或粉碎性骨折,伴发的脑损伤亦较广泛。

(一)颅骨局部变形

颅盖(穹隆部)遭受外力打击时,着力部分即发生局部凹曲变形,而外力作用终止时,颅骨随即弹回原位。若暴力速度快、作用面积小,超过颅骨弹性限度时,着力的中心区即向颅腔内呈锥形陷入,内板受到较大的牵张力而破裂。此时如果暴力未继续作用于颅骨上,外板可以弹回而复位,故可以保持完整,造成所谓的单纯内板骨折,是后期外伤性头疼、或慢性头疼的原因之一。如果暴力继续作用,则外板亦将随之折裂,造成以打击点为中心的凹陷或其外周的环状或线形骨折。若致暴力的作用仍未耗尽或属高速强力之打击,则骨折片亦被陷入颅腔内,而形成粉碎凹陷性骨折或洞形骨折。

(二)颅骨整体变形

头颅的骨质结构和形态,犹如一个具有弹性的半球体,颅盖部呈弧形,颅底部如断面,恰如弓与弦的关系。在半球体的任何一处加压,均可使弓与弦受力而变形。例如,当侧方受压,头颅的左右径即变短而前后径加大;反之若为前后方的暴力常使矢状径缩短而横径相应变长。因此,当暴力为横向作用时骨折线往往垂直于矢状线,折向颞部和颅底,当暴力是前后方向,骨折线常平行于矢状线,向前伸至颅前窝,向后可达枕骨,严重时甚至引起矢状缝分离性骨折。此外,当重物垂直作用于头顶部及臀部或足跟着地的坠落伤,暴力经脊柱传至颅底。这两种情况,无论是自上而下还是自下而上,其作用力与反作用力都遭遇在枕骨大孔区,引起局部变形,轻度造成颅底线性骨折,重者可致危及生命的颅底环形骨折,陷入颅内。

(三)颅骨的拱架结构

颅盖与颅底均有一些骨质增厚的部分,作为颅腔的拱柱和桥架,能在一定程度上对外力的压缩或牵张,起到保护颅脑损伤的作用。颅盖的增强部分有鼻、额部颧突、乳突及枕外隆凸4个支柱;于其间又有眶上缘、颞嵴、上项线及矢状线4个位居前方、侧方、后方及顶部中央的骨弓,形成坚强的拱柱。颅底的增强部分有中份的枕骨斜坡、两侧有蝶骨嵴和岩锥,形成梁架,有力地支撑颅底、承托颅脑,并与周围的颅盖部支柱相接,结合为有相当韧性和弹性强度的颅腔,完美地保护着神经中枢。当头颅遭受打击时,暴力除了引起局部颅骨凹陷变形之外,同时也将造成不同程度的整体颅骨变形,若暴力的能量在局部全部被吸收,消耗殆尽,则仅引起凹陷性骨折或着力部的损伤;如果暴力的能量并未耗竭,继续作用在头颅上,则由于颅骨的整体变形,骨折线将通过着力点沿颅骨的薄弱部分延伸,也就是在增厚的拱架间区发生折裂。这种规律不仅见于颅骨骨折,尤其多见于颅底骨折,由于颅底厚薄不一,含有许多孔、裂,因而骨折线常经骨质薄弱的部分穿过。

(四)颅骨骨折的规律性

暴力作用的方向、速度和着力面积等致伤因素对颅骨骨折的影响较大,具有一定的规律性,概括如下。

暴力作用的力轴及其主要分力方向多与骨折线的延伸方向一致,但遇有增厚的颅骨拱梁结构时,常折向骨质薄弱部分。若骨折线径直横断拱梁结构,或引起骨缝分离,则说明暴力强度甚大。

暴力作用的面积小而速度快时，由于颅骨局部承受的压强较大时，故具有穿入性，常致洞形骨折，骨片陷入颅腔，若打击面积大而速度较快时，多引起粉碎凹陷骨折；若作用点面积大而速度较缓时，则常引起通过着力点的线状骨折，作用点的面积大而速度较缓时，可致粉碎骨折或多数线性骨折。

垂直于颅盖的打击易引起局部凹陷或粉碎性骨折；斜行打击多致线性骨折，并向作用力轴的方向延伸，往往折向颅底；枕部着力的损伤常致枕骨骨折或伸延至颞部及颅中窝的骨折。

暴力直接打击在颅底平面上，除较易引起颅底骨折外，其作用力向上时，可将颅骨掀开；暴力作用在颅盖的任何位置，只要引起较大的颅骨整体的变形，即易发生颅底骨折；头顶部受击，骨折线常垂直向下，直接延伸到邻近的颅底；暴力由脊柱上传时，可致枕骨骨折；颅骨遭受挤压时往往造成颅底骨折。

颏部受击时可引起下颌关节凹骨折，但头部因可沿作用力的方向移动而缓冲外力对颅颈交界区的冲撞；上颌骨受击时不仅易致颌骨骨折，尚可通过内侧角突将暴力上传至筛板而发生骨折，鼻根部受击可致额窦及前窝骨折。

按颅骨骨折的部位，可分为颅盖骨折及颅底骨折。根据骨折的形态不同，又可分为线形骨折、凹陷骨折、粉碎性骨折、洞形骨折及穿透性骨折。此外，按骨折的性质，视骨折处是否与外界相通，又分为闭合性骨折及开放性骨折，后者包括颅底骨折伴有硬脑膜破裂而伴发外伤性气颅或脑脊液漏者。

二、颅盖骨折

颅盖骨折即穹隆部骨折，其发生率以顶骨及额骨为多，枕骨及颞骨次之。颅盖骨折有3种主要形态，即线形骨折、粉碎性骨折和凹陷骨折。骨折的形态、部位和走向与暴力作用方向、速度和着力点有密切关系，可借以分析损伤机制。不过对闭合性颅盖骨折，若无明显凹陷仅为线形骨折时，单靠临床征象很难确诊，常需行X线片或头颅CT片检查始得明确。即使对开放性骨折，如欲了解骨折的具体情况，特别是骨折碎片进入颅内的数目和位置，仍有赖于X线摄片头颅CT扫描检查。

（一）线形骨折

单纯的线形骨折本身无须特殊处理，其重要性在于因骨折而引起的脑损伤或颅内出血，尤其是硬膜外血肿，常因骨折线穿越脑膜中动脉而致出血。因此，凡有骨折线通过上矢状窦、横窦及脑膜血管沟时，均需密切观察、及时做可行的辅助检查，以免贻误颅内血肿的诊断。

线形骨折常伴发局部骨膜下血肿，尤其以儿童较多。当骨折线穿过颞肌或枕肌在颞骨或枕骨上的附着区时，可出现颞肌或枕肌肿胀而隆起，这一体征亦提示该处可能有骨折发生。

儿童生长性骨折：好发于额顶部，为小儿颅盖线形骨折中的特殊类型，婴幼儿多见。一般认为小儿硬脑膜较薄且与颅骨内板贴附较紧，当颅骨发生骨折裂缝较宽时，硬脑膜亦常同时发生撕裂、分离，以致局部脑组织、软脑膜及蛛网膜突向骨折的裂隙。由于脑搏动的长期不断冲击，使骨折裂缝逐渐加宽，以致脑组织继续突出，最终形成局部搏动性囊性脑膨出，患儿常伴发癫痫或局限性神经功能废损。治疗原则以早期手术修补硬脑膜缺损为妥。手术方法应视有无癫痫而定，对伴发癫痫者需连同癫痫源灶一并切除，然后修复硬脑膜。对单纯生长性骨折脑膨出的患儿，则应充分暴露颅骨缺口，经脑膨出之顶部最薄弱处切开，清除局部积液及脑瘢痕组织，尽量保留残存的硬脑膜,以缩小修复的面积。硬脑膜修补材料最好取自患者局部的骨膜、颞肌筋膜、帽状腱膜,亦可切取患者的大腿阔筋膜来修补缺损,必要时则可采用同种硬脑膜或人工脑膜等代用品。颅骨缺损一般都留待后期再行修补,特别是使用人材料修补硬脑膜后,不宜同时再用无生机的材料修补颅骨缺损。若遇有复发性脑膨出需要同时修补硬脑膜及颅骨缺损时,需查明有无引起颅内压增高的因素,予以解除。颅骨修补以采用患者自身肋骨劈开为两片或颅骨劈开内外板,加以修补为佳。

(二)凹陷骨折

凹陷骨折多见于额、顶部,常为接触面较小的钝器打击或头颅碰撞在凸出的物体上所致。着力点头皮往往有擦伤、挫伤或挫裂伤。颅骨大多全层陷入颅内,偶尔仅为内板破裂下凹。一般单纯凹陷骨折,头皮完整,不伴有脑损伤多为闭合性损伤,但粉碎性凹陷骨折则常伴有硬脑膜和脑组织损伤,甚至引起颅内出血。

1.闭合性凹陷骨折

儿童较多,尤其是婴幼儿颅骨弹性较好,钝性的致伤物,可引起颅骨凹陷,但头皮完整无损,类似乒乓球样凹陷,亦无明显的骨折线可见。患儿多无神经功能障碍,无须手术治疗。如果凹陷区较大较深,或有脑受压症状和体征时,可于凹陷旁钻孔,小心经硬膜外放入骨橇,将陷入骨片橇起复位。术后应密切观察以防出血。

成年人单纯凹陷骨折较少,如果直径低于5 cm,深度不超过1 cm,未伴有神经缺损症状和体征,亦无手术之必要。若凹陷骨折过大过深,伴有静脉窦或脑受压征象时,则应手术整复或摘除陷入之骨折。术前应常规拍摄X线片及CT扫描,了解凹陷范围、深度和骨折片位置。手术方法是在全麻下充分暴露凹陷骨折区,做好输血准备,以防突发出血。在凹陷的周边钻孔,然后沿骨折线环形咬开或用铣刀切开,小心摘除陷入之骨片,清除挫伤、碎裂组织及凝血块,认真止血。检查硬脑膜下有无出血,必要时应切开硬脑膜探查。术毕,硬脑膜应完整修复,骨折片带有骨膜的或内、外部完全分离的,可以拼补在缺损区作为修补。若缺损过大,则应用人工材料修补或留待日后择期修补。

2.开放性凹陷骨折

开放性凹陷骨折常为强大之打击或高处坠落在有突出棱角的物体上而引起的开放颅脑损伤,往往头皮、颅骨、硬脑膜及脑均可能受累。临床所见开放性凹陷骨折有洞形骨折及粉碎凹陷骨折两种常见类型。

(1)洞形凹陷骨折:多为接触面积较小的重物打击所致,如钉锤、铁钎杆或斧头等凶器,或偶尔因头颅碰撞在坚硬的固体物体上而引起,由于着力面积小,速度大,具有较强的穿透力,故可直接穿破头皮及颅骨而进入颅腔。颅骨洞形骨折的形态往往与致伤物形状相同,是法医学认定凶器的重要依据。这种洞形骨折的骨碎片常被陷入脑组织深部,造成严重的局部脑损伤、出血和异物存留。但由于颅骨整体变形较小,一般都没有广泛的颅骨骨折和脑弥散性损伤,因此,临床表现常以局部神经缺损为主。治疗原则是尽早施行颅脑清创缝合术,变开放伤为闭合伤,防止感染,减少并发症和后遗症。手术前应例行X线片检查或CT扫描检查,了解骨折情况和陷入脑内的骨碎片位置、数目,作为清创时参考。手术时,头皮清创方法已如前述,延长头皮创口,充分暴露骨折凹陷区,将洞形骨折沿周边稍加扩大,取出骨折片,骨窗大小以能显露出正常硬脑膜为度,按需要切开硬膜裂口,探查硬膜下及脑表面的情况,然后循创道小心清除脑内碎骨片、异物及挫碎的脑组织,并核对X线片上的发现,尽量不造成新的创伤。位置深在已累及脑重要结构或血管的骨碎片,不可勉强悉数摘除,以免加重伤情或导致出血。清创完毕,应妥当止血,缝合或修补硬脑膜。骨缺损留待伤口愈合3个月之后,再择期修补。

(2)粉碎凹陷骨折:粉碎性骨折伴有着力部骨片凹陷,常为接触区较大的重物致伤,不仅局部颅骨凹曲变形明显,引起陷入,同时,颅骨整体变形亦较大,造成多数以着力点为中心的放射状骨折。硬脑膜常为骨碎片所刺破,偶尔亦有硬脑膜完整者,不过脑损伤均较严重,除局部有冲击伤之外,常有对冲性脑挫裂伤或颅内血肿,治疗方法与洞形骨折相似,术前除X线片外,尚应做CT扫描检查了解脑组织损伤及出血情况。清创时对尚连有骨膜的骨片不易摘除,仍拼补在骨缺损区,以缩小日后需要修补的面积。

3.凹陷骨折手术适应证与禁忌证

(1)适应证:①骨折凹陷深度>1 cm;②骨折片刺破硬脑膜,造成出血和脑损伤;③凹陷骨折压迫脑组织,引起偏瘫、失语和局限性癫痫;④凹陷骨折的压迫,引起颅内压增高;⑤位于额面部影响外观。对静脉窦上的凹陷骨折手术应持慎重态度,有时骨折片已刺入窦壁,但尚未出血,在摘除或撬起骨折片时可造成大出血,故应先做好充分的思想、技术和物质上的准备,然后才施行手术处理。儿童闭合性凹陷骨折,多钻孔将骨折片撬起复位;成人凹陷骨折难以整复时,往往要把相互嵌顿的边缘咬除才能复位;如实在无法复位,可将下陷之颅骨咬除,用颅骨代用品作Ⅰ期颅骨成形术或留待日后择期修补。

(2)禁忌证:①非功能区的轻度凹陷骨折,成年人单纯凹陷骨折,如果直径<5 cm,深度不超过1 cm,不伴有神经缺损症状和体征者;②无脑受压症状的静脉窦区凹陷骨折;③年龄较小的婴幼儿凹陷骨折,有自行恢复的可能,如无明显局灶症状,可暂不手术。

三、颅底骨折

单纯性颅底骨折很少见,大多为颅底和颅盖的联合骨折。颅底骨折可由颅盖骨延伸而来,或着力部位于颅底水平,头部挤压伤时暴力使颅骨普遍弯曲变形,在少数的情况下,垂直方向打击头顶或坠落时臀部着地也可引起颅底骨折。以线形为主,可仅限于某一颅窝,亦可能穿过两侧颅底或纵行贯穿颅前窝、颅中窝、颅后窝。由于骨折线经常累及鼻窦、岩骨或乳突气房,使颅腔和这些窦腔交通而形成隐性开放性骨折,易致颅内继发感染。

暴力作用的部位和方向与颅底骨折线的走向有一定规律,可作为分析颅骨骨折的参考:额部前方受击,易致颅前窝骨折,骨折线常向后经鞍旁而达枕骨;额部前外侧受击,骨折线可横过中线经筛板或向蝶鞍而至对侧颅前窝或颅中窝;顶前份受击,骨折线常经颞前伸延至颅前窝或颅中窝;顶间区受击,可引起经过颅中窝,穿越蝶鞍和蝶骨小翼而至对侧颅前窝的骨折线;顶后份受击,骨折线可经岩骨向颅中窝内侧延伸;颞部受击,骨折线指向颅中窝底,并向内横过蝶鞍或鞍背到对侧;颞后份平颅中窝底的暴力,可致沿岩骨前缘走向岩尖、卵圆孔、鞍旁、圆孔,再经鞍裂转向外侧,终于翼点的骨折;枕部受击,骨折线可经枕骨指向岩骨后面甚至横断之;或通过枕骨大孔而折向岩尖至颅中窝或经鞍旁至颅前窝。

(一)临床表现及诊断

1.症状与体征

颅底骨折临床表现特殊、典型。颅前窝、颅中窝、颅后窝骨折表现又各不相同(表3-1)。总的来说,临床上有三大体征:①迟发性瘀斑、淤血;②脑脊液鼻、耳漏;③脑神经损伤。也是诊断颅底骨折的主要依据。

表 3-1　颅底骨折临床表现区别

区别项目	颅前窝	颅中窝	颅后窝
受累骨	额、眶、筛骨	蝶骨、岩骨前部	岩骨后部、枕骨
淤血	眼眶、结膜下淤血	颞肌下淤血压痛	枕颈部压痛、乳突皮下淤血 Battle 征
CSF 漏	鼻	耳、鼻	乳突（耳、鼻）
脑神经损伤	Ⅰ、Ⅱ	Ⅱ-Ⅵ、Ⅵ、Ⅶ	Ⅸ、Ⅹ、Ⅺ
可能的脑伤	额极	颞极	小脑及脑干
并发症	气脑	CCF、ICA 破裂	气道梗阻

颅前窝底即为眼眶顶板，十分薄弱，易破，两侧眶顶的中间是筛板，为鼻腔之顶部，其上有多数小孔，容嗅神经纤维和筛前动脉通过。颅前窝发生骨折后，血液可向下浸入眼眶，引起球结膜下出血，以及迟发性眼睑皮下淤血，多在伤后数小时始渐出现，呈紫蓝色，俗称"熊猫眼"，对诊断有重要意义。但有时与眼眶局部擦挫伤互相混淆，后者呈紫红色并常伴有皮肤擦伤及结膜内出血，可鉴别。颅前窝骨折累及筛窝或筛板时，可撕破该处硬脑膜及鼻腔顶黏膜，而致脑脊液鼻漏和/或气脑，使颅腔与外界交通，故有感染的风险，应视为开放性损伤。脑脊液鼻漏早期多呈血性，需与鼻出血区别，将漏出液中红细胞计数与周围血液相比，或以尿糖试纸测定是否含糖，即不难确诊。此外，颅前窝骨折还伴有单侧或双侧嗅觉障碍，眶内出血可致眼球突出，若视神经受波及或视神经管骨折，尚可出现不同程度的视力障碍。

颅中窝底为颞骨岩部，前方有蝶骨翼，后份是岩骨上缘和鞍背，侧面是颞骨鳞部，中央是蝶鞍即垂体所在。颅中窝骨折往往累及岩骨而损伤内耳结构或中耳腔，故患者常有听力障碍和面神经周围性瘫痪。由于中耳腔受损脑脊液即可由此经耳咽管流向咽部或经破裂的鼓膜进入外耳道形成脑脊液耳漏。若骨折伤及海绵窦则可致动眼、滑车、三叉或展神经麻痹，并引起颈内动脉假性动脉瘤或海绵窦动静脉瘘的可能，甚至导致大量鼻出血。若骨折累及蝶鞍，可造成蝶窦破裂，血液和脑脊液可经窦腔至鼻咽部，引起脑脊液鼻漏或咽后壁淤血肿胀。少数患者并发尿崩症，则与鞍区骨折波及下丘脑或垂体柄有关。颅中窝骨折的诊断主要依靠临床征象如脑脊液耳漏，耳后迟发性瘀斑（Battle 征）及伴随的脑神经损伤。如果并发海绵窦动静脉瘘或假性动脉瘤时，患者常有颅内血管鸣及患侧眼球突出、结膜淤血、水肿等特征性表现，不难诊断。

颅后窝的前方为岩锥的后面，有内耳孔通过面神经及听神经，其后下方为颈静脉孔，有舌咽神经、迷走神经、副神经及乙状窦通过，两侧为枕骨鳞部，底部中央是枕骨大孔，其前外侧有舌下神经经其孔出颅。颅后窝骨折时虽有可能损伤上述各对脑神经，但临床上并不多见，其主要表现多为颈部肌肉肿胀，乳突区皮下迟发性瘀斑及咽后壁黏膜淤血水肿等征象。

2.影像学检查

对颅底骨折本身的诊断意义并不太大。

（1）由于颅底骨质结构复杂，凹凸不平，又有许多裂孔，故 X 线检查难以显示骨折线，但有时患者咽后壁软组织肿胀得以显示，亦可作为颅底骨折的间接影像；拍摄 X 线汤氏位照片，即向头端倾斜 30°的前后位像，常能显示枕骨骨折，若骨折线穿越横窦沟时，则有伴发幕上下骑跨式硬膜外血肿或横窦沟微型血肿的可能，应予注意。此外，枕骨大孔环形骨折或颅颈交界处关节脱位和/或骨折，也可以采用 X 线片检查作出诊断。

（2）CT 检查扫描可利用窗宽和窗距调节，清楚显示骨折的部位，有一定价值。

(3) MRI 扫描检查对颅后窝骨折尤其是对颅颈交界区的损伤有价值。

(二) 治疗

颅底骨折本身无须特殊处理,治疗主要是针对由骨折引起的并发症和后遗症。原则:不堵流,头高患侧卧,防感染,忌腰穿。早期应以预防感染为主,可在使用能透过血-脑屏障的抗菌药物的同时,做好五官清洁与护理,避免用力擤鼻及放置鼻饲胃管。采半坐卧位,鼻漏任其自然流出或吞咽下,颅压下降后脑组织沉落在颅底漏孔处,促其愈合,切忌填塞鼻腔。通过上述处理,鼻漏多可在2周内自行封闭愈合,对经久不愈长期漏液达4周以上,或反复引发脑膜炎及有大量溢液的患者,则应在内镜下或开颅施行硬脑膜修补手术。

视神经损伤:闭合性颅脑损伤伴视神经损伤的发生率为0.4%~0.5%,且大多为单侧受损,常因额部或额颞部的损伤所引起,特别是眶外上缘的直接暴力,往往伴有颅前窝和/或颅中窝骨折。视神经损伤的部位,可以在眶内或视神经管段,亦可在颅内段或视交叉部。视神经损伤后,患者立即表现出视力障碍,如失明、视敏度下降、瞳孔直接对光反射消失等。视神经损伤的治疗较困难,对已经断离的视神经尚无良策。若为部分性损伤或属继发性损害,应在有效解除颅内高压的基础上,给予神经营养性药物及血管扩张剂,必要时可行血液稀释疗法,静脉滴注低分子右旋糖酐及丹参注射液,改善末梢循环,亦有学者采用溶栓疗法。视神经管减压手术,仅适用于伤后早期(<12小时)视力进行性障碍,并伴有视神经管骨折变形、狭窄或有骨刺的患者,对于伤后视力立即丧失且有恢复趋势的伤员,手术应视为禁忌。

四、颅骨生长性骨折

颅骨生长性骨折(GSF)是颅脑损伤中少见的一种特殊类型的骨折,即骨折后骨折缝不愈合,反而逐渐扩大造成永久性的颅骨缺损,同时伴有脑组织的膨出,并可产生一系列的并发症。好发于顶部,其次为额部、枕部,偶发在颅底,表现为头部搏动性包块、颅骨缺损和神经功能障碍。颅骨生长性骨折的发病率很低,文献报道颅骨生长性骨折在婴幼儿颅脑外伤中占0.05%~1.00%,50%发生在1岁以内,90%发生在3岁以内。

(一) 病理生理

小儿硬脑膜较薄且与颅骨内板贴附紧密,颅骨发生分离骨折时,下面的硬脑膜同时发生撕裂,此时如硬脑膜、蛛网膜、软脑膜及脑组织突入骨折裂隙之间,即存在向外部生长的"力量"促成生长性骨折的发生。如蛛网膜突入后可能形成某种程度的活瓣样作用,使脑脊液流出而不易返回,形成局部的液体潴留;同时骨折裂缝长期受脑搏动的冲击,使骨折缝进一步分离及骨折缝缘脱钙吸收,形成颅骨缺损逐渐加宽,导致脑组织膨出继续加重。婴幼儿期颅脑生长发育较快也是促使脑膨出加重和颅骨缺损增大的重要因素。局部脑组织的挫裂伤及膨出脑组织在骨窗缘受压迫导致血供障碍,使局部脑组织萎缩、坏死、吸收,是膨出脑组织发生囊性变形成囊肿的主要原因。若同侧脑软化严重,膨出的脑囊肿可以和脑室相通形成脑穿通畸形,加重神经功能障碍。囊肿的形成和扩大可以使颅骨缺损增大。部分病例没有明显的脑膨出,局部以胶质瘢痕增生为主要病理表现。

(二) 临床表现

颅骨生长性骨折的最常见症状为颅脑外伤后数周至数月颅盖部出现进行性增大的软组织包块,可呈搏动性。多伴发偏瘫、失语等局限性神经功能障碍,其次是局灶性癫痫发作,部分患者抽搐可以是首发症状。发生于颅盖部的颅骨生长性骨折患者,病程中期、后期均可触及颅骨缺损。

发生于颅底的颅骨生长性骨折不出现包块,神经系统功能障碍为主要表现,其他少数病例表现为眼部症状、脑膜炎等。

(三)诊断与鉴别诊断

降低严重颅骨生长性骨折的发生主要是做到早期诊断。多数学者认为颅骨线性骨折在X线片显示骨折缝宽度在4 mm以上是颅骨生长性骨折的确诊标准。但是一组63例骨折缝宽度超过3 mm的婴幼儿分离性颅骨骨折病例报告中提示,83%(52例)存在明确硬脑膜破裂并手术治疗;17%(11例)无明确硬脑膜破裂。随访6个月至3年均无生长性骨折发生。在此组病例中14例骨折缝宽度<4 mm存在硬脑膜破裂、脑组织疝出,6例骨折缝宽度>4 mm而未发现硬脑膜破裂或脑组织疝出。提示骨折缝宽度>4 mm不能作为颅骨生长性骨折的唯一诊断标准。笔者手术发现一例骨折缝低于1 mm却存在硬脑膜破裂,可能原因是幼儿颅骨较软,外伤即刻颅骨骨折明显变形移位造成硬脑膜撕裂,外力消失后移位骨板回弹复位,在颅骨影像学上骨折呈线性,无明显分离。在临床工作中需避免此类情况的漏诊。

颅骨生长性骨折局部包块需与单纯头皮血肿鉴别。颅盖部骨折后如出现逐渐增大的局部搏动性肿块,基底部触及颅骨缺损,则高度提示颅骨生长性骨折。典型的颅骨生长性骨折诊断并不困难,表现为外伤后合并颅骨骨折并逐渐出现骨折缝增宽颅骨缺损,局部搏动性包块。但颅骨生长性骨折早期诊断尤其重要,早期硬脑膜修补可避免颅骨缺损及继发性脑损伤的发生。准确判断颅骨骨折是否伴有硬脑膜破裂非常关键,因为颅骨骨折伴硬脑膜破裂是发生颅骨生长性骨折的病理基础。应根据颅骨骨折、脑损伤、合并头皮血肿等情况并辅助影像学检查,仔细判断是否有硬脑膜破裂。

发生颅骨生长性骨折的病例往往有如下特征:①骨折部位位于颅盖部;②骨折相应部位脑组织有明显挫裂伤;③骨折缝有分离,一般超过3 mm;④局部头皮肿胀与单纯头皮血肿(此时多为骨膜下血肿)有所不同:单纯头皮血肿有明显波动感,早期张力较高,数天后张力明显降低;合并硬脑膜破裂者头皮肿胀波动感稍差,几天后有明显沿骨折走形的头皮下软组织感(皮下碎烂坏死脑组织);或者因为脑脊液漏出,较单纯头皮血肿有更明显的皮下水样波动感;⑤头皮下穿刺可见碎裂脑组织或淡血性脑脊液,此方法简便易行,安全可靠;⑥头颅 CT 检查可见皮下积液密度较头皮血肿低,结合三维 CT 及 MRI 判断硬脑膜完整性,典型病例可见脑组织疝出。一般情况下细致的体检结合头皮穿刺可以明确判断。一些难以明确诊断的病例,需充分告知家长密切门诊随访,一旦提示有生长性骨折的征象应及时复诊。

(四)治疗

颅骨生长性骨折重在早发现、早处理,因为早期诊断及治疗是控制整个病情发展的关键环节。颅骨生长性骨折只能采用手术治疗,其主要目的是修补硬脑膜及颅骨缺损,对伴发癫痫者可同时行癫痫灶切除。在病情早期手术较容易,修补硬脑膜后颅骨瓣原位复位,即使存在缝隙较宽一般也不会影响颅骨的生长重建。病情进展后颅骨缺损范围增大,撕裂的硬脑膜常回缩至颅骨缺损区之外,开颅时为了显露出硬脑膜边缘,应在颅骨缺损缘1~3 cm外钻孔以探查骨孔下方是否存在硬脑膜。若存在硬脑膜即以此为界掀开骨瓣,若没有硬脑膜则需适当再扩大范围。术前还需了解有无硬膜下积液、脑积水等引起颅内压增高的并发症,若有则应作相应处理。硬脑膜修补材料可取自患者局部的颅骨骨膜、颞肌筋膜、帽状腱膜,现在使用人工材料神经补片修补硬脑膜也是较好的选择。颅骨修补材料以往多采用患者自身的肋骨或劈开的颅骨内外板,目前修补材料主要采用塑形钛网。修补颅骨缺损时需注意,因长时间脑搏动冲击,颅骨缺损边缘成唇样外翻,直接用钛网覆盖成形差,需去除变形的颅骨缺损边缘或打磨平整后再行钛网覆盖。手术皮瓣设计时需考虑到手术范围存在的可变因素,充分估计皮瓣大小。术前的塑形钛网准备可以根据头颅三维CT显示的颅骨缺损形状及术中颅骨缺损缘修整范围来设计钛网大小及形状,以达到满意的修复效果。

(张景帅)

第三节 原发性脑损伤

一、轻型颅脑损伤

我国神经外科临床专家,修订了我国对急性闭合性颅脑损伤的临床分型,按昏迷时间、阳性体征及生命体征表现分为轻、中、重三型,这一分型已在我国各地广泛使用。其中轻型颅脑损伤指的是单纯脑震荡、无或者有颅骨骨折,特点:①昏迷时间在0.5小时;②只有轻度头痛、头昏等症状;③神经系统和脑脊液检查无明显改变。与此同时,不少国家的神经外科以格拉斯哥昏迷分级计分来确定急性颅脑损伤的程度,轻型颅脑损伤为评分13~15分,伤后昏迷为30分钟以内。

"脑震荡"一词自Petit提出之后,一直在临床上广泛应用,但对脑震荡的认识至今仍有不同意见。脑震荡是颅脑损伤中最轻的一种,特点为头部受伤后,立即发生短暂的脑功能障碍,经过较短的时间后可以自行恢复。

(一)病理与病理生理

有关脑震荡发生的机制,至今仍意见不一,过去认为仅是脑生理功能的一时性抑制,在组织学上并无器质性改变,但近年来的临床和实验研究发现,头部遇到暴力打击,使脑在颅内发生摆动,可以造成脑的不同部位组织学损伤,发生如下变化。

1.病理

动物受伤后意识丧失数分钟,呼吸暂停约1分钟,随后呼吸减慢和不规则,心率减慢,数分钟或十几分钟后呼吸、心率逐渐恢复正常。伤后瞬间脑血流量增加,但数分钟后血流量反而显著减小,约为正常状态下的一半,0.5小时后脑血流量可恢复正常。颅内压伤后立即升高,数分钟后逐渐下降至正常。动物脑的大体标本看不到明显变化,但是光学显微镜可发现轻度变化,如毛细血管充血,神经细胞胞体肿大和脑水肿等。电子显微镜观察显示,受力部位大脑皮质有广泛改变,可见到神经元内线粒体肿胀,线粒体嵴被挤向周围,延髓和上部颈髓受损害时更为严重。神经轴突亦发生肿胀,白质处有细胞外水肿等改变,提示血-脑屏障的通透性增加。以上改变在伤后0.5小时可出现,1小时最明显,而多在24小时内自然消失。在脑干和上部颈髓,这种病理变化可以解释脑震荡出现短暂的意识丧失、呼吸、心率和脑血管的改变。

2.病理生理

脑震荡患者脑电图波幅降低,节律性差,以后出现广泛的θ波和δ波,可能与脑干网状结构功能障碍有关。患者清醒后脑电图恢复正常。脑干听觉诱发电位检查显示:半数病例的波形及其潜伏期均有改变。脑震荡患者的脑脊液中,可检出乙酰胆碱的含量增高,胆碱酯酶的活性降低。脑脊液中乙酰胆碱含量与患者昏迷程度正相关。临床症状好转时,乙酰胆碱的含量也随之降低。研究表明,乙酰胆碱浓度升高就可以使神经元突触发生传导阻滞。脑干网状结构对意识的维持是依赖从周围传来的冲动,如果多突触传导路径发生阻滞,便会导致意识障碍。

(二)临床表现

1.短暂性脑干功能障碍

伤后患者出现一过性意识障碍、面色苍白、四肢松软、呼吸表浅且不规则、血压降低和脉搏微弱等脑干功能紊乱的表现。动物实验出现的呼吸暂停、心率减慢、角膜反射和瞳孔对光反射消失等情况,在伤后来院的患者中多数观察不到。

以上脑干症状多在数分钟或十多分钟逐渐消失或恢复正常。意识障碍一般不超过30分钟。但偶有患者表现为瞬间意识混乱或恍惚,并无昏迷,亦有个别出现为期较长的昏迷,甚至死亡者,这可能因暴力经大脑深部结构传导至延髓等生命中枢所致。患者遭受外力时不仅有大脑和上脑干功能的暂时中断,同时也有下脑干、延髓及颈髓的抑制,而使血管神经中枢及自主神经调节也发生紊乱,引起心率减慢、血压下降、面色苍白、出冷汗、呼吸暂停继而浅弱及四肢松软等一系列反应。大多数可逆的轻度脑震荡患者,中枢神经功能迅速自上而下,由颈髓-延髓-脑干向大脑皮质恢复;而在不可逆的严重脑震荡则是自上而下的抑制过程,使延髓呼吸中枢和循环中枢的功能中断过久,因而导致死亡。

2.逆行性遗忘或近事遗忘

患者从昏迷中清醒后,不能回忆受伤发生的时间、地点和经过,对受伤前不久的事情也不能回忆,但对往事(远记忆)仍能叙述,伤前越久的事情记忆越清楚。此称为逆行性遗忘。可能为近记忆中枢——海马体受外伤影响的结果。

3.其他症状

脑震荡患者清醒后,约有半数出现头痛、头昏、眩晕、耳鸣、恶心、呕吐、畏光、乏力及心悸、失眠、烦躁、怕吵闹、注意力不集中、思维力低下等症状。一般可持续数天至数周,以后逐渐消失。有的患者症状持续数月或数年,称为脑震荡后综合征或脑外伤后综合征。

4.神经系统检查

均无阳性体征。

(三)辅助检查

目前,脑震荡客观的诊断依据及其与轻度脑挫伤的临床鉴别仍无可靠的方法。因此,常需要借助各种辅助检查方法始能明确诊断:如颅骨平片、腰穿测压力、脑脊液检查、脑电图、脑干听觉诱发电位、CT等。

(四)诊断与鉴别诊断

根据患者头部外伤后有以上临床特点,特别是伤后有短暂昏迷或近事遗忘,但无明显的生命体征改变,无神经系统阳性体征发现,症状很快消失者,即可诊断本症。但伤后患者一直无意识障碍,对受伤当时情况记忆清楚者,一般不能诊断脑震荡。

(五)治疗原则

1.观察对症治疗

在伤后一定时间内可在急诊室观察,密切注意意识、瞳孔、肢体活动功能和生命体征变化。一般无须特殊治疗,急性期要安静休息,减少对患者不良刺激,最好卧床休息5~7天,对兴奋患者可适当给予镇静剂,一般性头痛可服罗通定等止痛药,对血管性头痛可用调节血管运动功能药物如尼莫地平、麦角胺等;对有自主神经功能紊乱的患者应用谷维素、胞磷胆碱等药物,但应避免使用影响观察的吗啡类药物。

2.症状延迟恢复

部分患者症状消失较慢,原因可能如下:①外伤较重,脑干等重要结构损害比较明显;②可能合并有其他类型的脑损伤,如脑挫伤、颅内血肿等;③恐惧心理,一部分人对脑震荡认识不清,有恐惧心理。因此,对此类患者应做详细检查,必要时行CT扫描,在排除器质性病变后,向患者做耐心解释工作。

二、脑挫裂伤

脑挫裂伤是脑挫伤和脑裂伤的总称,一般脑凸面挫裂伤多发生在暴力的直接作用部位,属于加速伤,通常为局灶性。但是头枕部等部位着力后,远离冲击点的对冲部位即额、颞前端和底部接触面广泛的脑组织在颅腔内发生滑动并与凹凸不平的颅底相擦、碰撞,从而可以出现损伤(减速性),临床上称为对冲性脑挫裂伤。

(一)病理与病理生理

脑挫伤指脑组织遭受破坏较轻,软脑膜尚完整者;脑裂伤指软脑膜、血管和脑组织同时有破裂,伴有外伤性蛛网膜下腔出血。脑挫裂伤的程度与致伤力的大小有关,轻者可见脑表面淤血、水肿,软膜下有点状出血灶,血性脑脊液。严重时脑组织挫碎、破裂,局部出血、水肿,甚至形成脑内血肿,受损皮质血管栓塞,脑组织坏死,挫裂区周围有点状出血及软化灶。4～5天后坏死组织开始液化,凝血块分解,周围脑组织可见铁锈样含铁血黄素染色,糜烂组织中混有黑色凝血碎块。

(二)临床表现

轻者可没有原发性意识障碍,如由单纯的闭合性凹陷性骨折造成的脑挫裂伤有可能出现此种情况。而重者,如损伤多发、范围广泛或合并脑内血肿,可至昏睡,甚至昏迷。

1.意识障碍

意识障碍是脑挫裂伤最突出的临床表现之一,其严重程度是衡量伤情轻重的指标。轻者伤后立即昏迷的时间可为数十分钟或数小时,重者可持续数天、数周或更长时间,有的甚至长期昏迷。

2.头痛、恶心、呕吐等症状

脑挫裂伤患者由于同时伴有不同程度的脑水肿、颅内压增高和外伤性蛛网膜下腔出血,清醒后多有头痛、头晕、恶心、呕吐。伤后早期出现恶心呕吐可能由于头部受伤时第四脑室底部呕吐中枢受冲击、蛛网膜下腔出血对脑膜的刺激或对前庭系统的刺激等所致。如果脑挫裂伤急性期已过,仍持续剧烈头痛、频繁呕吐,或者一度好转后又加重,须警惕继发颅内出血的可能。

3.脑损伤局部症状

如果脑挫裂伤发生在大脑皮质功能区时,可出现相应的神经功能缺失症状,如肢体瘫痪、失语、感觉障碍、视野缺损及局灶性癫痫等。如果仅伤及额、颞叶前端等脑功能"哑区",可无神经功能缺如的表现。

4.生命体征变化

早期多表现为血压下降、脉搏呼吸浅快,这主要为脑干功能抑制所致,常于伤后不久逐渐恢复。若出现持续性低血压,需注意有无复合伤存在。如果生命体征短时间内即恢复正常并出现血压进行性升高,脉搏洪大有力,心率变慢,呼吸深缓,则需考虑发生颅内血肿及脑水肿、脑肿胀等继发性损伤。脑挫裂伤患者常有低热,若损伤波及下丘脑则会出现中枢性高热。

5.脑膜刺激征

因蛛网膜下腔出血引起,表现为畏光、颈强直、克氏征阳性,多在1周后消失,若持久不见好转,应注意排除颈椎损伤或继发颅内感染。

(三)辅助检查

1.腰椎穿刺

腰穿检查颅内压多显著增高,脑脊液呈血性,含血量与损伤程度有关;颅内压明显增高者应高度怀疑有颅内血肿或严重肿胀、脑水肿。已出现颅内压明显增高、颅内血肿征象或脑疝迹象时禁忌腰穿。

2.头颅X线片

在伤情允许的情况下,头颅X线片检查仍有其重要价值,不仅能了解骨折的具体情况,而且对分析致伤机制和判断伤情有其特殊意义。

3.头颅CT和MRI扫描

CT扫描是首选的重要检查,能确定脑组织损伤部位及性质,脑挫裂伤多表现为低密度和高、低密度混杂影像,挫裂伤区呈点片状高密度区,数小时后病灶周围出现低密度水肿带,同时可见侧脑室受压变形,严重者出现中线移位。CT扫描对脑震荡和脑挫裂伤有明确的鉴别诊断意义,并能清楚显示挫裂伤的部位、程度及继发损害,如颅内出血、水肿,同时通过观察脑室、脑池的大小和形态及移位情况间接估计颅内压的高低。但需要强调的是,CT只反映检查当时的颅内情况,而不能预测颅内血肿和严重脑肿胀的发生和发展。

MRI扫描较少用于急性颅脑损伤诊断,但对诊断脑挫裂伤的敏感性明显优于CT,主要表现为脑挫裂伤灶内的长T_1、长T_2水肿信号及不同时期的出血信号。

(四)诊断与鉴别诊断

根据患者头部外伤后有以上临床特点,特别是伤后有原发昏迷超过30分钟,有神经系统定位体征,脑膜刺激征阳性,结合CT扫描等辅助检查,即可确立脑挫裂伤的诊断。临床上需与颅内血肿鉴别,颅内血肿一般表现为继发昏迷,与脑挫裂伤原发昏迷之间可有一个中间好转或清醒期,并且颅高压症状明显,明确的诊断有赖于辅助检查。

(五)治疗原则

脑挫裂伤的治疗视伤情及继发性脑损伤的程度而定,一般以非手术治疗为主,若出现颅内继发性血肿、难以遏制的脑水肿、颅内高压时需考虑手术治疗。

1.非手术治疗

对于轻型脑挫裂伤患者的非手术治疗可参照脑震荡的治疗,密切观察病情变化,针对脑水肿对症治疗,以及时复查CT扫描。对于中重型脑挫裂伤患者则应加强专科监护,注意保持气道通畅,持续给氧,对有呼吸困难者应及时行气管插管呼吸机辅助呼吸。维持水、电解质平衡,在没有过多失钠的情况下,含盐液体500 mL/d即可。含糖液补给时要防止高血糖以免加重脑缺血、缺氧损害及酸中毒。如果患者3~4天不能进食时,宜留置胃管,鼻饲流食以补充热量和营养。对于休克患者在积极抗休克治疗同时,应详细检查有无骨折、胸腹腔有无脏器伤和内出血,避免延误复合伤治疗。

(1)脱水:伤后6小时当除外了颅内血肿,无血压过低及其他禁忌证即可使用脱水治疗。其中20%甘露醇为临床常用的渗透性脱水药,它除了有确切的降低颅内压的作用外,尚可降低血细胞比容、降低血液黏滞度、增加脑血流量和增加脑氧携带能力。目前主张小剂量甘露醇,每次

125 mL,6～8 小时 1 次,10～15 分钟快速静脉滴注。值得注意的是甘露醇进入血-脑屏障破坏区可加重局部脑水肿,大剂量、长期使用时可引起电解质紊乱、肾衰竭、酸中毒等,如同时应用其他肾毒性药物或有败血症存在时更容易发生肾衰竭。当出现弥漫性脑肿胀时,则应立即给予激素和巴比妥疗法,同时行过度换气及强力脱水,冬眠降温、降压也有助于减少脑血流量、减轻血管源性水肿。

(2)抗癫痫和镇静:患者的躁动、抽搐、去脑强直和癫痫发作常加重脑缺氧,促进脑水肿,应及早查明原因给予有效的抗癫痫和镇静治疗,苯巴比妥 0.1～0.2 g 肌内注射,并避免使用有呼吸抑制作用的药物。对于颅脑损伤患者是否需要给予预防性抗癫痫药的问题一直存在争议。有些学者认为伤后给予抗癫痫药能有效地预防癫痫灶的形成和癫痫的发生,而一些前瞻性的临床研究却认为预防性抗癫痫药无效。但后来有人提出,只要达到药物有效的治疗浓度,就能起到预防癫痫的作用。

(3)脑功能保护:急性期治疗中应注意保护脑功能,可以酌情使用神经功能恢复药物,待病情平稳后尽早开始各种脑功能锻炼,包括听力、语言、肢体功能的康复治疗。对于不伴有气胸、休克、颅内血肿、感染等患者,可采用高压氧治疗;可降低脑外伤后因合并低氧血症、低血压、贫血等,从而导致继发缺血缺氧性脑损伤的可能,早期适时使用高压氧疗法有助于可逆性脑损伤的好转。

2.手术治疗

原发性脑挫裂伤一般不需要手术治疗,但对于下列两种情况应考虑急诊手术治疗:①伤后进行性意识障碍和神经功能损害加重,出现急性颅内压增高,通过脱水等药物治疗无法控制,颅内压>3.3 kPa(25 mmHg),或出现脑疝临床表现者;②额颞顶叶挫裂伤体积>20 mL,中线移位>5 mm,伴基底池受压,应尽早行开颅手术。除了掌握手术指征,临床医师还必须结合患者年龄、全身复合伤、生命体征、伤前有无重要脏器疾病、伤后 CT 扫描时间等综合因素全面分析,才能做出合理判断。手术的目的是清除颅内血肿和挫碎坏死的组织,充分内外减压。

手术要点:①根据 CT 扫描所显示的病变部位选择适合的手术方式。由于严重脑挫裂伤多发生在枕部着力所致的额颞叶对冲部位,因此手术切口多采用额颞部问号或反问号形;②术中注意彻底清除挫碎的脑组织和颅内血肿,达到内减压的目的,严密止血,必要时行颞肌下减压或去骨瓣减压。

三、脑干损伤

脑干损伤是一种严重的脑损伤,常危及伤者的生命,包括原发性损伤和继发性损伤两种。原发性脑干损伤占 44.4%～71.1%,在颅脑损伤中发生率为 3%～55%,但死亡率高达 33.3%;脑干损伤出现并发症者可占 80%。因并发症而死亡者高达 30%～50%。脑干伤有大量的迟发性细胞死亡或细胞凋亡。头颅 CT 和 MRI 扫描,可以用于脑干损伤诊断、分类及判断其预后。

(一)生物力学机制

原发性脑干损伤指脑干在外力作用当时直接受到震动、牵拉、撕裂而受损,或是由于颅脑外伤后脑干受周围形成的水肿或血肿而受到挤压,或是脑干本身出现水肿或血肿,而造成的继发损伤。外力作用的力学模式多见于脑干直接受撞或是脑干快速旋转扭挫。

(二)临床表现

1.意识障碍

脑干损伤后,由于网状结构受损,可产生严重的意识障碍,多在外伤当时出现,呈持续性昏迷,无中间清醒期。昏迷时间长短不一,可达数天、数周甚至数月或长期处于植物状态。持续昏迷常见于原发性脑干损伤,但在继发性颅内血肿致严重脑疝形成或救治效果差时也可发生。

2.瞳孔与眼球运动变化

脑干损伤后,尤其是中脑和脑桥损伤,常有双侧瞳孔散大或大小不等;或双侧瞳孔交替变化,时大时小,对光反射消失;或一侧或双侧瞳孔极度缩小,对光反射消失;眼球位置常有异常,可表现为眼球固定、眼球分离、双眼偏斜、双眼同向凝视麻痹等。

3.锥体束征

患者可出现一侧或双侧肢体无力或瘫痪,肌张力增高,腱反射亢进,病理反射阳性等锥体束征,严重者可呈松弛性瘫痪状态。中脑和延髓损伤常致偏瘫或双侧锥体束征阳性,脑桥损伤则肢体瘫痪征象可不甚明显。伤情严重时,可出现全部反射和病理反射皆不能引出,四肢肌张力消失,待病情稳定、好转后,锥体束征等阳性体征又开始出现。

4.去皮层状态和去大脑强直状态

脑干损伤后可表现为去皮质状态,如四肢伸直,肌张力增高,双上肢内收前旋,双足过度跖屈,颈项后仰呈角弓反张状。轻者呈阵发性发作,如压迫眶上神经或刺痛皮肤即可引起发作,重者呈去大脑强直状态。一般在临床上将去大脑强直状态作为脑干损伤,尤其是中脑平面以上受损的特征性表现。

5.生命体征改变

(1)呼吸功能紊乱:脑干损伤早期即可出现呼吸节律紊乱,多为先浅快继而深慢,最后出现病理性呼吸。延髓直接损伤者,可发生急性呼吸衰竭,在伤后或很短时间内即自动停止。同时,由于自主神经功能紊乱,气管内分泌物增多。一般呼吸停止后心跳并不立即停止,可在人工呼吸下维持数小时、数天,甚至能维持十数天。

(2)心血管功能紊乱:脑干损伤后,可出现血压的明显波动,一般先升后降,先心率增快继而心率减慢,后期可出现心律不齐、搏动微弱甚至停止,因此,脑干损伤的患者在出现呼吸紊乱的同时也可出现脉搏细速微弱或慢而弱、血压低等,有人称此现象为脑性休克或延髓休克。

(3)体温调节障碍:脑干损伤可引起交感神经系统功能障碍,可导致伤者高热或虚脱。

6.脑干各平面损伤的特点

(1)中脑平面损伤:主要表现为意识障碍较深、眼球位置异常和去皮质强直。伤者常双侧瞳孔大小不等,或时大时小交替变化,形态可不规则,早期伤侧瞳孔可明显散大且不规则,对光反射消失,眼球歪斜或凝视。四肢肌张力显著增高,呈角弓反张状,并阵发性发作,常因刺激而加重。严重时可出现双侧瞳孔散大固定,四肢松弛性瘫痪,深浅反射消失。

(2)脑桥平面损伤:多有持久性昏迷,双侧瞳孔常极度缩小,对光反射消失,双眼球多向健侧凝视,虽然锥体束征较少见,但面神经、展神经核性麻痹多见。可出现较为突出的呼吸、脉搏节律的紊乱,呈现呼吸节律不规则、陈-施呼吸或抽泣样呼吸。

(3)延髓平面损伤:突出表现为呼吸抑制和循环功能紊乱。伤者呼吸慢而不规则,常出现潮式呼吸,甚至呼吸停止。脉搏往往细弱和增快,血压下降,心眼反射消失。

7.合并伤和并发症

原发性脑干损伤多同时伴有弥散性轴索损伤,或合并有较严重的弥漫性脑损伤,以及脑挫裂伤和下丘脑损伤。下丘脑损伤后可出现体温调节障碍、尿崩症、糖尿病、消化道出血、顽固性呃逆及内分泌功能障碍等。

8.预后过程

临床所见多在伤后最初的1~2个月呈深昏迷,对强痛刺激仅有肢体伸直反应,其后1~2个月痛刺激时,逐渐出现睁眼动作。晚期可出现本能的自发睁眼,或无目的眼球游动,对语言毫无反应,无遵嘱活动。随时间推移,原有的去皮层状态或去大脑强直逐渐减弱或消失,对痛刺激出现缓慢的肢体回缩反应,但肌张力仍较强,并常有强握、吸吮、磨牙和咀嚼等动作出现。

(三)辅助检查

1.CT扫描

由于颅后窝伪影,一般CT平扫很难显示脑干损伤征象,高分辨CT平扫可提示脑干内小灶出血。

2.磁共振成像(MRI)

在脑损伤早期,T_2加权像可见脑干内呈现类圆形或条状高信号,常见于脑干背外侧,T_1加权像则为低信号;伤后3~4天,T_1加权像可显示高信号小出血灶;脑干损伤后期,T_2加权像可见局灶性低信号。

脑干损伤后40天复查:脑桥左半挫伤后软化灶,伴左小脑深部挫裂出血灶

3.脑电图检查

脑干损伤患者脑电图多有异常,多呈弥漫性高慢波活动,或呈低波幅8~9 Hz的α波,以前额和中央区明显。

4.脑干听觉诱发电位检查

脑干听觉诱发电位(BAEP)能较准确地反映脑干损伤的平面及程度,并能进行动态的监测,以了解脑干损伤的情况。严重脑干损伤患者,对声、光、疼痛等刺激均无反应。

(四)诊断与鉴别诊断

如患者伤后立即出现昏迷、去大脑强直、瞳孔变化、眼球位置异常、双侧锥体束征及呼吸循环功能障碍者,应考虑为原发性脑干损伤可能。头颅CT或MRI检查可进一步明确是原发性脑干损伤还是继发性脑干损害,尤其是MRI检查,对脑干损伤具有独特的临床诊断价值。脑干听觉诱发电位(BAEP)与体感诱发电位(SEP)可比较正确地反映脑干损伤的平面和程度。通常损伤平面以下的各波正常,而损伤水平及其以上的各波则显示异常或消失。

(五)治疗原则

1.ICU监护

进入ICU进行严格的监护,严密观察意识状态、生命体征、颅内压、血氧饱和度、眼征、锥体束征及其他神经系统症状和体征的改变,注意水、电解质及酸碱平衡的监测,血糖的监测,液体出入量的平衡,必要时行脑干诱发电位和影像学的动态观察等。

2.颅内压监护

颅内压(ICP)监护原理:采用传感器和监护仪连续监测颅内压以观察颅内压动态变化的方法。可以了解颅脑伤后ICP的状态,在颅脑损伤的诊断、治疗和预后判断方面都有较大的参考价值。除了解ICP外,还可以借此监测脑灌注压(CPP)。

3.呼吸道管理

应定时叩击胸部、翻身拍背,协助排痰,有气管切开的指征者,应尽早行气管切开术,以保证呼吸道通畅,防止脑缺氧。同时,在保持呼吸道通畅的前提下应充分给氧,以面罩给氧较为有效,氧流量可为3~5 L/min,以维持血氧饱和度在95%~100%,并定期抽动脉血查血气分析。呼吸不稳定者,用呼吸机维持和辅助呼吸,血氧饱和度(SaO_2)进行性下降者,可果断行气管切开术。

4.减轻脑水肿、降低颅内压

(1)高渗性脱水剂的应用:常用的脱水剂有甘露醇、呋塞米等,可单独或两者合用,与肾上腺皮质激素合用效果更佳。甘露醇的用量依伤情而定,使用期间应注意肾功和血清电解质的变化。另外,适当应用血浆和/或人血清蛋白以提高胶体渗透压可增强渗透性脱水剂的脱水、减轻脑水肿的功效,并可减少渗透性脱水剂的"反跳现象"。

(2)亚低温治疗:目前国际上将低温划分为轻度低温(33~35 ℃)、中度低温(28~32 ℃)、深度低温(17~27 ℃)和超深低温(2~16 ℃)。

(3)巴比妥昏迷疗法:应在连续监测各项生理指标和颅内压监护的情况下进行。临床上一般用硫喷妥钠,按10~20 mg/kg缓慢静脉滴注,若能配合亚低温治疗,则对脑干损伤的脑保护作用更佳。

(4)开颅减压手术:原发性脑干损伤常伴有严重脑挫裂伤或颅内血肿等。可出现进行性的颅内压增高,若非手术疗法不能缓解高颅压时,应积极考虑开颅减压手术,清除挫碎糜烂的脑组织、颅内血肿及散在的血肿块,或行侧脑室外引流术、基底池引流术、小脑幕切开术等,必要时可切除部分非功能区脑组织、去除骨瓣等减压措施,以达到切实有效的减压效果。

5.维持水、电解质及酸碱平衡

该类伤者在临床上多出现高钠血症、低钠血症、低钾血症、代谢性或呼吸性酸中毒等。因此,应常规记24小时液体出入量,每天抽血查电解质、血糖、肝肾功能、血气分析等,一旦出现电解质紊乱或酸碱平衡失调,应及时予以纠正。

6.并发症防治

(1)消化道出血:上消化道出血是原发性脑干损伤最为常见的并发症之一,若脑干损伤合并下丘脑损伤则更易发生消化道出血。

(2)肺部感染:应提早预防肺部感染,加强呼吸道的护理工作。对有意识障碍、排痰困难者,应及早行气管切开,以利于排痰和吸痰。

(3)其他:感染、癫痫、失水、便秘、尿潴留及压疮等并发症的预防和处理也不容忽视。

7.营养支持

为维持营养,除口服和鼻饲饮食之外,尚需静脉给予乳化脂肪、氨基酸、水解蛋白、维生素、微量元素、血浆、清蛋白、球蛋白等,也可深静脉给予高能量复合营养液,定期输以少量新鲜血液;为防止关节强直和肌肉萎缩,可隔数天肌内注射丙酸睾酮等雄性激素,促进蛋白合成。

8.神经营养、活血化瘀西药和中药

患者度过急性期以后,可尽早选用促进脑细胞代谢和脑功能复活的药物,同时应用催醒的药物。给予神经营养(吡拉西坦、脑蛋白水解液、脑活素、神经生长因子、神经节苷脂等)和代谢活化药物(三磷酸腺苷、辅酶A、细胞色素C、谷氨酸、谷酰胺、γ-氨酪酸、维生素B_6、琥珀酸平醛、胞磷胆碱)。呼吸微弱或不稳定者,辅以呼吸兴奋剂(洛贝林、尼可刹米)、催醒药物(中药麝香、安宫牛黄丸)及活血化瘀药物(尼莫地平、中药丹参)等。

9.高压氧治疗

为改善脑血供应和提高血氧含量,可行高压氧舱和充氧血输入等措施;提倡早期进行高压氧治疗,以促进患者的康复。但应注意伴有癫痫发作或阵发性去皮质强直发作的患者不宜施行高玉氧治疗。

四、弥漫性轴索损伤

弥漫性轴索损伤(DAI)为严重的脑白质损伤,是在特殊的生物力学机制作用下,脑内发生以神经轴索肿胀、断裂、轴缩球形成为特征的一系列病理生理变化,临床以意识障碍为特点的综合征,占重型颅脑损伤的28%~42%,死亡率高达50%,恢复良好者不及25%。常见于交通事故,另见于坠落、打击等,诊断与治疗都较为困难。弥漫性轴索损伤伤后最初期光镜下难以发现损伤性病理变化,伤后中晚期光镜下可以见到轴突变性、轴缩球或称回缩球,微胶质星状物,脑白质萎缩等病理改变。轴索损伤易发生在以脑干为轴的中线结构、脑灰、白质交界处和胼胝体等部位。严重损伤时可以出现在整个脑区。随着人们对DAI病理生理概念认识的不断深化,近年来有倾向将脑震荡及原发脑干伤纳入DAI中,认为脑震荡是最轻的DAI,原发脑干伤为最重的DAI。

(一)DAI生物力学机制

动物和尸颅实验研究证实,DAI是在特殊的外力机制作用下,脑内发生的以神经轴索断裂为特征的系列病理生理变化,意识障碍是其典型临床表现,诊断和治疗困难,预后极差。目前,已有可靠的头颅瞬间旋转加速脑损伤动物模型,用于研究DAI的病理生物学特征及临床行为学特点。DAI动物模型对于研究人类DAI更有其广阔的应用前景。头颅旋转加速伤模型被认为是研究DAI的良好模型。

头颅瞬时旋转,使脑在惯性驱导下作非线性加速运动,此间脑冠状面产生的与脑长轴垂直的剪力,是DAI发病的始动因素。一般认为,脑质量越小,惯性越小,头颅侧向旋转越难引发颅脑加速伤。目前,头颅瞬间旋转加速伤动物模型多限于上述狒狒、幼猪等大动物,至今尚无小动物头颅旋转加速颅脑损伤模型。20世纪末,国内学者贺晓生经过反复探索和尝试,研制出适于小动物头颅的旋转加速致伤装置,并成功地建立了大鼠头颅绕脑中心侧向旋转的DAI动物模型。

大鼠头颅瞬间旋转后均表现有原发昏迷,时间2~25分钟,组织切片嗜银染色光镜下见延髓、中脑被盖等部位广泛神经轴索迂曲、增粗、肿胀,部分轴索断裂后轴浆溢出形成轴缩球,脑干多处见点状出血性改变。NF68免疫组织化学染色更清楚地显示了本模型中脑内,尤其是脑干区,存在着大量的神经轴索迂曲、增粗、肿胀,以及轴缩球形成。以上表明本动物模型符合DAI的临床及病理特征,而脑干损伤最重是该旋转加速损伤模型的突出点。

(二)DAI病理学变化

1.损害部位

DAI好发于轴索集聚区,如胼胝体、脑干上端背外侧、脑白质、小脑、内囊、基底核区。DAI越重,损伤越趋于脑深部或中线结构。尸检示DAI典型征密度顺序为胼胝体>脑干>白质>基底核。

2.大体改变

组织间裂隙及血管撕裂性出血灶,与显微镜下DAI征在分布和密度上一致,是DAI区域能被肉眼所识的病理改变。尸检病例大体见,严重DAI数小时或数天内胼胝体区及脑干上端背外侧常有限局性出血灶。尽管严重DAI者偶伴矢状窦旁白质局限性挫伤及深部小血肿,但和非

DAI相比,其一般不伴明显脑挫裂伤及颅内血肿等引起颅内压显著增高的病灶。

3.显微及超微结构异常

轴缩球是DAI光镜下诊断依据。

(三)临床表现

(1)意识障碍:以脑干为轴的中线结构、脑灰、白质交界处和胼胝体等部位是上行传导激活系统的重要组成部分。该部位的受损,会导致即刻昏迷,昏迷程度深,持续时间较长,极少有清醒期,此为DAI的典型临床特点。

(2)生命体征变化:弥漫性轴索损伤后可表现为血压偏高或偏低,脉搏增快或减慢,但以血压降低、脉搏增快多见,且波动较大。呼吸功能的紊乱可表现为减慢,甚至呼吸停止。可出现非脑疝性的一侧或双侧瞳孔散大。

(3)双侧病理反射、去脑强直。

(4)其余临床表现似脑干损伤及重型脑挫裂伤。

(四)辅助检查

DAI概念的形成是基于病理学发现,因而临床上DAI的诊断实际上属于间接诊断。如果CT或MRI未发现明显的脑挫裂伤病灶或颅内继发性血肿,但患者意识障碍发生早,程度深,时间长,大多考虑为DAI。CT和MRI在DAI诊断中起重要辅助作用。

1.CT扫描

(1)早期可见弥漫性脑水肿或脑肿胀,脑室变小,脑池消失。大片密度减低区或出现双侧对称密度降低,CT值<20 Hu。

(2)多在伤后24小时之内,大脑灰、白质交界处常可以出现单发或多发散在不对称高密度小出血灶(直径<2 mm),多伴有蛛网膜下腔出血。

(3)可出现胼胝出血、脑室内出血或第三腔室周围小出血灶(直径<2 mm)。

2.MRI检查

(1)MRI的诊断敏感性明显优于CT,T_2加权图像优于T_1加权图像。T_2像在脑白质、脑灰白质交界处和胼胝体等部位出现散在、不对称分布的5~15 mm圆形或椭圆形异常高信号,在T_1像可见上述病灶为低信号或等信号。

(2)T_2加权像的高信号水肿区中,可见低信号出血灶;T_1像则为等信号,常无占位效应。损伤后期出血灶在T_1像变为高信号。

CT及MRI不能显示受损伤轴索,常以DAI中组织撕裂性出血变化作为诊断间接证据。DAI愈重,其影像学诊断就愈可靠。CT或MRI示脑干出血,则确诊DAI的把握性最大。目前国外推崇的DAI诊断标准如下:①创伤后持续昏迷(>6小时);②CT示组织撕裂出血或正常;③颅内压正常但临床状况差;④无明确结构异常的创伤后持续植物状态;⑤创伤后弥漫性脑萎缩;⑥尸检可见DAI病理征象。

(五)诊断与鉴别诊断

DAI的临床诊断较为困难,多发于交通事故、坠落伤后,此后长时间深度昏迷(6小时以上),其诊断更依赖于影像学检查。CT、MRI示好发区域组织撕裂出血的影像学特点,另外无颅脑明确结构异常的伤后持续植物生存状态,创伤后弥漫性脑萎缩都需考虑此诊断,确诊需病理检查。DAI需与原发性脑干损伤、广泛性脑挫裂伤相鉴别。原发性脑干损伤应属于DAI的较重的一类;广泛脑挫裂伤有时亦出现长时间昏迷、植物生存状态,但DAI的脑水肿、颅内压增高不明显,而且CT上无明显占位效应,是散在小出血灶。

根据临床昏迷时间和程度,可将DAI分为3种类型。

1.轻型DAI

轻型DAI占闭合性颅脑损伤的8%,占DAI的11%。伤后昏迷时间一般在6~24小时清醒,后伴有记忆力减退,逆行性健忘,无肢体运动障碍,少数患者有去脑皮质状态,但这些体征可很快消失。

2.中型DAI

中型DAI最为常见,占闭合性颅脑外伤的20%,占DAI患者45%。伤后昏迷时间可在数天至数周,常伴有颅底骨折,伤后偶有脑干体征和去脑皮质状态,可有躁动,清醒后可有明显记忆力减退,逆行性健忘和轻度肢体运动障碍。

3.重型DAI

重型DAI是DAI最严重的一种类型,占闭合性颅脑外伤的26%,占DAI患者的1/3以上。伤后昏迷时间可在几周或更长时间,有明显的脑干体征、去脑皮质状态或去大脑强直,这类患者常包括临床诊断的原发性脑干伤。

(六)治疗原则

DAI患者病情重,恢复时间长。恢复过程中极易伴发各种并发症或多器官功能衰竭,也是最常见的导致伤者死亡的原因。因而重症监护(ICU)十分必要。在ICU治疗期间,一般可采用过度换气、吸氧、脱水、巴比妥类药物治疗,冬眠、亚低温治疗措施亦可应用。还可应用脑细胞功能恢复药物系统治疗,但应早期应用。现临床中已开始应用尼莫地平、自由基清除剂、兴奋性氨基酸阻滞剂等,但目前疗效仍难以确定。此外需加强并发症治疗,防治感染。对明显脑肿胀、非手术疗法难以控制的颅内压渐进性增高的患者,可行减压手术。

1.密切观察病情

对生命体征及神经系统体征进行动态观察。持续颅内压监护及血氧饱和度监测。入院初期每天记出入量,查血生化、肾功能。如病情无好转,或病情逐渐加重,应及时复查头颅CT。

2.呼吸功能监护和管理

保持呼吸道通畅,一旦出现呼吸困难及低氧血症,应立即气管切开,早期应用呼吸机。

(1)呼吸机监测:呼吸监测主要是对呼吸频率、幅度、呼吸状态、血氧饱和度与血气分析的监测。使用呼吸机机械通气辅助呼吸时,要在使用之前调整潮气量、气道压力、吸入气氧分压等,确认呼吸机的工作状态正常时,才能用于患者。临床定时观察患者的呼吸频率、呼吸深度、缺氧体征(鼻翼翕动、发绀),以及肺部听诊等,均是估价呼吸功能简单有效的敏感指标之一,但它不能真正反映其呼吸功能。而呼吸机监护可以准确反映呼吸功能。

(2)机械辅助通气:DAI如伴发下丘脑、脑桥和延髓损伤,更可能引起中枢性呼吸衰竭。如同时继发支气管黏膜下出血、神经源性肺水肿及肺部感染等周围性呼吸不利因素,使用呼吸机辅助呼吸更为重要。通常呼吸频率为10~30次/分,呼吸频率超过30次/分即为呼吸过快;呼吸频率少于10次/分为呼吸过慢。病理性呼吸有潮式呼吸、窒息性呼吸等。如出现呼吸频率、幅度异常及病理性呼吸,应多方面从脑损伤和全身因素分析病因,以及时处理。

(3)动脉血气分析:动脉血气分析在呼吸监测中有十分重要的价值,用于直接测定PaO_2和$PaCO_2$。其中$PaCO_2$直接反映肺泡通气状态,正常参考值4.7~6.0 kPa(35~45 mmHg),低于4.0 kPa(30 mmHg)为过度换气;而高于6.0 kPa(45 mmHg)为二氧化碳潴留,说明肺通气功能不良,应及时处理。PaO_2指示动脉血气氧分压,正常参考值11.3~13.3 kPa(85~100 mmHg)。重型颅脑损伤患者,要求维持氧分压在11.3 kPa(85 mmHg)以上。低于10.7 kPa(80 mmHg)为低氧血症,应及时处理;低于8.0 kPa(60 mmHg)为严重低氧血症,属呼吸衰竭,应予支持呼吸等处理。同时监测血酸碱度(pH)、碱剩余(BE)、碳酸氢根(HCO_3^-)等项目,可了解体内是否有酸碱失衡。参照吸气氧浓度(FIO_2)、血红蛋白(Hb)、血酸碱度(pH)、氧饱和度(SaO_2)等,还可计算出一系列呼吸监护指标。这些指标提示了多个量间的相互关系,因此有时比单纯直观指标更有指导意义。

(4)血氧饱和度监护:血氧饱和度监测方法包括间歇性血气分析测定动脉血氧饱和度(SaO_2)法和持续性脉搏血氧饱和度(SpO_2)监测法。SpO_2是通过脉搏血氧饱和度仪来持续监测的,它可以较敏感地反映SaO_2,并可同时计数脉搏。SpO_2持续监测法已普遍应用于危重症监护及手术麻醉过程中。当SaO_2<70%时,其95%可信限的精度为4%,可见SpO_2是准确可靠反映动脉血氧合状态的指标。根据氧离解曲线的固有特性,当动脉氧分压(PaO_2)>13.3 kPa(100 mmHg)时,SpO_2为99%~100%,PaO_2降到10.7 kPa(80 mmHg)时,SaO_2为94.5%~95.0%,PaO_2低至8.0 kPa(60 mmHg)时,SaO_2仍>90%。DAI患者,经常引起呼吸循环障碍,代偿能力降低,易导致缺氧,所以应常规地检测氧饱和度,重视血气分析。SpO_2应保持在95%~100%[PaO_2>10.7 kPa(80 mmHg)]水平,若SpO_2<95%[PaO_2<10.7 kPa(80 mmHg)],提示低氧血症,SpO_2<90%[PaO_2<8.0 kPa(60 mmHg)],提示严重低氧血症。在SpO_2持续监测过程中,一旦发现患者低氧血症等动脉血氧饱和度低下的变化,应予以相应的处理。一方面从伤情变化上考虑,解除引起伤情加重的原因,另一方面调整体位,改善呼吸,适时地应用机械通气辅助呼吸,以纠正缺氧状态。定期监测血气分析,维持脑组织氧浓度,以免使脑组织发生继发性损害。

3.药物治疗

常规应用止血剂、抗生素及神经细胞代谢药物。适当补充水和电解质,防止水、电解质紊乱。静脉应用胰岛素,降低高血糖。

4.脱水降颅压

降低颅内压控制脑水肿根据颅内压增高程度给予脱水药物,如甘露醇、呋塞米和人体清蛋白。伤后早期可应用大剂量地塞米松。

5.脑保护治疗

(1)静脉应用尼莫地平,减轻轴索钙超载引起的轴索肿胀;

(2)应用镇静、冬眠及抗癫痫药物,对不能控制的脑干发作和癫痫发作患者,应在呼吸机控制下静脉应用肌松剂;

(3)亚低温(32~35 ℃)治疗,应激期基础代谢率高,亚低温降低基础代谢率,减少机体能量消耗。

6.亚低温治疗

亚低温治疗可减轻脑损伤后的继发性病理损害程度,促进神经功能的恢复。一般说来,对脑干损伤患者行亚低温治疗开始越早,效果越好。

7.手术治疗

一般而言,DAI不伴有明显占位的伤后继发性病理改变,尽管脑室因脑肿胀而变小或消失,但中线不发生偏移,故通常无须手术减压。但部分患者,伤后继发颅内不对称性脑水肿和/或血肿,使得开颅减压成为必须。及时采取手术,有重要意义。对伤后无脑干功能衰竭的患者,出现一侧瞳孔散大、昏迷加深，CT 提示一侧大脑半球肿胀或水肿，中线结构明显移位的患者，必须立即采取手术，去除骨瓣以达到充分减压目的，从而缓解颅内高压所引起的脑继发性损害。若发现继发颅内血肿，应急诊行血肿清除术。伤后即呈深昏迷，短时间内出现脑干功能损害或脑疝者，多属不可逆性脑损害，病情很难控制；即使有薄层硬膜下血肿或脑实质内挫伤，积极手术清除血肿或去骨瓣减压，也常预后凶险。

8.并发症防治

并发症主要有肺部、尿路、颅内及全身感染，包括细菌和真菌感染；呼吸衰竭，包括中枢性和周围性呼吸衰竭；急性肾衰竭；应激性溃疡等。

（七）预后

DAI 预后与入院时 GCS 评分、瞳孔表现、年龄及脑出血灶部位等明显相关。Cordobes 等报道重型 DAI 患者痊愈率为 5%，重残率为 49%，植物生存率 15%，死亡率为 49%。

（张景帅）

第四节　颅内血肿

一、概述

颅内血肿属颅脑损伤严重的继发性病变，约占闭合性颅脑损伤的 10%，占重型颅脑损伤的 40%～50%。颅内血肿极易致有生命危险的脑疝形成。因此，其早期诊断和及时手术治疗非常重要。一般而言，急性颅内血肿量幕上超过 20 mL，幕下超过 10 mL 即可引起颅内压增高症状。

（一）按血肿在颅内结构的解剖层次分类

(1) 硬脑膜外血肿：指血肿形成于颅骨与硬脑膜之间者。

(2) 硬脑膜下血肿：指血肿形成于硬脑膜与蛛网膜之间者。

(3) 脑内（包括脑室内）血肿：指血肿形成于脑实质内或脑室内者。

(4) 多发血肿。

（二）按血肿的症状出现时间分类

(1) 急性型：伤后 3 天内出现者，大多数发生在 24 小时以内。

(2) 亚急性型：伤后 4～21 天出现者。

(3) 慢性型：伤后 3 周以后出现者。

（三）特殊部位和类型的血肿

如颅后窝血肿、多发性血肿等。因其各有临床特点而与一般血肿有所区别。

二、硬膜外血肿

（一）病因与病理

硬脑膜外血肿是位于颅骨内板与硬脑膜之间的血肿，占颅脑损伤的 1%～3%，外伤性颅内血肿的 25%～30%，其中，急性 85%，亚急性 12%，慢性 3%。可发生于任何年龄，但以 15～30 岁的青年多见，小儿则少见，可能因小儿的脑膜中动脉与颅骨尚未紧密靠拢有关。硬膜外血肿多发生在头部直接损伤部位,是因为颅骨骨折(约90%)或颅骨局部暂时变形致血管破裂,血液聚积于硬脑膜和颅骨之间而形成血肿。出血来源为硬脑膜中动脉(70%)和静脉、板障导血管、静脉窦和脑膜前动脉和筛动脉等损伤,除原出血点外,由于血肿的体积效应可使硬脑膜与颅骨分离,撕破另外一些小血管可使血肿不断增大。血肿多位于颞部、额顶部和颞顶部。

典型的急性硬脑膜外血肿常见于青壮年男性颅骨线形骨折患者,以额颞部和顶颞部最多,这与颞部含有脑膜中动、静脉,又易为骨折所撕破有关。特别是发展急速的硬脑膜外血肿,其出血来源多属动脉损伤所致,血肿迅猛增大,可在数小时内引起脑疝,威胁患者生命。若出血源于静脉,如硬脑膜静脉、板障静脉或静脉窦,则病情发展稍缓,可呈亚急性或慢性病程。急性硬脑膜外血肿在枕部较少,因该处硬膜与枕骨贴附较紧,且常属静脉性出血。据研究,血肿要将硬膜自颅骨上剥离,至少需要35g的力量。但有时由于骨折线穿越上矢状窦或横窦,亦可引起骑跨于窦上的巨大硬膜外血肿,这类血肿的不断扩张,多为硬脑膜与骨内板剥离后,因新的再出血所致,而非仅由静脉压造成继续出血。血肿的大小与病情的轻重关系密切,越大越重。不过出血速度更为突出,往往小而急的血肿早期即出现脑压迫症状,而出血慢的血肿,则于数天甚至数周,始表现出颅内压增高。位于半球凸面的急性血肿,常向内向下推压脑组织,使颞叶内侧的海马及钩回突向小脑幕切迹缘以下,压迫大脑脚、动眼神经、大脑后动脉,并影响脑桥静脉及岩上窦的回流,称为小脑幕切迹疝。为时较久的硬膜外血肿,一般于6~9天即有机化现象,由硬膜长入纤维细胞并有薄层肉芽包裹且与硬膜及颅骨粘连。小血肿可以完全机化,大血肿则囊性变内贮褐色血性液体。

(二)临床表现

硬脑膜外血肿可同时存在多种类型的颅脑损伤,血肿又可以出现在不同部位,故其临床表现各有差异,出血速度及年龄的差异也使其临床表现有所不同,但从临床特征看,仍有一定规律及共性,即昏迷-清醒-再昏迷。以单纯的颞部硬脑膜外血肿为例,具有下列特征。

1.有急性颅脑损伤病史

颞部可有伤痕、可有骨折线跨过脑膜中动脉沟,伤后神经系统可无阳性体征。

2.意识障碍

由于原发性脑损伤程度不一,这类患者的意识变化,有3种不同情况:如果没有原发脑损伤,可无原发昏迷,而是随着颅内出血、血肿形成颅内压升高逐渐进入昏迷状态。若原发性脑损伤略重,伤后曾一度昏迷,受伤时可能有短暂意识障碍,意识好转后,因颅内出血使颅内压迅速上升,出现急性颅内压增高症状,同时再次转入昏迷状态,两次昏迷之间的时间称为"中间清醒期"。如果原发脑损伤较重,原发昏迷较深、持续时间较长,伤后可出现昏迷程度变浅,而随着颅内出血、血肿形成颅内压升高再次出现昏迷程度加深,这段时间称为"意识好转期"。"中间清醒期"或"意识好转期"短者为2~3小时或更短,大多为6~12小时或稍长,24小时或更长者则少见。"中间清醒期"或"意识好转期"短,表明血肿形成迅速,反之则缓慢。

3.颅内压增高

随着颅内压增高,患者常有头疼、呕吐加剧,躁动不安和四曲线的典型变化,即Cushing反应,出现血压升高、脉压增大、体温上升、脉率及呼吸缓慢等代偿性反应,等到衰竭时,则血压下降、脉搏细弱及呼吸抑制。

4.神经系统体征

单纯的硬膜外血肿,早期较少出现神经受损体征,仅在血肿形成压迫脑功能区时,才有相应的阳性体征,如果患者伤后立即出现面瘫、偏瘫或失语等症状和体征时,应归咎于原发性脑损伤。当血肿不断增大引起颞叶钩回疝时,患者则不仅有意识障碍加深,生命体征紊乱,同时将相继出现患侧瞳孔散大,对侧肢体偏瘫等典型征象。偶尔,因为血肿发展急速,造成早期脑干扭曲、移位并嵌压在对侧小脑幕切迹缘上,则可引起不典型体征:对侧瞳孔散大、对侧偏瘫;同侧瞳孔散大、同侧偏瘫;或对侧瞳孔散大、同侧偏瘫:应立即借助辅助检查定位。

（三）诊断

具有上述典型表现的病例占小脑幕上硬脑膜外血肿的 1/3 左右,诊断较容易。辅助检查:X 线片可有骨折线;CT 扫描绝大多数(84%)表现为颅骨内板与脑表面之间的双凸镜影或梭形高密度影,据此可确定诊断,11% 表现为颅骨侧球面外凸形,而脑组织侧平直,5% 表现类似硬膜下血肿的新月形。急性一般为高密度影,含不凝血时可有低密度影,边界清楚,亚急性和慢性可等密度,需增强才能显示,有时血肿内含气体。CT 扫描可以明确血肿定位、计算血肿量、了解脑受压及中线结构移位情况,以及脑挫裂伤、脑水肿、多个或者多种血肿并存的情况,CT 骨窗可了解有无骨折及骨折情况。MRI 表现为颅骨内板梭形病灶,T_1WI 呈高信号,T_2WI 为低信号。

（四）治疗与预后

急性硬膜外血肿的治疗,原则上一经诊断即应施行手术,排除血肿以缓解颅内高压,术后根据病情给予适当的非手术治疗。一般若无其他严重并发症且脑原发损伤较轻者,预后均良好。死亡率介于 5%～25%,不同地区或单位悬殊较大。实际上这类患者死亡的主要原因并非血肿本身,而是因脑疝形成后所引起的脑干继发性损害,因此,必须做到早期诊断、及时处理,才能有效地降低死亡率。国外有人提出单纯硬膜外血肿患者应该争取无死亡。

1.手术技术

按常规行皮瓣、肌骨瓣或游离骨瓣开颅,部分患者可行骨窗开颅,开瓣大小要充分,以能全部或大部暴露血肿范围为宜。翻开骨瓣见到血肿后,可用剥离子或脑压板轻轻将血肿自硬脑膜上剥离下来,亦可用吸引器将其吸除。血肿清除后如遇到活动出血,应仔细寻找出血来源,探明损伤血管后,应将其电凝或用丝线贯穿结扎,彻底止血。位于骨管内段的脑膜中动脉破裂时,可采用骨蜡填塞骨管止血。如上矢状窦或横窦损伤,可覆盖吸收性明胶海绵压迫止血,出血停止后,可于静脉窦损伤处,用丝线缝合对吸收性明胶海绵加以固定。对硬脑膜表面的小血管渗血,应电凝彻底止血。沿骨瓣周围每隔 2～3 cm,用丝线将硬脑膜与骨膜悬吊缝合。如仍存有渗血处,须在硬脑膜与颅骨内板之间放置吸收性明胶海绵止血。对骨瓣较大者,应根据骨瓣大小,于骨瓣上钻数小孔,做硬脑膜的悬吊,尽量消灭无效腔。如血肿清除后,发现硬脑膜张力很高,脑波动较弱,硬脑膜下方呈蓝色,说明硬脑膜下可能留有血肿,应切开硬脑膜进行探查,如发现有血肿,则按硬脑膜下血肿继续处理。如未见硬脑膜下有血肿并排除邻近部位的脑内血肿时,提示可能在远隔部位存在血肿,应行 CT 复查或钻孔探查,以免遗漏。

2.非手术治疗

对于神志清楚、病情平稳、血肿量 <15 mL 的幕上急性硬膜外血肿可采取保守治疗。但必须动态观察患者神志、临床症状和动态 CT 扫描。一旦发现血肿增大,立即改为手术治疗。急性硬膜外血肿,无论施行手术与否,均须进行及时、合理的非手术治疗,特别是伴有严重脑原发性损伤和/或继发性脑损害的患者,决不能掉以轻心。治疗措施应是在严密观察患者临床表现的前提下,采用脱水、激素、止血及活血化瘀药物治疗,如丹参、川芎等。

(五)迟发性硬膜外血肿及慢性硬脑膜外血肿

1.迟发性硬膜外血肿

迟发性血肿的意义是影像学检查的概念,即首次 CT 扫描时没有明显影像异常,而是在相隔几小时甚至十多天之后再次复查时,才发现的血肿,故谓之迟发,并不是指血肿的期龄或病程的急缓。迟发性硬膜外血肿占整个硬膜外血肿的 5%~22%,男性青年较多见。其发病机制,可能是由于患者头部外伤时存在硬脑膜的出血源,但因伤后脑组织水肿、其他先此形成的血肿及某些引起颅内压增高的因素,形成了填塞效应而对出血源有压迫作用。但继后若采用过度换气、强力脱水、脑脊液漏、清除颅内血肿及手术减压等措施,或因全身性低血压的影响使颅内高压迅速降低,突然失去了填塞效应,故而造成硬脑膜自颅骨剥离,遂引起迟发性硬膜外血肿。临床上,这类患者常有病情突然恶化或首次 CT 为阴性而病情却无好转,此时应立即复查 CT,明确诊断。一旦诊断确立,应尽早手术清除。迟发性硬膜外血肿与慢性硬膜外血肿相比,预后明显较差。

对已有明显病情恶化的患者,应及时施行手术治疗。除少数血肿发生液化,而包膜尚未钙化者,可行钻孔冲洗引流之外,其余大多数患者都须行骨瓣开颅清除血肿。一则暴露充分,二则不残留颅骨缺损。同时对术中查寻出血点和施行止血操作均较方便。此类患者如果处理得当,不伴发严重并发症,预后均较好。对个别神志清楚、症状轻微、没有明显脑功能损害的患者,亦有人采用非手术治疗,在 CT 监护下任其自行吸收或机化。

2.慢性硬膜外血肿

慢性硬膜外血肿临床上较少见,是指伤后 3 周以上发现者,占硬膜外血肿的 3.5%~3.9%,自从 CT 应用以来发生率有所上升,这中间可能有部分属亚急性硬膜外血肿,甚至是迟发性血肿,况且诊断慢性硬膜外血肿的时间标准,也不像慢性硬膜下血肿那样明确。一般认为伤后 13 天以上,血肿即开始有钙化现象可作为慢性血肿的诊断依据。慢性硬膜外血肿的致伤因素与急性者并无特殊之处,其不同者乃是患者伤后能较长时间地耐受血肿,且临床症状表现十分迟缓。这可能与血肿的大小、形成速度、所在部位和患者颅腔容积的代偿能力有关。故有出血源于静脉的说法,虽然静脉压力较低不易剥离硬脑膜,但若受伤的瞬间硬膜与颅骨已被分离,或因伴发脑脊液漏致使颅压偏低时,均有造成慢性血肿的可能。此外,亦有人认为是因外伤后引起的脑膜中动脉假性动脉瘤破裂所致。慢性硬膜外血肿的转归与硬膜下血肿不同,早期呈凝血块状,后期在局部硬膜上形成一层肉芽组织并能由 CT 所显示。仅有少数慢性血肿形成包膜及中心液化,但为时较久,需 5 周左右。

本病以青年男性为多,可能是因为硬脑膜在颅骨上的附着没有妇女、儿童及老人紧密,而易于剥离之故。好发部位与急性硬膜外血肿正好相悖,即位于额、顶、枕等处为多,而颞部较少,究其原因,多为颞部血肿易致脑疝,故而病程发展较速。临床特点主要是头疼、呕吐及视乳突水肿。患者可以较长时间处于慢性颅内高压状态,如果不认真检查,往往误诊为脑外伤后综合征,直到因颅内高压引起神经系统阳性体征,如意识障碍、偏瘫、瞳孔异常或眼部体征时,才引起重视。

慢性硬膜外血肿的诊断有赖于影像学检查。绝大多数患者均有颅骨骨折,而且骨折往往穿越硬膜血管压迹或静脉窦。CT 扫描的典型表现,是位于脑表面的梭形高密度影,周界光滑,边缘可被增强,偶见钙化。MRI 于 T_1 和 T_2 加权图像上均呈边界锐利的梭形高信号区。

三、硬脑膜下血肿

硬脑膜下血肿是颅脑损伤常见的继发损害,是颅内血肿中最常见的一类,发生率为 5%~

6%，占颅内血肿的50%～60%。由于出血来源的不同又分为复合型硬脑膜下血肿与单纯型硬脑膜下血肿。前者是因脑挫裂伤、脑皮质动静脉出血，血液集聚在硬脑膜与脑皮层之间，病情发展较快，可呈急性或亚急性表现。有时硬膜下血肿与脑内血肿相融合，颅内压急剧增高，数小时内即形成脑疝，多呈特急性表现，预后极差；单纯型硬脑膜下血肿是桥静脉断裂所致，出血较缓，血液集聚在硬脑膜与蛛网膜之间，病程发展常呈慢性，脑原发伤较轻，预后亦较好。

急性硬脑膜下血肿发生率最高达70%，亚急性硬脑膜下血肿约占5%。两者致伤因素与出血来源基本相同，均好发于额颞顶区。临床病程发展的快慢，则据脑原发损伤的轻重、出血量及个体代偿能力的不同而异。慢性硬脑膜下血肿约占25%，多是单纯型硬脑膜下血肿。

(一)急性硬脑膜下血肿

1.伤因与病理

急性硬脑膜下血肿大都是由脑挫裂伤皮质血管破裂引起出血，基本上均属复合型硬膜下血肿。如果加速性损伤所致脑挫裂伤，血肿多在同侧；而减速性损伤所引起的对冲性脑挫裂伤出血常在对侧；一侧枕部着力的患者，在对侧额、颞部前份发生复合型硬脑膜下血肿，甚至同时并发脑内血肿；枕部中线着力易致双侧额极、颞尖部血肿；当头颅侧方受到打击时，伤侧可引起复合型硬脑膜下血肿，即硬膜下及脑内血肿；头颅侧方碰撞或跌伤时，同侧多为复合性硬脑膜下血肿或硬膜外血肿，对侧可致单纯性和/或复合型硬脑膜下血肿；另外，前额部遭受暴力，不论是打击还是碰撞，血肿往往都在额部，很少发生在枕部，而老年人则常引起单侧或双侧单纯性硬脑膜下血肿。

2.临床表现

复合性硬脑膜下血肿发生后首先使原来的神经症状加重，进而出现急性颅内压增高及脑疝征象。患者伤后意识障碍严重，常无典型的中间清醒期或只表现意识短暂好转，继而迅速恶化，一般表现为持续性昏迷或意识障碍程度进行性加重。由于病情进展迅速，多很快出现血肿侧瞳孔散大，不久对侧瞳孔亦散大，肌张力增高，呈去脑强直状态。而单纯性硬脑膜下血肿伴有的原发性脑损伤多较轻，似硬膜外血肿，常有中间清醒期，出血量一般较复合型者为多，如及时将血肿清除，多可获得良好的效果。

局灶性体征：伤后早期可因脑挫裂伤累及某些脑功能区，伤后即有相应的体征，如偏瘫、失语、癫痫等；若是在观察过程中有新体征出现，系伤后早期所没有的或是原有的阳性体征明显加重等，均应考虑颅内继发血肿的可能。

3.诊断与鉴别诊断

颅脑损伤后，原发昏迷时间较长或原发昏迷与继发性意识障碍互相重叠，表现为昏迷程度不断加深，并随之出现脑受压及颅内压增高的征象，特别是伴有局灶体征者，即应高度怀疑急性硬脑膜下血肿；行辅助检查诊断，切勿观望，不要等到瞳孔散大、对侧偏瘫、昏迷加深及生命征紊乱等典型脑疝综合征出现，以致延误病情，应该及早进行CT检查。另外，对小儿及老人急性硬脑膜下血肿的诊断，应注意其临床表现各具特点；小儿脑受压症状出现较早、较重，有时脑挫裂伤不重但脑水肿或肿胀却很明显，易有神经功能缺损，癫痫较多，预后较成人差；老年人因血管硬化、脑萎缩，脑的活动度大，故轻微头伤也可造成严重损害，故急性硬脑膜下血肿多属对冲性复合型血肿，常伴有脑内血肿，虽然脑水肿反应没有青年人重，但组织修复能力差，恢复慢，并发症多，死亡率亦高。

辅助检查首选CT扫描，既可了解脑挫裂伤情况，又可明确有无硬脑膜下血肿；颅骨X线片检查，约有半数患者可出现骨折，但定位意义没有硬膜外血肿重要，只能用作分析损伤机制的参考;头 CT 显示:颅骨内板与脑表面之间新月形高密度影,也可为混杂密度或等密度。

4.治疗与预后

(1)非手术治疗:急性硬脑膜下血肿无论手术与否,均须进行及时、合理的非手术治疗,特别是急性血肿术后,尤为重要。虽有个别急性硬脑膜下血肿可以自动消散,但为数甚少,不可存侥幸心理,事实上仅有少数病情发展缓慢的急性硬脑膜下血肿患者,如果原发脑损伤较轻,病情发展迟缓,才可采用非手术治疗。适应证为神志清楚、病情稳定、生命征基本正常,症状逐渐减轻;无局限性脑压迫致神经功能受损表现;CT 扫描脑室、脑池无显著受压,血肿在 40 mL 以下,中线移位不超过 10 mm;颅内压监护压力在 3.3~4.0 kPa(25~30 mmHg)。

(2)手术治疗:大多数急性硬脑膜下血肿病情发展快,伤情重,尤其是特急性病例,死亡率高达 50%~80%,一经诊断,刻不容缓,应争分夺秒,尽早施行手术治疗。手术方法的选择须依病情而定,根据血肿是液体状(多为单纯性硬脑膜下血肿和亚急性硬脑膜下血肿)或固体凝血块(多为复合性硬脑膜下血肿),分别采用不同的手术方法。常用的手术方法包括钻孔冲洗引流术、颞肌下减压术、骨瓣开颅血肿清除术+去骨瓣减压术和标准外伤大骨瓣开颅术。

钻孔冲洗引流术:只适合术前没有条件行 CT 检查或病情进展太快,来不及 CT 定位的紧急钻孔探查,则应按致伤机制及着力点,结合患者临床表现作出定位,然后按序钻孔。若属对冲性损伤,应首先在颞前部钻孔,其次是额部,然后顶部;若为直接冲击伤,则先在着力部,继而于对冲部位钻孔探查。发现血肿后,应将钻孔稍加扩大,以方便冲洗和清除血肿。如为液状血肿,又无活动性出血时,可于血肿较厚的部位再多作 1~2 个钻孔,然后经各孔间插管冲洗常可将血肿大部排出。此时,若颅内高压得以缓解,脑搏动良好,即可终止手术。于低位留置引流管一根,持续引流 24~48 小时,分层缝合头皮。小儿急性硬膜下血肿囟门未闭者可经前囟侧角穿刺反复抽吸逐渐排出,若属固态血肿则需钻孔引流或开颅清除血肿。

常规手术入路与操作:急性硬脑膜下血肿往往与脑挫裂伤和脑内血肿并存,且多位于对冲部位的额叶底区和颞极区,易发生于两侧,故多需采用开颅手术清除血肿及去骨瓣减压术。①骨瓣开颅切口:按血肿部位不同,分别采取相应骨瓣开颅。因额叶底和额极的对冲伤最为多见,常采用额颞区骨瓣或双侧前额区冠状瓣开颅,具有手术野显露广泛和便于大范围减压的优点,但其缺点为不能充分显露额极区与颞极区及脑的底面,难以彻底清除上述部位坏死的脑组织及对出血源止血。对损伤严重者可采用标准外伤大骨瓣开颅术。如血肿为双侧,对侧亦可采用相同切口。②钻孔减压:对于脑受压明显,估计颅内压显著升高者,可先在设计的颞区切口线上做小的切开,颅骨钻孔后,切开硬脑膜,清除部分血肿,迅速减轻脑受压。如系两侧血肿,也用同法将对侧血肿放出后再继续扩大开颅完成手术全过程。这样可以避免加重脑移位,防止脑膨出和脑皮质裂伤及损伤脑的重要结构。③清除血肿:翻开硬脑膜瓣后,先用生理盐水冲洗术野及冲洗出骨瓣下较远部位脑表面的血液,吸除术野内的血块和已挫裂失活的脑组织。对脑皮质出血用双极电凝耐心细致地加以止血。然后分别从颅前窝底和颅中窝底将额叶和颞叶轻轻抬起,探查脑底面挫裂伤灶。用吸引器清除失活的脑组织,并彻底止血。最后用大量生理盐水冲洗术野。④减压:应视情况而定。如损伤以出血为主,脑挫裂伤不重,血肿清除后见脑组织已自行塌陷、变软、波动良好者,只需将颞极区做适当切除,行颞肌下减压即可;如血肿量不太多,脑挫裂伤较重,血肿清除后仍有明显脑肿胀或出现急性脑膨出,并确已证明无其他部位血肿时,在应用脱水药物的同时将额极区和颞极区做适当切除,并弃去骨瓣,行颅内外减压术。

注意事项:在翻开骨瓣切开硬脑膜时,要特别注意观察,如果硬脑膜很紧张,脑压很高,最好用宽的脑压板经硬脑膜的小切口伸入硬脑膜下将脑皮质轻轻下压,然后迅速将硬脑膜切口全部剪开,或者先经硬脑膜小切口(可多处)清除部分血肿减压后再扩大硬脑膜切口,这样可以在切开硬脑膜的过程中,避免严重肿胀的脑组织由切口中膨出,造成脑皮质裂伤。

标准外伤大骨瓣开颅术:主要用于治疗单侧急性幕上颅内血肿和脑挫裂伤,特别是伴有脑疝者更适合。因为标准外伤大骨瓣开颅术能达到下列手术要求:①清除额颞顶硬脑膜外、硬脑膜下及脑内血肿;②清除额叶、颞前及眶回等挫裂伤区坏死脑组织;③控制矢状窦桥静脉、横窦及岩窦撕裂出血;④控制颅前窝、颅中窝颅底出血;⑤修补撕裂硬脑膜,防止脑脊液漏等。大量临床应用证明标准外伤大骨瓣开颅术[(10~12)cm×(12~15)cm]比经典骨瓣[(6~8)cm×(8~10)cm]疗效好,而且改良后用于双侧硬脑膜下血肿脑挫裂伤患者。目前已在国外广泛推广应用,取得肯定的疗效。临床证明标准外伤大骨瓣开颅术能清除约95%单侧幕上颅内血肿,另外5%幕上顶后叶、枕叶和颅后窝血肿则需行其他相应部位骨瓣开颅术。例如,顶后和枕部颅内血肿应该采用顶枕瓣、颅后窝血肿则需要行颅后窝直切口或倒钩切口、双额部颅内血肿应该采用冠状瓣切口等。

标准外伤大骨瓣开颅手术方法:①手术切口开始于颧弓上耳屏前1cm,于耳郭上方向后上方延伸至顶骨正中线,然后沿正中线向前至前额部发际下。若颅脑伤患者术前病情急剧恶化,出现脑疝症状时,应首先采取紧急颞下减压术。在颞部耳郭上方迅速切开头皮,分离颞肌,颅骨钻孔,用咬骨钳扩大骨窗,迅速切开硬脑膜,放出并吸除部分血肿。紧急颞下减压术能暂时有效地降低颅内高压,缓解病情。然后应该继续行标准外伤大骨瓣开颅术。②采用游离骨瓣或带颞肌骨瓣,顶部骨瓣必须旁开正中线矢状窦2~3cm。③对于已采取紧急颞下减压术的患者,从原来颞部硬脑膜切开处开始做T字弧形硬脑膜切开。若未曾采取紧急颞下减压术的患者,应从颞前部开始切开硬脑膜,再做T字弧形切开硬脑膜。硬脑膜切开后可以暴露额叶、颞叶、顶叶、颅前窝和颅中窝。④脑膜切开后,采用冲洗、吸引和杯状钳等轻柔去除硬脑膜下血肿。血肿清除后,仔细寻找出血来源。对于脑表面动静脉破裂出血者采用双极电凝止血;对于矢状窦静脉出血双极电凝止血无效时,宜采用吸收性明胶海绵止血或肌片填塞止血。脑挫裂伤通常发生在额叶前部、额叶底部和颞叶。对于肉眼所见的挫裂伤坏死脑组织应彻底吸除;对于颞上回后部、中央沟附近、顶叶或枕叶等重要功能区挫裂伤组织应慎重处理。若这些功能区挫裂伤组织确实坏死,则应吸除。脑内血肿最常见的部位是额叶和颞叶。脑内血肿可发生于脑浅表组织同脑挫裂伤并存,也可单独发生于脑深部组织。对于直径>1cm浅表脑内血肿应予以手术清除。对于脑深部血肿应慎重处理,若深部脑内血肿造成颅内高压、脑移位或神经功能障碍时,则应小心分开脑组织,暴露和清除深部脑内血肿;对于未引起颅内高压和神经功能障碍的较小脑深部血肿,则不必采用外科手术清除,血肿可自行吸收。硬脑膜切开后,有时会出现急性脑肿胀和脑膨出。手术过程中急性脑肿胀、脑膨出的原因主要包括脑血管张力自主调节能力丧失,当硬脑膜切开或血肿清除减压后,脑血管被动性扩张,脑充血脑肿胀形成;手术同侧或对侧术前已存在的颅内血肿或手术过程中形成的新血肿。对于其他颅内血肿应该给予手术清除;对于脑血管张力自主调节能力丧失所致的脑肿胀患者,目前最有效的治疗措施是控制性低血压,收缩压控制在8.0~12.0 kPa,时程2~4分钟,以减轻脑充血和脑肿胀。在实施控制性低血压时可同时给予甘露醇和过度通气。控制性低血压时程不宜过长,以免造成缺血性脑损害。目前通常使用的控制性低血压药物是硫喷妥钠。给药方法:成人先静脉注射500 mg,必要时加大剂量至75 mg/kg;另外,术前或术中给予降温处理,也能有效地减轻脑肿胀和脑充血,绝大多数患者经过上述治疗后能有效地控制脑肿胀和脑膨出,若经过上述治疗措施仍无效,可考虑实施部分额叶或颞叶切除术。⑤颅内手术完毕后,应尽一切可能缝合硬脑膜,若因脑张力大硬脑膜无法缝合时,应采用腱膜或其他组织修补缝合硬脑膜。缝合硬脑膜的理由:防止术后硬脑膜外渗血进入蛛网膜下腔;减少术后大脑皮质与皮下组织的粘连;减少术后脑脊液漏和脑脊液切口漏;减少术后硬脑膜下脑内感染;防止脑组织从切口膨出;减少术后外伤性癫痫发生率。硬脑膜缝合完毕,放回并固定骨瓣,缝合手术切口。在手术缝合过程中,手术区放置引流管,用于引流手术部位渗血和渗液。术后脑室放置引流管,用于监测颅内压,颅内压高时可用于放脑脊液以降低颅内压。

(二)亚急性硬脑膜下血肿

其形成机制、症状与急性型相似,不同的是进展较慢,常在脑挫裂伤的基础上,逐渐出现颅内压增高症状,出现新的神经体征或原有体征加重,甚至出现脑疝。若外伤后病情发展较缓已为期4～12天,曾有中间意识好转期,继而加重,并出现眼底水肿及颅内压增高症状,则往往伴有亚急性硬脑膜下血肿。这类血肿要与继发性脑水肿相鉴别。MRI不仅具有能直接显示损伤程度与范围的优点,同时对处于CT等密度期的血肿有独到的效果,因红细胞溶解后高铁血红蛋白释出,T_1、T_2像均显示高信号,故有其特殊优势。所以,磁共振成像对于亚急性硬脑膜下血肿的诊断优于CT扫描。亚急性硬脑膜下血肿中,有部分原发性脑损伤较轻,病情发展较缓的病例,亦可在严密的颅内压监护下或CT扫描动态观察下,采用非手术治疗获得成功。但治疗过程中如有病情恶化,即应改行手术治疗,任何观望、犹豫都是十分危险的。手术方法的选择须依病情而定,根据血肿是液体状或固体凝血块,分别采用钻孔冲洗引流术及骨瓣开颅血肿清除术。

(三)慢性硬脑膜下血肿

慢性硬脑膜下血肿是指头部伤后3周以上出现症状,血肿位于硬脑膜与蛛网膜之间,具有包膜的血肿。本病好发于小儿及老年人,占颅内血肿的10%,占硬脑膜下血肿的25%。起病隐匿,临床表现多不明显,容易误诊。从受伤到发病的时间,一般在1～3个月,文献中报告有长达34年之久者。

1.病因与病理

血肿形成和逐渐扩大的机制尚无统一认识。一般将慢性硬脑膜下血肿分为婴幼儿型及成人型。成人型绝大多数都有轻微头部外伤史,老年人额前或枕后着力时,脑组织在颅腔内的移动较大,易撕破脑桥静脉,其次静脉窦、蛛网膜粒等也可受损出血。一般血肿的包膜多在发病后5～7天开始出现,到2～3周基本形成,为黄褐色或灰色结缔组织包膜,靠蛛网膜一侧包膜较薄,血管很少,与蛛网膜粘连轻微,易于剥开,靠硬脑膜一侧包膜较厚,与硬脑膜紧密粘连,该层包膜有丰富的新生毛细血管,血浆不断渗出,有时见到毛细血管破裂的新鲜出血。非损伤性慢性硬脑膜下血肿十分少见,可能与动脉瘤、脑血管畸形或其他脑血管疾病有关。慢性硬脑膜下血肿扩大的原因,可能与患者脑萎缩、颅内压降低、静脉张力增高及凝血机制障碍等因素有关。

婴幼儿慢性硬脑膜下血肿以双侧居多,常因产伤引起,产后颅内损伤者较少,一般6个月以内的小儿发生率最高,此后则逐渐减少,不过外伤并非唯一的原因,除由产伤和一般外伤引起外,营养不良、维生素C缺乏病、颅内外炎症及有出血性体质的儿童,甚至严重脱水的婴幼儿,也可发生本病。出血来源多为大脑表面汇入上矢状窦的脑桥静脉破裂所致,非外伤性硬脑膜下血肿则可能由全身性疾病或颅内炎症所致的硬脑膜血管通透性改变引起。

慢性硬脑膜下血肿的致病机制主要在于占位效应引起颅内高压,局部脑受压,脑循环受阻、脑萎缩及变性,且癫痫发生率高达40%。为期较久的血肿,其包膜可因血管栓塞、坏死及结缔组织变性而发生钙化,以致长期压迫脑组织,促发癫痫,加重神经功能缺失。甚至有因再出血内膜破裂,形成皮质下血肿的报道。

2.症状与体征

一般把临床表现归纳为4类。

(1)颅内压增高症状,一般呈慢性颅内压增高表现,有头疼及眼底水肿等。

(2)智力、精神症状:如记忆力和理解力减退、智力迟钝、精神失常。

(3)局灶性症状:如偏瘫、失语、偏侧感觉障碍等,但均较轻。

(4)婴幼儿患者,前囟膨隆,头颅增大,可误诊为先天性脑积水。

国外有人将慢性硬脑膜下血肿的临床表现分为四级。Ⅰ级,意识清楚,轻微头疼,有轻度神经功能缺失或无;Ⅱ级,定向力差或意识模糊,有轻偏瘫等神经功能缺失;Ⅲ级,木僵,对痛刺激适当反应,有偏瘫等严重神经功能障碍;Ⅳ级,昏迷,对痛刺激无反应,去大脑强直或去皮质状态。

3.诊断与鉴别诊断

由于这类患者的头部损伤往往轻微,出血缓慢。加以老年人颅腔容积的代偿间隙较大,故常有短至数周、长至数月的中间缓解期,可以没有明显症状。当血肿增大引起脑压迫及颅内压升高症状时,患者早已忘记外伤的历史或因已有精神症状、痴呆或理解能力下降,不能提供可靠的病史,所以容易误诊。因此,在临床上怀疑此症时,应尽早施行辅助检查,明确诊断。以往多采用脑超声波、脑电图、核素脑扫描或脑血管造影等方法辅助诊断。近年来临床都采用CT扫描,不但能提供准确诊断,而且能从血肿的形态上估计其形成时间,而且能从密度上推测血肿的期龄。一般从新月形血肿演变到双凸形血肿,需3~8周,血肿的期龄平均在3.7周时呈高密度,6.3周时呈等密度,至8.2周时则为低密度。但对某些无占位效应或双侧慢性硬膜下血肿的患者,MRI更具优势,对呈等密度时的血肿或积液均有良好的图像鉴别。

慢性硬脑膜下积液又称硬脑膜下水瘤,多数与外伤有关,与慢性硬膜下血肿极为相似,甚至有作者认为硬膜下水瘤就是引起慢性血肿的原因。鉴别本要靠CT或MRI,否则术前难以区别。

大脑半球占位病变:除血肿外其他尚有脑肿瘤、脑脓肿及肉芽肿等占位病变,均易与慢性硬膜下血肿发生混淆;区别主要在于无头部外伤史及较为明显的局限性神经功能缺损体征。确诊亦需借助于CT、MRI或脑血管造影。

正常颅压脑积水与脑萎缩:这两种病变彼此雷同又与慢性硬膜下血肿相似。均有智能下降和/或精神障碍,不过上述两种病变均无颅内压增高表现,且影像学检查都有脑室扩大、脑池加宽及脑实质萎缩为其特征。

4.治疗与预后

目前,对慢性硬脑膜下血肿的治疗意见已基本一致,一旦出现颅内压增高症状,即应施行手术治疗,而且首选的方法是钻孔引流,疗效堪称满意,如无其他并发症,预后多较良好。因此,即使患者年老病笃,亦需尽力救治,甚至进行床旁锥颅引流,只要治疗及时,常能转危为安。现存的问题主要是术后血肿复发率仍较高,还有部分患者出现硬膜下积液,经久不愈,因此术后治疗不可忽视。

(1)钻孔冲洗引流术:根据血肿的部位和大小选择前后两孔(一高一低)。也有临床研究证明单孔钻孔冲洗引流术与双孔钻孔冲洗引流术的疗效基本相同,故不少临床医师采用单孔钻孔冲洗引流术。

于局麻下,先于前份行颅骨钻孔,进入血肿腔后即有陈旧血凝血块及棕褐色碎凝血块流出,然后用硅胶管或8号尿管小心放入囊腔,长度不能超过血肿腔半径,进一步引流液态血肿。同样方法于较低处(后份)再钻孔,放入导管,继而通过两个导管,用生理盐水轻轻反复冲洗,直至冲洗液变清为止。术毕,将两引流管分别另行头皮刺孔引出颅外,接灭菌密封引流袋。采用单孔钻孔冲洗引流术者,术中需注意排气。

(2)前囟侧角硬脑膜下穿刺术:小儿慢性硬脑膜下血肿,前囟未闭者,可经前囟行硬膜下穿刺抽吸积血,选用针尖斜面较短的肌肉针头,经前囟外侧角采用45°斜行穿向额或顶硬膜下,进针0.5~1.0 cm即有棕褐色液体抽出,每次抽出量以15~20 mL为宜。若为双侧应左右交替穿刺,抽出血液常逐日变淡,血肿体积亦随之减小,如有鲜血抽出和/或血肿不见缩小,则需改行剖开术。

(3)骨瓣开颅慢性硬脑膜下血肿清除术:适用于包膜较肥厚或已有钙化的慢性硬脑膜下血肿。开颅方法已如前述,掀开骨瓣后,可见青紫增厚的硬脑膜,先切开一小孔,缓缓排出积血,待颅内压稍降后瓣状切开硬膜及紧贴其下的血肿外膜,一并翻开可以减少渗血。血肿内膜与蛛网膜多无愈合,易于分离,应予切除,但不能用力牵拉,以免撕破内外膜交界缘,该处容易出血,可在近缘0.5 cm处剪断。术毕,妥善止血,分层缝合硬脑膜及头皮各层,血肿腔置管引流3~5天。对双侧血肿应分期、分侧手术。

(4)术后处理:除一般常规处理外,可将床脚垫高,早期补充大量液体(每天3 500~4 000 mL),避免低颅压,利于脑复位。记录每24小时血肿腔的引流量及引流液的颜色,如引流量逐渐减少且颜色变淡,表示脑已膨胀,血肿腔在缩小,3~5天后即可将引流管拔除。如颜色为鲜红,多示血肿腔内又出血,应及时处理。病情稳定好转并拔管后,可早期实施高压氧治疗,改善脑组织相对缺氧状态,以利于脑复张,减少血肿复发和慢性硬膜下积液发生。

5.外伤性硬膜下积液

外伤性硬膜下积液又称硬膜下水瘤,是外伤后硬膜下出现的脑脊液积聚,发病率占颅脑损伤的0.5%~1.0%,以老年人多见。硬膜下积液的原因不清,多认为是外伤引起蛛网膜破裂形成活瓣,使脑脊液进入硬膜下腔不能回流,或液体进入硬膜下腔后,蛛网膜裂口处被血块或水肿阻塞而形成。有急、慢性之分,急性少见,无包膜,慢性形成晚,有完整的包膜。临床表现似硬膜下血肿。CT表现为一侧或双侧颅骨内板下方新月形低密度区,以双侧额颞区多见,常深入到前纵裂池,呈M型,CT值7 Hu左右。MRI表现为T_1WI为低信号,T_2WI为高信号。可演化为硬膜下血肿,也可自行吸收。治疗以保守治疗为主,不吸收者可钻孔冲洗引流术或分流术。

四、脑内血肿

头部外伤后在脑实质内形成血肿称为外伤性脑内血肿。可以发生在脑组织的任何部位,多数为急性血肿。在迟发性颅内血肿中脑内血肿最常见。一般认为,幕上出血量达20 mL、幕下出血量达10 mL称为血肿,因为临床上患者达到这一出血量即可导致急性脑受压症状,否则称为出血。当然,颅内血肿是否引起脑受压状态,取决于血肿量、血肿部位、血肿形成速度,是否合并脑挫裂伤和脑水肿程度等诸多因素。在CT应用之前,文献报道脑内血肿在闭合性颅脑损伤中占0.5%~1.2%。CT应用之后其比例为1.5%~8.3%。

(一)发病机制

脑内血肿多发生于脑挫裂伤较重的部位。浅部的出血是由于骨折后刺伤皮层小血管或挫裂伤区脑皮质血管破裂所致。对冲伤所造成血肿多位于额极及颞极处,而且血肿多接近脑表面,并多伴有硬膜下血肿,这是外力作用于脑组织时使脑组织在颅内快速移动额极、底部及颞极与顶骨及蝶骨嵴撞击摩擦所致,位于脑深部的血肿系外伤时脑组织受变形或剪应力作用造成深部血管的撕裂伤所致。位于基底核区、丘脑或脑室壁附近的血肿较大时,可破入脑室致脑室内出血。此类患者往往病情危重,预后不佳。

(二)病理改变

急性脑内血肿初期为凝血块,形状不规则,常与挫裂伤或坏死的脑组织相混杂。4～5天后血肿开始液化,血肿颜色逐渐变为酱油样或棕褐色陈旧性血液,周围有胶质细胞增生,脑组织内水肿也较明显。随着时间的延长,血肿逐渐变为黄褐色液体,血肿周围包膜形成,包膜为增生的胶质纤维和神经胶质,至2～3周包膜也较完整,少数可出现钙化。血肿周围脑组织可见含铁血黄素沿着。脑沟变平、脑回变宽、变软,触之有波动感,此时周围脑水肿已减轻,多无明显颅内压增高。

(三)血肿部位

外伤性脑内血肿可发生于脑内任何部位,但其发生部位与受伤机制有直接关系。临床上最常见的部位为额颞叶前部,约占80%,常为对冲性脑挫裂伤所致。其次为顶叶、枕叶约占10%,其他则分布于基底核区、小脑、脑室内和脑干等处。在加速性损伤中,血肿多发生于外力直接作用的部位,而在减速性损伤中血肿多发生于外力作用的对冲的部位。了解受伤机制与血肿部位的关系,有助于对一些已经发生脑疝特别危重,没有时间进行CT扫描的患者手术时决定开颅手术部位。

(四)临床表现

脑内血肿的临床表现与血肿的部位、大小及所伴随的脑损伤程度等密切相关。脑内血肿较小、脑挫裂伤较局限者伤后意识障碍较轻、持续时间较短,多有中间清醒期;而脑挫裂伤广泛、血肿较大或深部血肿破入脑室者,伤后意识障碍多较深,且进行性加重,无中间清醒期,病情变化快,容易发生脑疝。如位于非功能区体积较小的血肿且伴随的脑挫裂伤较轻者,则可能无明显的神经缺失症状。而对于因对冲性脑挫裂伤较重的额、颞叶前部的血肿患者,则有明显颅内压增高症状,而无神经系统定位症状和体征。位于功能区附近血肿,除了颅内压增高症状外还会出现神经系统功能缺失症状、体征。如位于运动区及语言中枢及附近血肿可出现偏瘫、失语,并可出现局灶性癫痫。位于基底区者出现"三偏征"。位于小脑的血肿表现为肢体共济失调及平衡功能障碍。脑干血肿则病情凶险,意识障碍。并伴有高热和生命体征改变。

(五)辅助检查

CT扫描是诊断颅内血肿最简便、最有效的辅助检查,对于急性出血应首选CT检查。主要表现脑内圆形或不规则形高密度影,急性期CT值为50～90 Hu,周围有低密度的水肿苷。占位效应明显者可见脑室、脑池受压变形和中线结构移位等。同时还可发现其所伴随的脑挫裂伤、蛛网膜下腔出血或其他部位血肿等情况。3天后,血肿周围部分的血红蛋白开始溶解、破坏并被周围巨噬细胞吞噬,周围部分出血密度开始降低,中心部分仍为高密度,随着时间推移,血肿中心的高密度范围逐渐缩小,至出血后1个月时,通常整个血肿呈等密度或低密度。

颅内出血的MRI表现比较复杂,其信号强度随出血量不同而异。新鲜出血时,理论上T_1和T_2相应为等信号,但由于血肿初期蛋白含量较低,质子密度较高,或由于血肿内水分增加,可使血肿的T_1和T_2弛豫时间稍长于脑组织,所以T_1相常表现为稍低信号,T_2相对稍高信号;但在高磁场MR机成像时T_1相则表现为等信号。出血数小时后,红细胞内的血红蛋白逐渐转变为脱氧血红蛋白，它可使 T_2 弛豫时间缩短，T_2 相上呈低信号，T_1 相依据急性血肿的不同时期可呈等信号、稍低信号、稍高信号或高信号。出血 3~6 天开始，T_1 相上常表现为高信号环，而血肿中心部分为低或等信号。而此期的 T_2 相表现较复杂，既可是高信号，也可是低信号。出血 2 周后，红细胞已溶解，出现含铁血红素沉积，并主要位于血肿壁，所以在 T_1 相上常表现为血肿周围一低信号环，呈慢性血肿的特点。因此，对诊断颅内血肿而言，急性期应首选 CT 扫描而非 MRI 扫描。

(六)诊断与鉴别诊断

根据病史，临床表现，结合头颅 CT 扫描辅助检查，发现脑内异常高密度影，周围低密度水肿带及合并脑挫裂伤或其他颅内血肿即可做出外伤性脑内血肿的诊断。在 CT 应用之前，其诊断有一定困难，CT 应用之后诊断就变得容易了。对于没有 CT 设备的医疗单位或病情危急来不及行头颅 CT 扫描者应根据受伤机制分析脑内血肿可能的发生部位进行钻孔探查，以发现血肿，以免遗漏。本病应注意与单纯脑挫裂伤、局限性脑水肿或其他类型颅内血肿相鉴别。

(七)治疗

1.非手术治疗

对于意识清楚、病情进展缓慢、临床症状较轻、无明显颅内压增高、幕上血肿<30 mL，幕下血肿<10 mL，中线结构无明显移位者，或年老体弱者并有其他脏器严重疾病者，可采取非手术治疗，给予脱水、利尿、止血、防治感染等手术治疗，但非手术治疗期间应严密观察病情变化，特别是位于颞叶的血肿，因容易发生颞叶钩回疝。如病情呈进行性加重，应及时复查头颅 CT，必要时改为手术治疗。少数慢性颅内血肿患者，由于血肿已囊变、颅内压不高，则无须特殊处理，除非有顽固性癫痫发作，否则也不需要手术治疗。

2.手术治疗

脑内血肿的手术指征与其他类型的外伤性颅内血肿一样，包括临床症状体征加重者、头颅 CT 扫描幕上血肿>30 mL、颞叶血肿>20 mL 或幕下血肿>10 mL 并有急性颅内压增高和占位效应者。手术目的是清除血肿，控制颅内出血，降低颅内压，防止脑移位和脑疝形成。手术方法：一般采用骨瓣或骨窗开颅，清除硬膜下血肿及破碎坏死的脑组织后，采用脑针试行穿刺脑内血肿后予以清除，对血肿腔周围彻底止血。若血肿破入脑室应沿破口进入脑室系统，尽量清除其内的血肿块。术后行持续脑室外引流。清除血肿后若脑肿胀仍明显、颅内压高者应去除骨瓣减压。手术清除血肿时应注意：①打开骨瓣时如发现颅腔张力很高、触之较硬者，应采取脱水、利尿或过度换气等使压力下降后先在硬膜上切一小口吸除部分血肿及坏死脑组织再扩大硬膜切口，翻开硬膜。否则在颅压很高的情况下骤然打开硬膜会形成急性脑膨出，引起脑组织嵌顿，加重原有的脑损伤；②如果清除血肿后颅压仍未下降或降低后又出现颅压高甚至脑膨出应该查明原因，如是否其他部位还有血肿并做相应处理；③对于位于深部的血肿则不必勉强清除，血肿可自行吸收；④清除血肿时应注意保护功能区脑组织。

(八)预后

由于外伤性急性脑内血肿常伴有严重的脑挫裂伤，死亡率很高，文献报道约 45%。死亡的原因包括血肿本身的影响及脑挫裂伤、蛛网膜下腔血肿出血、脑水肿等合并伤所带来的一系列问题。本病术后遗留神经功能缺失和癫痫发生率较其他颅内血肿高。对于亚急性和慢性血肿，只要及时治疗，方法得当，则预后较好。

迟发性脑内血肿，是 1977 年 Frech 和 Dubin 根据 CT 扫描结果最早提出来的一个影像学概念，是指头部外伤后首次头颅 CT 扫描未发现的脑内血肿，经过一段时间重复 CT 扫描或手术、尸检发现的血肿,或是清除血肿一段时间后又在脑内不同部位发现血肿者,其发生率为1%～10%,多见于年龄较大的颅脑损伤患者,发病高峰常在脑挫裂伤后3天内或清除其他脑内血肿突然减压之后。低血压、低氧血症、全身凝血功能障碍及手术减压早期应用脱水剂、过度通气降颅压等对迟发性脑内血肿的发生起到促进作用。本病的临床特点:中老年人减速性暴力所致的中重型颅脑损伤,伤后3～6天临床症状和体征逐渐加重,或出现局限性癫痫,意识进行性恶化,特别是有低血压、脑脊液外引流或过度换气或强力脱水的病例,应及时复查CT,以便尽早诊断及治疗。提高本病的诊疗水平关键是加强病情观察,尽早复查CT,以及时诊断迅速清除血肿。本病预后较差,死亡率为25%～55%。

五、脑室出血

外伤性脑室出血临床上相对少见,多数患者伴有严重的颅脑外伤。其特点是伤情重,预后差,死亡率较高。临床上单纯脑室内出血较少见,大部分患者常合并有弥漫性轴索损伤、脑挫裂伤,颅内血肿及颅骨骨折等其他脑损伤。

(一)发病机制

原发性脑室出血由脑室壁及脑室内血管如脉络丛血管破裂出血引起,而继发性脑室内出血则是外伤时致脑实质内出血形成血肿并破入脑室所致。外伤性原发性脑室内出血的机制尚不完全明确,有部分学者认为是沿矢状方向的外伤作用于头部,在脑室壁受伤的瞬间,突然发生向前向后移动、变形,使脑室壁上的室管膜受到负压吸引,同时受到脑脊液的强力作用,也促使中线部位的胼胝体、室管膜及脉络丛结构受到重力的作用致血管破裂,血液淤积于脑室。也有学者认为有些病例是脑室壁上的隐匿性血管畸形在外伤时由于外力作用使其破裂出血所致。总之,脑室受伤瞬间脑室变形,负压形成及剪应力作用使脑室壁破裂致室管膜下血管及脉络丛血管损伤出血,可能是外伤性原发性脑室内出血主要原因。

(二)临床表现

外伤性脑出血病情较复杂,由于常常伴有其他严重的颅脑损伤,所以其临床表现与一般的颅脑损伤并无太大区别和特异性,根据患者的出血部位、出血量的多少及累及脑室的多少、是否伤及中线结构而有不同。临床上患者可表现为意识障碍,伤后持续昏迷或昏迷持续加重,如出血量多累及全脑室系统同时脑损伤严重如伴有下丘脑、脑干损伤者,除了严重意识障碍外常有消化道出血、高热、抽搐、呼吸节律改变等;也有部分单纯性脑室内出血,其他脑伤较轻者仅有较轻意识障碍,仅表现头痛、烦躁或淡漠,无明显定位体征。生命体征不同程度的变化,临床上发热患者较多,这与脑室内出血后对视丘下部的刺激有关。神经系统检查可见脑膜刺激征、脑干损伤体征及神经系统定位体征,这与伴发的脑损伤有关。有部分患者早期症状较轻,但可突然出现昏迷、抽搐、去皮质强直发作、呼吸停止等,应予高度重视。

(三)辅助检查

头颅CT扫描见脑室系统不同程度高密度影,可表现为单侧或双侧脑室出血,有些表现为全脑室系统积血,脑室铸型。部分患者伴有蛛网膜下腔出血,有脑挫伤、颅内血肿。少数脑室内出血可以由脑室内病变引起,最常见为脑血管畸形。血管畸形可完全位于脑室内,也可以部分位于脑室旁,以侧脑室最为常见。出血可以局限在脑血管畸形部位,也可以充满脑室。若CT扫描不易鉴别,可行头颅MR检查。血管畸形在MR图像上容易显示,表现为血管流空、低信号或出血灶内信号不均质。血管畸形病灶小而出血量多时,血管畸形本身可能被掩盖。脑室旁血管畸形引起的脑室内出血,血管畸形部位脑实质内常可见到少量出血。

(四)诊断与鉴别诊断

外伤性脑室内出血由于缺乏特征性临床表现,仅凭临床症状体征难以诊断,进一步结合头颅CT扫描和患者外伤史,则诊断较容易。

在鉴别诊断方面,应注意与外伤性继发性脑室内出血相鉴别。特别是那些先有脑室内出血,后因意识丧失而跌倒致伤头部的病例。如前所述,原发性脑室出血与脑的解剖有密切关系,多是由于侧脑室侧壁脉络丛组织和室管膜血管破裂出血流入脑室所致。脑室周围1.5 cm区是由脉络膜前后动脉末梢分支组成的离心血管和一组由脑表面向脑室周围深入向心性血管所供血,两组动脉都是终末动脉分支不吻合,这些部位容易缺血、软化、梗死并出血破入脑室。原发性脑室出血的患者多数为高血压脑动脉粥样硬化的老年患者。这些病例多有高血压病史,常常伴有跌伤,除了脑室出血外,其他的脑伤往往比较轻,甚至不伴其他脑伤。总之,通过详细询问病史,结合影像学改变几乎都能做出鉴别诊断。

(五)治疗

外伤性脑室内出血的治疗应采取个体化治疗方案,除了考虑脑室积血处理,还应考虑其伴随颅脑损伤的处理,原则是引流清除脑室内积血、积液,降低颅内压。

持续脑室外引流适用于各种脑室内出血患者,通过持续脑室外引流可以清除脑室内积血,减少或防止梗阻性脑积水的发生,降低颅内压。根据头颅CT显示的脑室积血情况采取单侧或双侧脑室外引流。置管成功后对积血较多、引流不畅的患者,可以从引流管内注入尿激酶,每次2×10^4 U,夹管2~3小时后开放继续引流,每天1次,一般3~4天后脑室内积血多能清除。脑室引流期间应特别注意防止引流管脱落,注射尿激酶时应严格无菌操作防止继发感染。此外,应注意观察每天的引流量,引流管的高度应适当,过高引流不畅,过低易造成过度引流。拔管前应先夹闭引流管观察24小时,同时复查CT了解积血引流情况及脑室大小,依据具体病情决定是否拔管。

对于合并颅内血肿有明显占位效应或脑疝形成者应积极开颅手术清除血肿,术中尽量清除脑室内积血,术毕时行脑室引流,必要时也可从引流管内注入尿激酶。

对单纯脑室内积血、病情较轻、颅内压不高的患者也可采用多次腰穿或持续腰大池引流血性脑脊液,有助于缓解临床症状,减少脑积水的发生。

(六)预后

外伤性脑室内出血死亡率较高,文献报道高达31.6%(18/45)和35.4%~61.7%。国内两组病例报告分别为40%(18/45)和35.4%(17/48)。死亡原因与合并其他颅脑损伤、脑室内积血致脑脊液循环通路受限,脑室急剧膨胀,颅内压骤升及脑深部结构破坏有关。

六、创伤性颅后窝血肿

(一)流行病学

外伤性颅后窝血肿是一种特殊类型的颅内血肿,占颅内血肿的2.6%~6.3%。因颅后窝容量较小,为脑脊液经第四脑室流入蛛网膜下腔的孔道所在,并有重要生命中枢延髓位于此,较易引起急性梗阻性脑积水及枕骨大孔疝,导致中枢性呼吸、循环衰竭,死亡率高达15.6%~24.3%。随着CT的普及,大大提高了颅后窝血肿的早期检出率,使病死率明显降低。

(二)发生机制及病理生理

外伤性颅后窝血肿大多由于枕部直接暴力损伤所引起,暴力以减速伤多见,以枕部为着力点的跌倒伤和低高度坠落伤为主。按其发生的部位可分为硬膜外、硬膜下、小脑内及混合性血肿等,以硬膜外血肿占绝大多数,这与多数患者有枕骨骨折有关。不同于幕上外伤性血肿,单纯的外伤性颅后窝硬膜下血肿非常少见,这是因为颅后窝颅骨内表面较光滑且呈弧形,导致小脑挫伤和小脑血肿很少发生。血肿范围以单侧多见,双侧者少见。血肿往往位于骨折线处,有些可以超过中线累及双侧,少数可以向幕上发展形成骑跨横窦的血肿。出血主要来源:①静脉窦撕裂出血;②板障静脉出血;③硬脑膜血管出血;④小脑皮层表面血管或桥静脉出血;⑤小脑半球挫裂伤等。此外,枕部受力除易发生颅后窝血肿外,常并发额颞部对冲损伤,如脑挫裂伤伴硬膜下血肿、脑内血肿,文献报道约20%的患者伴有幕上血肿。因此在早期重视颅后窝血肿可能诱发枕大孔疝的同时还须正确估价幕上脑组织损伤的程度和颅内压的情况,以便及时、全面、正确、有效地抢救患者。由于颅后窝代偿空间狭小,一旦发生颅内空间失代偿,患者的临床病情恶化进展就相当迅速,而且往往是致命的。

(三)临床表现

外伤性颅后窝血肿的临床表现缺乏典型特征,一般以进行性颅内压增高为主要表现。除非患者伴有原发性脑干损伤或伴有严重的幕上脑挫裂伤并血肿,单纯的幕下颅内血肿患者在伤后多不表现为持续的意识障碍。外伤早期意识障碍常较轻,可有中间清醒期,这种意识状态可能与硬膜外血肿多见有关。伤后烦躁往往是颅压增高的早期表现,剧烈头痛及频繁呕吐往往是血肿形成的早期症状之一。若血肿扩大,可发生进行性意识障碍,血肿增大到一定程度则可突然出现枕大孔疝导致脑干受压功能衰竭,如呼吸骤停、去大脑强直、双侧锥体束征等,甚至死亡,不容忽视。呼吸节律改变、小脑体征、颈部抵抗虽被认为是颅后窝血肿的特征性表现,但近年临床上这种特征性改变已较少见,一旦出现则预示病情凶险。患者较轻的临床表现和潜在的致命性后果之间的不一致性是外伤性颅后窝血肿的重要临床特征之一。

(四)影像学检查

1.X线片

头颅侧位及汤氏位X线片,可显示枕骨骨折和邻近骨缝分离。

2.CT

头颅CT扫描最为方便、迅速,诊断准确率高,易于随诊复查,不仅可精确地显示血肿部位、血肿量及血肿与横窦、乙状窦、脑干等重要结构的关系,而且能提示第四脑室、环池的形态及颅内是否并发其他病变,是确诊和制订治疗方案的关键。CT扫描时应注意充分显示后颅层面,要求扫描基线不可过高,同时扫描层面与枕鳞部夹角不可偏小,否则可漏诊颅后窝血肿,这在对有枕部着力致伤机制的颅脑损伤进行检查时尤应重视。此外,为获得良好图像,对躁动者可给予地西泮等镇静药后行CT扫描。

(五)诊断

颅后窝血肿的治疗关键在于早期诊断,而其诊断在很大程度上依赖于头颅CT检查。X线片可提示枕骨骨折,但没有骨折不能排除血肿的存在。文献报道头部外伤后存在枕部软组织肿胀和枕骨骨折是发生颅后窝血肿的重要线索,对这些患者即使没有明显的临床症状也建议进行头颅CT检查,是避免漏诊的关键。故要高度重视枕部外伤史,对凡有枕部着力的外伤史,有/无枕骨骨折而出现头痛、呕吐症状进行性加重者,即应考虑有颅后窝血肿的可能,应尽早做CT扫描,以便早期发现颅后窝血肿,同时明确幕上伴随病变。临床查体时格外注意检查有无枕部头皮挫伤、头皮裂伤和头皮血肿,对枕部或乳突可见局部损伤者应警惕颅后窝血肿的可能。此外,需强调颅脑创伤早期动态观察患者病情变化的重要性。对已明确存在颅后窝小血肿、小脑挫伤的患者,在强调创伤早期密切注意患者病情变化的同时,即使在观察中患者的症状、体征没有明显变化,也应重视常规 CT 检查随访,以避免颅后窝血肿增大而延迟诊治;对于伤后首次头颅 CT 扫描阴性并不能除外迟发性颅内血肿的发生,必要时行 CT 复查,警惕颅后窝迟发血肿的可能。若病情危重而又无特殊检查条件者,必要时可直接施行手术探查,而不应为了强调某种检查而延误诊治。此外,对枕部伤合并幕上损害,当清除幕上血肿后,脑压仍明显高者应再探查颅后窝,对此应引起重视。总之,凡有以下体征者均提示有颅后窝血肿的存在:①向后跌倒或枕部受打击的病史;②枕部有伤痕;③枕骨骨折;④颅内高压症状、小脑症状或小脑与脑干结合性损伤症状,特别当这些症状呈进行性发展趋势者。最后,应重视横窦沟微型硬膜外血肿的诊断,即血肿在 3 mL 左右的横窦沟处的小血肿,压迫横窦引发静脉回流受阻,致患侧脑组织弥漫性肿胀,颅内压升高,最终可发生颞叶沟回疝致使病情恶化,尤其当主侧横窦受累者。临床特征为伤后渐出现颅内压增高症状及体征,在 1 周左右达高峰,脱水治疗难以奏效,部分患者病情可急骤恶化,导致严重后果。

(六)治疗

外伤性颅后窝血肿的早期诊断与及时准确的治疗是降低死亡率,提高抢救成功率的关键。颅后窝容积较小,对占位性病变代偿差,脑内血肿又伴有挫伤水肿,血肿又邻近脑干,故外伤性颅后窝血肿一经确诊,应积极治疗,但是否手术应根据临床症状、体征和 CT 征象而决定。

1.保守治疗

若有下列表现可作为非手术治疗的参考指征:①出血量<10 mL;②GCS 评分>12 分;③CT提示第四脑室形态、大小和位置良好,且无环池受压、梗阻性脑积水征象;④颅内高压症状如头痛、呕吐、颈阻等不明显;⑤动态观察生命体征平稳者。治疗包括以脱水降低颅压及颅内压监测为主,期间应强调密切临床观察及头部 CT 动态复查,一旦病情有加重趋势,应调整方案,积极手术。

2.手术治疗

若患者有下列表现应及时手术治疗:①出血量≥10 mL;②CT 提示第四脑室、环池明显受压和/或合并有阻塞性脑积水;③头痛、呕吐等颅内高压症状进行性加重,甚至出现意识状态突然变化;④开放性颅后窝损伤合并血肿;⑤保守治疗失败者;⑥横窦沟微型硬膜外血肿,部分横窦沟微小型硬膜外血肿经脱水降颅压等对症治疗,临床症状渐趋缓解,尤其是左侧非主侧横窦受压多能代偿,但保守治疗过程中,出现颅内高压症状进行性加重,应积极手术治疗,同时应警惕脱水治疗后由于颅内压暂时性下降,可因压力填塞止血作用减弱,致部分硬膜外血肿进一步扩大,甚至演变为较大的颅后窝硬膜外血肿。

3.手术策略

(1)幕上和幕下血肿共存时,根据其危害性决定手术先后顺序。

(2)就颅后窝硬膜外血肿而言,单纯的硬膜外血肿一般只需行血肿清除术,即使患者伴有梗阻性脑积水,术后也能很快缓解,而无须行脑室外引流术;但小脑挫伤伴小脑血肿患者同时伴有急性梗阻性脑积水,除了行小脑血肿清除、颅后窝减压术外还需要行侧脑室外引流术,待术后脑水肿消退后拔除外引流管。为预防小脑扁桃体上疝,脑脊液引流压力应保持在 Monro 孔水平线上 1.5～2.0 kPa(15～20 cmH$_2$O)。

(3)对于硬膜下血肿,骨窗应暴露横窦下缘,以利于发现和控制小脑天幕面汇入横窦-窦汇的桥静脉,检查发现小脑组织挫裂伤,应仔细止血,若水肿明显,可用筋膜或人工硬脑膜行颅后窝扩容,必要时咬除枕大孔后缘和寰椎后弓。

(4)对于小脑内血肿,应清除血肿周围的挫裂伤组织,尽量保留小脑蚓部回流静脉,控制好操作界面避免损伤脑干,若小脑组织肿胀明显者,可切除部分小脑半球,并行寰枕减压术,咬除枕大孔后缘及寰椎后弓,充分解除对脑干的压迫。

(5)对术前呼吸骤停的患者时应快速气管插管,人工呼吸,快速静脉滴注20%甘露醇,迅速行侧脑室外引流,进而紧急开颅清除颅后窝血肿,解除脑干压迫,仍可挽救部分脑干功能障碍的患者。

(6)对颅后窝血肿病情紧急者,在不能及时进行CT检查时,可在枕骨部位、枕骨骨折线上,实行正中及旁正中钻孔探查。若发现血肿,应作枕骨鳞部和寰椎椎弓部分切除,以保证充分的颅后窝减压。

(七)预后

外伤性颅后窝血肿病情恶化进展主要是压迫脑干,发生急性脑积水和枕大孔疝而导致死亡,因此及时、正确的手术清除血肿有利于解除脑干受压及缓解脑积水,这样不仅能终止病情的恶化,而且有利于改善脑神经功能。术前GCS评分是评价患者预后的最重要指标。Sripairojkul等报道的22例颅后窝血肿GCS 13～15分恢复良好占90%,而GCS低于9分的恢复良好占30%;d'Avella等报道24例急性外伤性颅后窝硬膜下血肿,其中GCS评分≥8分12例,GCS评分<8分12例,前者75%预后良好,后者91.6%预后不佳。同时,血肿部位与手术预后也有密切关系。文献报道硬膜下血肿及小脑挫裂伤伴小脑血肿患者的预后较差,与常伴有小脑、脑干损伤有关。此外,受伤后距离手术时间的长短对患者的预后亦有较大的影响。因此,早期诊断、早期手术至为关键。对于颅后窝血肿,尤其是单纯硬膜外血肿,一旦诊断明确,又具备手术指征,必须争分夺秒,有效地清除血肿或挫伤灶,充分颅后窝减压,这也是抢救的关键。对凡有枕部外伤后头痛,呕吐或发现枕骨骨折者,应及时进行头颅CT检查,一旦确诊又具备手术指征者,尽快手术清除血肿和减压。只要诊断及时、治疗方案选择得当,绝大多数外伤性颅后窝血肿预后是较好的。最后,外伤性颅后窝血肿预后除了取决于颅后窝创伤本身外,患者伴有的幕上创伤性病变也是影响预后的关键。即使合并幕上血肿,只要治疗及时,也能收到满意效果。只有合并广泛而严重的脑挫裂伤或严重原发性脑干伤者预后不良。

七、外伤性迟发性颅内血肿

Frech和Oubin根据CT扫描,最早论及外伤性迟发性颅内血肿(DTICH)的概念。DTICH实际上是一个影像学上的概念,是一个颅内从无血肿到有血肿的病理过程。它指头外伤之后,首次CT扫描"颅内未见异常",病情加重时迅速行CT复查,在颅内发现了血肿;也指首次CT扫描仅仅表现为蛛网膜下腔出血,或者脑组织灰白质交界不清,或者局部的占位效应,或者为脑挫裂伤、颅骨骨折或者薄层血肿、颅内出血,而经反复的CT扫描复查发现了颅内血肿;还可指手术清除了首次CT扫描所发现的血肿,术后CT复查在原无血肿的部位新发现了血肿;而首次CT扫描"颅脑未见异常",死后尸检时在原无血肿的部位发现了颅内血肿也可称作迟发性血肿。当迟发性血肿清除之后,而经常规的CT扫描复查在原无血肿的部位发现了新的颅内血肿,可称为多发性迟发性颅内血肿。DTICH 的发病率国内外报道不一，临床统计表明其发生率占全部颅脑损伤患者的 4%～15%，甚至高达 30%。迟发性颅内血肿可发生于中枢任何部位：硬膜外、硬膜下、脑内、脑室内。可为单发血肿，也可为多发性血肿，但以迟发性脑内血肿和迟发性硬膜外血肿多见，而硬膜下血肿较少见。此病可见于任何年龄，起病方式可为急性、亚急性或慢性，但仍以外伤后急性期多见。患者受伤机制为减速伤，年龄在 50 岁以上，外伤后首次头颅 CT 检查有脑挫伤、蛛网膜下腔出血、颅骨骨折等原发性颅脑损伤，是发生外伤性迟发性颅内血肿的高危因素。

（一）病理与病理生理

外伤性迟发性颅内血肿的发病机制目前尚不明确。多数学者认为脑挫裂伤是外伤后迟发性颅内血肿的重要基础。脑挫裂伤区血管舒缩功能障碍，导致血管坏死、破裂出血形成血肿，而低血压、低氧血症及全身凝血功能障碍、手术减压或过度使用脱水剂等治疗之后均可促使脑挫裂伤灶出血，从而形成迟发性血肿。具体而言，其发生机制有以下几个方面。

1.保护性机制学说

颅脑损伤后，由于脑水肿、脑肿胀及颅内血肿等引起颅内压增高或其他填塞效应的保护机制存在，对撕裂的血管起压迫止血作用，未形成或仅形成少量血肿，当使用强力脱水、手术清除血肿、去骨瓣减压后，颅内压迅速降低，消除了脑保护机制对出血源的填塞作用，原已破裂的血管和板障迅速出血，丧失自主调节功能的小血管也可因血管内外压力差增高破裂出血，从而形成迟发性血肿，非手术区脑组织压力及已损伤血管的血管外压力也降低，引起远隔手术区及手术区对侧硬脑膜与颅骨分离，从而牵拉和扯断硬脑膜血管、硬脑膜静脉窦，更易出血形成迟发性血肿。

2.血管舒缩机制障碍

脑挫裂伤可直接损伤血管壁，造成局部脑组织代谢紊乱，释放血管活性物质，导致血管舒缩功能障碍，颅内压增高亦可使脑血管调节功能下降，引起局部脑组织缺血缺氧，血管壁软化破裂，同时形成高碳酸血症，毛细血管和小静脉扩张、充血、血流停滞，促进血细胞外渗，形成血肿。而治疗后脑血管内外压力差突然增大可能是术后脑出血的重要诱发因素。脑外伤致血管舒缩功能障碍，使脑血管渗透性增加，血管壁坏死、破裂和出血，最后融合成血肿。

3.凝血机制障碍

颅脑损伤后，受损的脑组织释放大量组织因子（凝血活酶）进入血液循环，激活Ⅶ因子从而触发外源性凝血途径。颅脑损伤患者在合并缺氧、酸中毒、细菌感染或休克时，由于血管内皮细胞受损，又可触发内源性凝血途径和血小板聚集。这种血液高凝状态，在重型颅脑损伤患者伤后 6 小时内即可发生。纤溶酶原与纤维蛋白结合后，提高了对纤溶酶原激活物的敏感性，或因组织纤溶酶原被激活，引起纤溶亢进。D-二聚体是凝血酶及因子Ⅷ作用下的交联纤维蛋白经纤溶酶降解作用后的终末产物，血浆中 D-二聚体含量增高表明体内有血栓形成及溶解发生，并出现在继发性纤溶中。全身性凝血机制障碍或脑损伤区释放组织凝血激酶引起局灶性凝血异常，从而导致外伤性迟发性颅内血肿。

（二）临床表现

外伤性迟发性颅内血肿多发生于颅脑损伤后 3 天以内，以 24 小时为发病高峰。根据其发病特点可分为以下几类。

1.中老年外伤性迟发性颅内血肿

中老年人由于生理性脑萎缩，颅与脑间隙增大，脑血管硬化脆性增强，外伤后容易引起脑挫伤，导致迟发性颅内血肿。

(1)多为减速伤。
(2)由于脑萎缩,临床症状较轻,而复查CT时发现的迟发性颅内血肿已较大。
(3)老年人的神经反应差,当出现迟发性颅内血肿时已到了晚期。
(4)外伤性迟发性颅内血肿以中、老年人多见。
(5)中、老年患者常有高血压病史,伤后全身系统血压升高,外伤灶内血管进一步扩张、破裂出血而形成迟发性血肿。
(6)老年人多有动脉硬化、血管壁脆性大,经猛烈撞击后较年轻人更容易出血而形成血肿。

2.小儿迟发性颅内血肿

有如下临床特点:①受伤史有的不清楚,有的甚至在首次CT扫描正常之后仍然隐瞒病史;②临床上表现为烦躁不安、拒食、哭闹;③头痛、恶心、呕吐,以喷射状呕吐为主,多为晨吐;④重时嗜睡,甚至昏迷;⑤贫血貌,年龄越小越明显,面色苍白或是土灰色;⑥前囟张力高,搏动下明显;⑦有的逐渐地出现单瘫或者偏瘫、失语等症状;⑧实验室检查见红细胞及血红蛋白较低。

3.术中迟发性颅内血肿

颅脑损伤之后比较重,首次CT扫描或者复查CT扫描发现了需要急诊手术的巨大血肿,血肿清除之后术中发现:①术中急性脑膨出者;②术前双瞳等大,术中对侧瞳孔散大者;③手术同侧肢体活动差或者不活动者;④血肿清除之后,脑压迅速增高者(除麻醉浅之外);⑤血肿清除之后延髓受压的症状未缓解者;⑥术中因脑肿胀而探查原无血肿的部位发现了血肿;⑦术中脑膨出,探查其他部位未发现血肿,可缝合伤口之后带气管插管急行CT扫描,以排除术中的迟发性血肿;⑧术前双瞳散大,清除血肿之后双瞳不见回缩者,特别是血肿对侧的瞳孔。

4.术后迟发性血肿

一般来说,伤后手术的时间越早,发生迟发性血肿的可能性越大,不论是血肿清除术还是内外减压术。在临床上主要表现:①术后意识障碍进行性加重,GCS逐渐地降低者;②术后回缩的瞳孔又散大者;③逐渐地出现新的脑受压的症状者,如偏瘫、失语等;④术后发生癫痫者,特别是局限性癫痫或者癫痫持续状态;⑤骨窗的张力逐渐增高者;⑥颅内压监护:颅压超过3.3 kPa(25 mmHg)者;⑦逐渐地又出现延髓受压的症状:血压高、呼吸慢、脉搏慢者;⑧术前神志清醒,术后出现精神症状或者意识障碍不能以脑挫裂伤及全身疾病所解释者;⑨术后经降颅压,止血等对症治疗之后,病情仍未见好转者;⑩术后麻醉未醒者。

5.颅后窝迟发性血肿

临床上比较少见,多为硬膜外血肿。临床症状隐匿,一旦发生迟发性血肿,病情进展迅速,失去了抢救机会。早期主要表现:①有枕部头皮下血肿或者颅骨骨折;②颅内压增高的症状较明显,头痛、恶心、呕吐、视盘水肿;③伤后逐渐地出现小脑的症状;④枕部着力,可见皮下淤血、瘀斑;⑤颈项强直或强迫头位,克氏征阴性或阳性;⑥骨折线横跨横窦者;⑦首次CT扫描颅后窝有出血者。

(三)辅助检查

连续性CT扫描是诊断外伤性迟发性颅内血肿最重要的方法之一,它可早期发现以前没有发现的迟发性血肿。严密的临床观察是CT复查的前奏,反复地CT复查确定诊断的最终目标。

对首次CT检查发现以下征象者应视为外伤性迟发性颅内血肿的高危因素。

(1)脑挫裂伤可能是迟发性血肿发生的基础。多数迟发性脑内及硬膜下血肿在此基础上形成,以减速性损伤多见。减速性损伤不但可致冲击点局部挫伤,而且由于对冲部位的脑皮质与粗糙的前、中颅底及蝶骨嵴冲撞造成脑组织挫伤出血,故部位多为受伤部位及额底和颞极等对冲部位。脑挫裂伤伴点片状出血,同时引起局部脑血管调节机制障碍,毛细血管、小静脉扩张充血,血流停滞,血细胞外渗,形成点状出血,最后融合形成血肿。文献报道48%～80%的外伤性迟发性颅内血肿发生于脑挫裂伤出。

(2)蛛网膜下腔出血是脑挫裂伤的重要间接征象,只有当血肿局部血红蛋白>70 g/L时,CT检查才能发现脑组织密度的差异从而诊断脑挫裂伤。首次CT检查过早,局部组织虽有出血,但血红蛋白浓度尚未达到70 g/L,CT不能发现,只能发现蛛网膜下腔出血这一间接征象。复查CT可发现脑挫裂伤灶,并在此基础上出现迟发性脑内血肿。因此检查如发现脑沟变浅、灰白质界限模糊等早期表现时不可忽视。尤其是在外侧裂、前纵裂及脚间池积血者,更应注意。同时蛛网膜下腔出血尤其侧裂及脑沟的积血,可引起脑血管的痉挛导致血管壁各层组织缺血、坏死,也可导致外伤性迟发性颅内血肿。

(3)颅骨线样骨折是迟发性颅内血肿最多见的早期CT征象,尤其当骨折线跨脑膜中动脉或静脉窦时,常发生硬膜外血肿。骨折容易造成脑膜中动脉或其分支静脉窦的破裂出血及板障出血。早期因压力填塞等原因出血缓慢,为颅腔的适应提供了时间,因此症状隐蔽,不易发现。脱水治疗后颅压降低,硬膜外血肿会在短时间内出现,造成硬脑膜从内板剥离,使出血不易止。且发病突然,出血量大,极易发生小脑幕切迹疝。

(4)首次CT检查阴性的患者亦要警惕迟发性颅内血肿的发生。

(四)诊断

目前认为颅脑损伤后及时复查CT是诊断迟发性颅内血肿的有效办法。临床上对于轻微颅脑损伤症状、体征不严重者应严密观察病情(不能依赖首次CT检查结果),一旦出现头痛、呕吐加剧,意识障碍进行性加深,出现新的神经定位体征,或术后病情好转后又加重,或原无脑肿胀,术中发生急性脑组织膨出等,均应立即复查CT,尤其是中、老年患者,由于脑萎缩的存在,更易形成迟发性颅内血肿。一般认为CT复查的最佳时间为伤后24小时,虽然24小时内及24小时后发现血肿较少,但不也可忽视,应高度重视,因仍有迟发性颅内血肿发生的可能。

(五)治疗

外伤性迟发性血肿的治疗,原则上应积极手术治疗,特别是病情进行性加重,经对症治疗未见好转的病例。

1.手术治疗

(1)适应证:①意识进行性加重者;②一侧或者双侧瞳孔散大者;③幕下血肿超过10 mL并伴有梗阻性脑积水者;④有癫痫发作者,特别是局限性癫痫;⑤幕上血肿量超过30 mL者,特别是硬膜外血肿和颞叶血肿;⑥有血肿所致的神经系统症状和体征者;⑦昏迷的患者,CT复查发现了迟发性颅内血肿;⑧迟发性颅内血肿合并脑挫裂伤或者复合血肿量加起来超过30 mL者;⑨有明显的颅内压增高症状和体征如头痛、恶心、呕吐、视盘水肿,经对症治疗不见好转者;⑩颅内压监护超过3.3 kPa(25 mmHg),并呈进行性升高者;⑪脑室、环池明显受压,显示不清楚者;⑫中线结构移位超过1 cm者;⑬幕上血肿最大直径>4 cm者。

(2)手术方法:①骨瓣开颅血肿清除术,适用于各种类型的绝大多数的迟发性颅内血肿,特别是需要内外减压术的患者。②钻孔冲洗引流术,适用于神志清楚的中老年的急性、亚急性硬膜下血肿。③血肿穿刺引流术,适用于无脑疝的症状和体征、年龄较大、因各种原因不能耐受全麻手术的急性、亚急性、慢性硬膜下血肿。多次穿刺,每3～5天1次,直至血肿量减少,病情逐渐好转,中线结构复位,脑压下降时为止。剩余的血肿保守治疗,动态观察,复查 CT 见血肿完全消失为痊愈。④血肿穿刺、尿激酶溶解引流术,因患者高龄,不适合全麻手术,无脑疝症状及体征,血肿位于硬膜外或者硬膜下,椎颅血肿穿刺不易抽出较多的血肿,可注入小于穿刺血肿量的尿激酶液,夹闭引流管 4~6 小时后放开引流管,行持续性外引流术,根据患者的情况,使用适当量的甘露醇,常规 CT 复查动态观察血肿的变化。夹管后病情加重时可提前开放引流管。

不论哪种手术方式,术后都要在 24 小时内行 CT 复查,以观察血肿量及脑复位的程度,以便确定下一步的最佳处理方案。术后仍然要严密观察神志的变化,若意识明显好转,可延期行 CT 复查,但离院前一定要复查 CT。

非手术治疗:因伤后常规的反复地 CT 扫描动态观察,发现了不少的迟发性血肿,这些患者在临床上少数症状轻,一般情况好,GCS 13~15 分,不一定需要手术治疗,但要严密观察。

2.非手术治疗

非手术治疗的指征:①幕上单个血肿量少于 30 mL;②神志清楚或者意识障碍不明显,GCS ≥13 分者;③没有颅内压增高的症状及体征者;④环池无明显受压或正常者;⑤持续的颅内压监护≤3.3 kPa(25 mmHg)者;⑥无脑受压的症状及体征,如:偏瘫、失语、偏盲等;⑦经脱水、止血等治疗后病情逐渐地好转者;⑧幕下血肿不超过 10 mL,无梗阻性脑积水者;⑨硬膜外血肿的最大厚度低于 4 cm 者;⑩中线结构的移位低于 0.5 cm 者;⑪血肿位于颞叶以外的硬膜下及脑内者。

(六)预后与展望

外伤性迟发性颅内血肿因病情变化急剧,病死率高,诊治较困难易被忽视。早期文献报道预后极差,病死率为 42%~71%。因此,只有做到早期诊断、早期治疗,才能降低死亡率。

(张景帅)

第五节 儿童颅脑损伤

一、概述

创伤是引起 1~14 岁儿童死亡的主要原因,其中颅脑创伤占 40%。儿童颅脑损伤发生率每年约为 100/10 万,每年每 10 万儿童中 10 人死于颅脑损伤。儿童并非成人缩影,儿童神经系统处于发育成熟阶段,不同发育阶段的未成熟脑及颅骨具有不同的生理特性,并且儿童颅脑损伤在损伤机制、创伤病理生理、临床表现及预后等方面均与成人有一定差异,年龄越小差异越明显。儿童期的神经系统生理、病理特点如下。

(1)小儿头皮较薄,血供丰富,皮下组织疏松,头皮与颅骨间移动性较大,易发生头皮血肿;颅骨质地软、薄且富有弹性,囟门和骨缝未完全闭合,颅脑创伤时可因颅骨骨缝分离和囟门膨隆缓解颅内压力,故对创伤性颅内血肿、脑水肿等导致的高颅压耐受能力较强。但不成熟颅骨的可塑性也使得脑组织易受损及形成颅骨凹陷骨折;婴儿由于颅前窝底及颅中窝底相对平坦且不如成人颅骨坚硬,脑底部的对冲性损伤较少。

(2)小儿骨膜与颅骨黏和不紧,尤其是婴儿颅骨易变形,在外力作用下骨膜容易剥离从而导致骨膜下血肿,如未及时处理易发生骨膜下成骨,形成头部硬性包块。

(3)小儿鼻窦6岁以后开始发育气化,故学龄前儿童颅前窝颅底骨折不易与鼻腔相通,减少了颅内感染发生的概率。

(4)小儿硬脑膜血管处于发育阶段,颅骨内板血管沟较成人浅,发生颅骨骨折时不易损伤硬脑膜血管,因此儿童的硬膜外血肿较成人发生率低。小儿硬膜外血肿多为颅骨骨折板障出血所致。

(5)小儿蛛网膜下腔、硬脑膜下间隙较成人狭窄,减少了创伤时颅脑习惯性运动的相对空间,且婴儿的颅骨内侧面及颅底相对光滑,这使得婴幼儿期脑对冲伤发生率较低。在新生儿严重颅脑损伤中对冲伤仅为10%,而年长儿和成人可达85%~95%。

(6)由于婴幼儿的神经系统发育不完善,如大脑皮质的抑制功能差,神经髓鞘未完全形成,脑受到刺激后兴奋容易泛化引起抽搐,因而脑损伤后抽搐的发生率明显高于成人。

(7)小儿血容量少,对失血的耐受能力明显较成人差。发生颅脑损伤的出血,尤其颅脑损伤合并多发伤的患儿休克发生率高。

(8)小儿呼吸系统功能较成人差,气道细小、肺活量小,外伤昏迷或手术中气管插管后均易导致气道不畅,低氧血症的发生率高。

(9)发育中的脑组织修复、重建能力强,小儿颅脑损伤后神经系统功能恢复往往较成人好。

(10)小儿对于各种检查及治疗难以主动配合,增加了诊治的难度。

二、临床表现及特点

(一)新生儿颅脑损伤

主要为产伤所致。多见于自然分娩困难使用产钳等器具助产的患儿,亦可见剖宫产手术时意外损伤,但也有"生理性"损伤可能,如"乒乓球"样的凹陷骨折也可由于婴儿头部被母体尾骨岬部挤压所致,这偶见于产程延长而又无法通过产道分娩的患儿。新生儿头皮血肿可合并颅骨骨折及硬膜外血肿,即使没有明显的神经系统损害表现,仍需常规影像学检查除外颅内损害。首选方便无创的经颅超声检查,这可以避免患儿遭受头颅CT扫描中X射线的辐射。若超声检查提示有颅内损伤再行头颅CT或MRI检查。新生儿创伤性蛛网膜下腔出血继发硬膜下积液、脑积水多见,需密切观察头围、前囟、骨缝的变化及神经精神发育情况,随访影像学检查。大部分新生儿颅脑损伤为轻型损伤,多不需要手术治疗。

(二)颅骨损伤

儿童颅脑损伤中40%~60%存在颅骨损伤,包括线性骨折、(粉碎性)凹陷骨折和骨折缝分离。好发于顶骨、枕骨、额骨,少数病例骨折位于矢状窦、横窦和窦汇区域。线性骨折多数仅限于颅骨损伤,也可能合并脑损伤和颅内出血;婴幼儿颅骨凹陷骨折损伤大多仅限于颅骨损伤,儿童期颅骨凹陷骨折合并颅脑出血和脑损伤多见;骨折缝分离主要发生在婴幼儿,分离缝多在3~15 mm,常合并硬脑膜破裂,局灶脑组织挫裂伤或脑内血肿,颅内压增高可使挫裂伤脑组织和出血被挤压至帽状腱膜下腔。

(三)原发性脑损伤

原发性脑损伤指暴力作用于脑组织的瞬间即已造成的脑损伤,包括脑震荡、脑挫裂伤及弥漫性轴索伤。

1.脑震荡与弥漫性轴索损伤

脑震荡是轻度脑损伤所致的临床综合征,其临床特点是头部创伤后短暂的意识丧失,很快清醒,其后伴有近事遗忘,无其他任何神经系统功能缺失表现。既往认为脑震荡仅仅是脑的暂时性功能障碍,无任何器质性损伤。但近年来的研究发现脑震荡存在脑组织的超微结构、生物化学及神经电生理等多方面的异常改变,并认为脑干网状结构受损影响上行激活系统功能是导致意识障碍的重要原因。脑震荡的诊断过去主要以颅脑创伤史、伤后短暂昏迷、逆行性遗忘、无神经系统阳性体征、头颅CT阴性作为依据。小儿脑震荡临床表现与成人有所不同,难以发现逆行性遗忘病史,短暂的意识丧失也较少,但常出现头痛、头晕、呕吐、嗜睡及抽搐等症状,尤其是婴幼儿可能仅表现为嗜睡或不愿进食。同时可伴有面色苍白、心率缓慢等自主神经功能紊乱的表现。因此儿童脑震荡的临床诊断不能完全参照成人的标准,只要头部暴力伤后即刻出现了脑损伤的症状,查体无神经系统阳性体征,头颅CT或MR检查无阳性发现即可诊断。小儿脑震荡的诊断需建立在详细的病史询问及病情观察基础上,必要时应动态随访头颅影像,以免误诊或漏诊更为严重的原发或继发性脑损伤。儿童脑震荡根据其临床表现也可分度:①轻度,不出现意识丧失;②中度,存在轻度的意识改变和逆行性遗忘;③重度,意识丧失超过5分钟。部分脑震荡患儿脑电图可见慢波改变,但1~2周可完全恢复,此与轻型弥漫性轴索损伤的脑电图改变相似,提示脑震荡与弥漫性轴索损伤在病理损伤的本质有相近之处。儿童脑震荡预后良好,"脑震荡后遗症"少见,其发生可能与创伤后心理因素有关。

儿童弥漫性轴索损伤在颅脑外伤中所占比例较成人高,可能与儿童脑白质处于发育中及儿童头颅损伤的致伤原因以坠落伤、车祸伤多有关。目前已证实弥漫性轴索损伤是导致脑损伤患儿长期昏迷的重要原因,其主要的临床表现为伤后立即出现并持续较长时间的昏迷,同时常常合并瞳孔改变、斜视、去脑强直状态等。在MRI临床应用之前,这些症状常被称为"脑干损伤"。尽管单纯的脑干损伤也可能发生,但概率极低。相反,大多数昏迷的合并脑干功能障碍的闭合性脑损伤患儿都存在弥漫性轴索损伤。因为没有明显的颅内血肿及大面积脑肿胀,多数弥漫性轴索损伤的患儿没有严重的颅内压增高。伤后早期的头颅CT扫描结果取决于损伤的程度以及有无合并颅内出血,少数病例甚至可以为阴性发现。典型的弥漫性轴索损伤的CT表现为半球深部的脑白质区域、基底核区及脑室内的小片状出血,而MRI可以更好地显示脑白质、基底核、胼胝体到脑干的不同程度挫伤,近年来弥散张量成像的应用对于轴索损伤的诊断和预后判断可能有更大价值。脑电图近年也逐渐应用于弥漫性轴索损伤的监护,它对脑功能的判断有不可替代的作用,急性期的脑电图多表现为弥漫性慢波改变,部分患者可出现癫痫波。对于弥漫性轴索损伤目前临床尚无可靠地手段判断预后,通常昏迷的时间及程度与预后呈正相关,患儿常遗留不同程度的神经功能后遗症,但儿童尤其是婴幼儿脑的修复重建功能强,总体预后优于成人。

2.脑挫裂伤

小儿脑挫裂伤病情的个体差异极大。非功能区的局灶性脑挫裂伤病情较轻,有的甚至无任何临床症状,但存在脑挫裂伤的患儿仍需高度警惕继发性脑损伤发生。脑挫裂伤部位的继发血肿形成多在创伤6小时后较常见,需及时复查头颅CT,若占位效应明确应及时手术。创伤72小时之后迟发性血肿形成少见。脑水肿在3~5天达到高峰,以后逐渐消退。伤后脑组织修复代偿能力比成人好,后遗症发生率较低。

(四)颅内血肿

1. 硬膜外血肿

小儿硬膜外血肿可以发生在颅内的任何部位,最多见于颞顶部和额部,颅后窝硬膜外血肿占全部颅后窝病变的25%~40%。出血来源多为静脉系统,包括颅骨板障静脉及硬脑膜静脉出血。随着儿童年龄增长脑膜中动脉破裂出血导致的典型硬膜外血肿逐渐增多,其病情进展迅速,出血量大。小儿硬膜外血肿原发昏迷较少,常见症状为严重的头痛呕吐、失血貌及继发性意识障碍,但Cushing反应没有成人明显。小儿硬膜外血肿一旦出现继发性昏迷,提示伤情严重甚至脑疝发生。需密切注意患儿瞳孔变化,血肿导致环池受压首先会出现血肿同侧瞳孔散大,随后脑干受压才出现昏迷及生命体征变化。在瞳孔变化到昏迷和生命体征明显变化之间的时间窗是抢救危重硬膜外血肿患儿的关键期。在此时及时手术,散大的瞳孔可较快恢复,术后少见神经功能后遗症。一旦出现双侧瞳孔散大及呼吸停止后再行手术预后不良。

2. 硬膜下血肿

硬膜下血肿出血来源主要是桥静脉撕裂和脑皮层挫裂伤继发出血,小儿以前者多见。急性创伤性硬膜下血肿病情重,除血肿本身占位效应导致颅内高压外,脑皮层静脉血管直接受压后导致静脉回流障碍可加重颅内高压。临床表现为头疼、呕吐、抽搐、进行性加重的意识障碍及生命体征变化等。在治疗上,任何出现昏迷或其他神经功能缺失,占位效应明显的急性硬膜下血肿应行急诊开颅手术清除血肿。对于薄层硬膜下血肿伴有严重脑水肿的患儿,大多存在明显颅内压增高及神经功能障碍,对此不能仅以出血量多少作为唯一的手术指征,应积极进行开颅手术清除血肿,同时行硬脑膜切开减张缝合及标准去大骨瓣减压术。在开颅指征难以把握的情况下,应及时行有创颅内压监测以辅助非手术治疗及判断手术时机。儿童创伤性硬膜下血肿的预后较硬膜外血肿的预后差。

3. 脑内血肿

小儿单纯外伤性脑内血肿较少见,多与严重脑挫裂伤、硬膜下血肿合并存在。临床可见到轻微的头部外伤而出现脑内血肿的病例,需注意有无先天脑血管病变存在的可能性。脑内血肿与其他颅内血肿处理原则基本相同,根据出血量、出血部位深浅及临床症状体征选择治疗方案。除非占位效应明显须积极行血肿清除减压外,一般情况采取密切监护下的保守治疗。

三、诊断

由于儿童颅脑及颅脑创伤的生理、病理特点,故在诊治颅脑创伤患儿过程中更应重视详细的病史询问及全面查体,选择必要的辅助检查以帮助颅脑损伤的诊断,避免多发伤的漏诊。儿童颅骨损伤应常规行CT扫描,具备条件者,须做CT三维重建。如果有骨折缝经静脉窦所在部位时,还要考虑CTA检查,以明确静脉窦有无受损以及损伤的具体情况。

随着影像技术的发展,影像检查在颅脑损伤的诊断中起着越来越重要的作用,但不能因此而忽略了最基本的病史询问及体格检查。儿童颅脑损伤诊断时必须尽早明确有无其他系统损伤,尤其是闭合性胸腹部损伤及脊柱脊髓损伤,避免漏诊导致的死亡和致残。结合病史、查体及影像学表现明确颅脑损伤的诊断不难,较为困难的是在诊治过程中要始终注意观察病情的动态变化,根据病情复查头颅CT,及时了解病情进展并采取相应有效的治疗措施。

四、儿童颅脑损伤的处理

儿童颅脑损伤治疗原则与成人基本相同,但必须注意结合小儿生理特点进行治疗。

新生儿硬膜外血肿往往合并颅骨骨折及头皮血肿,因头皮血肿与硬膜外血肿可通过骨折缝相通,故处理此类硬膜外血肿时往往不需开颅手术,仅行头皮下血肿穿刺即可治愈硬膜外血肿。

颅骨凹陷骨折手术指征:①在穹隆部合并开放性颅脑损伤;②凹陷骨折范围>3 cm,凹陷深度>0.5 cm;③病灶在脑的功能区伴有明确的神经功能障碍;④凹陷骨折部位存在异常脑电图表现;⑤病灶压迫静脉窦出现颅内压增高表现。

常用手术方式:①钻孔凹陷骨折撬起复位,对婴幼儿凹陷骨折是一种简单有效的治疗方式。②凹陷骨折整复或碎骨片Ⅰ期植入,部分年龄稍大患儿凹陷骨折钻孔复位困难,可用铣刀铣下凹陷骨瓣,经整复后,钻小孔以丝线或钛钉固定;如果系开放性颅脑损伤12小时内,伤口污染不重,彻底清创后颅内压不高,脑搏动明显,头皮伤口血供好、缝合无张力,也可将处理后的颅骨碎片Ⅰ期植入,涂少许医用胶,缝合头皮。被植入的碎骨片在血供丰富、温度适宜的头皮下存活、生长、成形效果好。

颅内血肿的手术指征:①幕上血肿量>25 mL,幕下血肿量>10 mL;②进行性意识障碍,颅内压较高;③CT片上脑组织受压明显,脑室、脑池被挤压、变形或消失,中线向健侧移位>5 mm。符合手术者尽早完成术前准备,全麻下尽快行开颅血肿清除,及早解除脑受压,术中充分止血,改善脑组织缺血低氧,术后积极有序规范治疗,多预后好。同时,需注意患有血液系统疾病(如血友病)及脑血管病变(如动静脉畸形)等病例,轻微外伤或本身病灶致使颅内血肿发生,处理要特别谨慎,尽量采用保守治疗。

小儿体重轻,血容量相对少,年龄越小对失血的耐受能力越差,易发生失血性休克。术前需充分建立静脉通道,重视纠正贫血、失血性休克及凝血功能障碍,术中注意控制出血尤其重要。小儿头皮薄、颅骨相对薄软,特别是婴幼儿存在前囟及骨缝等薄弱部位,因此对婴幼儿患者行头皮切口及颅骨钻孔时尤其注意避免直接切破硬脑膜甚至造成静脉窦及脑的损伤。由于术前、术中的失血易造成小儿凝血功能异常,开颅手术中满意的止血十分重要,不要盲目依赖术后止血药物的作用,否则可能造成严重的不良结果。对于需行颅骨缺损修补的病例,主张术后1~3个月内早期修补,以减少因颅骨缺损造成的继发性脑损伤。颅内压监测的广泛应用为儿童颅脑损伤的救治提供了循证医学证据,总体上提高了颅脑损伤患儿的救治水平。

(饶 江)

第六节 老年人颅脑损伤

随着生活水平和医疗保健技术的提高,中国人口年龄结构已经开始逐渐进入老龄化阶段。随着人口老龄化趋势的出现,老年人颅脑损伤的人数逐渐增多,已经引起了我神经外科工作者的广泛关注。所谓老年人颅脑损伤是颅脑损伤中的一种特殊类型,一般认为国内老年人颅脑损伤发生率在8%~15%,并有逐年上升的趋势。发生率上升的原因与人类寿命普遍延长以及老年人口比例增长有关,这一年龄组颅脑损伤的治疗效果差,死亡率高可达37.8%~70%,这提醒我们对该病的诊断和治疗要给予足够的重视。

一、受伤机制与病理生理

(一)老年人颅脑损伤的病理机制

老年人因其生理、病理的特点,在发生颅脑外伤时其临床表现及病程与其他人群有明显的不同。首先因其反应迟缓,腿脚不便,所以在病因上多为车祸伤或跌坠伤。其次是颅骨硬化,由于钙质增多、弹性减低,受伤时颅骨变形少,不能缓冲暴力强度,故不仅易于骨折,同时脑损伤也比较严重,再加上脑血管硬化、变脆,往往形成的脑损伤较年轻人严重。同时因骨质疏松等原因易合并其他部位的损伤,如骨折。因此诊治中强调全面仔细。有学者通过尸颅颅缝的光镜和扫描电镜观察,发现胶原纤维是构成颅缝的主要承力结构,它按照一定方向分布,使骨间结合更为牢固,对抗骨间过度靠拢,对外力有缓冲作用而减轻脑损伤。而老年人骨缝在30岁以后逐渐骨化且颅骨有硬化改变,弹性差,故在相同外力作用下脑损伤多较严重。其次,老年人脑组织有不同程度的退化和萎缩,颅脑空间较大,蛛网膜下腔脑脊液含量多,当外力作用时易造成大块脑组织在相对增宽的蛛网膜下腔中的相对运动,易造成脑干扭曲或相对移动,故老年人脑损伤较青年人伤情重,昏迷时间长。

(二)老年人颅脑损伤后并发症的发生及机制

老年人内环境稳定性差,伤前常有多脏器功能减退史,机体代偿能力下降,外伤常加重伤前疾病。老年人对脑实质机械性损伤的耐受性减低,增加了老年人颅脑损伤并发症、后遗症及死亡的发生率。有报道老年颅脑外伤出现并发症最多的是肺部感染,其次是上消化道出血等。老年人由于伤前合并有基础肺疾病,加上创伤卧床,容易引起误饮误吸或痰液不能顺利排出而导致肺部感染。发热的可能机制包括脱水热、中枢性发热或其他感染性因素。上消化道出血是颅脑损伤患者常见的严重并发症,主要是胃黏膜应激性溃疡造成。老年人随年龄增长,各器官功能及免疫力、应变力均处于低下状态,常患有动脉硬化、冠心病、高血压病、慢性支气管炎、肺气肿、糖尿病等多种慢性疾病,颅脑外伤后可致使某些器官功能进一步降低或处于临界功能不全状态。肺部感染是老年多脏器功能衰竭常见的诱因;感染后内毒素的作用引起全身中毒反应,易发生血流动力学变化,使重要器官灌注不足,低灌注使单核-吞噬细胞系统受损,削弱了防御机制。此外,老年人代谢较低,创口愈合和恢复能力均比年轻人差,需在日常医疗工作中予以充分的关注。对伴有意识障碍、主诉不明者,应注意合并伤的症状和体征,正确有序地处理各种合并伤,重视感染和多脏器功能不全综合征的防治,及时有效抗休克。

二、临床特点

老年人颅脑损伤以车祸伤及跌碰伤多见。究其原因是随着我国交通事业的发展,车辆逐渐增多,而人们遵守交通法规的意识尚未得到普及和强化,无论是行人还是驾驶员违反交通法规的现象仍然较多,所以因交通事故引起的损伤最多。而另一部分高龄老人,由于行动迟缓、反应慢、视力减退等原因从而外出减少,但在家常出现跌碰伤,在合并有脑血管疾病的老年人中,常因突发脑血管事件跌倒伤及头部,从而造成颅脑损伤。

由于脑萎缩等原因,老年人颅脑内空容积较大,在脑外伤颅内出血等征象发生时早期可无颅高压表现。因此,病程的中间缓解期较年轻人长。但如果脑挫裂伤出血,脑组织肿胀进一步加剧超过了其代偿容积,则会再度出现颅内高压症状。临床上表现为病情突然恶化,脑疝发展较快,难以救治。另一方面,若原发损伤较重,脑组织移动、冲撞、扭曲严重时,可导致原发昏迷或意识障碍的时间较长。同时,老年人往往患有各种慢性疾病,颅脑损伤就容易加重原有疾病,甚至直接导致患者的生命危险。故对于老年颅脑损伤,无论伤后昏迷时间长短,即使临床无明显神经系统症状和体征,也应十分重视,严密观察,必要时随时复查头颅 CT。

另外,缺氧会进一步损伤原可生存的脑组织,使之成为不可逆病理改变。因老年患者多伴有动脉硬化,在老年性颅脑损伤早期,不仅在大脑半球挫伤处,而且在其远隔部位,脑血流量明显减少,发生急性脑血流异常改变。导致患者出现大面积、多发脑组织缺血及梗死。此类患者预后不良,死亡率极高。

老年人自我调节能力差,轻微的撞击也可能导致较重的颅脑损伤。老年人对脑实质机械性损伤的耐受性降低,增加了老年人颅脑损伤并发症、后遗症及致残率、致死率的发生率。老年人颅脑损伤后病灶定位体征不明显,易出现精神症状,有些在急性期即可出现近似痴呆的症状。

老年人骨质脆弱,尤其是颅底骨骨质更薄,稍受外力极易骨折。同时老年人在颅脑损伤时易合并其他脏器的损伤,易出现合并伤,最多见的是骨折,其次为胸腹部损伤。此外,老年人易出现迟发性颅内血肿。并发症最多为上消化道出血,其次为肺部感染、高血糖、肾衰竭等。

三、辅助检查

头颅 CT 是诊断老年人颅脑损伤重要的辅助技术之一,常见的 CT 征象可归纳为以下几种。

(一)颅骨骨折

老年人颅底骨质很薄,受外力时极易骨折。骨折常累及鼻窦,CT 表现为前、颅中窝底不规则线性骨折线,骨折线延长至额窦上颌窦、筛窦及蝶窦窦壁,容易形成窦腔内积血。

(二)硬膜外血肿

老年人颅脑损伤造成的急性硬膜外血肿较少,CT 表现往往在受力部位或骨折相应部位颅骨内板下方见梭形高密度影,一般不跨越颅缝。

(三)蛛网膜下腔出血和硬膜下血肿

老年患者大多数都有较明显的脑萎缩,脑组织在颅内空间较大,受到外力时,较容易出现桥静脉或皮层表面血管破裂,加上脑血管硬化,弹性差,出血难以停止,极易导致急性硬膜下血肿,CT 表现为颅骨内板下方新月形高密度影,占位效应较为明显,中线易受压移位,患侧侧脑室变窄向对侧移位,基底池及环池受压,甚至导致脑疝形成。但少量急性硬膜下血肿初始时表现为对冲部位颅骨内板下方线样高密度影,相应水平脑组织稍有受压,脑沟、脑裂展平,有时很难与蛛网膜下腔出血区别。因此,老年人颅脑损伤 CT 检查有上述征象应怀疑有少量硬膜下血肿可能,可于首次 CT 检查 4 小时后动态 CT 扫描观察,若发现原有线样高密度影扩大成新月形,相应脑实质明显受压内移,即可排除蛛网膜下腔出血。

(四)脑挫裂伤

老年人脑萎缩明显时,蛛网膜下腔间隙增宽,颅内有效代偿空间较大,撞击发生后脑组织在颅内移动度也相应增加,极易产生严重的脑挫裂伤。CT 表现常为对冲部位的脑实质内斑点状及小片状高、低密度混杂信号,早期占位效应不明显,随着病程的演变,极易在短期内出现迟发性颅内血肿。老年人脑挫裂伤多合并急性硬膜下血肿、急性硬膜外血肿或颅骨骨折等两种或两种以上的复合伤,此时发生迟发性颅内血肿的时间往往更短,甚至低于 4 小时,占位效应也更加明显,不及时处理常常引发小脑幕切迹疝或大脑镰下疝,CT表现为基底池变窄甚至消失,中线结构及患侧侧脑室向对侧明显偏移并向后下移位。

四、诊断

(一)临床表现

1.受伤的时间

因为老年人常合并有脑血管硬化,容易损伤出血,且较难自行停止,即使小血管损伤出血也难自行停止,有时要相当长时间后才出现临床症状,所以在询问病史时不应只注意近期的外伤史,还应询问近几年的头部外伤史。

2.受伤原因

因询问是否交通意外伤害、贴碰伤、打击伤等,根据受伤原因,可判断受伤是减速性损伤还是加速性损伤。

3.外力大小和着力部位

外力作用于头部的方式有直接和间接之分,前者为外力直接撞击头部,后者外力作用于身体其他部位,外力传到头部而损伤。着力部位不同产生的脑损伤亦不同。

4.受伤时和伤后的表现

询问受伤当时有无昏迷,伤后肢体能否活动,有无抽搐、恶心、呕吐,昏迷时间长短,有无昏迷-清醒-在昏迷或清醒至昏迷的病情变化,如果发现一侧瞳孔或两侧瞳孔散大,应询问是否伤后立即发生或伤后逐渐发生,是否用过影响瞳孔收缩的药物等。

5.伤后的处理经过

询问伤后曾用过何种药物,用药的时间及剂量。有的药物能影响瞳孔或意识状态,如阿托品能使瞳孔扩大,吗啡、哌替啶、冬眠药物可使瞳孔缩小。伤后曾行何种检查,结果如何。如伤口已缝合,应询问手术时的发现等。

6.伤前健康状态

应当询问有无高血压病、糖尿病、心脏病、精神病、头痛、易晕厥等,患者是昏迷然后跌倒还是先有跌倒再昏迷。

(二)体格检查

老年人颅脑损伤后生命体征改变较为明显,检查应迅速。要根据伤情的轻重和患者的合作程度进行尽可能详细而必要的检查,所谓必要的检查至少包括意识状态的判断、运动功能、瞳孔改变、眼球运动和生命体征等,而昏迷患者只能根据其对外界刺激所作出的反应来判断。在检查老年人瞳孔时,要考虑到常见的虹膜睫状体炎和青光眼等,虹膜睫状体炎时瞳孔可缩小,而青光眼瞳孔则扩大。老年人在发生外伤性颅内血肿出现偏瘫时,需与肢体外伤引起的运动障碍和老年人易患的脑卒中引起的肢体功能障碍相鉴别。

(三)实验室和其他辅助检查

头颅CT检查是神经外科脑外伤最常见、最有效的诊断方法。抢救颅脑损伤患者时,为明确诊断及正确治疗应首选CT检查。鉴于老年性颅脑损伤的固有特点,外伤后可发生迟发性病变、迟发性颅内血肿,除在当日进行CT扫描外,应在病情变化时立即进行CT扫描。磁共振在急性颅内血肿中的信号不如CT的高密度影像显著,且成像费时,显示的影像信号不易与水肿相区别,因此急性颅脑损伤时不宜采用,但等密度的硬膜下血肿MRI比CT较能清楚显示。弥漫性轴索损伤、亚急性及慢性硬膜下血肿的显示MRI常优于CT。因老年人在发生颅脑损伤同时,常伴有其他合并伤,同时因老年人伤前常患有其他慢性疾病,所以应结合病史、体检,及时拍摄胸片、四肢关节片和行腹部B超等检查,同时行心电图及相关的实验室检查等。

故根据详细的询问病史、体格检查及辅助检查,老年人颅脑外伤的诊断并不复杂,但应随时注意患者的病情变化,及时复查头颅CT,给予恰当的治疗。

五、治疗

(一)保守治疗

1.老年颅脑损伤保守治疗条件

生命体征平稳;神志清楚或嗜睡,意识障碍渐好转;幕上颅内血肿总量<20 mL,可行保守治疗,20~40 mL可在病情监护下行保守治疗;中线移位在5 mm以内;侧脑室无明显变化;环池显示基本正常;已有呕吐但无明显颅内压增高症状。在保守治疗的同时应严密观察病情变化。应根据病情变化及时复查头颅CT,尽快明确是否需手术治疗。

2.老年颅脑损伤保守治疗的注意事项

因老年人体质弱、病情复杂多变,对于严重脑挫伤者,应每天1次,必要时每天2次测定电解质、肝肾功能、血气、尿量和血细胞比容等。合理应用抗生素,加强肺部护理,加强监护,及时发现处理各种并发症。

(二)手术治疗

对于老年重型颅脑外伤患者是否应积极手术在临床上存在一定的争议,主要原因是老年人基础疾病患病率高,手术对患者内环境影响较大,增加了发生心血管疾病、肺部并发症及肾衰竭的风险,造成了延长患者生命却不能改善患者预后的现象,甚至使死亡率增高。

1.老年颅脑外伤的手术指征

幕上颅内血肿>40 mL或幕下>10 mL,有明确颅内压增高及占位体征,既往无糖尿病、高血压、冠心病等疾病,且年龄低于80岁,CT扫描显示有占位效应、非手术治疗效果欠佳时或颅内压监护压力超过4.0 kPa(30 mmHg),应及时行开颅去骨瓣减压血肿清除术;对于年龄超过80岁,有重要器官并发症及双侧瞳孔散大者应行保守治疗为妥。

2.老年颅脑外伤手术的注意事项

老年人颅脑损伤手术应非常小心,止血要彻底,须尽量缩短手术时间和限制手术范围,术前、术后应密切观察意识状态及瞳孔变化,发现问题及时处理。因老年人对手术的耐受性较差,单纯外伤血肿如病情较稳定且无大面积脑挫裂伤可考虑行微创术治疗。国外有研究指出,早期气管切开可以减少住院时间,在肺炎发生率和死亡率相关指标上没有差异,因此建议在急性严重颅脑损伤患者治疗过程中应该早期实行气管切开术。老年人多有血管硬化,特别是既往有高血压病史,术中止血困难,易出现术后血肿,而且术后血肿往往较大,预后极差。

(三)支持治疗

1.认真全面的体检及辅助检查

在治疗颅脑损伤的基础上治疗并发症,同时用药时应考虑伤前存在的疾病及伤后可能出现的并发症并给予预防。

2.保持呼吸道通畅

深昏迷及呼吸障碍者应尽早气管切开,有利于消除呼吸不畅并控制呼吸,减少肺部并发症,提高动脉血氧饱和度,改善脑缺氧,促进脑的氧代谢。

3. 早期肠内营养

可以维持肠道功能,对于预防消化道溃疡有利,同时可使患者得到较多的热能和蛋白质,改善氮平衡,促进损伤组织和神经功能的恢复。

4. 积极预防并发症

老年人颅脑损伤的并发症治疗原则应以预防为主。对于并发脑梗死者在严格把握适应证的前提下可适当给予溶栓,改善微循环、扩血管等药物治疗。对于有精神症状者可给予抗精神病药物治疗,对于恢复期患者可辅以高压氧治疗,以促进脑功能的恢复。

六、预后与展望

老年人颅脑损伤的预后与年龄、伤前并发症、受伤至治疗的时间、瞳孔变化、GCS、CT 表现、术后并发症等因素有关。国外外伤性昏迷的资料统计中心对严重脑损伤患者的预后分析显示,入院时患者未合并低血压和低氧血症者的病死率为 30%,合并低血压者为 60%,而同时有低血压和低氧血症者病死率达 70%。老年颅脑损伤患者多伴有心肺疾病,如慢性呼吸道疾病、冠心病、高血压等,故低血压、低氧血症更加明显,愈后更差。老年人颅脑损伤患者的死亡原因:未能早诊早治致病情延误;脑伤过重或严重合并伤伴休克;伤后及术后并发症;原有多种慢性疾病的发作和加剧。老年人各器官不同程度退行性改变,代偿能力减退,抵抗能力下降,伤后易发生多种并发症。许多老年人虽抢救及时,手术成功,但由于术后多种并发症相继发生,使病情反复,出现多器官功能衰竭终致死亡。

老年人有不同程度的脑萎缩、机体的神经功能减退和伤前多患有慢性脑血管疾病和其他疾病等特点,其颅脑外伤的类型、病理生理、临床表现均与儿童、青壮年的颅脑损伤有不同之处,所以在处理上更加复杂、棘手。对于老年颅脑损伤,早期诊断与积极的综合治疗,手术时小心止血,术后加强监护并预防并发症,就可以降低死亡率,改善预后。

(饶 江)

第七节 外伤性脑水肿

一、概述

外伤性脑水肿是脑组织承受暴力打击后引起的一种病理生理反应,其病理改变主要表现为过多的水分积聚在脑细胞内或细胞外间隙,引起脑体积增大和重量增加。临床上,不论是局限性还是广泛性脑损伤均可引起不同程度的脑水肿。外伤性脑水肿的主要危害是引起和加重高颅内压,甚至引起脑移位和脑疝,是致死或致残的主要原因之一。近年来,颅脑损伤研究取得了许多重要突破,对于外伤性脑水肿的发生机制有了较为深入的认识,也提出了一些防治的新观点、新方法,但关于外伤性脑水肿的发生机制和临床救治仍有很多问题尚待解决。

Klatzo 首先将脑水肿分为血管源性即细胞外水肿和细胞毒性即细胞内水肿两大类。后续研究发现,在外伤性脑水肿病理过程中往往是两类水肿并存,只是在不同病理阶段上,血管源性脑水肿和细胞毒性脑水肿的表现程度不同而已。现已发现,颅脑损伤亚急性期,可合并低渗性脑水肿;而在慢性期,可发生脑积水合并间质性脑水肿。故近年来,多数学者主张在血管源性脑水肿和细胞毒性脑水肿的基础上,增加渗透压性和间质性脑水肿。

(一) 血管源性脑水肿

血管源性脑水肿主要因血-脑屏障受损,毛细血管通透性增加,水分渗出增多,积存于血管周围及细胞间隙所致。此外,由于部分蛋白质也渗透到细胞外液中,使细胞外液渗透压升高,脑水肿继续发展。脑损伤所致的脑水肿早期主要为血管源性脑水肿。

(二) 细胞毒性脑水肿

细胞毒性脑水肿是不同致病因素使脑细胞内外环境改变,细胞膜系统功能障碍,Na^+-K^+-ATP酶、Ca^{2+}-Mg^{2+}-ATP酶活性减低,细胞内外钠、钾、钙、镁离子交换障碍所致。钠离子由胞外向胞内转移,钾离子由胞内向胞外转移,形成了胞内高钠、细胞间隙高钾的反常现象。此外,细胞钙离子通道也受到影响,发生钙超载,这些因素均可导致细胞内水肿,出现神经细胞肿胀,髓鞘内液体积聚。此类水肿时,血-脑屏障可不受影响,血管周围间隙及细胞外间隙无明显扩大。

(三) 渗透压性脑水肿

渗透压性脑水肿是由于细胞内、外液及血液中电解质与渗透压改变引起的细胞内水肿。正常情况下,细胞内、外电解质和渗透压保持平衡和稳定状态,受下丘脑与垂体调节和制约。腺垂体分泌促肾上腺皮质激素,促进醛固酮分泌,血浆渗透压增高,胞内水分外流。神经垂体释放抗利尿激素(ADH),致水潴留、血容量增加、血液稀释、血浆渗透压降低,水分由胞外流入胞内。脑损伤后,下丘脑-垂体轴功能受影响,ACTH分泌减少,ADH释放增多,血浆渗透压降低,引起渗透压性脑水肿。

(四) 脑积水性脑水肿

脑积水性脑水肿又称间质性脑水肿,常见于梗阻性脑积水。不同病因引起梗阻性脑积水,致使脑室内压力显著高于脑组织内压力,产生脑室-脑组织压力梯度,脑室内液体可透过室管膜渗透至脑室周围组织中,形成间质性脑水肿。

二、病理与病理生理

(一) 病理

1. 肉眼观察

大体标本与手术中可见硬脑膜紧张度增加,脑部张力增高,脑表面静脉淤血,脑组织膨隆呈黄白色,脑回增宽变平,脑沟变浅。以细胞外水肿为主者,脑组织较软且湿润;细胞内水肿为主者,脑组织较实密。

2. 光镜检查

血管和细胞周围间隙扩大,有时在血管周围间隙可见絮状物,为水肿液中蛋白物质凝固、染色所致。也可见星形或少突胶质细胞肿胀、变形。神经细胞水肿表现为胞体肿胀,核固缩,胞间边界不清,有时可见格子细胞和神经轴索解离、退变、弯曲、呈念珠状,最后破碎。

3. 电镜检查

毛细血管周围间隙明显扩大,星形胶质细胞突起肿胀,内质网肿大,线粒体改变,胞核、胞膜破坏,髓鞘排列紊乱。

(二)病理生理

外伤性脑水肿的病理生理机制复杂,至今仍未完全阐明,存在多种学说。

1. 血-脑屏障学说

血-脑屏障结构与功能损害是血管源性脑水肿的病理基础,主要特点是毛细血管内皮细胞微绒毛形成、胞饮小泡增多、紧密连接开放,通透性增加,血中大分子物质及水分从血管内进入脑组织,积聚于胞外间隙,形成血管源性脑水肿。既往认为脑损伤后血-脑屏障破坏在伤后6小时出现,伤后24小时明显。徐如祥等发现伤后30分钟就已有血-脑屏障通透性改变,伤后6小时达高峰。

2. 钙通道学说

钙对于神经细胞损害和凋亡起决定性作用。脑损伤后钙超载的原因:①缺血缺氧致神经细胞能量供应障碍,Ca^{2+}-Mg^{2+}-ATP酶的排钙功能受损;②内质网、线粒体的储钙作用减弱;③细胞膜结构受损,Ca^{2+}通道开放,细胞外Ca^{2+}进入细胞内。神经细胞内钙超载产生下列危害:①激活细胞内中性蛋白酶及磷脂酶,促进细胞蛋白质及脂质分解代谢增加,破坏细胞膜完整性,胞外钠、氯及水进入细胞内致细胞内水肿。②Ca^{2+}沉积于线粒体内,无氧代谢增强,大量氢离子释放,细胞内pH降低,造成细胞内酸中毒,Na^+-H^-交换使Na^+进入细胞内增多,发生细胞内水肿。③Ca^{2+}进入微血管壁,通过钙调蛋白或直接作用于微血管内皮细胞,使紧密连接开放,血-脑屏障通透性增加,导致血管源性脑水肿。④血管平滑肌细胞内Ca^{2+}浓度升高,肌细胞收缩致血管痉挛,加重脑缺血缺氧,破坏血-脑屏障,诱导血管源性脑水肿。

3. 自由基学说

氧自由基是指一类具有高度化学反应活性的含氧基团,主要有超氧阴离子(O_2^-),羟自由基(OH^-)和过氧化氢(H_2O_2)。氧自由基主要产生于神经细胞和脑微血管内皮细胞。脑损伤后上述部位氧自由基产生增多的原因:①缺血缺氧使线粒体呼吸链电子传递中断,发生单价泄露现象,氧分子被还原为O_2^-;②细胞内能量合成减少,分解增多,大量ATP降解为次黄嘌呤,后者在被还原为尿酸过程中生成大量O_2^-;③细胞内Ca^{2+}超载激活磷脂酶A_2,花生四烯酸产生增加,后者在代谢过程中产生O_2^-;④单胺类神经递质,肾上腺素、去甲肾上腺素和5-羟色胺大量释放,自身氧化生成O_2^-、OH^-和H_2O_2;⑤脑挫裂伤及蛛网膜下腔出血,大量氧合血红蛋白自身氧化成氧自由基。

氧自由基对生物膜的损害广泛和严重。神经细胞和脑微血管内皮细胞既是自由基的产生部位,又是受自由基损害最为严重的部位,细胞膜遭受氧自由基攻击后,产生下列病理损害:①Na^+-K^+-ATP酶、Ca^{2+}-Mg^{2+}-ATP酶、腺苷酸环化酶、细胞色素氧化酶等重要的脂质依赖酶失活,膜流动性和通透性增加,细胞内Na^+、Ca^{2+}增多;线粒体膜破坏,细胞能量合成障碍;溶酶体膜破裂,溶酶体内大量水解酶释放,导致细胞内环境紊乱,细胞肿胀发生细胞毒性脑水肿。②氧自由基破坏脑微血管内皮细胞的透明质酸、胶原和基底膜,使血-脑屏障通透性增加,血浆成分漏出至细胞外间隙,导致血管源性脑水肿。③氧自由基攻击脑血管平滑肌及其周围的结缔组织,导致血管平滑肌松弛,血管扩张,微循环障碍加重,加剧脑水肿。

4. 脑微循环学说

脑微循环障碍包括血管反应性降低、血管自动调节紊乱和血流动力学改变。脑血管反应性降低是指对CO_2的收缩反应能力低下,当血中CO_2降低时管壁并不收缩。研究证实严重脑损伤后数小时内脑血流量下降,随后脑血流量增加,24小时达高峰。脑血管扩张可能是脑组织缺血、缺氧和血管活性物质堆积的继发性反应,由于毛细血管后括约肌、微静脉等阻力血管麻痹扩张,而细静脉、小静脉因耐受缺氧的能力较强,对 CO_2 和乳酸反应性低,仍处于收缩状态,损伤组织呈过度灌注,加剧血-脑屏障损伤,血浆成分漏出增多,发生和加剧血管源性脑水肿,严重者发展为弥漫性脑肿胀。

5.能量匮乏学说

细胞能量代谢障碍与细胞毒性脑水肿和血管源性脑水肿的发生和加剧密切相关。脑损伤后脑组织呈不完全性缺血缺氧,葡萄糖进行无氧酵解,ATP 产生不足,乳酸产生增多,细胞内 pH 下降,Na^+-H^+ 交换,使 Na^+ 进入细胞内。同时细胞膜 Na^+-K^+-ATP 酶活性受抑制,排 Na^+ 作用减弱,Na^+ 大量储存于细胞内,大量水分被动内流,发生细胞内水肿。在不完全性缺血的同时,毛细血管内血流处于淤积状态,水分从血管内向外移动,脑组织含水量增加,致血管源性脑水肿。临床上采用能量合剂、亚低温和高压氧等治疗脑损伤均能使脑水肿减轻,也证实能量代谢障碍是导致并加重创伤性脑水肿的重要因素。

6.兴奋性氨基酸学说

研究表明,大鼠弥漫性脑损伤后脑组织谷氨酸(Glu)含量迅速升高且与脑损伤程度呈正相关。Glu 是中枢神经系统含量最丰富的兴奋性氨基酸,在生理及病理状态下发挥不同的作用。生理状态下,Glu 释放对维持神经细胞间的突触传递、调节神经功能具有重要作用;病理状态下,Glu 过度释放或重吸收障碍致 Glu 堆积或 Glu 受体敏感性上调,通过多种途径产生神经毒性作用;离子型谷氨酸受体(iGluR)活化导致 Ca^{2+} 内流,神经元细胞内钙超载;代谢性谷氨酸受体(mGluR)则通过第二信使系统如 PI、DAG、cAM 等改变,引起细胞内 Ca^{2+} 释放与钙超载,造成神经损害。

三、临床表现

外伤性脑水肿是颅脑外伤后常见的继发性病理过程,往往会引起或加剧颅内压增高,其临床表现往往与原发伤所致的症状重叠,并使其加重。

局限性脑水肿多发生在局部脑挫裂伤伤灶或脑瘤等占位病变及血管病的周围。较轻微的脑水肿,一般不致增加脑损害症状;较重的脑水肿,可以使原有症状恶化。常见症状为癫痫与瘫痪症状加重,或因水肿范围扩大,波及语言运动中枢引起运动性失语。脑损伤后,如症状逐渐恶化,应多考虑脑水肿所致。如症状急剧恶化,应考虑继发颅内血肿。脑水肿可使原有症状加重,经治疗数天后,脑水肿消退,症状又逐渐减轻。

弥漫性脑水肿,可因局限性脑水肿未能控制,继续扩展为全脑性,或一开始即为弥漫性脑水肿,如弥漫性轴索损伤,主要表现为以下两点。

(一)颅内压增高症状

脑水肿使脑体积增大,增加颅内容物的总体积,引起颅内压增高或加剧颅内压增高症状。表现为头痛、呕吐加重,躁动不安,嗜睡甚至昏迷。眼底检查有视神经盘水肿。早期出现生命体征变化,脉搏与呼吸减慢,血压升高,如脑水肿与颅内压升高继续恶化则会导致脑疝发生。

(二)其他症状

脑水肿影响到额叶、颞叶、丘脑前部,可以引起精神障碍,严重者神志不清、昏迷;累及下丘脑,可引起相应的下丘脑损害症状;累及顶叶,引起肢体运动、感觉障碍等。

四、辅助检查

（一）CT

CT 显示外伤性脑水肿均出现在血肿周围。开始表现为较薄的一层，以血肿近脑室侧较为明显，与血肿或挫伤的形状较一致，呈不规则形或者圆形。随后，近脑室侧的水肿加重明显，向脑室方向发展；近皮层处水肿加重不明显，沿皮层向两侧发展，逐渐形成三角形，顶点指向脑室，底边为水肿的皮层，类似圆锥形。近皮层处的水肿比近脑室处轻，如血肿或挫伤不在皮层表面，皮层可无水肿。脑水肿高峰过后，水肿面积逐渐减少，近皮层的水肿吸收得较近脑室侧的快，但仍保持三角形的特点。

（二）MRI

脑水肿时细胞内和/或细胞外水分增加，致使脑组织纵向弛豫和横向弛豫时间均不同程度延长。所以 T_2WI 呈高信号，T_1WI 呈低信号，以前者表现更加明显，如有出血则可随时间推移而表现出不同的混杂信号。

五、诊断与鉴别诊断

脑水肿的诊断可以从几方面得到提示。

（一）临床表现与发病过程

脑水肿多是继发于原发疾病，如在短时间内，临床症状显著加重，应考虑存在局限性脑水肿，如果患者迅速出现严重的颅内压增高症状、昏迷，多为广泛性或全脑水肿。应用脱水治疗，如出现利尿效果，且病情亦随之改善，也表明存在脑水肿。

颅脑损伤时，分析临床表现特点有助于诊断脑挫裂伤、脑水肿与颅内血肿，脑挫裂伤、脑水肿患者，伤后病情发展与加重的过程，多是渐进性的，脉搏多数偏快、血压稍高或有波动。而颅内血肿，在伤后多有中间清醒期或好转期，然后意识障碍又急剧加重。生命体征在脑受压时表现为两慢一高，即呼吸慢、脉搏慢、血压高。

（二）CT 或 MRI 检查

同辅助检查。

（三）颅内压监护

颅内压监护可以显示和记录颅内压的动态变化，如颅内压升高，从颅内压曲线结合临床过程分析，可以提示脑水肿的病情进展。

六、治疗

脑水肿治疗主要是病因治疗，可通过外科手术切除颅内病灶、减压术及各种分流术解除病因。药物治疗包括脱水剂和激素等，随着脑水肿研究机制的深入，也出现了一些新的治疗方式，但有待进一步临床验证。

（一）手术治疗

1.解除病因

解除病因包括清除脑挫裂伤和坏死脑组织，清除颅内血肿，摘除凹陷性骨折片等。病因去除有利于脑水肿消退。

2.去骨瓣减压

对于颅脑外伤引起的广泛性脑水肿,去骨瓣减压是有效治疗方式之一。

3.脑脊液引流

根据 Starling 假设,利用水肿区脑组织压力高于相对正常脑组织压力,使水肿液向压力低的区域移动最后流入脑室,可减轻脑水肿。行脑室持续引流,不仅可以引流脑室的脑脊液,而且有消除水肿作用。对间质性脑水肿和严重脑外伤患者有一定效果。但同时需要注意,脑水肿患者脑室小,不易穿刺置管,故临床治疗中此法应慎用。

(二)非手术治疗

1.保持水、电解质平衡

液体摄入过多,特别是体内渗透压较低,如低钠血症时,会导致体液过多积聚于组织间隙加重水肿。入水量应稍少于失水量,一般控制在 1 500～2 000 mL/d,使脑组织保持轻度脱水状态。补液以糖为主,根据尿钠高低补盐。尿钠低于 20 mmol/24 h,提示机体已处于钠负平衡,可适量补盐。

2.脱水剂的应用

目前常用的脱水剂有以下 4 种。

(1)呋塞米:属非渗透性利尿剂,借细胞膜离子传递作用于肾脏,也能抑制脉络丛分泌脑脊液。常用剂量为 10～20 mg/6～12 h。呋塞米脱水效果一般,易于反弹,由于大量水分和电解质排出,应注意水电解质平衡。

(2)20%甘露醇:应用最普遍,属于大分子高渗溶液,不能透过正常的血-脑屏障,在机体内不被破坏,随尿排出时借渗透压作用而产生利尿作用。但甘露醇只有在血-脑屏障正常时起作用,对血-脑屏障受破坏的脑水肿区不起作用,甚至甘露醇分子可经开放的血-脑屏障聚集于脑组织细胞外液,形成局部高渗环境,加重脑水肿。脑组织对持续高渗透压可产生适应性,长期应用甘露醇脱水效果变差。甘露醇使用剂量每千克体重 1～3 g,每 4～6 小时快速滴注 1 次,根据病情和颅内压监测调整。该药对肾功能有轻度损害,肾功能不全和休克患者慎用。

(3)血浆白蛋白:高渗透胶体溶剂,其降压效果差,可协同甘露醇作用。

(4)高渗盐水:以 7.5%NaCl 溶液为代表,其应用理论依据为在大多数非中枢部位,内皮细胞的平均连接距离为 65A,在这种连接状态下,蛋白质不能通过,而钠则可以通过。但在脑组织内,内皮细胞连接距离为 7A,所有递质包括钠均不能通过。在脑组织内,决定水交换的因素是晶体压而不是胶体压。大量研究表明高渗盐水通过其渗透性作用,调节血流动力学、血管活性、神经递质及免疫特性等方式,有效提高氧分压、增加脑血流量、降低脑血管阻力使颅内压降低,其推荐用量为 4～6 mL/kg 体重。但是,在临床抢救工作中,绝对不能单纯依靠高渗液体。必须明确,高渗 NaCl 溶液的少量应用,只是抢救工作的一个补充,而不能代替任何一个已被实验证明是有效的复苏技术。

3.糖皮质激素

主要起保护细胞膜,稳定细胞膜钙离子通道,促使钙离子外流,对抗自由基,改善脑细胞代谢功能,减少毛细血管通透性,促使血-脑屏障正常化,从而加速脑水肿消除。有研究结果显示,脑外伤后使用激素不能降低脑水肿的发病率和死亡率,糖皮质激素对细胞性水肿疗效不肯定,需谨慎使用。

常用的糖皮质激素为地塞米松,每天分数次投药,起始用 10 mg,然后用 4 mg,每天 4 次。

如在 48 小时内起效,则应维持此剂量至神经系统症状缓解后再减量。激素治疗最常见并发症是消化道出血,同时用酸抑制剂并尽量缩短激素用药时间可降低并发症发生率。

4.钙通道阻滞剂

目前不少人认为钙通道阻滞剂是治疗外伤性脑水肿的有效药物,钙通道阻滞剂尼莫地平等可以阻止钙离子通过血-脑屏障进入细胞内,有效防治细胞毒性和血管源性脑水肿。其他钙离子阻断剂,如 N-甲基-D-天冬氨酸受体拮抗剂如苄哌酚醇等也可以减轻脑损伤后脑水肿,对神经细胞有保护作用。

5.高压氧治疗

高压氧能够增强有氧代谢,降低血浆内皮素水平,减少氧自由基的产生,抑制脂质过氧化反应,减轻脑水肿;高压氧还可增强吞噬细胞吞噬和消化坏死组织细胞的能力,加速病灶清除和血肿吸收;加速组织修复,促进胶原纤维产生,加速侧支循环形成,可减少脑损伤的后遗症,降低致死率。

6.亚低温治疗

亚低温(32~35 ℃)能够显著减轻颅脑外伤后脑水肿的发生,其作用机制可能与降低氧耗量,减少脑组织乳酸堆积,维护血-脑屏障,抑制乙酰胆碱、儿茶酚胺,以及兴奋性氨基酸等内源性毒性物质对脑细胞的损害,抑制神经元凋亡,减少钙离子内流,阻断钙对神经元的毒性作用,减少脑细胞结构蛋白破坏,促进脑细胞结构和功能恢复,减轻弥漫性轴索损伤等因素有关。

7.自由基清除剂

治疗外伤性脑水肿的许多药物如甘露醇、巴比妥盐、维生素 C、维生素 E、氯丙嗪、辅酶 Q10 等均有清除自由基的作用。大剂量维生素 C 治疗创伤性脑水肿的作用明显,优于常规剂量维生素 C。外源性超氧化物歧化酶(SOD)可清除脑内氧自由基,而对继发性脑水肿有防治作用,但因其半衰期较短,难以通过血-脑屏障,其效果并不理想。有研究报道,用脂质体包埋的 SOD 静脉注射 10 000 U/mL,可使脑内 SOD 水平增加并持续 2 小时以上,且其增加的程度与脑损伤后脑水肿改善程度一致。

8.巴比妥类

近年来发现巴比妥类药物有减轻脑水肿和脑保护作用,其作用机制是能降低脑代谢率,使脑血管收缩,脑血容量减少并能增加血管阻力,使脑血流转向缺血区。此外,还具有清除自由基和抗氧化作用;在脑供氧障碍时可稳定细胞膜,干扰脂肪酸释放,减少缺血时脑细胞内钙含量,减少神经介质释放等。常用的巴比妥类药物有巴比妥钠、硫苯妥钠、戊巴比妥。巴比妥类药最好能在颅内压监测、心脏和血压监护及血药浓度监测下使用,其血药浓度的安全值为 20~40 mg/L,如超过此值时应停药。本疗法常与人工冬眠、类固醇、脱水剂合用。

随着现代医学科学技术的不断发展,相信在不久的将来,人类必将研究出疗效更确切的药物和更完善的治疗方法,从而大大提高外伤性脑水肿的治愈率,有效降低其致死和致残率。

(饶 江)

第四章

颅 脑 肿 瘤

第一节 颅内脂肪瘤

原发于颅内的脂肪瘤(intracranial lipomas,ICLs)是中枢神经系统较为少见的良性肿瘤,由脂肪组织发生,随着神经影像学的发展,对本病的报道日渐增多。

一、概述

颅内脂肪瘤在临床上发病率较低,Kazner 等在 3 200 例颅内肿瘤患者中通过 CT 检查发现了 11 例颅内脂肪瘤,约占 0.34%。颅内脂肪瘤可发生于各年龄组,无性别差异。可发生于颅内任何部位,但多见于中线周围,以胼胝体区多见。Maiuri 回顾了文献中的全年龄组 203 例,发现最常见的位置是胼胝体的体部,占 64%;位于四叠体池和环池的占 13%;位于漏斗及视交叉区的占 13%;位于桥小脑角的占 6%;位于侧裂的占 3%。颅内脂肪瘤常合并有其他中枢神经系统畸形,如胼胝体发育不全、透明隔缺如、脊柱裂、脑膨出、脑膜脑膨出、小脑蚓部发育不全、脑皮质发育不良等。

颅内原发的脂肪瘤,其发生机制仍存在着争议,有多种理论:①胚胎间质细胞的移位。②软脑膜脂肪细胞过度增生。③软脑膜上结缔组织的脂肪瘤化生。④增生的神经胶质细胞的脂肪变性。⑤神经管闭合时,隶属于中胚层的脂肪细胞被卷入其中。⑥胚胎形成过程中,原始脑膜的残留和异常分化,神经嵴向间质衍化的结果。多数学者倾向于认同最后一种理论,认为颅内脂肪瘤为一种先天性畸形,而非真正的肿瘤。Truwit 提出,起源于神经嵴的原始脑膜间充质组织在胚胎发育过程中常常被程序化地溶解和吸收,由此产生蛛网膜下腔;胼胝体的生长、发育是从其嘴部向压部开始的,如果其背侧的原始脑膜不被溶解吸收,而是分化成脂肪组织,阻碍了蛛网膜下腔的发生,也导致了相邻的胼胝体的严重发育不良,形成较大的脂肪瘤;在胚胎发育后期,胼胝体前部已大部分发育,如果与背侧胼胝体沟相邻的原始脑膜溶解、吸收和分化成蛛网膜下控发生障碍,形成较小的脂肪瘤,位于胼胝体体部背侧,呈狭带状或呈 C 形绕在胼胝体压部;处于胚胎发育较晚阶段,脂肪瘤常伴有胼胝体发育不良或轻微畸形,从而在组织发生学上肯定了颅内脂肪瘤是原始脑膜间充质异常分化形成。

二、病理学

大体标本:脂肪瘤大小不一,可小如豆粒或大如香蕉。形状有卵圆形、细线状或柱状。瘤体呈金黄或黄白色,外面可有纤维结缔组织囊包绕,质地较韧,囊壁及周围脑组织可有不规则钙化。

镜下检查:肿瘤是由细纤维分隔的成熟脂肪细胞组成,周围由薄层纤维囊包裹,细胞核位于周边,有时可见齿状胞核,细胞间质为结缔组织,其内还可含有部分神经组织和血管结构,没有上皮样结构。

三、临床表现

半数以上的颅内脂肪瘤无明显症状,少数颅内脂肪瘤可在相应部位的头皮下有脂肪堆积。肿瘤多为检查时偶然发现,部分患者虽有症状,但无明显特异性。癫痫是颅内脂肪瘤最常见的症状,尤其是胼胝体脂肪瘤的患者癫痫发生率可达60%以上,绝大部分始于15岁以前,几乎均是局限性发作,有的发作频繁,药物难以控制。癫痫发生的原因可能是由于瘤体周围脑组织发生胶质变性对脑组织的刺激,也有可能与胼胝体联合纤维被阻断有关。除癫痫外,还可伴有智力低下、精神障碍、行为异常、性格改变、痴呆及记忆力减退等,有的儿童出现生长迟滞。其他部位的脂肪瘤多表现为该部位的一般占位性病变的症状和体征,如靠近脑室周围的脂肪瘤可引起梗阻性脑积水症状,桥小脑角区脂肪瘤可引起面、听神经及后组颅神经受累、脑干受压的表现。

四、影像学

颅内脂肪瘤的CT和MRI扫描表现较有特征性,具有重要的诊断价值。典型的颅内脂肪瘤在CT上表现为中线附近、均一的脂肪样低密度影,边界清楚,其CT值为$-100\sim-50$ Hu,增强后病灶不强化,亦无明显占位效应和周围脑组织水肿,常可伴有线状或点状钙化。由于颅骨在脑实质内产生伪影,时常影响肿瘤的检出,特别是位于脑干及其周围池内较小脂肪瘤的检出有较大困难。

MRI表现上,病变主要分布于中线及其附近部位,并常伴有胼胝体发育不良等先天性畸形。不同部位其形态表现多样。病灶边缘清晰,无占位效应和瘤周水肿带,可显示棘状突起或锯齿样改变,沿脑沟、脑池生长,这是颅内脂肪瘤的特征性表现。脂肪瘤具有短的T_1弛豫值和长的T_2弛豫值,增强后无强化。在STIR序列中脂肪瘤中的脂肪完全被抑制,呈低信号,该序列为脂肪成分的定性提供了准确可靠的诊断手段。

五、诊断及鉴别诊断

多数脂肪瘤无症状,常为偶然发现。因其影像学特点较典型,诊断并不困难,但需与畸胎瘤、皮样囊肿、表皮样囊肿及蛛网膜囊肿相鉴别。脂肪瘤因不含有脱屑的上皮组织及其他的组织成分,故在CT和MRI上表现为均质性,而畸胎瘤和皮样囊肿因有多种组织成分共存,影像学上很少表现为均质性。此外,皮样囊肿及表皮样囊肿病灶虽然在CT上呈低密度,但CT值高于脂肪瘤组织。病变好发部位不同:畸胎瘤和皮样囊肿多位于第三脑室后方。表皮样囊肿常见于桥小脑角区、鞍区、第四脑室等部位,多沿脑池延伸生长。蛛网膜囊肿好发于侧裂、枕大池等部位。

六、治疗

目前,对于颅内脂肪瘤是否需要手术治疗仍然存在着争议,多数学者不主张直接手术切除肿瘤,理由:①脂肪瘤与毗邻神经组织粘连紧密,且常包裹周围脑神经和血管,手术难以全切除病灶,勉强全切除常造成严重的神经功能损害。②肿瘤为良性,且生长缓慢,很少引起致命性的颅内压增高。③肿瘤所表现出的症状、体征并不完全是由脂肪瘤本身引起,可能为伴发的其他先天性畸形所致(额骨缺损,胼胝体发育不良等),手术切除后并不能明显改善症状和体征。

因此,对于无临床症状的患者,应密切随访,不需立即手术治疗。对于引起明显邻近结构受压表现的,如阻塞室间孔引起脑积水、桥小脑角区肿瘤引起神经损害表现或出现癫痫症状、经药物治疗无法控制的患者,可考虑行手术切除。而对于伴有脑积水的可行分流术以缓解症状。

手术应以减轻病灶对邻近结构的压迫为主要目的,强调显微操作,不必强求全切除,因其为良性病变,生长缓慢,即使部分切除也可获得较长时期的症状缓解。Kiymaz认为位于重要功能区或者与周围重要血管、神经关系密切(如胼胝体、鞍区、桥小脑角、脑干背侧等处)的脂肪瘤,手术很难达到全切除,如果为了达到全切除目的,可能会过度牵拉或损伤重要的血管及神经,以致遗留严重的并发症。对于切除后仍有癫痫的患者,需要继续服抗癫痫药物治疗。

七、预后

本病属良性病变,预后良好。Baeesa和Jallo认为由于脂肪瘤属于良性肿瘤,生长缓慢,部分或大部切除后常能获得长时间的缓解。过去因手术例数少,效果不一,近年来手术效果较前有较明显的改善,Baeesa报道了2例儿童脑干背部脂肪瘤(1例位于四叠体,1例位于延髓背侧),均采用显微外科手术进行减压治疗;手术以后,术前症状均消失,其中1例脑积水症状也得到了缓解。有学者报道的手术切除胼胝体脂肪瘤7例,其中对2例有顽固性癫痫发作的患者采取了胼胝体切开,肿瘤全切3例(42.9%),术后除了3例短期有轻度并发症(缄默、轻瘫)外,其余4例恢复良好,6例随访1~3年,术前癫痫、头痛、幻听、精神呆滞等症状完全消除。

(陈怀宾)

第二节 垂体腺瘤

一、概述

垂体腺瘤是发生于腺垂体的良性肿瘤,也是颅内最常见的肿瘤之一。根据肿瘤细胞的分泌功能,垂体腺瘤可分为分泌性(功能性)腺瘤和无分泌性(无功能性)腺瘤两大类。分泌性腺瘤占垂体腺瘤的65%~80%,根据肿瘤细胞产生激素的不同又分为营养性激素腺瘤和促激素性激素腺瘤两类。营养性激素腺瘤肿瘤细胞分泌无周围靶腺的垂体激素,包括泌乳素(PRL)腺瘤和生长激素(GH)腺瘤两种;促激素性激素腺瘤肿瘤细胞分泌有周围靶腺的垂体促激素类激素,包括促肾上腺皮质激素(ACTH)腺瘤、促甲状腺激素(TSH)腺瘤和促性腺激素(GnH)腺瘤。无分泌性腺瘤占垂体腺瘤的20%~30%,肿瘤细胞无分泌激素功能或虽有分泌功能但目前技术尚不能检测。

近半个世纪特别是近二十年来随着垂体激素放射免疫检测、CT和MR的临床应用,特别是对垂体微腺瘤认识的深入,垂体腺瘤特别是泌乳素腺瘤的发病率逐年增加。一份流行病学调查表明泌乳素腺瘤的发病率在女性竟高达1∶1 050,在男性也高达1∶2 800;而尸体解剖研究发现泌乳素腺瘤的检出率为7%~21%。这些数据看起来有些危言耸听,但也确实从一个方面反映了垂体腺瘤发病率之高。

二、病理

(一)垂体腺瘤的病理分类

Schoneman根据HE染色将垂体腺瘤分为嫌色性、嗜酸性、嗜碱性及混合性腺瘤,这种方法一直沿用至今。Trovillas将垂体腺瘤分为有分泌活性和无分泌活性腺瘤两类;Sager又将垂体腺瘤分为嗜酸性、黏液性、嫌色性及瘤细胞瘤四类。根据免疫组化技术,垂体腺瘤分为泌乳素细胞腺瘤、生长激素细胞腺瘤、促肾上腺皮质激素细胞腺瘤、促甲状腺激素细胞腺瘤、促卵泡激素、黄体生成素细胞腺瘤、多功能细胞腺瘤和无功能细胞腺瘤,这是最常用的分类方法。

根据超微结构特点,垂体腺瘤可以分为以下几种。

1.生长激素细胞和泌乳素细胞腺瘤

分为颗粒密集型生长激素细胞腺瘤、颗粒稀疏型生长激素细胞腺瘤、颗粒密集型泌乳素细胞腺瘤、颗粒稀疏型泌乳素细胞腺瘤、混合性生长激素和泌乳素细胞腺瘤等。

2.促肾上腺皮质激素细胞腺瘤

可分为伴有Cushing综合征的促肾上腺皮质激素细胞腺瘤、伴有Nelson综合征的促肾上腺皮质激素细胞腺瘤、静止的促肾上腺皮质激素细胞腺瘤等。

3.促性腺激素细胞腺瘤

可同时产生促卵泡激素和黄体生成素,但不一定相等。

4.促甲状腺激素细胞腺瘤

免疫组化促甲状腺激素不一定阳性,原因不明,分泌颗粒电子致密核心与界膜之间有明显电子透亮空晕是其特征。

5.其他

包括无特征性细胞腺瘤、嗜酸性粒细胞瘤、未分化腺瘤等。

(二)垂体腺瘤的组织发生

目前认为垂体腺瘤来源于腺垂体细胞,在同一种细胞内具有能与生长激素和泌乳素两种激素抗体结合的颗粒,说明两种激素可以同时在同一垂体细胞内产生。促卵泡激素和黄体生成素可由同一种细胞分泌。垂体内一种细胞不是只能分泌一种相应的激素。这类多激素细胞腺瘤,称之为"异源性垂体腺瘤"。其发生机制一般认为与瘤细胞的基因表达有关。

(三)垂体增生

垂体增生是垂体病理中最有争议的问题,其是否能单独存在目前还不能肯定。垂体增生是非肿瘤细胞数量的增加,分弥散性增生和结节性增生,前者应与正常垂体区别,后者应与腺瘤区别。一般来说,垂体腺瘤与周围非肿瘤性腺垂体有明显分界,非肿瘤性腺垂体在腺瘤附近受挤压,网状纤维缺乏、不规则和退化。腺瘤除多激素来源的混合性腺瘤外,主要由一种细胞组成。在腺瘤的附近还可见到一些非肿瘤性细胞,而这些现象在垂体增生是不多见的。

(四)恶性垂体腺瘤(垂体腺癌)

关于恶性垂体腺瘤尚无一致的看法。一般认为,凡肿瘤细胞有明显异型性,易见到核分裂,特别是侵及邻近脑组织和颅内转移者,应视为恶性垂体腺瘤。

三、临床表现

垂体腺瘤主要表现为内分泌功能障碍和局部压迫两组症状。

(一)内分泌功能障碍

垂体腺瘤的内分泌功能障碍包括分泌性垂体腺瘤相应激素分泌过多引起的内分泌亢进症状和无分泌性垂体腺瘤及分泌性垂体腺瘤压迫、破坏垂体造成的正常垂体激素分泌不足所致的相应靶腺功能减退两组症状。

1.垂体肿瘤激素分泌过多产生的内分泌症状

见于分泌性垂体腺瘤,且随肿瘤分泌激素种类的不同而表现为相应症状。

(1)泌乳素腺瘤:泌乳素腺瘤引起的高泌乳素血症的临床表现因性别、年龄及肿瘤大小的差异而有所不同,多见于女性。

女性泌乳素腺瘤:多见于20~30岁,典型临床表现为闭经、泌乳、不育三联症。①闭经,闭经或月经稀少几乎见于所有病例,这主要是由高泌乳素血症所致。青春期前发生泌乳素腺瘤可引起发育延迟和月经初潮延迟,随后月经稀少最终闭经;青春期后发生泌乳素腺瘤表现为继发性闭经,即早期为正常排卵性月经,随后发展为虽有排卵而黄体期缩短,进而出现无排卵月经,最后月经稀发、闭经。②泌乳,多数患者表现为自发性泌乳,部分患者则需挤压乳头后才出现少量乳汁;多数表现为双侧泌乳,少数患者并未自己觉察而在检查时发现。闭经伴泌乳素水平增高不一定有泌乳,有乳溢者也可无闭经。③不孕,泌乳素腺瘤目前已成为不孕症的最常见原因之一。④更年期症状,部分患者可因雌激素水平低落,出现面部阵发性潮红,性情急躁,性欲减退,阴道干燥,性感丧失,性交困难等。⑤其他症状,泌乳素腺瘤特别是病程较长的泌乳素腺瘤患者常常表现为肥胖和高血压,目前还不清楚是与泌乳素本身有关,还是其他因素所致。

男性泌乳素腺瘤:男性泌乳素腺瘤并不少见,由于临床症状较为隐袭,内分泌症状易于忽视,早期诊断较为困难,往往发展至大腺瘤时才做出诊断。早期主要症状为性功能减退,表现为性欲减退或缺失、勃起功能障碍、精子减少。可能与促性腺激素分泌不足或泌乳素影响雄性激素的生成和代谢以及对精子生成的直接干扰有关。部分患者表现为男性乳房发育、泌乳、不育、睾丸萎缩等表现。

(2)生长激素腺瘤:生长激素腺瘤在青春期以前发生表现为巨人症和肢端肥大症,在青春期以后发生则只表现为肢端肥大症。

肢端肥大症:女性略多于男性,常于30~50岁起病,病程一般较为缓慢,早期诊断较为困难。①肢端肥大,常常是患者最早出现的临床表现,由于肿瘤长期大量分泌生长激素,全身骨和结缔组织过度增生、组织间液增加,造成特征性的容貌改变和全身组织器官肥大。②内分泌代谢紊乱,肢端肥大症患者甲状腺常常肿大,但功能多为正常。基础代谢率往往增高,可能与生长激素的代谢促进作用有关。至疾病后期,伴发垂体功能减退时,基础代谢率降低。绝大多数女性患者表现有月经失调甚至闭经。患者一般无排卵功能,不能生育。男性患者在疾病早期可呈性欲亢进,生殖器增大,随着病程的进展,性欲逐渐减退以至完全消失,并逐渐出现生殖器萎缩。性腺功能减退及腺体萎缩的原因,可能与继发性垂体功能低下有关。80%患者胰岛素耐受性增加,

30%～60%患者糖耐量异常,30%患者有糖尿病。少数患者血糖浓度可显著增高,但患者临床耐受性较好。糖尿病的发生主要与肿瘤细胞长期大量分泌的生长激素有关,多数随生长激素水平的控制而逐渐好转。

心血管系统表现:肢端肥大症患者全身脏器增生肥大,但心脏肥大的程度往往比其他脏器更为明显,心脏重量常在500 g以上。患者常有动脉硬化,尤其是冠状动脉粥样硬化。1/3患者存在肥大性心脏病,主要表现为左心室肥厚、充血性心力衰竭、心律失常甚至心肌梗死。其发生的机制与合并糖尿病和异常高浓度生长激素直接作用于心脏有关。18%～48%的患者常伴高血压。

垂体性巨人症:生长激素腺瘤在儿童期起病表现为巨人症,在少年期起病者表现为肢端肥大性巨人症,即身体既高大,又有肢端肥大症的表现。

生长过度:在儿童期或少年期起病后,生长异常迅速,可持续到青春期以后,患者身高可达2 m左右。由于生长主要从长骨的骨骺开始,所以大多数患者肢体特别长,下部量较上部量为大。也可出现内脏增大及软组织增厚。至成年期骨骺闭合后,则出现肢端肥大症的表现。生长激素分泌过度和性激素分泌不足是造成肢体过度发育的原因。

(3)促肾上腺皮质激素腺瘤:库欣综合征又称皮质醇增多症,是由于肾上腺皮质激素分泌过多所产生的一组临床症状群,它可以由垂体促肾上腺皮质激素分泌增多、肾上腺皮质肿瘤、肾上腺皮质结节性增生、异位促肾上腺皮质激素或促肾上腺皮质激素释放因子(CRF)分泌性肿瘤等多种原因引起。其中因垂体促肾上腺皮质激素分泌增多导致双侧肾上腺皮质增生所引起的库欣综合征,称为库欣病(Cushing病)。本病多见于女性,男女之比为1：(3.5～8)。任何年龄均可发病,以20～40岁居多,约占2/3。起病大多缓慢,从起病到明确诊断一般2～5年。①一般表现:肥胖是最常见的临床表现(85%～96%),典型患者表现为以躯干为主的向心性肥胖,面部、颈部、躯干和腹部的皮下脂肪积聚导致满月脸、水牛背、锁骨上窝脂肪垫增厚和腹壁脂肪肥厚。重度肥胖比较少见。某些患者也可表现为全身性肥胖,儿童患者常表现为全身性肥胖和线性增长停滞。多数患者体重增加,某些患者虽然体重并不增加,但总是有向心性肥胖和特征性的脸部征象。75%～85%的患者有高血压,50%以上的患者舒张压>13.3 kPa(100 mmHg),高血压可以发生冠心病、脑卒中等并发症,是本病患者的主要死亡原因之一。水肿的发生率较低,约在20%以下。②皮肤改变:表皮及皮下结缔组织萎缩导致面部潮红,皮肤菲薄透亮,皮下血管清晰可见。血管脆性增加使皮肤稍受外力即可出现瘀斑,静脉穿刺处有时也可出现广泛的皮下出血。紫纹的发生率约为50%,最常见于下腹部,也可发生于大腿部、乳房、臀部、髋部和腋窝等处,表现为中间宽、两端细、表皮菲薄的紫色裂纹。然而这种紫纹也可见于短期内明显肥胖的年轻人。一般紫纹越宽、颜色越深,诊断意义越大。紫纹多见于年轻患者,老年患者相对少见。轻微的外伤及手术刀口愈合甚慢。50%的患者有表浅真菌感染。一般的细菌感染也不易局限,往往趋慢性经过或向周围扩散。由于高浓度的氢化可的松的作用,感染的症状和发热反应等常比同等感染程度的一般人为轻,应引起重视。多毛见于65%～70%的女性患者,但程度一般不重,表现为眉毛浓黑、阴毛增多、呈男性分布,面颊和两肩毳毛增多,在须眉区或胸腹部也可出现粗毛。35%的患者有痤疮。但男性化少见,明显的男性化更常见于肾上腺肿瘤。皮肤色素沉着较少见,常在膝、肘及指间关节的伸侧面比较显著。明显的色素沉着常见于异位促肾上腺皮质激素分泌性肿瘤。③精神症状:85%的患者出现精神症状,可表现为情感障碍(抑郁症、欣快)、认知障碍(注意力和记忆力减退)和自主神经功能障碍(失眠、性欲减退)等。④性腺功能障碍:性腺功能减低是比较常见的症状,在病程较长的患者中尤为明显。75%的绝经期前患者有月经稀少或闭经,常骨伴有不育。男性患者表现为性欲低下和勃起功能障碍,精子生成减少,但女性化极为少见。⑤肌肉骨骼症状:40%的患者有腰背疼痛,肌肉无力也比较常见。X线检查,50%的患者可见骨质疏松,如果定量测量骨密度则高达80%~90%。16%~22%有脊柱压缩性骨折。⑥代谢障碍:75%~90%的患者糖耐量降低,其中多数只表现为服用葡萄糖后3小时血糖水平不能恢复正常;20%有显性糖尿病,糖尿病性微血管病变和酮症较少见;10%的患者有肾结石,可能与氢化可的松诱导的高钙血症有关。10%的患者有多饮多尿,可能与高钙血症及糖尿病有关。

(4)促甲状腺激素腺瘤:真性促甲状腺激素腺瘤极为少见,临床表现为垂体性甲状腺功能亢进症,学者在九百余例垂体手术中仅见一例。多数为假性促甲状腺激素腺瘤,是由于原发性甲状腺功能减退,甲状腺激素对下丘脑的反馈性抑制减弱导致的垂体促甲状腺激素细胞的反应性增生。由于下丘脑分泌的促甲状腺激素释放激素(TRH)对泌乳素的分泌有很强的激动作用,临床除表现为甲状腺功能低下症状外,还有高泌乳素血症的典型表现,可误诊为泌乳素瘤。

2.腺垂体功能减退症状

分泌性垂体腺瘤和无分泌性垂体腺瘤均可产生腺垂体功能减退症状,这是由于肿瘤对正常垂体的压迫、破坏所造成的。研究表明,腺垂体破坏50%一般情况下不产生明显垂体功能低下症状,破坏60%产生轻微症状,破坏75%产生中度症状,破坏95%产生严重功能低下症状。因此垂体腺瘤必须达到一定体积,才能影响垂体功能出现垂体功能低下症状,所以明显的垂体功能低下多见于垂体大腺瘤特别是巨大腺瘤。

根据对正常人体生理功能影响的不同,腺垂体功能分为主要功能和次要功能。主要功能包括对肾上腺和甲状腺的调控,而次要功能则包括对性腺和生长等功能的调控。促性腺激素分泌不足,在男性表现为性欲减退、勃起功能障碍、外生殖器萎缩、睾丸和前列腺萎缩、精子量减少、第二性征不明显、皮肤细腻、体毛黄软稀少和阴毛女性分布;在女性则主要表现为月经稀少或闭经、不孕、子宫和附件萎缩、性欲减退、阴毛和体毛稀少。促甲状腺激素分泌不足主要表现为畏寒、疲劳乏力、精神不振、食欲减退、嗜睡。促肾上腺皮质激素分泌不足主要表现为虚弱无力、厌食、恶心、抵抗力差、血压偏低、低血糖;在急性严重肾上腺功能不足时表现为极度淡漠、无力、甚至急性腹泻水样便。生长激素分泌不足在儿童可影响生长发育。神经垂体激素分泌不足极为少见,垂体腺瘤术前出现尿崩极为罕见。

(二)局部压迫症状

1.头痛

头痛常位于双颞、前额或眼球后,呈间歇性发作或持续性隐痛。头痛与肿瘤大小有关,垂体微腺瘤头痛常常较为显著,可能是肿瘤刺激局部鞍膈和硬膜所致,一旦肿瘤明显鞍上发展,头痛也随之减轻;头痛也与肿瘤的分泌类型有关,生长激素腺瘤头痛常常较为显著,可能与生长激素异常大量分泌造成骨及软组织增生有关。

2.视力损害

由于鞍膈与视神经之间一般有2~10 mm的间距,因而垂体腺瘤需要达到一定体积、向鞍上发展到一定程度才能接触视神经,再继续发展一定程度才能因为直接压迫视神经、视交叉和视束的视觉传导纤维或影响视觉传导纤维的血液供应而造成视力障碍,因而视力损害主要见于垂体大腺瘤。初期主要表现为视野障碍,随后再出现视力受损。视野障碍的类型与肿瘤向鞍上生长的方式及视交叉的位置有关,当肿瘤在视交叉前下方向上压迫视交叉,则视野以颞上象限→颞下象限→鼻下象限→鼻上象限的顺序发展,双颞侧偏盲为最常见的视野障碍,两侧视野改变的程度可以并不相同,当肿瘤偏侧向鞍上发展时可表现为单侧视野障碍。尽管多数肿瘤向鞍上生长的形态较为规则,然而视力减退几乎总是从一侧开始。视力减退可以是渐进性的,也可以是迅速发展的,经眼科治疗可以有一过性好转。垂体腺瘤的眼底改变表现为视神经萎缩。视神经萎缩的程度一般与视力损害的程度成比例。

3.邻近其他结构受压表现

肿瘤显著向海绵窦内发展,可以影响展神经或动眼神经出现患侧眼球内斜或患侧上睑下垂、瞳孔散大、眼球内斜。肿瘤显著向鞍上发展,可以影响下丘脑出现嗜睡、多食、肥胖、行为异常等症状。肿瘤向蝶窦和鼻腔发展,可出现鼻出血、脑脊液漏。但即使肿瘤体积巨大也极少引起颅内压增高和梗阻性脑积水。

四、诊断

(一)临床表现

垂体腺瘤的临床症状包括垂体功能障碍和垂体邻近结构受压两组症状。临床上对闭经、泌乳、不孕、勃起功能障碍、性功能障碍,身体过度发育、肢端肥大,氢化可的松增多表现,视力视野障碍、眼底萎缩,以及头痛等症状的患者,应该考虑有垂体腺瘤的可能,需要进行进一步的内分泌检查和神经影像学检查。

(二)内分泌学检查

内分泌学检查是诊断垂体腺瘤的重要依据。详细的内分泌学检查不仅可以检测异常增高的肿瘤激素,为定性诊断和判断病情提供依据;而且还可以了解正常垂体功能受肿瘤累及的程度,确定是否需要替代治疗。

1.分泌性垂体腺瘤的内分泌学检查

(1)泌乳素腺瘤:血清泌乳素水平检测是诊断垂体泌乳素瘤特别是泌乳素微腺瘤重要的内分泌学指标,也是判断疗效的可靠指标。明显升高(>200 ng/mL)的泌乳素水平可以肯定垂体泌乳素瘤的诊断。一般情况下血清泌乳素水平与肿瘤大小和内分泌症状之间有一定正相关关系,垂体微腺瘤患者血清泌乳素水平多为轻度升高,一般不超过100 ng/mL,明显升高提示肿瘤向海绵窦内侵袭生长。在肿瘤坏死、出血、囊变时血清泌乳素水平则相应减低。

除垂体泌乳素瘤外,某些生理因素、药物和病理过程均可影响泌乳素的分泌,造成不同程度的高泌乳素血症。妊娠、哺乳,服用精神药物(多巴胺拮抗剂)、雌激素制剂、利血平等,患有原发性甲状腺功能减退症、多囊卵巢综合征、空蝶鞍综合征等,均可导致高泌乳素血症。另外,泌乳素检测的实验室误差较大,对可疑患者应进行多次检测进行综合分析判断。

(2)生长激素腺瘤:基础生长激素水平是目前诊断垂体生长激素腺瘤和反映肿瘤活动程度的主要内分泌学指标。明显升高(>30 ng/mL)和显著降低(<2 ng/mL)的基础生长激素水平可以肯定或排除活动性肢端肥大症。正常人体在生理状态下生长激素也可呈阵发性大量分泌,所以轻度升高的生长激素水平也可见于正常人,特别是激烈运动、应激状态和睡眠时;另外,活动性生长激素腺瘤患者中20%生长激素浓度<10 ng/L、5%生长激素浓度<5 ng/L。一般情况下血清生长激素浓度与肿瘤大小和疾病活动程度之间呈一定正相关关系。

(3)促肾上腺皮质激素腺瘤:过去内分泌学检查对垂体促肾上腺皮质激素腺瘤的诊断和鉴别诊断处于重要地位,通过促肾上腺皮质激素和氢化可的松的测定结合各种抑制和刺激试验,一般均可明确诊断。现在由于高分辨 CT 和 MRI 已可显示小至 3～5 mm 的微腺瘤,影像学检查也成为诊断垂体促肾上腺皮质激素腺瘤的重要方法。①库欣综合征的筛选试验,氢化可的松是肾上腺皮质束状带分泌的主要糖皮质激素,占肾上腺各种皮质类固醇总量的 81%,在血浆中以结合和游离两种形式存在,即一种和皮质类固醇结合球蛋白及清蛋白结合,占 90%,无生物活性,不能通过肾小球,不随尿液排出;另一种以游离形式存在,有生物活性,可从肾脏滤过,当血中游离氢化可的松增加到超过肾脏重吸收的阈值时,尿中游离氢化可的松的排泄量也增加。受促肾上腺皮质激素分泌节律的影响,氢化可的松的分泌也有昼夜节律。白天工作夜间睡眠的正常人,血浆氢化可的松有明显的变化节律,午夜含量最低,清晨 4 时左右开始升高,6～8 时达到高峰,以后逐渐下降,晚上入睡后逐渐降至最低水平。隔夜地塞米松抑制试验:隔夜地塞米松抑制试验比血浆氢化可的松的测定更有诊断价值。午夜口服地塞米松 1 mg 能够抑制 90% 以上的正常人清晨促肾上腺皮质激素的分泌,从而降低血浆氢化可的松浓度 50% 以上。尽管少数正常人血浆氢化可的松的抑制达不到这一水平,但几乎所有的库欣综合征患者均不能抑制到这一水平。综合文献,隔夜地塞米松抑制试验对库欣病的敏感性为 92%,特异性为 100%,诊断准确性为 93%。隔夜地塞米松抑制试验不能抑制的患者高度提示为库欣综合征,应进一步行库欣综合征的确诊试验。②库欣综合征的确诊试验,对隔夜地塞米松抑制试验不能抑制,或尿游离氢化可的松或氢化可的松代谢产物升高的患者,应进一步行小剂量地塞米松抑制试验以肯定或排除库欣综合征。也有人认为尿游离氢化可的松增高即可肯定诊断而无须行此试验。方法是试验前 1～2 天收集 24 小时尿测定尿游离氢化可的松和/或 17-羟类固醇、17-酮类固醇,试验第一天上午 9 点开始口服地塞米松 0.5 mg,每 6 小时 1 次,共八次,同时收集 24 小时尿标本,正常情况下,服药第 24～48 小时的尿游离氢化可的松或氢化可的松代谢产物应抑制 50% 以上,如不能抑制,即可确诊为库欣综合征。

(4)促甲状腺激素腺瘤:详细的内分泌学检查是区别真性与假性促甲状腺激素腺瘤的重要步骤。真性和假性促甲状腺激素腺瘤患者血清促甲状腺激素均明显升高。然而,真性促甲状腺素腺瘤患者在血清促甲状腺激素显著增高的同时,血清甲状腺激素水平也明显升高;假性促甲状腺激素腺瘤患者虽然血清促甲状腺激素也显著升高,但血清甲状腺激素水平却显著降低。

2.垂体功能检测

正常垂体功能检测包括垂体激素检测和促激素类激素靶腺功能检测两方面内容。目的在于反映正常垂体及其靶腺受肿瘤激素及肿瘤本身的直接破坏所造成的功能障碍和程度,为垂体功能评估和替代治疗提供依据。检测包括促肾上腺皮质激素和肾上腺功能(肾上腺皮质激素)检测、促甲状腺激素和甲状腺功能(甲状腺激素)检测、促性腺激素(黄体生成素 LH 和促卵泡激素 FSH)水平检测、生长激素水平检测和泌乳素水平检测。

(三)垂体腺瘤的影像学表现

1.正常垂体的 CT 和 MRI 表现

熟悉正常垂体的影像学表现是诊断垂体微腺瘤等垂体微小病变的先决条件。垂体由腺垂体和神经垂体两部分组成。腺垂体又包括远侧部、结节部和中间部;神经垂体则包括漏斗部和神经部。远侧部又称垂体前叶,神经部称为垂体后叶,漏斗和结节部组成垂体柄。前叶约占垂体体积的 3/4,占据垂体窝的大部分,部分包绕中间叶和后叶。垂体的血液供应极为丰富,接受双侧垂体上动脉、垂体下动脉和下被囊动脉的供血。

(1)垂体高度:一般认为,正常垂体的高度男性≤5 mm,女性≤7 mm。垂体高度与年龄呈负相关,青春期或生育期由于内分泌功能活跃,垂体高度较高。一般认为正常垂体高度应≤8 mm,而垂体高度≥10 mm则可肯定为异常。

(2)垂体密度(信号):正常垂体也可呈不均匀的混杂密度(信号),增强扫描垂体强化的程度主要取决于其血液供应,血供越丰富密度(信号)越高;其次,也与垂体的组织结构有关,组织结构越致密密度(信号)越高。前叶的血供较后叶丰富,且组织结构较后叶致密,因而密度(信号)较高。研究表明,64%的正常垂体密度(信号)比较均匀,其中26%呈均匀一致的高密度(信号),38%呈筛网状;36%可出现局部低密度(信号)区,其中多数极小而无法用光标测量。明显的低或高密度(信号)区常见于垂体的中后部。正常情况下局部异常密度(信号)区的大小应小于垂体体积的1/3或直径在3 mm以下。明显的局部低密度(信号)区常为一些先天性变异如中间部囊肿等。

(3)垂体上缘形态:正常垂体多数上缘平坦或稍微凹陷,少数上缘膨隆。研究表明,51%的正常垂体上缘平坦,31%上缘凹陷,18%上缘膨隆。垂体上缘膨隆多见于年轻女性,而上缘凹陷多见于老年人,且与鞍膈孔较大、鞍上池压迫垂体有关。

(4)垂体柄:一般认为,绝大多数垂体柄居中或稍微偏离中线。但详细的MR研究发现,46%的正常垂体柄可以或多或少地偏离中线。根据垂体与垂体柄及大脑中线(纵裂)的关系,垂体柄的位置可分为三种类型。①垂体居中,垂体柄无偏斜,占54%。②垂体偏离中线,垂体柄仍在垂体中线进入垂体,致使垂体柄倾斜,占34%。③垂体居中,垂体柄偏离垂体中线进入垂体,垂体柄因而偏斜,占12%。由此可见,部分正常人的垂体柄也可稍微偏离中线,只有当垂体柄明显偏离中线,或伴有其他异常时才可以认为异常。

2.垂体微腺瘤的CT和MRI表现

(1)直接征象:垂体内低密度(信号)区是诊断垂体微腺瘤的可靠征象。低密度(信号)区在3 mm以上或超过垂体体积的1/3即可诊断为垂体微腺瘤。低密度(信号)区的显示与垂体及肿瘤的造影剂充盈方式有关。造影剂快速增强扫描时,由于垂体的血供极其丰富,且无血-脑屏障,注入造影剂后可立即增强,其增强的程度与海绵窦及颈内动脉相接近。而肿瘤组织的血供不及垂体丰富,增强不及垂体迅速,肿瘤密度(信号)增加缓慢,因而在注入造影剂的一瞬间,肿瘤与邻近垂体组织或海绵窦相比呈低密度(信号)。随着时间的推移,循环血中的造影剂浓度逐渐降低,垂体与海绵窦的密度(信号)均逐渐下降,肿瘤组织逐渐呈等密度(信号)。因此,快速增强扫描可使低密度(信号)区的显示最佳,而延长注射造影剂至扫描完成的时间则会造成漏诊。少数微腺瘤表现为或高密度(信号)区,表现为等密度(信号)区的微腺瘤只能依据占位征象进行诊断。

(2)占位征象。①垂体增高和/或上缘膨隆:垂体高度超过8 mm即提示可能存在微腺瘤。但正常垂体高度也可能>8 mm。另外,垂体高度正常也不能否定微腺瘤的存在,因此不能单纯用垂体高度作为微腺瘤是否存在的唯一标准,必须结合其他CT表现。垂体增高且上缘膨隆,则高度提示微腺瘤的存在,若垂体上缘的隆起不对称,则更支持微腺瘤的诊断。有人报道,垂体增高且上缘隆起不对称,91%有肿瘤存在。垂体上缘呈普遍性隆起只有部分病例中线区有肿瘤存在。因为正常垂体上缘也可膨隆,故观察垂体上缘形态也需结合其他征象。②垂体柄移位:肿瘤的占位效应可将垂体柄推向对侧,但在少数情况下,垂体柄也可向肿瘤同侧移位。另外,动态增强扫描可见垂体柄周围毛细血管丛,微腺瘤的占位效应也可导致此毛细血管丛的移位。垂体柄偏离中线2 mm以上,常常提示微腺瘤的存在。同样,在分析垂体柄的变化时也需结合其他CT征象,因为微腺瘤患者垂体柄可以不移位,而正常人的垂体柄又可略偏离中线。③神经垂体消矢:冠状CT扫描在通过垂体后缘的层面上,在鞍背前方常可见到略低密度的卵圆形后叶;而MRI检查可更清晰地显示神经垂体。微腺瘤的占位效应常导致后叶受压缩小而不能显示,或被挤向一侧。但若肿瘤发生于前叶前部,体积又较小,其占位效应不重,则仍可见到后叶。故神经垂体消失常常提示有微腺瘤,而后叶显示良好也不能完全排除微腺瘤。④鞍底骨质的变化:微腺瘤可导致鞍底骨质的吸收或破坏,使鞍底两侧厚度不一,CT表现为鞍底一侧变薄或破坏。但正常人鞍底厚度有较大变异,只有骨质改变伴有相应部位的其他异常表现时,才可认为异常。

总之,垂体是否异常或是否存在微腺瘤,应从垂体高度、上缘形态、内部密度(信号)、异常密度(信号)区的存在及其大小、密度(信号)及边界、垂体柄的移位、神经垂体及鞍底骨质的变化等几方面进行仔细观察,还应结合临床表现进行综合分析。如果临床有闭经-泌乳、肢端肥大或巨人症、库欣病等内分泌障碍的症状和体征,放免检查有相应激素的分泌异常,CT或(MRI)检查显示垂体局部低密度(信号)区大小超过垂体体积的1/3或大小在3 mm以上;或垂体高度>8 mm,上缘呈普遍或不对称隆起,内部密度(信号)不均匀,即可诊断为垂体微腺瘤。垂体柄移位、后叶消失及鞍底骨质的变化,仅提示有微腺瘤存在。

3.垂体大腺瘤的CT和MRI表现

CT和MRI检查是诊断垂体腺瘤最主要的影像学方法,不仅可以做出定性诊断,而且还可以了解肿瘤的大小、形态、质地以及与周围结构之间的关系,为治疗方法的选择提供依据。

非增强扫描可见蝶鞍扩大,鞍底和鞍背骨质吸收变薄、倾斜;肿瘤位于脑外,由鞍内向鞍上生长,占据鞍上池、第三脑室前部甚至达室间孔水平,但极少因此出现梗阻性脑积水;肿瘤可呈实体性或囊实性,无钙化,边界清楚,呈类圆形或哑铃形;两侧海绵窦受肿瘤推移挤压外移,少数肿瘤侵袭海绵窦腔包绕颈内动脉甚至使该侧海绵窦明显外移;有时肿瘤可明显向额叶或颞叶发展,或者突入蝶窦。增强扫描可见实体性肿瘤呈均一中度强化,囊性肿瘤呈周边强化,中小体积肿瘤在肿瘤周边可见残存垂体。

4.垂体腺瘤的放射学分类

(1)根据垂体腺瘤的大小分为微腺瘤(<10 mm)、大腺瘤(10～40 mm)和巨腺瘤(>40 mm)。

(2)根据垂体腺瘤蝶鞍断层表现,分为局限型和浸润型两种。局限型肿瘤限于蝶鞍硬膜的范围内,鞍底完整。Ⅰ级,肿瘤≤10 mm,蝶鞍大小正常(小于16 mm×13 mm),但可见一侧鞍底下沉或局部变薄、凹陷。肿瘤直径在10 mm以内,即微腺瘤。Ⅱ级,蝶鞍不同程度扩大,但鞍底完整。浸润型,肿瘤破坏鞍底突入蝶窦内。Ⅲ级,蝶鞍不同程度扩大,但鞍底骨质有局限性侵蚀或破坏。Ⅳ级,鞍底骨质弥散性侵蚀和破坏,蝶鞍诸壁轮廓不清而呈幻象蝶鞍。

(3)对于向鞍上发展的肿瘤,根据其向鞍上发展的程度分为四级。

A级:肿瘤位于蝶骨平台上方10 mm以内,占据视交叉池,尚未推移第三脑室。

B级:肿瘤位于蝶骨平台上方10～20 mm,占据第三脑室前下部。

C级:肿瘤位于蝶骨平台上方20～30 mm,占据第三脑室前部。

D级:肿瘤位于蝶骨平台上方30 mm以上,达室间孔水平;或C级伴有不对称的侧方或多处扩展。

(4)根据CT、蝶鞍断层和其他神经放射学检查及临床症状,将垂体腺瘤分为两型六级。

局限型有0～Ⅱ级。

0级:肿瘤直径≤4 mm,蝶鞍大小正常,鞍结节角正常≥110°,CT、MRI检查难以检出。

Ⅰ级(微腺瘤):肿瘤直径≤10 mm。蝶鞍大小正常,鞍结节角减小,鞍底有局限性骨质变薄、下凹,双鞍底,病侧鞍底倾斜。CT可以发现肿瘤,此型仅有内分泌障碍症状。

Ⅱ级(鞍内型):肿瘤直径>10 mm。位于鞍内或轻度向鞍上生长,蝶鞍扩大,不对称,鞍结节角≤90°。鞍底局限性变化明显,病侧鞍底下沉呈双鞍底。CT扫描显示肿瘤位于鞍内或扩展到鞍上池前部。临床可有内分泌症状,无视力、视野改变。

侵蚀型有Ⅲ~Ⅴ级。

Ⅲ级(局部侵蚀型):肿瘤直径>2 cm,向鞍上生长,蝶鞍扩大较著,鞍底骨质有局限性侵蚀、破坏。CT扫描可见肿瘤扩展至视交叉池,第三脑室轻度抬高,临床有或无明显视觉障碍。

Ⅳ级(弥漫侵蚀型):肿瘤直径达4 cm左右,肿瘤向鞍上或蝶窦内生长,蝶鞍显著扩大,鞍壁骨质弥散性破坏,呈幻影蝶鞍,第三脑室前下部明显抬高。

Ⅴ级(巨大腺瘤):肿瘤直径>5 cm,肿瘤除向鞍上或蝶窦生长外,并可向前、中、后颅窝及海绵窦生长,第三脑室室间孔阻塞,有脑积水。

五、鉴别诊断

(一)垂体腺瘤

垂体腺瘤多见于成年人;表现为闭经泌乳、肢端肥大、巨人症、氢化可的松增多症等特征性表现;少见于儿童及青少年,表现为闭经泌乳、巨人症、氢化可的松增多症等明显内分泌异常;视力损害多在中晚期出现,即在肿瘤体积达到相当程度以后才出现视力损害;早期表现为肿瘤激素亢进症状,晚期才出现垂体功能低下表现;颅内压增高和尿崩症状极为罕见,眼球运动障碍仅见于极少数病例;详细的内分泌学检查可见肿瘤激素增高,晚期才出现垂体功能低下;X线片蝶鞍球形扩大,骨质吸收破坏,肿瘤钙化极为少见;CT和MRI检查显示蝶鞍扩大,肿瘤由鞍内向鞍上发展,易囊变,但无钙化,实体部分呈等或略高密度,中等程度增强。

(二)颅咽管瘤

颅咽管瘤多见于儿童,也可见于成年人;造釉细胞型颅咽管瘤可见于儿童和成人,特点是有钙化、易囊变;鳞状乳头型仅见于成人,无钙化和囊变。无垂体功能亢进症状,而表现为垂体功能低下如发育迟滞、性征发育不良等,1/3患者有尿崩,易出现颅内压增高症状;蝶鞍正常或呈盆性扩大,2/3患者有鞍上钙化斑块,蛋壳样钙化对确诊更有价值;CT和MRI检查肿瘤多发生于鞍上,向鞍上池、第三脑室和鞍内生长;70%~90%为囊性,壁薄呈环状强化,多有钙化。

(三)鞍结节脑膜瘤

鞍结节脑膜瘤多见于中老年女性,内分泌症状阙如,以视力损害为突出表现,且视力损害的程度与肿瘤大小不成比例;蝶鞍无扩大,几无骨质破坏,肿瘤向鞍后发展显著时可见鞍背上端骨质吸收;CT呈高密度影像,显著均匀强化,由于肿瘤起源于鞍结节,因而肿瘤主要位于鞍上且偏前,肿瘤与垂体之间有间隙;矢状重建图像或MRI检查可见肿瘤位于鞍上池内、垂体上方,基底位于鞍结节,多数向鞍结节后上方发展较著,可见特征性的"燕尾征"。

(四)鞍区动脉瘤

鞍区动脉瘤临床少见,偶见于中老年人;缺乏内分泌障碍表现,以眼球运动障碍和视力损害为主要表现,且视力损害的程度和眼球运动障碍的出现与病变大小不成比例;蝶鞍多无明显改变,偶尔可见扩大;CT扫描病变边缘清晰,显著增强,且与颈内动脉等脑底动脉关系密切;MRI扫描可见病变内部的流空效应,病变和脑底动脉环相连,可有附壁血栓;DSA检查可以明确诊断。但要警惕垂体腺瘤合并动脉瘤的情况。

(五)脊索瘤

脊索瘤多见于成年人;无垂体功能亢进症状,可见垂体功能低下表现,眼球运动障碍较为显著,向鞍上发展较著时可出现视力损害。平片检查可见蝶鞍及邻近蝶骨体、蝶骨大翼和枕骨基底部广泛骨质破坏;CT和MRI检查显示肿瘤主要位于颅底,骨质破坏范围广泛,蝶窦、蝶鞍、斜坡等部位被肿瘤侵蚀破坏,呈低密度病灶,中度增强,内有残存的被破坏的碎骨片。

(六)空蝶鞍综合征

本病未单独列出,在此略作介绍。空蝶鞍综合征(empty sella syndrome,ESS)是指鞍膈扩大或阙如,鞍上蛛网膜下腔疝入蝶鞍内,导致蝶鞍扩大、垂体受压变形而引起的临床综合征。多发生于中年肥胖及长期高血压的经产妇,病因及发病机制未完全明了,可分为原发性和继发性两类。原发性空蝶鞍综合征原因不明确,目前有多种学说:①先天性鞍膈缺损;②垂体腺退化变性;③脑积水;④鞍内囊肿破裂;⑤垂体腺缺血坏死;⑥垂体淋巴炎等。继发性空蝶鞍综合征指发生于鞍区手术及放疗后患者。根据病变程度又将空蝶鞍综合征分为部分性(鞍内尚可见到腺垂体)和完全性(腺垂体完全消失)。

原发性空蝶鞍综合征绝大多数处于良性状态,患者无任何症状或仅有轻微症状。继发性空蝶鞍综合征通常呈良性过程,但易发生较严重并发症。其症状主要因蛛网膜下腔脑脊液冲击鞍区组织受牵拉、移位引起。其主要表现:①偏头痛,为非特异性,一般认为由于鞍内脑脊液搏动,对硬脑膜及周围结构压迫和硬膜扩张引起。②视力下降、视野缺损,有时可在影像学上发现视神经、视交叉及视束经过鞍膈孔部分或完全陷入鞍内,造成视路结构压迫。导致视力下降、视野缺损。有的在影像学上没有视路下疝而出现视野缺损,或有视路下疝而视力正常。有人认为,此临床表现可能是由于牵拉垂体柄,使视觉通路或血管出现显微结构变化所致。③非创伤性脑脊液漏,长期脑脊液搏动压迫。使鞍底骨质受侵蚀、变薄,甚至出现脑脊液鼻漏、颅内感染。④垂体功能低下,腺垂体受挤压、萎缩严重,导致腺垂体激素分泌减少。⑤高泌乳素血症,为合并泌乳素腺瘤或腺垂体过度分泌所致。⑥尿崩,牵拉垂体柄,使抗利尿激素无法到达垂体所致。⑦合并垂体腺瘤时,可有肢端肥大、Cushing病等表现。

CT及MRI为诊断空蝶鞍综合征的可靠方法,尤其是MRI诊断准确率最高,其可清晰显示垂体受压变薄、向后下方移位,主要表现:①蝶鞍增大或正常,鞍底下陷。②鞍内充满脑脊液信号,与鞍上池蛛网膜下腔相通。③垂体对称性受压变扁,高度<3 mm,紧贴于鞍底;垂体上缘凹陷,矢状面呈新月形,冠状面垂体柄与受压的垂体共同构成锚形。④平扫及增强扫描垂体内信号均无异常,也可仅见蝶鞍内均匀一致的长T_1、长T_2脑脊液信号充填,但看不到垂体信号显示(完全性空蝶鞍)。⑤垂体柄延长直达鞍底,居中或后移。⑥视神经上抬,垂体与视神经的距离延长。X线平片结合气脑造影曾是空蝶鞍综合征的主要诊断方法,可见蝶鞍扩大呈球形或方形,骨质疏松,造影时气体可进入鞍内。

空蝶鞍综合征无症状者无须特殊处理,但应定期随访。有症状者应行对症治疗,包括激素替代治疗及用溴隐亭纠正高泌乳素血症等,必要时行手术治疗,其指征:①顽固头痛。②进行性视力下降或视野缺损。③脑脊液鼻漏。④明显的内分泌功能紊乱。手术方式为空蝶鞍填充术,手术可经额或鼻蝶入路行蝶鞍内填塞,以消除鞍内异常扩大的蛛网膜下腔,解除垂体受压,抬高隔鞍,减轻视神经张力,进而改善视力障碍、视野缺损。其目的为消除鞍内异常的蛛网膜下腔,解除脑脊液搏动对垂体组织及骨质的压迫。抬高陷入鞍内的视路结构,减轻垂体柄的牵拉。鞍内填充物包括肌肉、脂肪、吸收性明胶海绵等,因生物材料可被吸收致空蝶鞍综合征复发,故有人采用惰性材料如可脱性球囊、硅橡胶等。有人采用肌肉-骨骼-肌肉制成的"三明治"样填充物，术后5年复查，未见明显吸收表现，短期疗效较显著，可即刻改善头痛、视野缺损等症状。长期疗效有待大组病例长期随访观察。

六、治疗

(一) 经蝶窦切除垂体腺瘤

1. 经蝶窦切除垂体腺瘤的适应证和禁忌证

近年来由于对蝶鞍局部解剖研究的深入、CT和MR的临床应用、经蝶窦垂体腺瘤切除手术经验的积累、手术显微镜和X线定位设备的临床应用，经蝶窦垂体腺瘤切除术变得相当安全和简单。绝大多数垂体腺瘤均适合经蝶窦手术切除；对垂体微腺瘤和侵蚀蝶鞍主要向蝶窦内生长的肿瘤更应该采用经蝶窦手术切除。

对显著向额叶或颞叶发展的垂体腺瘤、合并蝶窦急性化脓性炎症的垂体腺瘤，不适合经蝶窦手术。根据手术条件和经验的不同，蝶窦发育较差和合并蝶窦慢性炎症的垂体腺瘤应列为经蝶窦手术的相对禁忌证。

对显著向两侧海绵窦和邻近结构如上颌窦内侵袭生长的垂体腺瘤，经蝶窦手术不能全切；肿瘤向鞍上发展部分与鞍内部分连接处显著狭窄的垂体腺瘤，经蝶窦手术常常难以切除鞍上发展的部分，手术疗效不满意。但这两种情况采用经颅手术时在绝大多数情况下并不能比经蝶窦手术切除更多的肿瘤。鉴于两者在手术创伤、并发症等方面的悬殊差异，仍以采用经蝶窦手术为好。

垂体微腺瘤由于蝶鞍扩大不明显，术中蝶鞍定位要求较高，鞍底硬膜出血常常较剧烈，脑脊液漏和尿崩等并发症相对较多；主要向蝶窦内生长的垂体腺瘤和经蝶窦手术后复发的垂体腺瘤，由于局部解剖关系不清，比切除一般垂体腺瘤需要更娴熟的技巧。建议初次开展经蝶窦切除垂体腺瘤手术的医师，谨慎选择此类患者。

2. 经蝶窦垂体腺瘤切除的术前准备

(1) X线平片和断层检查：X线平片可以提供蝶鞍局部骨质结构的全貌，应作为垂体腺瘤患者术前的常规检查，不能因为已进行CT或MRI检查而忽略。注意观察以下内容。①蝶鞍的大小、形态、左右及前后位的倾斜度，鞍底骨质的厚度及是否完整；蝶窦气化的类型，蝶窦与蝶鞍特别是蝶窦前上、后下与蝶鞍的相互位置关系。指导术中准确辨认蝶鞍；确定鞍底打开的前后位置。②观察蝶窦隔的位置、数目、形态、厚度，根据蝶窦隔与鞍底的相互位置关系，指导术中确定鞍底打开的左右位置。

(2) CT扫描或MRI检查：CT扫描或MRI检查能清楚显示肿瘤的直接征象及其与周围结构之间的关系，是垂体腺瘤患者最重要的影像学检查，注意观察以下内容。①对垂体微腺瘤要注意垂体的高度、上缘形态、垂体柄的位置，肿瘤的大小、位置、形态、与垂体前叶及后叶的位置关系、与海绵窦的关系。②对垂体大腺瘤要注意肿瘤大小、形态、内部质地；向鞍上发展的程度、方向；海绵窦受累的类型(推移挤压或侵袭窦腔)、位置、程度，肿瘤与颈内动脉的关系；蝶鞍周围脑池、视神经、鞍上动脉、间脑、脑干等受压的程度及其相互位置关系；残存垂体的位置、大小。③蝶鞍大小、形态，鞍底是否完整，蝶窦气化的类型、有无炎症息肉，蝶鞍与蝶窦的相互位置关系，蝶窦隔与鞍底的位置关系，肿瘤突入蝶窦的位置、大小，鼻腔内有无炎症息肉、鼻中隔有无偏曲、鼻甲是否肥大、两侧鼻腔的大小。

(3)垂体功能检查：详细的内分泌学检查一方面可以了解肿瘤激素分泌水平，为疗效判断提供依据；另一方面可以了解正常垂体功能情况，明确是否需要替代治疗，为手术创造安全条件。

(4)神经眼科学检查：检查视力、视野和眼底情况，了解患者术前视功能的损害程度，作为推断和观察手术疗效的依据。术前视力损害越重（如小于 4.0）术后恢复越慢且很难恢复至理想水平；如视力仅为光感或手动，少数患者术后视力有可能没有恢复甚至完全丧失。

(5)耳鼻喉科检查：了解鼻腔有无炎症、息肉，鼻中隔有无偏曲，鼻甲是否肥大，鼻窦有无炎症。

(6)鼻腔准备：如鼻腔、鼻窦内有炎症术前要予以控制；术前要剪鼻毛。

(7)控制并发症：高血压、糖尿病是垂体腺瘤常见的并发症，术前要仔细观察，系统治疗，待病情控制以后再考虑手术。

3.经口鼻蝶窦入路切除垂体腺瘤

(1)手术器械：双极电凝、手术显微镜或头灯、消毒钳、针持、枪状镊子、吸引器、拉钩、刀柄、剥离子、鼻腔牵开器、髓核钳、椎板咬骨钳、骨凿、锤子、刮钩、钩刀、刮匙、取瘤钳或取瘤镊。

(2)手术步骤：全麻→保护角膜→消毒面部，铺无菌巾→消毒双侧鼻腔、口腔→填塞口咽部→局麻上唇黏膜→上唇黏膜切口至上颌骨牙槽突骨膜→剥离上颌骨牙槽突骨膜至梨状孔→剥离鼻中隔前端→剥离双侧鼻中隔黏膜（或一侧鼻中隔软骨部、两侧骨部黏膜）至蝶窦腹侧壁→剥离双侧鼻底黏膜→放置鼻腔牵开器，修正方向→咬除鼻中隔（或仅咬除骨性鼻中隔）→开放蝶窦腹侧壁→切开蝶窦黏膜，探查鞍底位置，修正方向→扩大蝶窦腹侧壁开口，咬除蝶窦隔，显露鞍底→鞍底开窗→鞍内穿刺→切开鞍底硬膜及垂体→刮除肿瘤→止血→扩大切除微腺瘤→修补脑脊液漏→撤出鼻腔牵开器→复位黏膜，再次消毒鼻腔，双侧鼻腔填塞纱条。

(3)手术方法。①一般准备：全麻后平卧位，头略后仰。常规消毒面部皮肤，铺无菌单；放置手术显微镜；用 1‰威力碘消毒双侧鼻腔、口腔；湿绷带填塞口咽部。②上唇黏膜切口和显露梨状孔：用拉钩牵开上唇，用含有肾上腺素的局麻药或生理盐水注入上唇近齿龈部黏膜下和骨膜下；再经鼻前庭注入双侧鼻中隔和鼻底部骨膜下，以此将黏膜自骨和软骨表面分离。沿上唇距齿龈 0.5 cm 两侧犬齿间作横行切口，第一刀与黏膜垂直达黏膜下，第二刀由黏膜下与上颌骨牙槽突表面垂直直达骨质表面。剥离上颌骨牙槽突骨膜至梨状孔下缘，然后剥离前鼻棘和鼻中隔前下缘的皮肤和黏膜，显露鼻中隔软骨前下缘，注意保持皮肤和黏膜的完整，以免形成面部瘢痕。③剥离鼻中隔和鼻底黏膜：紧贴软骨面于骨膜下剥离鼻中隔前下缘右侧黏膜至蝶窦腹侧壁，再沿梨状孔下缘于骨膜下剥离右侧鼻底黏膜，最后剥离右侧鼻中隔与鼻底黏膜交界处，即鼻中隔软骨与硬腭连接处。该处黏膜与骨质粘连紧密，应从前往后直视下自上而下（沿鼻中隔向鼻底）和自下而上（自鼻底向鼻中隔）逐渐剥离，必要时紧贴骨质表面锐性分离。采用相同的方法剥离左侧鼻中隔和鼻底黏膜。注意黏膜的剥离必须在骨膜下进行，尽量保持骨膜的完整，以防鼻中隔穿孔。为防治鼻中隔穿孔，可采用保留鼻中隔软骨的方法，即在剥离左侧鼻中隔黏膜时，从右侧将鼻中隔软骨与前鼻棘和硬腭骨质的连接处向左侧折断，直至鼻中隔骨部（犁骨），然后向上方将鼻中隔软骨与骨部（犁骨）连接处分离，将鼻中隔软骨和左侧鼻中隔黏膜作为一层结构与鼻底黏膜分离。有学者推荐采用保留鼻中隔软骨的方法。④扩大梨状孔和确定进路方向：绝大多数情况下不需要扩大梨状孔，但如牵开器太粗而患者梨状孔又太小，可咬除梨状孔下缘和外侧少许骨质扩大梨状孔。前鼻棘并不妨碍手术操作，应原位保留以防术后小柱偏斜。根据以前鼻棘为基点硬腭与蝶鞍前壁之间的角度可以确定前鼻棘与蝶鞍前壁之间的连线，该线即大致为手术进路，沿此方向向后上方剥离鼻中隔黏膜即可到达蝶窦腹侧壁,自中线向外侧剥离蝶窦腹侧壁黏膜,在蝶窦前壁上份外侧可找到蝶窦口,沿此方向安放牵开器绝大多数情况下均可满足切除肿瘤的需要。犁骨恒定位于中线,牵开器前端距犁骨两侧的距离应该相等,以防侧向偏斜。少数患者蝶窦腹侧壁骨质菲薄,特别是肿瘤向蝶窦内生长时骨质吸收使蝶窦腹侧壁更为薄弱,剥离过程中容易捣碎蝶窦腹侧壁而难以准确确定蝶窦腹侧壁和蝶窦口,手术操作中应引起注意。⑤切除鼻中隔、进入蝶窦:用髓核钳咬除鼻中隔骨部(犁骨),注意保留犁骨后部作为确定中线的标志。如骨质较厚可用骨凿凿开,而不要用髓核钳左右摇曳以防将犁骨完全取下。咬除蝶窦腹侧壁骨质即可进入蝶窦,切开蝶窦黏膜,探查蝶鞍的位置,根据蝶鞍的位置确定蝶窦腹侧壁开窗的位置,一般蝶窦腹侧壁开窗达$(1.0\sim1.5)cm\times(1.0\sim1.5)cm$即可满足手术切除肿瘤的需要。蝶窦隔的变异甚多,约半数患者蝶窦有多个纵隔、斜隔、甚至横隔,术前应根据影像学检查仔细分析,以免术中定位困难。蝶窦黏膜应尽量保留,学者近千例经蝶窦垂体手术尚未发现形成蝶窦黏液囊肿。⑥确定鞍底开窗的位置和大小:根据影像学显示的蝶窦隔与蝶鞍的相互关系,进一步确定中线和鞍底开窗的左右位置和大小,对偏于一侧生长的肿瘤特别是微腺瘤,鞍底开窗可向该侧适当扩大,但两侧尽量不要显露海绵窦;根据肿瘤与蝶鞍的相互关系,确定鞍底开窗的前后位置,一般应以蝶鞍前壁与下壁转折处为中心咬除骨质,或向后方略多于前上方,前上方不宜过高,应在鞍膈或鞍结节下方。垂体大腺瘤蝶鞍扩大骨质吸收变薄,咬除蝶窦隔时多可同时打开鞍底,垂体微腺瘤或鞍底骨质较厚时则需要用骨凿凿开,然后用椎板咬骨钳扩大鞍底开窗至$(1.0\sim1.2)cm\times(1.0\sim1.2)cm$即可满足手术切除肿瘤的需要。核实手术方向及诊断:用长针选择鞍底中部无血管区穿刺鞍内,以排除鞍内动脉瘤(抽出新鲜动脉血液)或手术方向偏斜(抽出脑脊液或新鲜静脉血液),如穿出肿瘤组织或陈旧性血液或囊液则可明确诊断。⑦切除肿瘤:X形切开鞍底硬膜,在接近海绵窦时硬膜增厚不要损伤,海绵间窦出血可以电凝或压迫止血。切开硬膜以后,即可见质地细软的灰白色肿瘤组织涌出。用刮匙分块刮除肿瘤,先切除鞍内肿瘤,然后切除向两侧海绵窦发展的肿瘤,最后切除向鞍上发展的肿瘤。切除明显向海绵窦发展的肿瘤时常常可触及颈内动脉,注意轻柔操作以免损伤颈内动脉和展神经。对显著向鞍上发展的肿瘤,不要急于向鞍上搔刮,只要肿瘤鞍内与鞍上部分连接处不十分狭窄,在鞍内肿瘤切除后鞍上部分会自动垂落入鞍内,必要时可在鞍内肿瘤切除后通过增加颅内压的方法促使肿瘤进入鞍内。肿瘤切除后可见肿瘤上壁翻入鞍内,肿瘤较小时肿瘤上壁多为质地粗糙似横纹肌样的红色残存垂体和鞍膈;肿瘤较大时肿瘤上壁则为增厚并透射上方鞍上池灰暗色彩的蛛网膜,注意不要撕破造成脑脊液漏。⑧瘤床处理:肿瘤切除后大多数瘤床没有明显出血,少数出血用凝血酶盐水浸泡顷刻即可,个别仍有活动性出血者最好电凝出血点或用吸收性明胶海绵压迫。仔细观察有无脑脊液漏,如无脑脊液漏则无须填塞蝶鞍和蝶窦,如有脑脊液漏则取自体肌肉制成肌肉浆覆盖漏液部位,然后填塞吸收性明胶海绵。无须重建鞍底。不填塞蝶窦。⑨鼻腔处理:撤出牵开器,复位鼻中隔和鼻黏膜,清理鼻腔内分泌物,再次消毒鼻腔,双侧鼻腔内填塞油纱。⑩术后处理:术后预防性应用抗生素,全麻清醒后即可进食和下地活动,2~3天后拔除纱条。

4.经单侧鼻腔-蝶窦入路切除垂体腺瘤

经口鼻蝶窦入路切除垂体腺瘤是国内外经蝶窦切除垂体腺瘤的常规手术方式,也有由此派生的经鼻蝶入路等手术方式。虽然上述手术方式较开颅手术有很大的优越性,但仍存在手术创伤大、时间长、局部并发症多等缺点。有学者开始采用经单侧鼻腔蝶窦入路切除垂体腺瘤,取得了满意疗效。

(1)手术器械:经单侧鼻腔-蝶窦入路切除垂体腺瘤所需器械与经口鼻蝶窦入路切除垂体腺瘤类似。

(2)手术步骤:全麻→保护角膜→消毒面部,铺无菌巾→消毒双侧鼻腔,收敛手术侧鼻腔黏膜→沿手术侧鼻腔探查蝶窦下壁及前壁,寻找蝶窦口,确定进路方向→放置鼻腔牵开器→填塞鼻后孔→切开并剥离蝶窦腹侧壁黏膜→折断犁骨根部,剥离对侧蝶窦腹侧壁黏膜→开放蝶窦腹侧壁骨质→切开蝶窦黏膜,探查鞍底位置,修正方向→扩大蝶窦腹侧壁开口,咬除蝶窦隔,显露鞍底→鞍底开窗→鞍内穿刺→切开鞍底硬膜及垂体→刮除肿瘤→止血→扩大切除微腺瘤→修补脑脊液漏→取出鼻后孔棉条,再次消毒鼻腔→复位黏膜,撤出鼻腔牵开器→双侧鼻腔后上部填塞纱条。

(3)手术方法。①一般准备:全麻后仰卧位,头部略后仰,常规消毒面部皮肤,铺无菌单;放置手术显微镜;用1%威力碘消毒双侧鼻腔。②选择入路鼻腔:一般根据习惯选择左侧或右侧鼻腔入路,多数情况下学者习惯采用左侧鼻腔入路。但如肿瘤生长明显偏向右侧或左侧则分别选择左侧或右侧鼻腔入路,即选择肿瘤生长偏向的对侧鼻腔入路。③确定进路方向:经术侧鼻腔用剥离子沿鼻后孔向前上方触摸蝶窦下壁,沿蝶窦下壁继续向前上方即到达蝶窦前壁,再用剥离子在蝶窦前壁自下而上于中线外侧寻找蝶窦开口,确定蝶窦开口后沿此方向将牵开器徐徐放入,直至蝶窦腹侧壁,并使牵开器前端上缘位于蝶窦口附近。④扩大术野进入蝶窦:用牵开器前端自鼻中隔根部向对侧折断部分犁骨(鼻中隔根部),再向外侧折断同侧中鼻甲,撑开牵开器扩大术野。弧形切开鼻中隔根部和蝶窦腹侧壁黏膜后翻向外侧;咬除鼻中隔根部少许骨质即进入蝶窦,切开蝶窦黏膜,用刮匙确定蝶鞍前壁与下壁的转折处,然后修正牵开器的指向,使之正好指向蝶鞍前壁与下壁转折处。扩大蝶窦开窗至(1.0~1.5)cm×(1.0~1.5)cm,蝶窦开窗宜中线两侧等大或手术侧稍大,注意保留后下部犁骨作为确定中线的参考标志。

以下步骤与经口鼻蝶窦入路切除垂体腺瘤类似,不再赘述。

经口鼻蝶窦入路切除垂体腺瘤自上唇切口剥离上颌骨牙槽突骨膜达梨状孔,然后剥离双侧鼻底和鼻中隔黏膜至蝶窦前下壁,因而手术路径长、创伤大、定位难、出血多、时间长,不仅增加了手术难度,而且术后上切牙麻木、鼻中隔穿孔等局部并发症多。

与常规经蝶窦入路垂体腺瘤切除术相比,经单侧鼻腔蝶窦入路具有以下优点:①无须切开上唇黏膜,无须剥离双侧鼻底和鼻中隔黏膜,没有上切牙麻木、鼻中隔穿孔、鼻黏膜萎缩等并发症。②创伤极小,失血量明显减少,一般只有几十毫升。③手术时间明显缩短。④无须术中X线定位,免除了患者及医护人员的放射损伤与防护问题。⑤由于手术未剥离鼻底和鼻中隔黏膜,纱条仅填塞鼻腔后上部的上中鼻道即可,术后仍然可以用鼻腔呼吸,免除了鼻腔不通用口呼吸的痛苦,有利于术后呼吸管理;而且术后鼻腔纱条留置时间明显缩短,手术当天或次日即可拔除鼻腔纱条。⑥术后无明显刀口疼痛;全麻清醒后即可进食和下地活动。

5.经蝶窦切除垂体腺瘤术中蝶窦和蝶鞍定位技巧

准确定位蝶窦和蝶鞍是经蝶窦切除垂体腺瘤的先决条件。多年以来经蝶窦切除垂体腺瘤手术定位的常规方法为术中X线定位,以确保准确进入蝶鞍切除肿瘤。常规的X线定位设备为X线电视,可以进行实时动态的连续观察,手术定位十分简单;对于具有相当经蝶窦垂体手术经验的医师,也要求具备大功率床边X光机,以便必要时摄片定位。然而X线定位设备价格昂贵,这是经蝶窦垂体手术至今未能在国内普遍开展的主要原因;另外X线术中定位还涉及患者及医护人员的放射损伤与防护问题。

1991年有学者在没有任何术中X线定位设备的条件下，依靠蝶鞍局部的解剖关系，开展了经蝶窦垂体腺瘤切除术，除早期1例定位偏向斜坡并随即纠正外，其余病例均定位准确。利用局部解剖关系定位简单实用，分为蝶窦定位和蝶鞍定位两步。

(1)蝶窦定位。蝶窦的定位方法：①在蝶鞍侧位片上以前鼻棘为基点，向蝶鞍前壁引一直线，即大致为手术进路，该线与硬腭之间的扇形区域即为经口鼻蝶窦入路时需要剥离的鼻中隔黏膜区域，该角度一般在30°～45°。②蝶窦口位于蝶窦前壁上份鼻中隔两侧、中鼻甲后上方，用弯头剥离子沿蝶窦前壁向外上方探查即可找到蝶窦口，找到蝶窦口即可准确进入蝶窦；蝶窦口是牵开器前端上缘的安放位置，也是蝶窦开窗的上缘界限。③用剥离子沿一侧鼻腔下鼻道向后方找到鼻后孔，沿鼻后孔向上方可触及水平位的鼻咽顶部即蝶窦下壁，沿蝶窦下壁向前上方移动可感到水平位的蝶窦下壁逐渐移行为呈垂直位的蝶窦前壁，多数情况下牵开器前端指向蝶窦前壁下部或中下部即可。④在鼻腔外侧壁由下向上依次辨别下鼻道、下鼻甲、中鼻道、中鼻甲和上鼻甲，多数情况下牵开器前端安放在适对中鼻甲后端或稍微偏向上方显露出部分上鼻甲即可。

大多数垂体腺瘤患者蝶窦气化良好，蝶鞍扩大，根据上述方法定位进入蝶窦基本可以满足打开蝶鞍切除肿瘤的需要。为进一步使蝶窦打开的位置更为适合切除肿瘤的需要，术前应根据影像学检查仔细分析肿瘤与蝶鞍、蝶鞍与蝶窦、蝶窦腔与蝶窦诸壁、蝶窦前下壁与鼻腔的相互位置关系，调整牵开器前端的安放位置。一般情况下如垂体腺瘤较小，蝶鞍扩大不明显，牵开器前端的安放位置宜稍微上移，如肿瘤体积较大，蝶鞍下沉较明显，牵开器前端的安放位置宜稍微下移。当然最重要的是打开蝶窦以后的调整。

(2)蝶鞍定位。蝶鞍的定位方法：①根据蝶鞍矢状断层、CT矢状重建或矢状MR图像显示的蝶鞍与蝶窦的相互位置关系，进入蝶窦后首先探查蝶窦的最前上部和最后下部，即可确定蝶鞍的位置和鞍底开窗的高度及宽度。②犁骨恒定位于中线，是确定中线避免左右偏斜的主要解剖标志。③冠状CT和蝶鞍冠状断层图像可显示蝶窦隔与鞍底的相互位置关系，是确定中线的准确标志，对垂体微腺瘤可以利用这一定位关系仅仅打开局部鞍底，切除肿瘤。④鞍底硬膜总是具有一定的弧度，据此可进一步确定蝶鞍。如打开鞍底后见硬膜呈与影像学检查相符合的弧形，则可确定为鞍底硬膜；反之，如硬膜呈平坦而无蝶鞍弧形的冠状位或水平位，则可能偏斜至斜坡或蝶骨平台。对甲介型蝶窦，也可在准确安放牵开器后，用骨凿和咬骨钳去除未气化的骨质，到达蝶鞍。该处为松质骨因而易于切除，出血也不太多，可用骨蜡涂抹止血。根据硬膜形态的变化可以确定蝶鞍。

6.经蝶窦切除垂体腺瘤的术后处理

(1)一般处理。①吸氧：吸氧的主要原因是防止因全麻对呼吸的抑制所造成的缺氧，一般6～8小时即可。②体位：麻醉完全清醒以前取平卧位，麻醉清醒以后取自由体位。对少数眼睑肿胀较明显者取头高位，以利面部肿胀的消退。③应用抗菌药物预防感染。④经单侧鼻腔：纱条拔出以后注意观察鼻腔渗液的情况，对术中出现脑脊液漏者尤应注意观察有无脑脊液漏。纱条拔出以后鼻腔滴注氯麻液或呋麻液，以减轻鼻腔黏膜肿胀和预防鼻腔感染，注意每天清理鼻腔分泌物。⑤记尿量：对绝大多数垂体大腺瘤患者，术后尿崩的发生率极低，不需要记录尿量或仅记录术后第一天尿量即可。对垂体微腺瘤，特别是行垂体微腺瘤扩大切除的患者，则应记录每小时或每两小时尿量，以便为术后尿崩的诊断与治疗提供依据。同时还应注意尿液的颜色、比重甚至电解质含量等情况。尿液的颜色对诊断术后尿崩比尿量更为直观和方便。如尿液颜色正常或较深，则基本可以排除尿崩。⑥垂体激素检测：垂体激素检测应分别在术后不同时间重复进行。目的一是了解垂体肿瘤激素分泌是否恢复正常,或减轻的程度,为判断疗效和进行进一步治疗提供依据;二是了解手术对垂体功能的影响,为术后是否需要替代治疗提供依据。

(2)脑脊液鼻漏的诊断与处理:脑脊液鼻漏是经蝶窦垂体腺瘤切除术后最为常见的并发症,多见于垂体微腺瘤。脑脊液鼻漏如不及早愈合,有可能由此造成颅内感染。

原因:部分性空蝶鞍、鞍膈孔过大和鞍膈下方残存垂体太少是经蝶窦切除垂体腺瘤发生脑脊液漏的解剖学基础,手术操作本身对鞍上池蛛网膜的直接损伤是发生脑脊液漏的直接原因。因而脑脊液漏多见于垂体微腺瘤,常在术中用刮匙搔刮鞍膈下方肿瘤时发生,偶尔也发生在用组织钳或刮匙镊子进入鞍内取出肿瘤之时。垂体大腺瘤由于鞍上池蛛网膜显著增厚所以极少发生脑脊液漏。

预防:多数情况下脑脊液漏的发生是可以避免的,由于绝大多数肿瘤质地细软,术中轻轻搔刮即可切除肿瘤。所以搔刮鞍膈下方肿瘤时应尽量轻柔;先用刮匙将肿瘤刮到鞍外再用组织钳或刮匙镊子取出肿瘤;采用双极电凝替代机械切割的方法实行垂体微腺瘤扩大切除;特别是采用显微手术,术中早期发现鞍上蛛网膜及其深部呈灰蓝色的脑池,可最大限度地减少脑脊液漏的发生。

诊断:术中出现脑脊液漏,当蛛网膜漏口较小时,表现为鞍内持续流出暗色液体;漏口较大时,表现为术野中突然涌入大量暗色液体,此时不要误认为损伤了重要血管而惊慌失措,脑脊液的颜色较出血更为灰暗。用吸引器吸除术野内的液体,随之可见脑搏动,涌入术野内的脑脊液的量也逐渐减少。此时如没有处理完肿瘤可继续切除肿瘤,随后自患者股部取肌肉用针持反复钳夹成肌肉浆,填入漏口部位,如有组胶可将其注入肌肉浆周围。如瘤床较大可再填入吸收性明胶海绵。提高颅内压,观察无脑脊液漏后即可结束手术。单纯用吸收性明胶海绵或自体脂肪填堵脑脊液漏效果并不理想;由于漏口部脑脊液的存在,EC耳脑胶常常难以封闭漏口,或虽于术中堵住漏口,但术后患者喷嚏等动作时急剧的颅内压变化有可能使胶与漏口脱离而再次出现脑脊液漏。

一般只有在术中出现了脑脊液漏的情况下,术后才有可能出现脑脊液鼻漏;在罕见的情况下脑脊液鼻漏也见于术中无脑脊液漏的患者。术后是否存在脑脊液鼻漏需要在术后拔出鼻腔纱条以后才能做出诊断。表现为头部位置变化如由仰卧位变为侧卧位和坐位时由鼻孔连续滴出数滴无色或淡血性水样液体。但应与鼻腔渗出液和泪液两种情况相鉴别。

脑脊液鼻漏与渗出液的鉴别:由于对鼻腔及蝶窦黏膜的刺激和损伤,术后短期常有渗液自鼻腔流出,如经验不足可能难以与脑脊液漏鉴别。①脑脊液鼻漏时流出的脑脊液为无色或淡血性的水样液体,而渗液为黏稠的黄色液体。②脑脊液鼻漏为间断性的,常与体位变化有关;而渗液为持续性的,与体位变化关系不大。③脑脊液鼻漏量较多,一次可能滴出数滴甚至更多;而渗液量较少,常为一滴黏稠液体缓慢向下流动。④脑脊液糖定性检查(用尿糖试纸)为+～++;而渗液糖定性为阴性。

脑脊液鼻漏与泪液的鉴别:由于手术消毒时对眼睛结膜的刺激使泪液产生增多,而鼻腔的手术操作及术后的鼻腔填塞又使泪液经鼻泪管由中鼻道的流出受到影响,因而脑脊液鼻漏还要与泪液鉴别。泪液也可呈间断外流,无色水样,但量较少,见于双侧。

处理:漏液较轻时1～2天后多可自行愈合,无须特殊处理。漏液较重或虽然漏液较轻但3天后仍未减轻或停止者,由于漏道周围组织浸泡在脑脊液中往往很难愈合,而一旦继发颅内感染则可能危及患者生命,因此应行腰穿蛛网膜下腔置管持续体外引流。

方法:将18号硬膜外麻醉穿刺针末端磨成30°锐角以利穿透硬脊膜。取 $L_{3\sim4}$ 或 $L_{2\sim3}$、$L_{4\sim5}$ 间隙常规腰椎穿刺,见有脑脊液通畅外流后向尾侧放置塑料或硅胶硬膜外麻醉导管,拔出穿刺针后蛛网膜下腔留管 5~10 cm,用纱布覆盖穿刺点后胶布固定或直接用护肤膜覆盖,引流管外接常压闭式引流袋,调整引流袋高度即可调节脑脊液的引流量。引流袋平放于床平面时每天可引流脑脊液 300~450 mL,如患者出现明显头痛、呕吐等低颅压症状则暂时夹闭并随后抬高引流袋高度,但不宜超过室间孔高度(相当于外耳孔和冠状缝连线)。

一般引流5天左右均可治愈脑脊液漏。引流期间平卧位,全身应用抗生素。引流管不通时多数将引流管向外拔出少许即可,偶尔被蛋白质凝块等堵塞可用盐水冲洗。一般置管引流后数小时脑脊液漏即停止,持续3天无脑脊液漏则抬高引流袋高度至接近室间孔水平,如24小时内仍无脑脊液外漏即可夹闭引流管,夹管24小时仍无脑脊液漏即可拔管,抬高和夹闭引流过程中一旦出现脑脊液漏则应再次低位引流。

腰穿蛛网膜下腔置管持续体外引流将脑脊液引流至体外,从而避免脑脊液对漏道周围组织的浸泡,促进漏口早日愈合,是处理术后脑脊液漏简单、安全、有效的方法。

对腰穿蛛网膜下腔置管不成功者,可再次行经蝶窦手术取自体肌肉修补。

(3)尿崩的诊断与处理:尿崩是经蝶窦垂体腺瘤切除术后比较常见的并发症,几乎均见于垂体微腺瘤。

原因:垂体微腺瘤由于瘤体较小,对垂神经体功能影响较轻,机体尚没有对后叶功能进行代偿。术中的机械性搔刮有可能损伤垂体下动脉、神经垂体甚至垂体柄而发生尿崩。更常见的原因是行垂体微腺瘤扩大切除、特别是采用机械性方法切割瘤周垂体时,直接切除神经垂体而发生尿崩。垂体大腺瘤由于瘤体较大,对神经垂体功能损伤较重,神经垂体功能已经代偿,因而术后尿崩较为少见。

预防:预防的关键在于避免损伤神经垂体、垂体柄和神经垂体供血血管。垂体腺瘤质地细软,轻轻搔刮即可切除,而神经垂体质地较韧,需用力搔刮才能切除,因而切除肿瘤时动作要尽量轻柔。采用显微手术很容易区别灰白色质地细软的肿瘤和浅黄色质地致密的神经垂体;在高倍放大下采取用双极电凝依次电灼瘤周垂体的方法替代机械性切割瘤周可能受肿瘤侵袭结构的方法,均可显著减少尿崩的发生或尿崩的程度。

诊断:尿崩的诊断主要依据尿量、脉搏血压变化、皮肤脱水情况和患者自觉症状来进行综合分析和判断。尿崩多见于术3小时以后,表现为尿量持续在 300 mL/h 以上,脉搏逐渐加快、血压逐渐降低、脉压逐渐缩小,皮肤黏膜弹性较差,患者自觉烦渴难忍。尿崩须与术后一过性多尿相鉴别,后者是由于入量过多所致,患者尽管尿量增多,但无明显口渴,脉搏血压平稳,无脱水征象。除观察尿量以外,尿液的颜色对诊断术后尿崩比尿量更为直观和方便,尿崩时尿液呈无色水样,如尿液颜色正常或较深,则基本可以排除尿崩。术后尿崩的诊断多年来一直存在认识上的误区,主要原因是对术后尿崩缺乏深入研究,没有发现术后尿崩的特殊性,生搬硬套一般尿崩症的诊断和治疗原则来处理术后尿崩问题。一般尿崩症患者由于长期尿崩,体内电解质大量丢失,尿液为低渗尿且氯化钠等电解质含量极低。然而术后尿崩为急性尿崩,体内电解质储备相对较好,再加上为纠正多尿、循环血量不足而大量补液,尿比重和尿液中电解质特别是氯化钠含量并不明显降低反而可能升高,因而在尿崩早期甚至尿崩已相当严重时仍不能做出正确诊断,延误治疗。

处理:对尿崩症的治疗多年来也存在认识上的误区,一是认为由于抗利尿激素缺乏,尿液浓缩功能障碍,尿液成分几乎均为水,电解质含量极低,因而治疗上单纯补充大量水分如 5% 葡萄糖溶液即可；二是认为术后尿崩为一过性，治疗上不宜使用垂体后叶粉等长效药物。有学者研究发现，术后尿崩患者尿液电解质（主要是氯化钠）含量约相当于血浆的一半。

术后尿崩多为一过性，如处理正确及时，多在1~3天内稳定、1~2周内好转。治疗中注意以下原则。①控制尿量：对轻度尿崩，口服氢氯噻嗪(25~50 mg，每天3~4次)可将尿量控制在4 000 mL/d左右。氢氯噻嗪为噻嗪类利尿药，主要通过抑制磷酸二酯酶的活性来增加肾脏远曲小管和集合管细胞对水的通透性，因而能明显减少尿崩患者的尿量。②对中重度尿崩，则应使用加压素来控制尿量。加压素为油制鞣酸加压素，直接补充体内抗利尿激素的不足，因而作用迅速而显著。术后急性期用量30~60 U多可在1~2小时内将尿量控制正常，必要时可重复使用；注意从小剂量开始，如用量过大可用呋塞米等利尿药拮抗。根据术中情况估计术后肯定会发生尿崩时可于术后预防性应用小剂量垂体后叶粉。尿崩基本控制后改用氢氯噻嗪口服。③纠正水、电解质紊乱：尿崩急性期即予以控制则一般不会发生水、电解质紊乱。如尿量控制不满意，术后急性期按尿量的一半补充等渗电解质溶液即可将血浆渗透压控制在大致正常范围内；亚急性期由于患者长期多尿、大量电解质丢失，再加上口服和静脉补液时电解质补充不足，因而临床几乎均表现为低渗性脱水。对术后尿崩导致的低渗性脱水用等渗盐水很难纠正，必须用3%~5%高渗盐水才能产生良好效果。根据当日血浆氯化钠浓度计算出累计丧失量于当日一次或分次补给，可阻断低渗→多尿→低渗的恶性循环，水、电解质紊乱1~3天内即可纠正。在输注高渗盐水的过程中，伴随着血浆渗透压的提高，细胞内水分外移，尿量随之增多为正常现象，不必过多补液而影响高渗盐水的疗效。在补充氯化钠的同时还要注意钾的补充。

(4)其他并发症的处理：经蝶窦切除垂体腺瘤的常见并发症主要有脑脊液鼻漏和尿崩两种。其他并发症较为少见。眼球运动神经损害偶见于展神经，常发生在切除显著侵袭海绵窦腔特别是包裹颈内动脉和展神经的肿瘤之时，表现为患侧眼球内斜和复视，多于术后1~2周内好转。术后视力损害加重主要见于术前视力极差如光感或手动的患者，一般不能恢复。其他更为少见的并发症有误入海绵窦损伤颈内动脉造成大出血、动眼神经损伤、鞍上血管损伤、下丘脑损伤、垂体功能低下等。

(二)经颅切除垂体腺瘤

经颅入路切除垂体腺瘤包括经额下入路、翼点入路和额蝶入路切除垂体腺瘤。随着经蝶窦入路切除垂体腺瘤手术的逐渐普及，经颅切除垂体腺瘤的应用已越来越少。目前经颅切除垂体腺瘤主要用于不适合经蝶窦入路切除的垂体腺瘤如明显向额颞叶发展的垂体巨大腺瘤和蝶窦发育不良或伴发蝶窦炎症的患者；另外，在缺乏开展经蝶窦垂体手术条件的单位或缺乏开展经蝶窦垂体手术经验的医师仍采用这一传统的方法切除垂体腺瘤。

经颅切除垂体腺瘤的手术操作与一般开颅手术基本相似，但应注意以下几个方面技巧。

1.手术入路选择

额下入路是经颅切除垂体腺瘤的经典方法，优点是显露充分，能同时显露双侧视神经、视交叉和颈内动脉，具备切除肿瘤的良好角度；在前置位视交叉或视交叉前间隙狭小时，可以结合额蝶入路切除肿瘤。缺点是需要抬起额叶造成手术对脑组织牵拉较重，易于损伤嗅神经。翼点入路是近年来鞍区手术采用较多的手术入路，优点是通过打开侧裂池利用额颞叶之间的间隙进入鞍区，对脑组织的机械性牵拉较轻，不易损伤嗅神经；尽管也可以经视交叉前间隙和颈内动脉内外侧间隙切除肿瘤，但对肿瘤和邻近结构的显露和切除角度不如额下入路，手术技巧要求相对较高。

额下入路取双额冠状切口,骨窗下缘尽量与前颅底齐平以尽量减少对脑组织的牵拉;同时头后仰15°~30°,使额叶借其重力自然垂落进一步减轻对额叶的牵拉。翼点入路骨窗宜略向前上方扩大以利于从视交叉前间隙切除肿瘤。

如肿瘤外形比较规则,常规采用右侧入路;如肿瘤明显向侧方扩展,则根据扩展部位的不同采用不同侧其他入路:肿瘤明显侵入一侧额颞叶脑内时行同侧入路;肿瘤明显侵入海绵窦时取对侧入路可能更有利于从视交叉前间隙切除肿瘤;肿瘤明显侵入双侧额颞叶脑内时行一侧或双侧入路。

在显露鞍区时,应首先缓慢放出脑脊液,降低脑压,避免过度牵拉脑组织。在嗅结节及前穿质附近,由额叶内侧至前脑内侧束的下行传导束及由隔区至中脑背盖的投射纤维紧靠脑表面走行,过度牵拉或损伤大脑前动脉的穿动脉,均可直接或间接损伤这些结构而出现意识障碍。

2.切除肿瘤的途径

在绝大多数情况下,均经视交叉前间隙切除肿瘤。当肿瘤向前上方发展较著时,此间隙显得较为狭小,当肿瘤被部分切除后,向前上方移位的视神经及视交叉复位,视交叉前间隙则明显扩大。如确为前置位视交叉,可以采用经额窦入路切除肿瘤,或经颈内动脉-视神经间隙切除肿瘤。但应注意,颈内动脉在此发出一组垂体上动脉,主要分布于垂体柄和前叶,也发支分布于视神经、视交叉、视束前部、乳头体及灰结节等部,应尽量避免损伤以免出现供血区域的功能障碍。另外,颈内动脉在此段还发出后交通动脉和脉络膜前动脉,一旦损伤将产生严重后果。一般情况下不推荐经终板入路切除肿瘤。终板本身虽无重要结构,但终板周围存在许多调整人体体液平衡及生殖功能的高级中枢,视上核和穹隆柱位于视交叉后上方终板侧方,是重要的体液平衡中枢并参与记忆功能;终板血管器官位于前联合下方终板的中线部位,调节人体的体液平衡及生殖功能;穹隆下器官位于室间孔水平,也参与体液平衡的调节。上述结构的损伤均可产生严重的体液失衡,特别是水盐代谢障碍;穹隆柱及视上核的损伤还可出现记忆障碍,但可随尿崩的控制而改善。

3.切除肿瘤的方法

肿瘤切除的基本方法是先在鞍内分块切除,随着肿瘤鞍内部分的切除,向鞍上扩展的部分多可自动垂落进入鞍内。因此应耐心地于视交叉后下方分块切除鞍内各部位的肿瘤,最后再向上方切除上方残留的肿瘤。根据手术中的具体情况采用不同角度和大小的刮匙切除肿瘤。注意肿瘤本身并不形成瘤壁,所谓的瘤壁实际上是肿瘤周围的正常结构特别是垂体受肿瘤推移挤压而形成的,一旦切除将造成正常垂体功能的进一步损害。在切除蝶鞍后上方、入路同侧、前方的肿瘤时,可用不同角度和大小的间接鼻咽镜观察,以正确判断肿瘤存留的大小及与周围结构的关系。

4.手术并发症

(1)下丘脑损伤:垂体大腺瘤特别是巨大腺瘤均累及三脑室及其周围的下丘脑,下丘脑室周带的直接或间接损伤是垂体巨大腺瘤手术死亡的主要原因。因为调整人体生存及生殖的神经内分泌核团、调整人体水盐代谢及糖代谢的化学感受区均位于室旁带。神经内分泌核团主要包括室旁核、弓状核及视上核,室旁核是自主神经系统及内分泌系统的高级整合中枢,调整机体适应内外环境改变的神经肽及胺类几乎均产生于室旁核。因此,下丘脑,特别是双侧下丘脑的损伤必将影响人体基本生命活动的维持。由于肿瘤组织的长期压迫,下丘脑的功能代偿多有程度不同的障碍,术中过分牵拉或间接损伤下丘脑,势必加剧原有的功能障碍而出现基本生命活动的紊乱,因此在切除上部肿瘤时必须谨慎细致,突入鞍内的肿瘤上壁往往包括下丘脑的一部分,一定要妥善保护不可切除。下丘脑的间接损伤继发于供应下丘脑的血管损伤。脑底动脉各部几乎均发出穿动脉供应下丘脑及丘脑、基底核或内囊。在前穿质附近,有大量发自颈内动脉终末段、大脑中动脉主干、后交通动脉、大脑前动脉及前交通动脉的穿动脉穿经入脑;在下丘脑视束沟、灰结节外侧部以及视束、大脑脚与乳头体之间的区域集中了大量发自颈内动脉终末段、脉络膜前动脉、后交通动脉及大脑后动脉的穿动脉。这些穿动脉之间几乎没有吻合,其中任何一支损伤,接受供血的区域将发生梗死。垂体巨大腺瘤常常累及这些区域,由于这些穿动脉多数直径不足1 mm,应引起高度重视。

(2)脑底血管损伤:虽然少见,但常常造成术中难以控制的出血。少数颈内动脉海绵窦段可突入鞍内,尽管钝性操作一般不致损伤,但切除肿瘤之前鞍内穿刺时进入血管腔可抽得动脉血,不要将此误认为鞍内动脉瘤而放弃肿瘤切除。垂体巨大腺瘤合并鞍内动脉瘤极为少见。大脑前动脉近侧段越过视交叉或视神经上面行向内上方;在视交叉的前方、上方,少数在视交叉一侧与对侧大脑前动脉借前交通动脉相连,在解剖鞍上池特别是经颈内动脉内外侧间隙切除肿瘤时,应注意保护大脑前动脉、前交通动脉及其穿动脉。在处理蝶鞍前外侧部肿瘤时,应注意勿损伤眼动脉。垂体巨大腺瘤常常挤压或部分包绕眼动脉,而此处又为经颅入路的视线死角,容易遗漏肿瘤,可用刮匙反复搔刮,配合鼻咽镜下的间接观察,方可切除该处肿瘤而不损伤眼动脉。如肿瘤自海绵窦上方向额颞叶脑内生长,应注意勿损伤大脑前动脉、大脑中动脉、后交通动脉、脉络膜前动脉及其穿动脉。垂体大腺瘤常常累及海绵窦,其中多数为由内向外挤压海绵窦内壁,占据海绵窦内侧、前下、后上甚至外侧腔隙,少数侵蚀海绵窦内壁进入海绵窦腔包绕颈内动脉和展神经,重者海绵窦外壁可明显向外膨隆,但极少突破海绵窦壁进入脑内,出现海绵窦内神经症状者也较少。处理明显侵入海绵窦内的肿瘤是垂体巨大腺瘤手术的又一困难之处。在切除颈内动脉周围的肿瘤时应尽量使用钝性操作,用刮匙分块刮除,避免损伤颈内动脉海绵窦段及其分支。前下间隙肿瘤的切除最为困难,肿瘤常常侵入眶上裂,该处又为视线死角,应在间接鼻咽镜观察下反复搔刮,多能全切,一般不主张磨除前床突、切开海绵窦壁进入海绵窦腔。

(3)垂体功能障碍:多数术后垂体功能维持原状或略有好转,加重是术后较为少见的并发症。由于肿瘤组织的挤压,残存垂体位于肿瘤周边,特别是鞍膈下及鞍背前方;垂体柄多数位于肿瘤的后方或后外方;注意避免误切,尽量做到保留垂体的选择性全切或选择性次全切除。一般认为,如能保留正常垂体的1/3,即可维持一般的生理需要。

(4)术后视力障碍:加重并不多见。由于肿瘤体积巨大,鞍上扩展明显,视神经常严重受压、变扁、向前上方移位,有时可宽达1 cm,极薄,贴附于肿瘤表面而不易辨认,有时可误认为增厚的蛛网膜束带,从视神经管颅口处仔细观察可以辨别为视神经而避免损伤。有时肿瘤可自明显变宽的视神经或视交叉、视束中间向上突出,多数可从视神经下方切除。另外还应注意勿损伤视神经、视交叉及视束的供血血管,以免术后残存视力进一步下降。

(陈怀宾)

第三节 室 管 膜 瘤

室管膜瘤和恶性室管膜瘤占颅内肿瘤的2%~9%,占神经上皮性肿瘤的18.2%,男性多于女性,多见儿童和青年,肿瘤3/4位于幕下,1/4位于幕上,在儿童幕下占大多数。肿瘤多位脑室内,少数肿瘤主体位于脑组织内。

一、诊断

(一)临床表现

1.第四脑室室管膜瘤

(1)颅内压增高症状,其特点为间歇性,与头位变化有关,晚期呈强迫头位。

(2)脑干症状与脑神经损害症状,当肿瘤压迫或向第四脑室底浸润时可产生此症状。

(3)小脑症状,多表现为走路不稳,常可见眼球震颤,部分有共济失调。

2.侧脑室室管膜瘤

(1)颅内压增高症状。

(2)肿瘤局部症状:尤其当肿瘤向内囊、丘脑侵犯时,表现为对侧肢体轻瘫、偏身感觉障碍和中枢性面瘫。

3.第三脑室室管膜瘤

第三脑室室管膜瘤极为少见,由于第三脑室腔隙狭小,极易阻塞脑脊液循环道路,造成梗阻性脑积水。位于第三脑室前部可出现视神经压迫症状。

4.脑内室管膜瘤

其组织来源为胚胎异位室管膜细胞,幕上多见于额叶和顶叶内,临床表现与脑各部占位症状相似,术前确诊困难。

5.复发和转移

室管膜瘤复发率较高,易发生椎管内播散性种植,颅外转移甚为少见。

(二)辅助检查

1.腰椎穿刺

绝大多数患者腰穿压力增高,约半数蛋白增高,可行脱落细胞检查。

2.颅骨 X 线片检查

多数患者有颅内压增高征象,肿瘤钙化亦多见于室管膜瘤。

3.头颅 CT 检查

位于侧脑室内的肿瘤一般显示不均匀的等密度或略高密度影,第四脑室多数体积较大,有梗阻性脑积水,增强扫描呈不均匀强化。

4.头颅 MRI 检查

T_1 加权上多呈低信号或等信号,T_2 加权呈明显高信号,肿瘤具有明显异常对比增强。

二、治疗

(一)手术治疗

手术治疗是肿瘤治疗主要手段。

(二)放射治疗

室管膜瘤为放疗中度敏感肿瘤之一,术后放疗有助于改善预后,对于放疗范围尚有争议。

(三)化疗

化疗是肿瘤治疗辅助手段之一。

三、预后

影响室管膜瘤预后因素包括肿瘤部位、组织学类型、复发速度和年龄。术后平均复发在20个月之内,5年生存率为30%以上。

(陈怀宾)

第四节 星形细胞瘤

星形细胞瘤是最常见的脑胶质瘤之一,占全部脑胶质瘤的17%～39.1%,根据病理及临床特点的不同,又可将此类肿瘤分为分化良好型及分化不良型两类,前者较多。在成年人中,星形细胞瘤多见于、顶、颞叶,少见于枕叶;儿童则常发生于小脑半球,也可见于蚓部、脑干、丘脑、视神经、脑室旁等部位。这种肿瘤主要由成熟的星形细胞构成。可浸润性生长,也可边界完整。临床上病程较长。浸润性生长的星形细胞瘤难用手术完全切除,但术后复发较慢。边界完整的星形细胞瘤手术可完全切除,全切除后能获痊愈。

一、病理

根据病理形态,星形细胞瘤可分为三种类型,即原浆型、纤维型(又分为弥漫型和局灶型两种)和肥胖细胞型。原浆型和纤维型常混合存在,不易截然分开。

(一)原浆型星形细胞瘤

原浆型星形细胞瘤是最少见的一种类型,属分化良好型星形细胞瘤,多位于颞叶。部位表浅,侵犯大脑皮质,使受累脑回增宽、变平。肉眼观察:肿瘤呈灰红色质软易碎。切面呈半透明均匀胶冻样。深部侵入白质,边界不清。肿瘤内部常因缺血及水肿而发生变性,形成单个或多个囊肿,囊肿的大小和数目不定,其四周是瘤组织也可一大的囊肿壁内有一小的瘤结节。

在镜检下,肿瘤由原浆型星形细胞构成,胞质丰富呈均匀一致的粉红色,可以见到胞质突起。核圆形,大小一致,位于肿瘤细胞中心或偏一侧,有时可以见到核小体,核分裂少见。细胞形态和分布都很均匀,填充于嗜伊红间质中。后者状如蛛网,无胶质纤维。很少见到肿瘤血管增生现象,较纤维型星形细胞瘤生长活跃。

(二)纤维型星形细胞瘤

纤维型星形细胞瘤是常见类型,属于分化良好型星形细胞瘤,见于中枢神经系统的任何部位,以及各种年龄的患者。在儿童和青年中,较多见于小脑、脑干和下丘脑,在成人中多见于大脑半球。肿瘤中有神经胶质纤维,这是与原浆型的主要区别,并使肿瘤质韧且稍具弹性,有橡皮感。弥漫纤维型星形细胞瘤的切面呈白色,与周围脑白质不易区别,邻近皮质常被肿瘤浸润;色泽变灰变深,与白质的分界模糊。肿瘤中心可有囊肿形成,大小数目不定。局灶纤维型的边界光整,主要见于小脑,常有囊肿形成。有时囊肿巨大,使肿瘤偏于囊肿一侧,成为囊壁上的一个结节。这时囊肿实际不属于肿瘤。手术时只要将瘤结节切除,就已将瘤组织全部去除。有些囊肿位于肿瘤内,囊肿四周是肿瘤组织。

在镜检下,肿瘤细胞分化良好,如正常的星形细胞,形状、大小和分布都不均匀。细胞质很少或看不到,散在分布,细胞核大小相差不大,圆或椭圆形,核膜清楚,核内染色质中等。肿瘤内血管内皮细胞和外膜细胞增生,有时可以见到点状分布的钙化灶。间质中有丰富的神经胶质纤维,交叉分布于瘤细胞之间。

(三)肥胖细胞型星形细胞瘤

这类肿瘤生长较快,属分化不良型星形细胞瘤,比较少见,占脑星形细胞瘤的1/4,多发生在大脑半球。肿瘤呈灰红色,切面均匀,质软,呈浸润性生长,但肉眼能见肿瘤边界。瘤内可有小囊肿形成。

镜检下见典型的肥胖细胞,体积肥大,呈类圆形或多角形,突起短而粗。分布致密,有时排列在血管周围,形成假菊花状。胞质均匀透明,略染伊红。细胞核卵圆形较小往往被挤到细胞的一侧,染色较浓。神经胶质纤维局限于细胞体周围。间质很少。

为便于临床掌握星形细胞瘤分化程度,Kernohan建议将星形细胞瘤按其组织细胞学分化程度分为四级。这种分级方法,尽管有一定的缺点,但有利于病理及临床的联系。

Ⅰ级:分化良好的瘤细胞。排列疏散均匀,细胞大小较一致,有的甚至与正常的组织细胞相似。

Ⅱ级:细胞较多,排列较密,部分细胞大小不等,形状不整,无核分裂象。

Ⅲ~Ⅳ级:明显恶性,细胞密集,分化程度低,核分裂象较多或细胞大小不等,形状不整,呈多形性胶质母细胞瘤的改变,有的可见瘤巨细胞。

二、临床表现

高分化星形细胞瘤恶性度不高,生长缓慢。开始时症状很轻,进展亦缓慢,自出现症状至就诊时间较长,平均两年左右,有的可长达10年,可因囊肿形成而使病情发展加快,病程缩短,个别的可在一个月以内。一般位于幕下者出现颅内压增高较早,病程较短。症状取决于病变部位和肿瘤的病理类型和生物学特性。

各部位星形细胞瘤的症状表现有所不同。

(一)大脑半球星形细胞瘤

1.分类

(1)局灶原纤维型星形细胞瘤:占大脑星形细胞瘤的半数。性别分布相等。住院时平均年龄约35岁,以21~50岁为多见,占全数的70%。病变部位以额叶为多见(40%),其次是颞叶(10%)。病程2~4年。

(2)浸润性纤维型星形细胞瘤:占大脑星形细胞瘤的20%。性别分布相等。以31~40岁为多见(占60%)。病变分布在颞、额、额顶诸叶的各占40%、30%、20%。平均病程3.5年。

(3)肥胖细胞型星形细胞瘤:占大脑星形细胞瘤的25%。男性占60%。住院时年龄大致平均分布于21~50岁间(共占全数的75%)。病变在额叶最多(40%),其次是颞叶(20%)。病程平均2年。

2.临床症状

(1)癫痫:约60%有癫痫发作,较生长快的其他神经胶质瘤为多见,肿瘤接近脑表面者易出现癫痫发作,一部分患者以癫痫发作为主要症状,可于数年后才出现颅内压增高症状及局部症状。癫痫发作形式与肿瘤部位有关,额叶肿瘤多为大发作,中央区及顶叶肿瘤多为局限性发作,颞叶肿瘤可出现沟回发作或精神运动性发作。

(2)精神症状：额叶范围较广泛的肿瘤或累及胼胝体侵及对侧者，常有精神症状，表现为淡漠、迟钝、注意力不集中、记忆力减退、性格改变，不知整洁、欣快感等。少数颞叶、顶叶肿瘤亦可有精神症状。

(3)神经系统局灶性症状：依肿瘤所在部位可出现相应的局部症状，在额叶后部前中央回附近者，常有不同程度的对侧偏瘫。在优势半球运动性或感觉性言语区者，可出现运动性或感觉性失语症。在顶叶者可有感觉障碍，特别是皮质感觉障碍。在顶叶下部角回及缘上回者，可有失读、失算、失用及命名障碍等。在颞枕叶累及视传导通路者可有幻视或视野缺损和偏盲。约1/5患者无局部症状，大多为肿瘤位于额叶前部颞叶前部"静区"者。

(4)颅内压增高症状：一般出现较晚。位于大脑半球非重要功能区的肿瘤，颅内压增高可为首发症状。少数患者可因肿瘤内囊肿形成或出血而急性发病，且颅内压增高症状较严重。

(5)其他：个别患者因肿瘤出血可表现为蛛网膜下腔出血症状。

(二)丘脑星形细胞瘤

1.丘脑性"三偏"症状

常有对侧感觉障碍，深感觉较浅感觉明显；丘脑性自发性疼痛并不常见；累及内囊时常伴有对侧轻偏瘫。丘脑枕部肿瘤可出现病变对侧同向偏盲。

2.共济失调

小脑红核丘脑系统受损者，可出现患侧肢体共济失调。

3.精神症状及癫痫发作

丘脑肿瘤时常出现精神症状(约占60%)，表现为淡漠、注意力不集中、幼稚、欣快、激动或谵妄等，少见强迫性哭笑。约1/3患者可出现癫痫。

4.颅内压增高症状

约2/3患者出现，多在早期出现，为肿瘤侵犯第三脑室影响脑脊液循环所致。

5.其他症状

肿瘤向下丘脑发展时内分泌障碍较为突出，如影响到四叠体可出现瞳孔不等大，眼球上视障碍，听力障碍或耳鸣等症状。侵及基底核可有不自主运动。

(三)小脑星形细胞瘤

小脑星形细胞瘤占星形细胞瘤的1/4。3/5位于小脑蚓部和第四脑室，2/5位于小脑半球。儿童或青少年多见，平均年龄14岁，男女之比为2∶1。病程取决于病变部位：蚓部和第四脑室者引起脑积水，平均病程7个月；小脑半球者平均病程1.5年。

1.颅内压增高

颅内压增高为最常见的症状，出现较早，头痛、呕吐、视盘水肿。

2.后颅窝和小脑症状

位于小脑半球者表现患侧肢体共济运动失调，以上肢较明显，并有眼球震颤、肌张力降低、腱反射减弱等，位于蚓部者主要表现身体平衡障碍，走路及站立不稳。小脑肿瘤可有构音障碍及暴发性语言。亦常有颈部抵抗及强迫头位。晚期可出现强直性发作。常因急性严重颅内压增高引起，表现为发作性的去皮质强直，发作时意识短暂丧失，全身肌肉紧张，四肢伸直，呼吸缓慢，面色苍白，冷汗，一般数秒或数十秒即缓解。其发生原因可由于肿瘤直接压迫或刺激脑干，或小脑上蚓部通过小脑幕切迹向幕上疝出，引起脑干暂时性缺氧所致。

(四)脑干星形细胞瘤

脑干星形细胞瘤占星形细胞瘤的2%。70%的患者年龄在20岁以下。男女之比为3:2。病变多位于脑桥，常侵及两侧脑干。早期出现患侧脑神经麻痹，如位于中脑可有动眼及滑车神经麻痹，在脑桥可有外展及面神经麻痹，在延髓可有面部感觉障碍及后组脑神经麻痹。同时出现对侧肢体运动及感觉障碍。肿瘤发展累及两侧时，则出现双侧体征。颅内压增高症状在中脑肿瘤出现较早，脑桥肿瘤出现较晚且较轻。

(五)视神经星形细胞瘤

视神经星形细胞瘤多见于儿童，亦见于成人。视神经呈梭形肿大，可发生于眶内或颅内，亦可同时受累，肿瘤呈哑铃形。发生于颅内者可累及视交叉，甚至累及对侧视神经及同侧视束。如继续增长可向第三脑室前部或向鞍旁发展。主要表现为患侧眼球突出，大多向外向下，视力减退。一般无眼球运动障碍。发生于颅内者可有不规则的视野缺损及偏盲。多产生原发性视神经萎缩，有的亦可出现视盘水肿。晚期可出现垂体下丘脑功能障碍。

三、辅助检查

(一)腰椎穿刺

多数脑脊液压力增高，白细胞计数多在正常范围，部分病例蛋白定量增高。

(二)头颅X线平片

约80%患者显示颅内压增高征，15%~20%可见肿瘤钙化。视神经肿瘤可见视神经孔扩大，并可致前床突及鞍结节变形。

(三)脑室造影

幕上肿瘤显示脑室移位或并有充盈缺损。小脑肿瘤表现第三脑室以上对称扩大，导水管下段前曲，第四脑室受压移位。脑干肿瘤表现导水管及第四脑室上部向背侧移位。

(四)脑血管造影

显示血管受压移位，肿瘤病理血管少见。

(五)CT扫描

大多显示为低密度影像，少数为等密度或高密度影像，边缘不规则，如有囊肿形成则瘤内有低密度区，周围常有脑水肿带，但较轻，脑室受压移位，亦多较轻，注射对比剂后肿瘤影像多增强。一般Ⅰ级星形细胞瘤为低密度病灶，与脑组织分界清楚，占位效应常显著；Ⅱ~Ⅲ级星形细胞瘤多表现为略高密度、混杂密度病灶或囊性肿块，可有点状钙化或肿瘤内出血。Ⅳ级星形细胞瘤显示略高或混杂密度病灶，病灶周围水肿相当明显，境界不清。增强扫描，Ⅰ级星形细胞瘤无或轻度强化，Ⅱ~Ⅳ级星形细胞瘤明显强化，呈形态密度不一的不规则或环状强化。

(六)放射性核素扫描

可显示肿瘤区放射性核素浓集，但浓度常较低，影像欠清晰。

(七)MRI

MRI呈长T_1、长T_2信号，信号强度均匀，由于血-脑屏障受损不明显，周围水肿较轻，占位效应相对轻，肿瘤边界不清，不易与周围水肿鉴别。T_2加权像不易区别肿瘤的结构，但对肿瘤出血较CT显示为佳，同时由于蛋白渗出有时可见肿瘤在T_1加权像呈稍高斑片样信号异常。若做Gd-DTPA增强扫描，肿瘤多无对比增强。星形细胞瘤在T_1加权像呈混杂信号，以低信号为主，有时呈高信号表现，体现了瘤体内坏死或出血。T_2加权像表现为高信号，信号强度一般不均匀。

四、治疗及预后

治疗以手术切除为主。幕上者根据肿瘤所在部位及范围,作肿瘤切除术、脑叶切除或减压术。大脑半球表浅部位的星形细胞瘤手术切除范围要适度,以不产生偏瘫、失语、昏迷,而又能达到减压目的为限。大脑半球深部星形细胞瘤可作颞肌下减压术。视神经肿瘤经前额开颅,打开眶顶及视神经管,切除肿瘤。视神经交叉和第三脑室星形细胞瘤作手术切除时,要避免损伤下丘脑。脑干肿瘤小的结节性或囊性者可在显微技术下作切除术。脑干星形细胞瘤引起阻塞性脑积水者,可作脑脊液分流手术,解除颅内压增高。多数学者认为脑干外生性肿瘤或位于延颈髓交界处的肿瘤可行手术治疗。国内王忠诚提出脑干内局限性的星形细胞瘤应争取切除。浸润性的实质性小脑星形细胞瘤的手术原则与大脑半球表浅部肿瘤相似。小脑肿瘤一般作后颅窝中线切口,切除肿瘤。局灶性囊性的小脑星形细胞瘤如有巨大囊腔和偏于一侧的瘤结节,只要将瘤结节切除即可,囊壁不必切除。

多数星形细胞瘤难以做到全部切除,术后可给予化学治疗及放射治疗,以延长生存及复发时间。对大脑半球Ⅰ~Ⅱ级星形细胞瘤是否行术后放疗有争议。Leibel 分析发现对未能全切除的Ⅰ~Ⅱ级星形细胞瘤手术加放疗的 5 年存活率为 46%,而单纯手术者仅 19%。但也有学者认为对Ⅰ~Ⅱ级星形细胞瘤术后放疗不能改善预后。对良性星形细胞瘤主张放疗的人认为可单纯行瘤床放疗,剂量 30~45 Gy,疗程为 6 周。一般不主张预防性脊髓放疗。化疗的作用和治疗方案的选择目前尚处于摸索阶段,应用价值还有争议。

平均复发时间为 2 年半,复发者如一般情况良好,可再次手术。但肿瘤生长常加快,有的肿瘤逐渐发生恶性变,再次复发时间亦缩短。

术后平均生存 3 年左右。5 年生存率为 14%~31%,幕下者较幕上者疗效为好,5 年生存率达 50%~57%。如能完全切除肿瘤,可恢复劳动能力并长期生存,有报告术后生存已达 18 年者。经手术与放射综合治疗的患者,五年生存率为 35%~54%。

影响其预后相关因素包括年龄、肿瘤大小、部位、组织学类型、病史长短及治疗等多个方面,而以肿瘤组织学性质、治疗情况等尤为重要。影响儿童Ⅰ~Ⅱ级半球星形细胞瘤预后的主要因素是年龄,婴幼儿就诊时肿瘤一般较大,患儿的一般情况不好,因而手术耐受性差,手术危险性相对较大龄儿童高,预后也不如大龄儿童。巨大的肿瘤手术难于切除,而且手术损伤较大,预后不能令人满意。Mercuri 随访 29 例儿童星形细胞瘤 5~27 年,发现囊性星形细胞瘤预后最好。此外,病史较长,有癫痫发作及肿瘤有钙化者预后相对较好,因为这类肿瘤生长缓慢,瘤细胞分化较好,复发率较低。手术切除程度和术后是否放疗也是影响预后的主要原因之一。不论良、恶性星形细胞瘤只要能够达到全切除或近全切除,其术后生存期均明显长于部分切除肿瘤者。

(陈怀宾)

第五节 多形性胶质母细胞瘤

多形性胶质母细胞瘤过去称为多形性成胶质细胞瘤。由于这种肿瘤的细胞形态复杂,并非单独含有成胶质细胞,为了避免与极性成胶质细胞瘤混淆,目前广泛使用多形性胶质母细胞瘤这个名称(简称胶母细胞瘤),需要注意的是,在胚胎发育中,并无胶质母细胞这种细胞。所谓胶母细胞瘤,只是这种肿瘤的称谓。按 Kernohan 的分类,属胶质细胞瘤Ⅳ级。其起源细胞可能是各种胶质细胞,但在肿瘤内已不再能找到起源细胞的原型。

胶母细胞瘤是最常见的脑胶质瘤之一,占脑胶质瘤的 25%～50%,也是最恶性的一种。患者的年龄多较大,85%介于 40～70 岁;男性较多见,占 55%～65%。成人胶母细胞瘤多位于额、顶、颞叶,枕叶少见,儿童多位于脑干。病程较短,肿瘤呈浸润性生长,生长迅速,手术切除肿瘤后复发较快。其预后是脑胶质瘤中最差的一种,是颅内肿瘤治疗上的一个重要研究课题。

一、病理

胶母细胞瘤体积常较大,多起源于脑白质中,大脑的前半部是好发部位,特别常见于额叶,颞叶次之,枕叶少见。肿瘤常沿神经纤维或血管方向呈浸润性生长,常侵犯几个脑叶。可侵犯大脑皮质,并可与硬膜粘连,或侵及深部结构,胼胝体常成为肿瘤跨越中线的桥梁。当额、顶、枕叶的胶母细胞瘤经胼胝体侵犯到对侧大脑半球时,冠状切面内肿瘤具有蝴蝶形的分布范围。或侵及脑室壁,并可突入脑室内。突出脑表面或突入脑室者,瘤细胞可随脑脊液播散,个别的可向颅外转移至肺、肝、骨或淋巴结。颞叶胶母细胞瘤常侵犯基底核。基底核和丘脑的胶母细胞瘤常经中间块侵入对侧丘脑,或经底丘脑和大脑脚侵入中脑。小脑的胶母细胞瘤较少见。

肉眼所见肿瘤边界常较光整,但实际瘤细胞浸润的区域远远超过这一边界。较表浅的胶母细胞瘤常侵犯和穿过大脑皮质并与硬脑膜黏着,手术易被误认为脑膜瘤。深在者常穿过室管膜突入脑室中。瘤的切面形状多不规则;有酱红色的肿瘤区、灰黄色的坏死区和暗红色的出血区,并可有囊肿形成(个数和大小不一),有的瘤腔中含有乳白色黏稠液体,易误认为脓液,但在镜检下没有脓细胞,仅为粉末状坏死物质。瘤组织柔软易碎,血供丰富,易出血,分化较好的区域质地较韧。周围脑组织明显水肿和肿胀,边界不清。

镜检见组成细胞有多种。①多角形细胞:不同大小和形状,聚集成堆而无特殊排列。分裂象多而不正常。②梭形细胞:有细长突起,状如成胶质细胞,交织成束,有时排列成假栅栏样,放射形指向中央坏死区,细胞内有胶质纤维。③星形母细胞:常围绕血管呈假菊花样。④多核巨细胞:常与多角形细胞混杂,大概是异常核分裂的产物。⑤星形细胞:常位于肿瘤的周边部分,可能是肿瘤周围正常脑组织中的星形细胞发展而成。

胶母细胞瘤的一个形态特点是瘤内血管改变:①主要影响小血管,特别是微血管。②血管增多扭曲,状如肾小球,称肾小球化。③血管内膜显著增生,突入管腔形成小堆,并可见核分裂象,有些血管甚至被增生内膜所阻塞。这种病态血管易于形成血栓,造成肿瘤的部分坏死。

生长特性:①胶母细胞瘤有沿白质中的神经束生长到远处的倾向,如沿额顶束自额叶长到同侧顶叶,沿胼胝体长到对侧大脑半球,沿钩束自额叶长到颞叶等。②肿瘤侵入脑室后,可经脑脊液转移接种于远处脑室壁上和蛛网膜下腔。这种转移灶并不多见。③多中心性生长,有 4.9%～20% 的胶母细胞瘤,由几个独立的瘤中心组成。个别瘤中心常聚集在一处,有些在肿瘤主体邻近有卫星灶形成。肿瘤中心相互远离(在不同脑叶或两个大脑半球)的病例较少见,仅占全部肿瘤的 2.5%。

二、临床表现

胶母细胞瘤恶性程度很高。患者就医前的病程常在 1 年以内,其中 1 个月内者占 30%,3 个月内者占60%,6个月内者占70%,偶尔也有病程较长者,超过2年者仅占7%。这可能是由于肿瘤以较良性的类型开始,后演变为胶母细胞瘤。

在临床方面,除病程较短,症状发展较快外,并无特异的症状群。①颅内压增高:由于肿瘤增长迅速并有广泛脑水肿,颅内压增高症状明显。几均有头痛,大多有呕吐及视盘水肿,并多有视力减退。②癫痫:25%～30%患者有癫痫发作。③精神症状:肿瘤多位于额叶,故常有精神症状,表现为淡漠、迟钝、智力减退、甚至痴呆等。④脑局灶症状:依肿瘤所在部位产生相应的症状,约一半患者有不同程度的偏瘫,亦常有偏侧感觉障碍、失语、偏盲等。儿童的胶母细胞瘤常发生在脑干,早期症状为脑神经麻痹(常为多发性)和长束征症状,由导水管阻塞引起的颅内压增高症状出现于晚期。个别由于瘤内出血可表现为卒中样发病。

三、辅助检查

(一)脑脊液检查
除压力增高外可有蛋白量及白细胞数增多。特殊染色有时可见瘤细胞。

(二)放射性核素
局部放射性核素浓集较明显,见于90%以上病例。

(三)头颅平片
头颅平片多显示颅内压增高征,少数由于病程短无颅内压增高表现。有的可见松果体钙化移位。

(四)脑室造影
脑室造影可显示脑室有明显受压移位,有的可见充盈缺损。额叶肿瘤有的可压迫阻塞室间孔,致两侧脑室不通。

(五)脑血管造影
脑血管造影可见脑血管受压移位。约50%显示肿瘤病理血管,粗细不匀,形式扭曲不整,呈细小点状或丝状,或扩张呈窦样,或有动静脉瘘早期静脉充盈。

(六)CT 扫描
CT 扫描显示为形状不规则、边缘不整齐影像,多数为混杂密度,少数为高密度。瘤内有囊腔者显示有低密度区。周围脑水肿广泛,脑室移位显著。注射对比剂后影像增强,呈结节状或环状增强。

(七)MRI
由于肿瘤发生间变,细胞密度及多形性增加,肿瘤血管增多,瘤内大片坏死并出血,T_1加权图像上呈混杂信号,以低信号为主,间以更低信号或高信号,反映了瘤内坏死或出血;T_2加权图像上呈高信号,强度不均匀,间有许多曲线状或圆点状低信号区,代表肿瘤血管;在长 TR 短 TE(质子密度加权)图像上,肿瘤信号低于周围水肿信号,但肿瘤内部坏死区信号高于周围水肿信号;在 T_2 加权图像上,肿瘤内部坏死区其信号强度近乎周围水肿信号强度,瘤体信号强度相对减低。

四、治疗与预后

以手术治疗为主,切除肿瘤方法与星形细胞瘤相似,但无法做到全部切除,可尽量切除肿瘤,或同时做内或外减压术。肿瘤约1/3边界比较清楚,手术可做到肉眼全切除,另外2/3呈明显浸润性,如位于额叶前部、颞叶前部、枕叶者,可将肿瘤连同脑叶一并切除,这样效果较好。位于脑干,基底神经节及丘脑的肿瘤可在显微镜下切除,手术同时可做外减压术。术后给予放射治疗及化学治疗。术后症状复发时间一般不超过8个月,生存时间大多不过一年。术后同步放射化学治疗可延长生存期。

(陈怀宾)

第六节 矢状窦旁脑膜瘤

矢状窦旁脑膜瘤是指基底位于上矢状窦壁的脑膜瘤。其瘤体常突向一侧大脑半球,肿瘤以一侧多见,也可以向两侧发展。临床上常见的肿瘤生长方式有以下几种:①肿瘤基底位于一侧矢状窦壁,向大脑凸面生长,肿瘤主体嵌入大脑半球内侧。②肿瘤同时累及大脑镰,基底沿大脑镰延伸,肿瘤主体位于一侧纵裂池内。③肿瘤由矢状窦旁向两侧生长,跨过上矢状窦并包绕之。矢状窦旁脑膜瘤常能部分或全阻塞上矢状窦腔,肿瘤常侵蚀相邻部位的硬脑膜及颅骨,使颅骨显著增生,向外隆起。

一、发病率

矢状窦旁脑膜瘤是临床上最常见的脑膜瘤类型之一,占颅内脑膜瘤的17%～20%。国内外不同研究机构报道的矢状窦旁脑膜瘤的发生率相差较多,原因是有些学者将靠近上矢状窦的一部分大脑镰旁和大脑凸面脑膜瘤也归于矢状窦旁脑膜瘤。矢状窦旁脑膜瘤在窦的不同部位发生率也不尽相同,以矢状窦的前1/3和中1/3最为多见。国内的报道中,位于上矢状窦前1/3的肿瘤占46.6%,中1/3占35.4%,后1/3占18.0%。发病高峰年龄在31～50岁,男性患者略多于女性。

二、临床表现

矢状窦旁脑膜瘤生长缓慢,早期肿瘤体积很小时常不表现出任何症状或体征,只是偶然影像学检查时发现,或仅在尸检中发现。随着肿瘤体积增大,占位效应明显增强,并逐渐压迫邻近脑组织或上矢状窦,影响静脉回流,逐渐出现颅内压增高、癫痫和某些定位症状或体征。

癫痫是本病的最常见症状,临床上有半数以上的患者以此为首发症状。肿瘤的位置不同,癫痫发作的方式也略有不同。位于矢状窦前1/3的肿瘤患者常表现为癫痫大发作,中1/3的肿瘤患者常表现为局灶性发作,或先局灶性发作后全身性发作;后1/3的肿瘤患者癫痫发生率较低,可有视觉先兆后发作。

颅内压增高症状也很常见,多因肿瘤的占位效应以及阻塞上矢状窦和回流静脉引发静脉血回流障碍造成的,尤其是肿瘤发生囊变或伴有瘤周脑组织水肿时。表现为头痛、恶心、呕吐、精神不振,甚至出现视力下降,临床检查可见视盘水肿。

患者的局部症状虽然比较少见,但有一定的定位意义。位于矢状窦前1/3的肿瘤患者,常可表现为精神症状,如欣快,不拘礼节,淡漠不语,甚至痴呆,性格改变等。矢状窦中1/3的肿瘤患者可出现对侧肢体无力,感觉障碍等,多以足部及下肢为重,上肢及面部较轻。若肿瘤呈双侧生长,可出现典型的双下肢痉挛性瘫痪,肢体内收呈剪状,应与脊髓病变引发的双下肢痉挛性瘫痪相鉴别。后 1/3 的肿瘤患者常因累及枕叶距状裂,造成视野缺损或对侧同向偏盲。双侧发展后期可致失明。

有些患者还可见肿瘤部位颅骨突起。

三、诊断

头颅 X 线平片在本病的诊断上有一定意义,在 CT/MRI 应用以前,颅骨平片可确定约 60%的上矢状窦旁脑膜瘤。表现有局部骨质增生或内板变薄腐蚀,甚至虫蚀样破坏;血管变化可见患侧脑膜中动脉沟增深迂曲,板障静脉扩张,一些肿瘤可见钙化斑。

CT 或 MRI 扫描是本病诊断的主要手段。CT 扫描可显示出上矢状窦旁圆形、等密度或高密度影,增强扫描时可见密度均匀增高,基底与矢状窦相连。有些患者可见瘤周弧形低密度水肿带。另外,CT 扫描骨窗像可显示颅骨改变情况。MRI 与 CT 相比,在肿瘤定位和定性方面均有提高。肿瘤在 T_1 加权像上多为等信号,少数为低信号;在 T_2 加权像上则呈高信号、等信号或低信号;肿瘤内部信号可不均一;注射 Gd-DTPA 后,可见肿瘤明显强化。MRI 扫描还可清楚地反映肿瘤与矢状窦的关系。

脑血管造影可见特征性肿瘤染色和抱球状供血动脉影像。在 CT/MRI 广泛应用的今天,脑血管造影则更多地被用来显示肿瘤的供血情况。在造影的动脉期可见肿瘤的供血动脉,位于矢状窦前 1/3 和中 1/3 的肿瘤主要由大脑前动脉供血,后 1/3 肿瘤主要由大脑后动脉供血,还可见脑膜中动脉及颅外血管供血。在造影的静脉期和窦期,可见相关静脉移位,有时可见上矢状窦受阻塞变细或中断,这对于术前准备及术中如何处理矢状窦有很大帮助。

四、手术治疗

矢状窦旁脑膜瘤的生长情况比较复杂,因此术前准备需要更加充分。术前行脑血管造影,了解肿瘤的供血情况及上矢状窦、回流静脉的通畅与否对手术有一定的指导作用。有些患者需同时行肿瘤主要供血动脉栓塞术,再手术切除肿瘤,以减少术中出血。另外,术前需详细了解肿瘤所在部位的解剖关系,了解肿瘤与上矢状窦,大脑镰和颅骨的关系。

一侧生长的矢状窦旁脑膜瘤可采用一侧开颅,切口及骨窗内缘均抵达中线。为避免锯开骨瓣或掀起骨瓣时矢状窦及周围血管撕裂引起大出血,尤其是肿瘤侵透硬脑膜和侵蚀颅骨并与之粘连紧密时,可在矢状窦一侧多钻数孔,用咬骨钳咬开骨槽的办法代替线锯锯开,并轻轻分离与颅骨的粘连,可以减少血管及矢状窦撕裂的机会。矢状窦旁脑膜瘤血供丰富,术中止血和补充血容量是手术成功的关键因素之一。除了术前可行供血动脉栓塞外,术中还可采取控制性低血压的方法。矢状窦表面出血可用吸收性明胶海绵压迫止血,硬脑膜上的出血可以用电凝或压迫的方法止血,也可开颅后先缝扎脑膜中动脉通向肿瘤的分支。双侧生长的肿瘤可采用以肿瘤较大一侧为主开颅,切口及骨瓣均过中线。肿瘤与硬脑膜无粘连或粘连比较疏松时,可将硬脑膜剪开翻向中线,如粘连紧密则要沿肿瘤周边剪开硬脑膜。对于体积较小的肿瘤,可仔细分离肿瘤与周围脑组织的粘连,在显微镜下沿肿瘤包膜和蛛网膜层面分离瘤体,由浅入深,逐一电凝渗入肿瘤供血的血管,并向内向上牵拉瘤体,找到肿瘤基底,予以分离切断,常可将肿瘤较完整地取出。

对于体积较大的肿瘤,尤其是将中央沟静脉包绕在内的肿瘤,为避免损伤中央沟静脉及邻近的大脑皮质功能区,可沿中央沟静脉两侧切开肿瘤并将之游离后,再分块切除肿瘤。术中应尽量保护中央沟静脉及其他回流静脉，只有在确实完全闭塞时方可切除。

对残存于矢状窦侧壁上的肿瘤组织有效而又简单易行的方法就是电灼，电灼可以破坏残留的肿瘤细胞，防止复发，但要注意电灼时不断用生理盐水冲洗，防止矢状窦内血栓形成。若肿瘤已浸透或包绕矢状窦，前1/3的上矢状窦一般可以结扎并切除，中、后1/3矢状窦则要根据其通畅与否决定如何处理。只有在术前造影证实矢状窦确已闭塞，或术中夹闭矢状窦15分钟不出现静脉淤血，才可考虑切除矢状窦，否则不能结扎或切除。也可以将受累及的窦壁切除后用大隐静脉或人工血管修补。也有学者认为窦旁脑膜瘤次全切除术后肿瘤复发率较低，尤其在老年患者中，肿瘤生长缓慢，即使复发后，肿瘤会将矢状窦慢慢闭塞，建立起有效的侧支循环，再行二次手术全切肿瘤的危险性要比第一次手术小得多。

肿瘤受累及的硬脑膜切除后需做修补，颅骨缺损可根据情况行一期或延期手术修补。

五、预后

矢状窦旁脑膜瘤手术效果较好。术中大出血和术后严重的脑水肿是死亡的主要原因。只要术中避免大出血，保护重要脑皮质功能区及附近皮质静脉，就能降低手术死亡率和致残率。肿瘤全切后复发者很少，但累及上矢状窦又未能全切肿瘤的患者仍可能复发，复发率随时间延长而升高，术后辅以放疗可以减少肿瘤复发的机会。

近年来，采用显微外科技术，有效地防止了上矢状窦、中央沟静脉及其他重要脑结构的损伤，减少了手术死亡率和致残率，提高了肿瘤全切率。

（陈怀宾）

第五章 脑血管疾病

第一节 壳核出血

一、概述

壳核出血是最常见的脑出血，约占全部脑出血的60%。

壳核是豆状核的一部分，豆状核是基底节的主要核团，与尾状核共同组成纹状体，是锥体外系的重要组成成分。豆状核位于内囊外侧，与内囊前肢、膝部及后肢相邻。豆状核分为内侧的苍白球和外侧的壳核两部分，内侧的苍白球血管稀少，很少出血。

壳核的血管来自大脑中动脉的深穿支——豆纹动脉的外侧组，易发生破裂出血，故又被称为"出血动脉"。

二、病因及发病机制

同一般脑出血。

三、病理

壳核直接或通过苍白球间接与内囊相邻，所以壳核出血多压迫内囊或破坏内囊。壳核出血也可破入脑室，常在尾状核丘脑沟处破入脑室，也可经侧脑室体部外侧壁或三角部破入。

四、临床表现

（一）一般症状

壳核出血时，头痛、呕吐很常见，为颅内压增高及血液破入脑室后刺激脑膜所致。血液直接或间接进入蛛网膜下腔时可出现脑膜刺激征。出血量大时，患者可出现意识障碍，优势侧半球壳核出血可出现各种不同程度的失语。

（二）"三偏"征

壳核出血常出现典型的"三偏"征，即病灶对侧偏身瘫痪、偏身感觉障碍及对侧同向性偏盲。

这是由于壳核出血破坏或压迫内囊后肢而造成的。有时壳核出血也可只表现为"二偏",这是内囊后肢受到不完全损害所致。

(三)壳核出血的临床分型

壳核出血临床上可简单地分为前型、后型和混合型。

(1)前型壳核出血临床症状较轻,除头痛、呕吐外,常有共同偏视及对侧中枢性面、舌瘫,肢体瘫痪轻或无。优势侧前型壳核出血因为破坏了壳核前部、累及了内囊前肢和尾状核头部常可出现失语。

(2)后型壳核出血常出现典型的"三偏"征,共同偏视,可有构音障碍,失语少见。

(3)混合型壳核出血临床症状较重,除兼有上述二型的症状外,常出现意识障碍。

各型壳核出血破入脑室后,可出现脑膜刺激征。

五、实验室检查及特殊检查

头部 CT 是诊断壳核出血的最好方法,表现为壳核部位高密度影(图 5-1)。可根据头部 CT 确定壳核出血的量、扩展方向、是否破入脑室及分型。

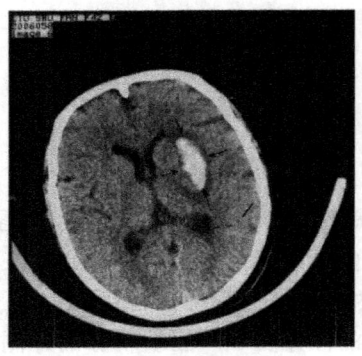

图 5-1　壳核出血

六、诊断

高血压患者,突然出现头痛、呕吐,典型的"三偏"征,应考虑壳核出血的可能,检查头部 CT 即可确诊。

七、治疗

壳核出血量小于 30 mL 时,应内科保守治疗。出血量在 30~50 mL,经内科治疗后症状逐渐加重,出现意识障碍或脑疝时,应考虑手术治疗。出血量超过 50 mL 时,应手术治疗。

八、预后

壳核出血的预后除年龄及并发症外,主要取决于出血量的大小。

九、预防

积极预防和治疗高血压病、动脉硬化。

(李　军)

第二节 丘脑出血

一、概述

丘脑出血是由于高血压动脉硬化等原因所致的丘脑膝状动脉或丘脑穿通动脉破裂出血,占全部脑出血的24%左右。

Lhi mitt首次报告丘脑出血。其后,Fisher对丘脑出血的临床及病理进行了较系统的研究,提出了丘脑出血的3个临床特点:①感觉障碍重于运动障碍。②眼球运动障碍,尤其是垂直注视麻痹。③主侧丘脑出血可引起失语。

CT应用于临床后,提高了丘脑出血的诊断率,并且能够确定血肿的部位、大小、血肿量、扩展方向及是否穿破脑室等,使我们对丘脑出血有了更深的认识。

丘脑是一对卵圆形的灰质团块,每个长约38 mm,宽约14 mm,斜卧于中脑前端。中间有一Y形内髓板,把丘脑大致分成内、外二大核群,内侧核群与网状结构及边缘系统有重要关系,外侧核群与身体的各种感觉及语言功能密切相关。丘脑膝状动脉位于丘脑外侧,丘脑穿通动脉位于丘脑内侧。

二、病因

丘脑出血的病因与一般脑出血相同,主要为高血压动脉硬化。

三、病理

丘脑出血量不大时,可仅局限于丘脑内或主要在丘脑。丘脑内侧出血为丘脑穿通动脉破裂所致,多向内扩展破入脑室,可形成第三脑室和第四脑室铸型,亦可逆流入双侧侧脑室。丘脑外侧出血是丘脑膝状动脉破裂所致,常向外发展破坏内囊甚至苍白球和壳核,也常于侧脑室三角部和体部处破入侧脑室。丘脑出血也可向下发展,挤压和破坏下丘脑,甚至延及中脑,严重时可形成中心疝。

四、临床表现

(一)头痛、呕吐、脑膜刺激征

同其他脑出血一样,丘脑出血后的高颅压及血液破入脑室,使临床上出现头痛、呕吐、脑膜刺激征。

(二)眼部症状

约31%的患者出现双眼上视不能。约15%的患者出现双眼内下斜视,有人描述为盯视自己的鼻尖,曾被认为是丘脑出血的特征性症状。上述临床症状是丘脑出血向后、向下发展影响了后联合区和中脑上丘所致。8%的患者可出现出血侧的霍纳征,即睑裂变窄、瞳孔缩小及同侧面部少汗,是由于交感神经中枢受影响所致。13%的患者可出现共同偏视,是由于影响了在内囊中行走的额叶侧视中枢的下行纤维所致。

(三)意识障碍

43%的患者出现不同程度的意识障碍。丘脑本身为网状结构中非特异性上行激活系统的最上端,因此丘脑出血时常常影响网状结构的功能,产生各种意识障碍。这是丘脑出血比壳核出血及脑叶出血等更易出现意识障碍的原因。

(四)精神症状

13%的患者可出现精神症状,表现为定向力、计算力、记忆力减退,还可有情感障碍,表现为淡漠、无欲或欣快。多见于丘脑内侧出血破坏了丘脑与边缘系统及额叶皮质之间的相互联系,扰乱了边缘系统及大脑皮质的正常精神活动所致。丘脑出血所致的精神症状一般持续2~3周。

(五)语言障碍

丘脑出血的患者可出现语言障碍,包括构音障碍和失语,表现为音量减小,严重者近似耳语,语流量减少,无自发性语言,运动性失语,常伴有听觉及阅读理解障碍。两侧丘脑出血均可出现构音障碍,而失语仅见于优势侧丘脑出血。丘脑性失语属皮质下失语,多数学者认为与丘脑腹外侧核的损害有关。Bell对50例帕金森病患者进行丘脑腹外侧核低温冷冻治疗,观察到34例患者出现构音障碍,17例患者出现语音减低,10例患者出现失语。丘脑腹外侧核有大量纤维投射到Broca区,据认为对皮质语言中枢起着特殊的"唤起"(aler-ting)作用。也有人认为丘脑腹前核或丘脑枕核在丘脑性失语中起重要作用。语言障碍多见于丘脑外侧出血,多于3周内恢复或明显减轻。

(六)运动障碍

丘脑出血出现肢体瘫及中枢性面舌瘫是由于血肿压迫和破坏内囊所致。约24%的患者肢体瘫痪表现为下肢瘫痪重于上肢,上肢瘫痪近端重于远端。国外学者把这种现象称之为丘脑性不全瘫,国内崔得华称之为丘脑性分离性瘫痪,是丘脑出血的特有症状,被认为与内囊内的纤维排列顺序有关。

有报道丘脑出血时可出现感觉性共济失调和不自主运动,但临床上很少见到。

(七)感觉障碍

丘脑是感觉的中继站,约72%的患者出现感觉减退或消失,且恢复较慢。丘脑损害时,感觉障碍的特点是上肢重于下肢,肢体远端重于近端,深感觉重于浅感觉。但在丘脑出血时这种现象并不十分明显。丘脑出血时感觉障碍一是破坏了丘脑腹后外侧核和内侧核,二是影响了内囊后肢中的感觉传导纤维。

丘脑出血时可出现丘脑痛,是病灶对侧肢体的深在或表浅性的疼痛,性质难以形容,可为撕裂性、牵扯性、烧灼性,也可为酸胀感。疼痛呈发作性,难以忍受,常伴有情绪及性格改变,一般止痛药无效,抗癫痫药如苯妥英钠和卡马西平常可收到明显效果。现在认为丘脑痛的发病机制与癫痫相似,多见于丘脑的血管病,常在发病后半年至一年才出现,丘脑出血急性期并不多见。我们对35例丘脑出血的患者进行了3年的随访观察,其中10例患者出现了丘脑痛,约占28.5%。2例病后即出现丘脑痛,2例病后1年出现,3例病后2年时出现,3例病后2年半时才出现。

(八)尿失禁

很多意识清醒的丘脑出血患者出现尿失禁,多见于出血损伤丘脑内侧部的患者,一般可持续2~3周。丘脑的背内侧核被认为是内脏感觉冲动的整合中枢,它把整合后的复合感觉冲动传到前额区。丘脑出血时损害了背内侧核的整合功能,导致内脏感觉减退,使额叶排尿中枢对膀胱控制减弱而出现尿失禁。

(九)其他症状

丘脑出血时,患者可出现睡眠障碍,表现为睡眠周期的紊乱、昼夜颠倒,部分患者有睡眠减少,可能与网状结构受影响有关。

有报道丘脑出血时可出现丘脑手,表现为掌指关节屈曲,指间关节过度伸直,伴有手的徐动。有人认为是手的深感觉障碍所致,也有人认为是肌张力异常引起的。

(十)丘脑出血的临床分型

丘脑出血在临床上并没有一个广为接受的分型,为了便于了解病变部位与症状的关系,可简单分为三型。

1.内侧型

血肿局限在丘脑内侧或以内侧为主。临床主要表现为精神症状、尿失禁、睡眠障碍,而感觉障碍、运动障碍、语言障碍均较轻或无。

2.外侧型

血肿局限在丘脑外侧或以外侧为主。临床上以偏瘫、偏侧感觉障碍为主,伴有偏盲时,可为典型的"三偏"征,常伴有语言障碍。

3.混合型

血肿破坏整个丘脑,可表现上述两型的症状。上述三型破入脑室时,可出现脑膜刺激征。

五、实验室检查及特殊检查

头部 CT 是诊断丘脑出血的最佳方法,可直观地显示血肿的位置,大小及扩展情况(图 5-2)。

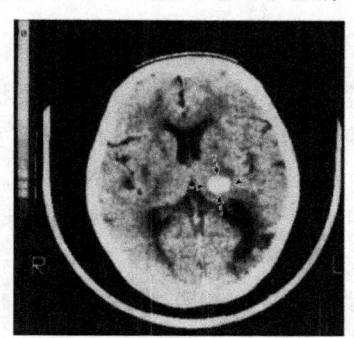

图 5-2 丘脑出血

六、诊断

有高血压病史,突然出现头痛、呕吐,并有下列症状之一者:双眼上视受限、双眼内下斜视、霍纳征、丘脑性分离性瘫痪,应考虑有丘脑出血的可能。头部 CT 发现有高密度影即可确诊。

七、治疗

丘脑出血因其位置较深,手术损伤大,术后常有严重的后遗症,临床上多主张保守治疗。

当出现以下两种情况时,可考虑手术治疗:血肿量超过 10 mL,临床症状进行性加重或出现脑疝时,可考虑做血肿清除术,一般认为以施行血肿部分清除术为好,尽量少做血肿完全清除术;丘脑出血破入脑室引起急性梗阻性脑积水时,可考虑做脑室引流术。

八、预后

(一) 急性期预后

头部 CT 扫描有下列情况者预后较差:血肿直径大于 3.5 cm 或血肿量超过 13 mL,伴发急性梗阻性脑积水,中线结构向对侧移位超过 3 mm,环池、四叠体池受压消失或缩小。

(二) 恢复期预后

内侧型丘脑出血预后较好,出现的精神症状,睡眠障碍及尿失禁多在一个月内消失,少数患者可不遗留任何症状。

外侧型丘脑出血预后较差,出现的感觉障碍持续时间较长,部分患者不能恢复,少部分患者还可出现丘脑痛;外侧型出血波及内囊而引起的肢体瘫痪也可持续很长时间,多数患者难以完全恢复。

九、预防

积极预防和治疗高血压病和动脉硬化。

(朱明珍)

第三节 尾状核出血

一、概述

尾状核属于基底神经节的一个核团,与豆状核共同构成纹状体。尾状核形如蝌蚪,头端膨大为尾状核头,位于额叶内,向内侧突出于侧脑室前角,构成侧脑室前角的外侧壁。尾状核中间部较窄,称为尾状核体,位于顶叶内,为侧脑室底部外侧的一部分。尾状核后端逐渐细小,称为尾状核尾,沿侧脑室下角走行,进入颞叶,终于杏仁核。尾状核头长约 3 cm,体长约 3 cm,尾长 4~5 cm,头部宽 1.5~2.0 cm,尾部宽仅数毫米。尾状核与侧脑室、内囊、额叶、顶叶及颞叶相邻。尾状核的头部由大脑前动脉的返回动脉和中央短动脉供血,体部由大脑中动脉的前外侧中动脉供血,尾部主要由脉络膜前动脉和脉络膜后动脉供血。

CT 问世前,尾状核出血只是在死后尸检时发现少数几例,而且生前多诊断为蛛网膜下腔出血或其他部位的脑出血。CT 应用于临床后,尾状核出血才被逐渐重视起来。白求恩医大资料统计尾状核出血约占同期脑出血的 7% 左右。

二、病因

尾状核出血的原因与一般脑出血一样,多为高血压病所致,约占 62%。此外,动脉硬化、动脉瘤、脑血管畸形及血液病等亦是尾状核出血的原因。但张海鸥报告 14 例尾状核头部出血,其中只有 5 例有高血压病史,可能说明尾状核出血的原因相对复杂一些。

三、病理

尾状核出血绝大部分发生在尾状核的头部,极少发生在尾状核体部,目前尚未见尾状核尾部出血的报道。白求恩医大收治的50例尾状核出血资料中,尾状核头部出血48例,占96%,尾状核体部出血2例,占4%。因尾状核与侧脑室紧密相邻,出血后极易破入脑室,本组资料中,有34例破入脑室,占68%。如血液阻塞中脑导水管或第四脑室时,可出现脑室扩张。血肿向前发展可波及额叶,向上发展可波及顶叶,向下发展可波及颞叶,向外发展可波及内囊和壳核,向后发展可波及丘脑。

四、临床表现

尾状核出血好发于50岁以上,有高血压病史的患者。多在动态下发病。起病突然,出现头痛、呕吐。根据血肿发展方向的不同,可出现下列不同症状。

(一)局限性尾状核出血

尾状核出血量比较小时,可局限在尾状核,临床上除头痛、呕吐外,可出现锥体外系症状,多表现为对侧肢体肌张力降低、多动。一部分患者也可表现出肢体肌张力增高,呈齿轮样肌张力增高。局限性尾状核出血并不多见。

(二)尾状核出血破入脑室

尾状核紧邻侧脑室,出血后极易破入脑室,约占尾状核出血的68%。临床上除头痛、呕吐外,出现脑膜刺激征。当出血量较大时,脑室积血较多或血块阻塞中脑导水管或第四脑室出口,引起急性梗阻性脑积水时,可出现意识障碍,严重时可出现四肢肌张力增高,双侧病理反射阳性等脑干受压症状。由于影响了后联合及导水管附近的动眼神经核团,一些患者可出现瞳孔及眼位改变。

(三)尾状核出血向外扩展压迫内囊

尾状核头部紧邻内囊前肢和内囊膝部,出血量较大时,可累及内囊,多表现为中枢性面舌瘫及上肢轻瘫,也可累及下肢,严重时也可出现"三偏"征,即对侧偏瘫、偏身感觉障碍、偏盲。部分患者可出现共同偏视。

(四)尾状核出血波及额叶、顶叶及颞叶

尾状核出血波及额叶、顶叶、颞叶临床上少见。波及额叶时可出现运动性失语、共同偏视、精神症状及肢体瘫痪。波及顶叶时可出现失用、皮质型感觉障碍。波及颞叶时可出现感觉性失语及精神症状。

五、实验室检查及特殊检查

(一)头部CT

尾状核出血96%发生在尾状核头部,所以CT片上多在侧脑室前角外侧尾状核头部处见高密度影(图5-3)。

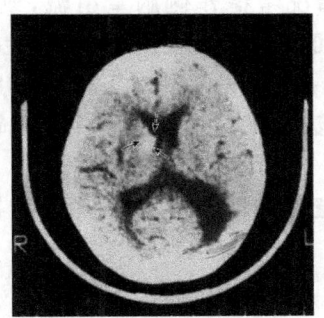

图5-3 尾状核头部出血

大部分尾状核出血破入脑室,可见同侧侧脑室或双侧侧脑室内高密度影。有时出血量较大,可充满双侧侧脑室,称之为"脑室铸型"。血液也可进入第三脑室和第四脑室,如果血块阻塞中脑导水管或第四脑室出口处,形成急性梗阻性脑积水,则可见侧脑室、第三脑室和第四脑室扩张。尾状核出血可压迫内囊前肢、膝部和后肢,也可侵入额叶、顶叶及颞叶,CT 上可见高密度影波及上述部位。

(二)脑脊液检查

腰穿不应作为尾状核出血的常规检查方法,且腰穿为血性脑脊液时,并不能确定为尾状核出血。半数以上尾状核出血的患者腰穿时颅内压增高,脑脊液为血性。

六、诊断及鉴别诊断

(一)诊断

尾状核出血的诊断依靠患者高血压病史,动态发病、突然头痛、呕吐,有脑膜刺激征,定位体征较轻,头部 CT 在尾状核头部或体部发现高密度影。后者是诊断尾状核出血的最可靠方法。

(二)鉴别诊断

与内科疾病引起的意识障碍或精神症状相鉴别时,详见脑出血总论部分,主要鉴别的方法是头部 CT。

(1)尾状核出血以头痛、呕吐及脑膜刺激征为主要表现时,需与蛛网膜下腔出血相鉴别。

(2)尾状核出血以偏瘫为主要表现时,需与壳核出血相鉴别。

(3)尾状核出血以各脑叶症状为主要表现时,需与各脑叶出血相鉴别。

虽然一些临床症状和体征有一定鉴别意义,但 CT 仍是最好和最可靠的鉴别方法。

七、治疗

尾状核出血的治疗与一般脑出血的治疗大致相同。

因为大部分尾状核出血破入脑室、进入蛛网膜下腔,所以患者头痛、呕吐的症状较其他脑实质出血突出。血液进入脑室后,刺激脉络丛过量分泌脑脊液,有时凝血块还可阻塞脑脊液流通,形成急性梗阻性脑积水,这两种情况都可引起颅内压增高。因此,尾状核出血破入脑室的患者,脱水药的剂量可稍大,并同时应用止痛和镇静药物,减轻患者的痛苦。

尾状核出血破入脑室形成铸型或阻塞中脑导水管、第四脑室形成急性梗阻性脑积水者,并因此出现意识障碍时,应根据情况考虑作侧脑室引流,或在引流的同时作腰穿放脑脊液。如脑室内血液凝固,引流不畅时,可向脑室内注射尿激酶,促进凝血块溶解。这些措施可引流出部分血液和脑脊液,减轻脑室内压力,缓解其对下丘脑和脑干的压迫。有时还可解除中脑导水管及第四脑室处的梗阻,恢复脑脊液的正常循环,减轻脑室扩张,促进脑室内血液的吸收。

少数尾状核出血量较大,扩展至脑叶或壳核,引起中线结构移位并出现意识障碍,条件允许时,可考虑手术清除血肿。

八、预后

尾状核出血患者,多数出血量不大,肢体瘫痪较轻,所以尾状核出血患者的死亡率及致残率均明显低于其他部位脑出血,预后较好。

九、预防

主要是预防和治疗高血压病和动脉硬化。

(朱明珍)

第四节 脑叶出血

一、概述

脑叶出血即皮质下白质出血,是一种自CT问世以来才被人们逐渐重视和重新认识的一种脑出血。过去一直认为脑叶出血的发病率较低,国内报告为3.8%,国外报告为5%～10%。CT应用于临床后,发现脑叶出血并不少见,有人报告其发病率占所有脑出血的15%～34%,仅次于壳核出血。

二、病因

(一)高血压动脉硬化

高血压动脉硬化仍是脑叶出血的主要原因。白求恩医大报告88例脑叶出血,其中50%的患者有高血压病史,而且年龄在45岁以上。英勇报告32例脑叶出血,58%的患者有高血压病史。高血压性脑叶出血的患者,年龄一般偏大,多在50岁以上,顶叶出血较多。

(二)脑血管畸形

脑血管畸形是非高血压性脑叶出血的主要原因,占所有脑叶出血的8%～20%。有学者报告的88例脑叶出血中,经脑血管造影及病理证实的脑血管畸形17例,占20.5%。也有人报告的27例脑叶出血中,脑血管畸形者占27.6%。脑血管畸形包括动静脉畸形、海绵样血管畸形、静脉瘤、静脉曲张和毛细血管扩等,而以动静脉畸形最多见。脑血管畸形致脑叶出血者,青年人多见,好发部位依次为顶叶、额叶、颞叶,枕叶少见。

(三)脑淀粉样血管病

脑淀粉样血管病也是引起脑叶出血的一个原因,占脑叶出血的10%左右。本病是以淀粉样物质沉积在大脑中、小动脉的内膜和外膜为特征,受累动脉常位于大脑实质的表浅部分,尤其是顶叶及枕叶。目前,脑淀粉样血管病被认为是除高血压动脉硬化以外,最易引起老年人发生脑叶出血的原因。脑淀粉样血管病引起的脑出血多发生在60岁以上的老年人。遇有血压正常、伴有痴呆的老年脑出血患者,应注意脑淀粉样血管病的可能,但确诊需病理证实。

(四)脑肿瘤

脑肿瘤可引起脑叶出血,尤以脑转移瘤多见,占脑叶出血的4%～14%。因脑转移瘤多位于皮质及皮质下,血供丰富,且脑转移瘤生长快,容易造成坏死、出血。

(五)血液病

各种血液病均可引起脑出血,且以脑叶出血多见,约占所有脑叶出血的5%。部位以额叶多见。血液病中以早幼粒细胞性白血病及急性粒细胞性白血病多见。

(六)其他原因

烟雾病、肝硬化及滥用药物(苯丙胺、麻黄碱类)也可引起脑叶出血。

三、病理

(一)部位分布

脑叶出血中,顶叶出血最常见,其次为颞叶出血。白求恩医大报告88例脑叶出血中,顶叶占28%、颞叶占15.7%、枕叶占9%、额叶占5.6%,跨叶出血占40.4%(颞、顶叶为主)。

(二)病理变化

脑叶出血以局限性损害为主,很少累及内囊和中线结构。但因脑叶出血位于皮质下白质,位置表浅,所以容易破入蛛网膜下腔。

脑叶出血因病因不同而有不同的病理所见。高血压性脑叶出血者,可见粟粒样动脉瘤的病理特征;脑血管畸形者,可发现各种类型脑血管畸形的病理特点;脑淀粉样血管病者,可在光镜下见到淀粉样物质沉积于血管壁的中膜和外膜,并可见弹力层断裂等现象。

四、临床表现

(一)脑叶出血的临床特点

部分脑叶出血的患者年龄在45岁以下,一些患者没有高血压病史。癫痫的发生率较高。

(1)占全部脑叶出血的15%~20%,可表现为大发作或局限性发作。

(2)约25%的脑叶出血患者主要表现为头痛、呕吐、脑膜刺激征及血性脑脊液,而无肢体瘫痪及感觉障碍。仔细检查时,有些患者可有偏盲或象限盲、轻度的语言障碍及精神症状。少部分患者仅有头痛、呕吐而无其他症状和体征,容易误诊。

(3)约63%的脑叶出血患者出现偏瘫和感觉障碍。可表现为单纯的中枢性面瘫和中枢性舌下瘫,而没有明显的肢体瘫痪;有的患者表现为单肢的瘫痪;有的患者仅有瘫痪而无感觉障碍;有的患者只有感觉障碍而没有肢体瘫痪。

(4)10%的患者发病后即有意识障碍,主要表现为昏迷,可通过压眶等检查来确定是否有肢体瘫痪。

(二)顶叶出血

顶叶出血可以出现各种感觉障碍,除一般的深浅感觉障碍外,有明显的复合感觉障碍,如两点辨别觉、图形觉、实体觉及定位觉等感觉障碍。上述症状是中央后回受损害所致。

顶叶出血可以出现对侧肢体瘫痪或单瘫,多较轻,且下肢多重于上肢。是由于血肿或水肿波及中央前回而产生。

顶叶出血可有体象障碍,表现为偏瘫不识症,患者对自己的偏瘫全然否认,甚至否认是自己的肢体。可出现幻肢现象,认为自己的手脚丢失,或认为自己的肢体多了一两个。身体左右定向障碍。手指失认症,患者分不清自己的拇指、示指中指及小指,且可出现手指使用混乱。

顶叶出血的患者还可出现结构失用症,患者对物体的排列、建筑、绘画、图案等涉及空间的关系不能进行排列组合,不能理解彼此正常的排列关系。如患者画一所房子时,把门或窗户画在房子外边。

少数顶叶出血的患者可出现偏盲或对侧下1/4象限盲,这是由于出血损害了顶叶内通过的视觉纤维。

(三)颞叶出血

1.失语

优势半球颞叶出血时,常有感觉性失语。病情严重者,与外界完全不能沟通,患者烦躁、冲动,偶有被误诊为精神病而送到精神病院者。这是由于血肿损伤了颞叶的感觉性语言中枢。优势侧颞叶出血向上扩展累及额叶运动性语言中枢时,也可出现运动性失语。一些颞叶出血患者可有混合性失语。

2.精神症状

因为人类的情绪和心理活动与颞叶有密切的联系,所以,颞叶出血时可以出现精神症状,如兴奋、失礼、烦躁,甚至自杀。一部分患者可出现颞叶癫痫。

视野缺失在颞叶出血时较为常见,但多被失语及精神症状所掩盖。视野缺失以上1/4象限盲多见,偏盲也较常见。

颞叶出血很少有肢体瘫痪,当血肿波及额叶中央前回时,可出现肢体瘫痪,多较轻微,以面及上肢为主。

(四)额叶出血

额叶与人类高级精神活动密切相关,因此,额叶出血时常可见到精神症状和行为异常,如摸索、强握现象,表情呆板,反应迟钝和答非所问。

额叶出血的患者可有凝视麻痹,表现为双眼向病灶侧注视。额叶出血引起的凝视麻痹一般持续的时间较短,多为数小时至3天。

额叶出血患者出现瘫痪较多,以上肢瘫痪较重,而下肢及面部瘫痪较轻,有时,仅有下肢瘫痪。如血肿向后扩展波及顶叶的中央后回,可出现感觉障碍。

一部分额叶出血的患者可出现运动性失语。

(五)枕叶出血

枕叶出血的患者均有视野缺失,多为偏盲。象限盲也很常见,多为下1/4象限盲。枕叶出血引起的中枢性偏盲为完全性,左右视野改变一致,与颞叶、顶叶引起的偏盲不同,后两者为不完全性偏盲。少数枕叶出血的患者有视觉失认及视幻觉。

单纯枕叶出血的患者不出现肢体瘫痪和感觉障碍。

五、实验室检查及特殊检查

(一)头部CT

头部CT是诊断脑叶出血的首选方法。脑叶出血位于皮质下,在CT上呈圆形或椭圆形高密度影,边缘清楚,少数呈不规则形。可破入蛛网膜下腔和脑室内。一般无明显中线结构移位(图5-4)。

(二)脑脊液检查

因为脑叶出血位置表浅,破入蛛网膜下腔的机会多,再加上破入脑室者,约60%的患者脑脊液呈血性,约50%的患者颅内压增高。但腰穿不应作为脑叶出血的常规检查。

(三)脑血管造影

50岁以下,非高血压性脑叶出血的患者,有条件时应作脑血管造影,如发现脑血管畸形或动脉瘤时,可考虑手术治疗。

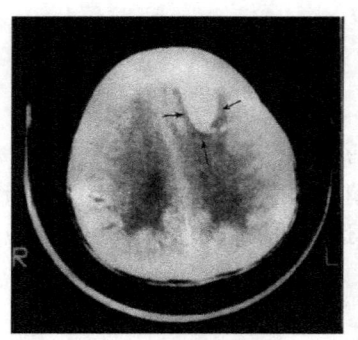

图 5-4　额叶出血

六、诊断及鉴别诊断

(一)诊断

突然发生头痛、呕吐、脑膜刺激征,伴有神经系统定位体征,头部 CT 见脑叶内有高密度影时,可确诊为脑叶出血。如无 CT 时,可参照下列诊断指标。

(1)突然头痛、呕吐、项强的患者,伴有下列情况之一者,首先考虑脑叶出血:①感觉或命名性失语,伴有或不伴有偏瘫。②运动性失语或混合性失语,不伴偏瘫。③单纯偏盲或偏盲伴失语,不伴偏瘫。

(2)突然头痛、呕吐、项强的患者,伴有下列情况之一者,考虑脑叶出血可能性大:①癫痫,有偏侧体征但不甚明显。②偏盲,伴有偏瘫,但没有偏身感觉障碍。③运动性失语,有偏瘫但无共同偏视。④混合性失语,有偏瘫但无偏身感觉障碍。

最后确诊仍需头部 CT 证实。

(二)鉴别诊断

起病后无肢体瘫痪及感觉障碍的脑叶出血,需与蛛网膜下腔出血相鉴别。视野缺失在除额叶出血外的其他脑叶出血中非常多见,在枕叶出血时表现为偏盲,在颞叶出血时表现为上 1/4 象限盲,在顶叶出血时表现为下 1/4 象限盲。蛛网膜下腔出血的患者很少出现视野缺失。失语症也常见于脑叶出血,额叶出血时可有运动性失语,脑叶出血时可有感觉性失语或命名性失语,跨叶出血时可出现混合性失语。蛛网膜下腔出血时几乎无失语症。

起病后有偏瘫和感觉障碍的脑叶出血,需与壳核出血和丘脑出血相鉴别。壳核出血及丘脑出血均可破坏或压迫内囊后肢,临床上出现偏身运动障碍、偏身感觉障碍及对侧同向性偏盲,称为"三偏"征,或出现偏身运动障碍及偏身感觉障碍的"二偏"征,是由于传导运动、感觉及视觉的纤维在内囊后肢非常集中、靠近的结果。而脑叶出血位于皮质下白质,这里各种传导束比较分散,所以,这个部位的出血几乎不可能使全部传导束受损,因此临床上常单独出现运动障碍,甚至单瘫,或单独出现感觉障碍,或单独出现视野缺失。壳核出血及丘脑出血时出现凝视麻痹,发生率远较脑叶出血多,且丘脑出血时有特殊的眼位异常,如上视不能,内斜视和内下斜视。

七、治疗

脑叶出血如疑为动脉瘤破裂所致者,有人主张用止血药,常用者为 6-氨基己酸(EACA),每天 12～24 g,溶于生理盐水或 5%～10%葡萄糖液体 500 mL 中,静脉点滴 7～10 天后改为口服,一般用 3 周以上。主要目的是防止再出血。

脑叶出血因位置表浅,手术相对容易,损伤较小,故出血量大于 30 mL 时,可考虑手术治疗,清除血肿,尤其是非优势半球脑叶出血。如脑血管造影发现动脉瘤应争取做动脉瘤切除术或动脉瘤栓塞术。

其他治疗同一般脑出血。

八、预后

脑叶出血因出血量一般较小,位置远离中线,脑干受压少或轻等原因,一般预后较好,死亡率为11%～32%,明显低于脑桥出血(95%)和壳核出血(37%)。

九、预防

同一般脑出血。

(朱明珍)

第五节 脑 干 出 血

一、概述

脑干包括中脑、脑桥和延髓。脑干是脑神经核集中的地方,也是除嗅觉和视觉外所有感觉和运动传导束通过的地方,脑干网状结构也在脑干内,它是维持清醒状态的重要结构。当脑干受到损伤时,可出现脑神经麻痹、肢体瘫痪、感觉障碍和意识障碍等。

脑干出血是指非外伤性的中脑、脑桥和延髓出血。脑干出血约占全部脑出血的10%,其中脑桥出血最多见,中脑和延髓出血则较少。据统计,《中风与神经疾病杂志》共报道脑干出血274例,其中脑桥出血217例(79%),中脑出血48例(18%),延髓出血9例(3%)。

脑干的主要结构如下。

(一)中脑

(1)神经核:动眼神经核、滑车神经核、红核、黑质及位于上丘内的双眼垂直注视中枢等。

(2)传导束:皮质脊髓束、皮质延髓束、内侧纵束、脊髓丘脑束等。

(3)网状结构。

(4)供应动脉:旁中央动脉(来自后交通动脉、基底动脉及大脑后动脉)、短旋动脉(来自脚间丛、大脑后动脉及小脑上动脉)、长旋动脉(来自大脑后动脉)共三组。

(二)脑桥

(1)神经核:面神经核、展神经核、位听神经核、三叉神经核及旁外展核(脑桥双眼侧视运动中枢)等。

(2)传导束:皮质脊髓束、皮质延髓束、脊髓丘脑束、内侧纵束等。

(3)网状结构。

(4)供应动脉:来自基底动脉的分支旁中央动脉、短旋动脉及长旋动脉,共三组。

(三)延髓

(1)神经核:疑核、迷走背神经核、三叉神经脊束核、舌下神经核、薄束核及楔束核等。
(2)传导束:皮质脊髓束、脊髓丘脑束等。
(3)网状结构。
(4)供应动脉:延髓的动脉来自脊前动脉、脊后动脉、椎动脉和小脑后下动脉,也可分为旁中央动脉、短旋动脉、长旋动脉三组。

二、病因

(一)高血压

高血压是脑干出血的主要原因。

(二)血管畸形

一般认为,延髓出血多为血管畸形所致。动脉瘤、动脉炎及血液病等亦可是脑干出血的原因,但均少见。

三、病理

(一)中脑

1.出血动脉

出血动脉主要为位于大脑脚内侧的动眼动脉起始部动脉破裂出血。

2.出血部位

出血部位多位于中脑腹侧尾端靠近中线的部位,也可位于被盖部。

3.血肿扩展

(1)向背侧破入大脑导水管。
(2)向上破入丘脑和第三脑室。
(3)向腹侧破入脚间池。
(4)向下波及脑桥。
(5)向对侧扩展。

4.血肿大小

有学者统计48例中脑出血,血肿量最小0.29 mL,血肿量最大10 mL。

(二)脑桥

1.出血动脉

供应脑桥的动脉中,旁中央动脉最易破裂出血,原因是旁中央动脉自基底动脉发出后,其管腔突然变细,且血流方向与基底动脉相反,使血管壁易受损害而形成微动脉瘤,而且血管内的压力也最易受基底动脉血压的影响,在血压突然升高时破裂出血。所以,有人也把旁中央动脉称为脑桥的出血动脉。

2.出血部位

按血肿所在位置分为被盖部、基底部和被盖基底部(血肿同时累及被盖部和基底部),以基底部和被盖基底部多见。

3.血肿扩展

脑桥出血可向上波及中脑甚至丘脑,但很少向下侵及延髓。脑桥出血经常破入第四脑室,但很少破入蛛网膜下腔。

4.血肿大小

有学者统计214例脑桥出血,血肿量最小0.16 mL,最大17.8 mL。国外有学者报告被盖基底部出血可达20 mL,累及中脑者可达40 mL。但出血量多在10 mL以下,以2～5 mL多见。

(三)延髓

延髓出血临床非常少见,病理资料也很少。血肿多位于延髓的腹侧,有时可波及脑桥下部,但很少破入第四脑室。血肿大小为直径1～2 cm。

四、临床表现

(一)中脑出血

1.轻症中脑出血

中脑出血量较小时,表现出中脑局限性损害的症状,意识障碍轻,预后好。

(1)Weber综合征:一侧中脑腹侧出血时,可损害同侧的动眼神经和大脑脚,出现同侧动眼神经麻痹及对侧肢体瘫痪。

(2)垂直注视麻痹:当中脑出血累及上丘时,可以出现双眼上下视不能或受限。

(3)不全性动眼神经麻痹或核性眼肌麻痹:当出血量很小时,血肿没有波及大脑脚和上丘,所以临床上可无肢体瘫痪和垂直注视麻痹。

(4)嗜睡:因为中脑出血多累及中脑被盖部的网状结构,所以多数中脑出血的患者出现嗜睡。

2.重症中脑出血

中脑出血量较大时,出现昏迷、去脑强直,很快死亡。

(1)昏迷:大量出血破坏了中脑网状结构,患者发病后很快出现昏迷。

(2)瞳孔:双侧瞳孔中度散大,是由于双侧缩瞳核损害所致,也可表现出瞳孔不等大。

(3)四肢瘫或去脑强直:双侧大脑脚损害可出现四肢瘫,中脑破坏严重时可出现去脑强直。

(二)脑桥出血

脑桥出血临床并不少见,约占全部脑出血的10%。过去曾经认为昏迷、针尖样瞳孔、高热及四肢瘫是典型脑桥出血的表现,但近几年随着CT的普及和MRI的临床应用,发现上述临床表现仅是少部分重症脑桥出血的症状,大部分脑桥出血的出血量不大,并没有上述的典型表现,而仅表现出脑桥局部损害的一些症状,如交叉瘫和脑桥的一些综合征。临床上发现,如果脑桥出血的血量大于5 mL时,患者的病情多较重,出现上述所谓的"典型症状";而出血量低于5 mL时,则仅出现脑桥局部损害的症状,所以,我们把出血量5 mL以上的脑桥出血又称为重症脑桥出血,把出血量5 mL以下的脑桥出血又称为轻症脑桥出血,现分述如下。

1.重症脑桥出血

(1)昏迷:由于大量出血破坏了位于脑桥被盖部的脑干网状结构,患者发病后很快出现昏迷,且多为深昏迷。出现深昏迷者,预后不良,多数死亡。

(2)瞳孔缩小:重症脑桥出血患者的瞳孔常极度缩小,呈针尖样,是脑桥内下行的交感神经纤维损伤所致。

(3)高热:由于损伤了联系下丘脑体温调节中枢的交感神经纤维,临床上出现高热,有时可达到40 ℃以上。早期出现高热者,预后不良。

(4)四肢瘫痪:重症脑桥出血多出现四肢瘫痪,双侧病理反射。少数患者可出现去脑强直,预后不良。

(5)其他:部分患者可出现上消化道出血,呕吐咖啡样物、黑便。累及脑桥呼吸中枢时,出现中枢性呼吸衰竭。

2.轻症脑桥出血

(1)头痛、头晕,恶心、呕吐。

(2)意识障碍轻或无,或为一过性,多为嗜睡,少数患者可有昏睡。

(3)交叉性症状:即同侧的脑神经麻痹(同侧的面神经麻痹、展神经麻痹或同侧的面部感觉障碍)伴对侧肢体瘫痪、感觉障碍。

(4)出血量很小时,也可只表现为单一的脑神经麻痹或单纯肢体瘫痪。

(5)偶有患者表现为同侧的中枢性面、舌瘫和肢体瘫,是由于血肿位于脑桥上部腹侧,损伤了皮质脊髓束的同时,损伤了还没交叉到对侧的皮质脑干束。此时需与大脑半球出血相鉴别。

(6)眼部症状:共同偏视(凝视瘫痪肢体)、霍纳征、眼震。

(7)脑桥综合征。①一个半综合征:表现为双眼做水平运动时,出血侧眼球不能内收和外展(一个),对侧眼球不能内收、但能外展(半个),并伴水平眼震。血肿位于一侧脑桥下部被盖部,损害了同侧的内侧纵束和旁外展核所致。②内侧纵束综合征:又称为前核间性眼肌麻痹,表现为双眼做水平运动时,出血侧眼球不能内收,同时对侧眼球外展时出现水平眼震,是由出血侧内侧纵束损伤所致。③共济失调-轻偏瘫综合征:由于出血侧额桥束和部分锥体束受损害,表现为对侧肢体轻偏瘫伴共济失调。④脑桥外侧综合征:表现为同侧的面神经与展神经麻痹,对侧的肢体瘫痪。血肿位于脑桥腹外侧,影响了同侧的展神经核与面神经核或其神经根,同时损害了锥体束。⑤脑桥内侧综合征:表现为双眼向病灶对侧凝视,对侧肢体瘫痪。血肿影响了旁外展核及锥体束。

(三)延髓出血

延髓出血临床非常少见,国内文献报道不足 20 例。发病年龄较轻,平均年龄 39 岁。病因中以血管畸形多见。延髓出血多以眩晕、呕吐、头痛起病,伴有眼震、吞咽困难、交叉性感觉障碍、偏瘫或四肢瘫。部分患者也可表现出 Wallenberg 综合征:①眩晕、呕吐、眼震;②声音嘶哑、吞咽困难;③患侧共济失调;④患侧霍纳征;⑤患侧面部和对侧肢体痛觉减退。延髓出血量较大时,患者发病后即刻昏迷,很快死亡。

五、实验室检查及特殊检查

(一)CT

头部 CT 是诊断脑干出血最常用的方法,分辨率好的 CT 能发现绝大部分的脑干出血。当出血量很小或出血时间长时,尤其是延髓出血时,CT 可漏诊。

(二)MRI

MRI 不作为脑干出血的常规检查,只有当出血量很小或出血时间较长时,尤其临床疑为延髓出血,CT 不能确定诊断时,MRI 可明确诊断。

六、诊断

高血压患者突然出现头痛、呕吐,有脑干损害的症状,应考虑脑干出血的可能,检查头部 CT 或 MRI 即可确诊。

七、治疗

脑干出血因脑干细小而结构复杂,又有呼吸、循环中枢存在,故手术难度极大,虽有脑干出血手术治疗成功的报道,但国内开展不多。所以,脑干出血仍以内科保守治疗为主,与其他脑出血相同。

八、预后

脑干出血与其他脑出血相比,死亡率高,预后差。

九、预防

同其他脑出血。

(朱明珍)

第六节 小脑出血

一、概述

小脑出血的发病率占全部脑出血的10%左右。小脑出血发病突然,症状不典型,常累及脑干和/或阻塞第四脑室,易出现枕大孔疝导致死亡。临床医师应对本病有充分认识,以便及时利用CT等检查手段,以提高诊治水平。

二、病因

小脑出血的病因仍以高血压动脉硬化为主,统计国内报告的438例小脑出血中,有高血压病者286例,占65.29%,合并糖尿病者占11.6%。年龄较长者以高血压动脉硬化为主,儿童及青少年以脑血管畸形多见,其他少见的病因有血管瘤、血液病等。

三、病理

小脑出血的部位:70%~80%位于半球,20%~30%位于蚓部。小脑半球出血一般均位于齿状核处,外观见出血侧半球肿胀,切面见蚓部向对侧移位。血肿可穿破第四室顶流入第四脑室,血量较多时可经导水管流入第三脑室及侧脑室,致导水管及脑室扩张积血,严重时可使导水管的直径扩张至0.8cm,全部脑室扩张。血液亦可穿破皮质进入蛛网膜下腔。有的血肿虽未穿破脑室,但出血肿胀的小脑可挤压第四脑室使其变窄,影响脑脊液循环,也可挤压脑干,特别是脑桥的被盖部,有时小脑中脚亦可被出血破坏。小脑半球出血时,有的可出现小脑上疝,致中脑顶盖部受压变形。小脑出血使颅后窝压力明显增高,易出现枕大孔疝引起死亡。

四、临床特征

文献报告本病的发病年龄为9~83岁,平均60.2岁,以60岁以上为多,统计328例小脑出血患者,60岁以上者198例(60.3%)。大部分患者有高血压病史。大约75%的患者于活动或精神紧张时发病,个别患者也可在睡眠中发病。发病突然,常出现头痛、头晕、眩晕、频繁呕吐、眼震及肢体共济失调,40%的患者有不同程度意识障碍。其临床症状大致可分为3组。

(一)小脑症状

可出现眩晕(54%)、眼震(33%)、肌张力降低(51%)、共济失调(40%)及言语障碍。意识清楚者可以查出上述体征,特别是蚓部或前庭小脑纤维受损者眼震明显,眼震多为水平性,偶见垂直性。半球出血者同侧肢体肌张力降低,出现共济失调;蚓部出血出现躯干性共济失调。病情严重发病后很快昏迷者,上述症状及体征常被脑干受损等继发症状所掩盖,难以查出,故易被误诊。

(二)脑干受损症状

小脑位于脑桥、延髓的背部,出血肿胀的小脑挤压脑干使之移位,或血肿破坏小脑脚侵及脑干,或血肿破入第四脑室使第四脑室、导水管扩张积血、其周围灰质受压水肿和/或血液由破坏的室管膜直接渗入脑干均可出现脑干症状,常见的症状如下。

1.瞳孔缩小

据文献报道可见于11%~30%的患者。

2.眼位异常

患者可出现共同偏视、眼球浮动或中央固定。

3.脑神经麻痹

最常见的是周围性面瘫(23.7%~36.8%),面瘫程度一般不重,少数患者可见外直肌力弱。

4.其他

如病理反射(+)等。

(三)高颅压及脑膜刺激征

头痛、呕吐及脑膜刺激征都是小脑出血常见的症状。小脑出血时呕吐较一般颅内出血更为严重,往往为频繁呕吐,其原因除高颅压外,更重要的是脑干受侵特别是第四脑室底受累,因此频繁呕吐是小脑出血时较重要的症状。小脑出血时高颅压症状明显的原因除出血占位外,血液破入脑室扩张积血或凝血块或肿胀的小脑阻塞脑脊液循环引起梗阻性脑积水进一步使颅压增高,极易发生枕大孔疝引起死亡。曾有意识尚清的小脑出血患者,在门诊送往CT室检查过程中即发生枕大孔疝死亡。因此,疑诊为小脑出血的患者,即使意识清楚,亦应警惕有发生枕大孔疝的可能。

由于小脑出血的出血量不同、是否穿破脑室、有无脑干受压等情况不同,临床症状轻重不等,大致可分为4型。

1.重型

出血量多,血肿穿破脑室,很快昏迷,脉搏减慢,眼球浮动或分离斜视等脑干受压症状,预后不良,常于短期内死亡。

2.轻型

出血量少,未破入脑室,血肿可被吸收,多治愈。

3.假瘤型

起病较缓慢,头痛、呕吐,有明显小脑体征,颅压增高,适于手术治疗。

4.脑膜型

此型患者主要出现项强及脑膜刺激征,预后较好。

五、辅助检查

(一)CT 检查

自 CT 应用于临床以后,小脑出血才得以在生前明确诊断,因此 CT 检查是本病的首选检查项目。它不仅可以确定出血部位、范围、出血量,并可确定有无穿破脑室及脑室内积血情况,对诊断和治疗均十分必要。统计文献报告的 328 例小脑出血,出血量为 15~54 mL,以 8~21 mL 多见,≥15 mL 者占 36.9%;约 25% 显示第四脑室受压,有的可见环池及四叠体池消失。此外,尚可观察第三脑室与侧脑室是否有积血或扩大。有时小脑出血量很少,颅后窝伪影较多,必要时可行颅后窝薄扫以助诊断。

(二)其他检查

疑为脑血管畸形、血管瘤等病因引起的小脑出血,应作 MRI、MRA 或 DSA 等检查以明确病因。

六、诊断及鉴别诊断

由于小脑出血缺乏特异性症状,因此凡是突然眩晕、头痛(特别是后枕部疼痛)、频繁呕吐、瞳孔缩小、肢体共济失调、意识障碍迅速加重者,应高度怀疑小脑出血,立即护送进行头部 CT 检查以明确诊断。在未做头部 CT 以前,要注意与蛛网膜下腔出血、脑干出血或梗死、椎-基底动脉供血不足、大脑半球出血相鉴别,要仔细体查,注意有无眼震、瞳孔大小及眼位、肢体肌张力及共济运动情况。某些患者还可出现强迫头位,对疑似患者可依据 CT 结果以资鉴别。

七、治疗

(一)内科治疗

内科治疗适用于出血量<15 mL、意识清楚、临床及 CT 所见无脑干受压症状、血肿未破入脑室系统者。可用脱水降颅压及脑保护治疗,与一般脑出血相同,但应密切观察病情,一旦症状加重,应复查头部 CT,以进一步了解血肿及其周围水肿变化情况,以决定是否需要手术治疗。

(二)手术治疗

血肿≥15 mL、或血肿直径≥3 cm 者,可考虑手术治疗;出血量≥20 mL、或有脑干受压征、或血肿破入脑室系统并出现梗阻性脑积水者,应紧急手术清除血肿,否则可能随时发生脑疝死亡;如小脑出血由血管畸形或血管瘤破裂所致,可手术治疗。

八、预后

由于目前诊断和治疗及时,小脑出血的死亡率已降至 10%~20%,存活者多数恢复良好,生活可自理,甚至恢复工作。

(朱明珍)

第七节 脑室出血

一、概述

脑室出血分为原发性脑室出血和继发性脑室出血两种。继发性脑室出血是指脑实质出血破入脑室系统,原发性脑室出血是指脉络丛血管破裂出血和距脑室管膜 1.5 cm 内脑组织出血破入脑室(不包括丘脑出血及尾状核出血)。本节仅讨论原发性脑室出血。

CT 问世前,脑室出血临床很难确诊,所以一直认为脑室出血很少见。CT 应用于临床后,脑室出血的诊断率明显提高。目前的临床资料证实,脑室出血占全部脑出血的 3%～5%。

二、病因

脑室出血的病因有 moyamoya 病、高血压、室管膜下腔隙性脑梗死、脉络丛血管畸形、肿瘤、脑室内动脉瘤、各种血液病等。某医院报告 40 例脑室出血,其中 moyamoya 病 22 例,高血压 12 例,血管畸形 1 例,其余 5 例未查明原因。

三、发病机制

(一)梗死性出血

脑室周围的动脉是终末动脉,又细又长,而且脑室旁又有很多分水岭区,如脉络膜前、后动脉间的分水岭区和大脑前、中、后动脉深穿支间的分水岭区,这些地方容易产生缺血,并出现梗死性出血,尤其是 moyamoya 病及高血压动脉硬化血管狭窄或闭塞时更易发生。

(二)畸形血管或 moyamoya 病血管破裂出血

这两种疾病在脑室壁上可见到管壁菲薄、管腔增大的异常血管,这些血管容易破裂出血。

(三)粟粒状动脉瘤破裂出血

高血压及 moyamoya 病时可见到粟粒状动脉瘤,位于脑室壁的粟粒状动脉瘤破裂时产生脑室出血。

四、病理

脑室出血可见于各脑室,可从一个脑室进入其他脑室,出血量不大时,血液可局限于一或两个脑室内;出血量大时,血液可充满整个脑室系统,形成脑室铸型;如果血块阻碍脑脊液流通时,产生急性梗阻性脑积水,脑室扩张。后两种情况均可挤压和损伤下丘脑和脑干,并产生脑疝。

五、临床表现

过去曾认为脑室出血临床症状重,多数昏迷、高热、四肢瘫或去脑强直、瞳孔缩小,预后不良。其实,这种传统意义上的脑室出血仅是脑室出血的一部分,是重型脑室出血。近年来,经大量临床与 CT 观察发现,55% 的脑室出血患者的出血量小,临床症状轻,预后好,为轻型脑室出血,现分述如下。

(一)轻型脑室出血

患者突然头痛、恶心、呕吐，意识清楚或有轻度一过性意识障碍，颈强直，克氏征阳性。一般无偏侧体征。腰穿为均匀血性脑脊液，临床酷似蛛网膜下腔出血。

(二)重型脑室出血

脑室出血量很大，形成脑室铸型或出现急性梗阻性脑积水时，患者在突然头痛、呕吐后，很快出现昏迷，或以昏迷起病。瞳孔极度缩小，常被描述为"针尖样瞳孔"。两眼分离斜视或眼球浮动。四肢弛缓性瘫痪，可有去脑强直，也可表现为四肢肌张力增高。双侧病理反射阳性。部分患者出现大汗、面色潮红，呼吸深，鼾声明显。严重者可出现中枢性高热，有应激性溃疡时可呕吐咖啡样物。

六、实验室检查及特殊检查

(一)CT

CT检查是诊断脑室出血的最可靠方法。脑室出血CT表现为脑室内高密度影。出血量少时，局限在脑室局部。侧脑室出血时，有时由于血液重力关系，血液可沉积在侧脑室后角和侧脑室三角部，在此处形成带有水平面的高密度影。出血量大时，可在脑室内形成铸型。如出现急性梗阻脑积水时，可见脑室对称性扩张。

(二)血管造影

疑有moyamoya病或血管畸形时，应做MRA或CTA。但DSA仍是最可靠的血管造影方法。

(三)脑脊液检查

脑室出血的患者腰穿可发现压力增高，均匀一致的血性脑脊液。但因为不能与继发性脑室出血、蛛网膜下腔出血鉴别，脑脊液检查不能作为脑室出血的诊断依据。

七、诊断与鉴别诊断

(一)诊断

突然头痛、呕吐，查体有脑膜刺激征的患者，应考虑有脑室出血的可能，CT检查发现脑室内有高密度影并除外继发性脑室出血即可诊断。

(二)鉴别诊断

临床上需与同样表现为头痛、呕吐、脑膜刺激征的继发性脑室出血和蛛网膜下腔出血相鉴别，做CT检查可明确诊断。

八、治疗

(一)内科治疗

中等量以下脑室出血可采取内科治疗，给予甘露醇和甘油脱水降压。脑室出血患者头痛一般多较重，高颅压明显，脱水剂的用量可适当增加。另外，可应用镇痛及镇静药物。疑有动脉瘤破裂出血时，可应用止血药，如6-氨基己酸等。

(二)外科治疗

脑室出血量较大形成脑室铸型或出现急性梗阻性脑积水时，应进行手术治疗。手术治疗包括脑室引流术和开颅脑室内血肿清除术，前者应用较多，并可同时作脑室清洗和脑脊液置换。

九、预后

轻型脑室出血预后好,重型脑室出血如能早期进行脑室引流术治疗也可取得满意的疗效。

十、预防

同一般脑出血。

(王继仁)

第八节 蛛网膜下腔出血

一、蛛网膜下腔出血的病因病理

(一)危险因素

SAH可干预的主要危险因素包括高血压、吸烟和过量饮酒,不可干预的重要危险因素是家族对SAH的易感性。国外资料统计:一级亲属患相同疾病的危险性增高2～6倍。

(二)病因

比较明确及常见病因有以下几种。

1.动脉瘤

动脉瘤包括先天性和动脉硬化性两类。①先天性:最常见,多中年(40岁)以后发病,占50%～80%。②动脉硬化性:老年人最常见,占13%～15%。

2.脑动静血管畸形(AVM)

青少年多见,占2%左右。

3.烟雾病(moyamoya病或称脑底异常血管网)

患者多较年轻,约占1%。

4.静脉出血

约占10%。该组患者的血液主要见于环池或仅见于四叠体池,出血不会蔓延到大脑外侧裂或大脑纵裂前部,侧脑室后角也可沉积一些血液。这种疾病仅根据CT所见出血部位的特征性分布,结合无动脉瘤即可诊断。临床上多表现为非动脉瘤性中脑周围出血,很难与动脉瘤性出血区分,预后良好。

5.其他

少数患者用目前的检查手段未发现明确病因,占14%～16%,预后较好;还有各种感染引起的动脉炎、血液疾病、结缔组织病、肿瘤破坏血管、动脉夹层分离、硬膜动静脉瘘等所引起者,约占1%。

(三)发病机制

1.先天性颅内动脉瘤

先天性颅内动脉瘤多见于脑底动脉环分叉处,约80%在该动脉环的前部。动脉瘤发生率的部位按以下顺序依次递减:大脑前交通动脉>大脑前动脉>颈内动脉、大脑中动脉>大脑后交通动脉。

动脉瘤发生部位多因动脉内弹力层和肌层先天性缺陷,在血液涡流的冲击下渐渐向外突出,到成年后出现囊状扩张(莓果样)形成动脉瘤。患者在40~50岁发病。大多数为单发,20%左右为多发,可以在同一侧,也可左右两侧均发生。

2.动脉硬化性动脉瘤

动脉硬化性动脉瘤多见于脑底部较大的动脉主干。脑动脉硬化时,脑动脉中的纤维组织代替了肌层,内弹力层变性、断裂,胆固醇沉积于内膜,破坏管壁,在血流的冲击下,渐扩张形成与血管纵轴平行的梭形动脉瘤。

3.脑动静血管畸形

脑动静血管畸形多发生在脑内的小动脉、静脉或毛细血管处,相对靠近皮质。该处血管壁常先天发育不全,变性,厚薄不一。

4.烟雾病

其异常血管网多位于基底池,也可波及室管膜下,脑室壁及其周围(包括基底核)。由颈内动脉末端,大脑中、前动脉起始部,因变态反应性炎症致内膜明显增生,管腔狭窄或闭塞,导致代偿性血管增生,形成异常血管网,这些异常血管网血管有的管壁薄、管腔大,易破裂出血;也可由于血流动力学改变形成囊性或粟粒性动脉瘤,导致出血。

在上述四种病理变化基础上(均有管壁菲薄)可引起脑血管自发破裂,或在血压突然增高时被冲破而导致出血。

(四)病理

1.大体所见

(1)出血后血液主要流入蛛网膜下腔,诸脑沟、脑池、脑底等处可见凝血块及血液积聚。

(2)动脉瘤裂口正向着脑组织时,可继发脑内血肿。

(3)个别病例血液可直接破入或逆流入脑室,形成脑室内积血。前交通支动脉瘤破裂,血液可穿破终板进入脑室,特别是第五脑室有积血时,基本上可考虑由该处动脉瘤破裂引起。

(4)部分病例(急性期约为70%)可见不同程度的脑室扩张、积水、积血。

(5)血管异常:可发现动脉瘤(直径多>0.4 cm)、动静脉畸形、烟雾病等。

2.光镜下所见

脑膜轻度的炎性反应及脑水肿(无特异性)。

3.电镜下所见

蛛网膜纤维化改变,轻者蛛网膜轻度增厚,血管周围可见纤维组织;中度蛛网膜明显增厚,蛛网膜下腔纤维化;重者蛛网膜下腔严重阻塞至完全阻塞,没有CSF循环的空隙。

二、蛛网膜下腔出血的诊断与鉴别

(一)临床表现

1.一般情况

(1)年龄:各年龄组均可发病。但发病的年龄多与病因有关。先天性动脉瘤多在40~50岁发病,动脉硬化性动脉瘤多大于60岁发病,脑血管畸形、烟雾病相对年龄较轻,多在10~40岁发病。SAH发病的平均年龄在48~50岁。

(2)性别:差异不大。男性略多于女性,男:女约为1.5:1。

(3)起病方式:急骤,多在数分至数十分钟内达高峰。多在活动中发病。是四大脑血管病中发病较快的一种。

(4)诱因:多在突然用力(如排便、抬重物、剧烈运动、性交等)或情绪波动较大(如兴奋、生气、吵架等)时发生。

(5)前驱症状:大多数患者无明显的前驱症状,个别患者有轻度头痛、脑神经麻痹(最常见的为动眼神经瘫,为动脉瘤突然扩大或轻度血液外渗压迫动眼神经所致)等,但发生率很低。

2.症状

(1)头痛:突然剧烈头痛,难以忍受。发生率在98%左右。

(2)呕吐:恶心、呕吐,多为喷射状。发生率在88%左右。

(3)抽搐:发病早期出现一过性局部或全身性抽搐。发生率在20%左右。

(4)精神症状:个别患者可以精神症状为首发症状,也可在发病早期或经过中出现。因前交通动脉瘤或大脑中动脉第二分支处动脉瘤(位于外侧裂)破裂后影响额叶、颞叶所致。发生率为2%~5%。

3.体征

(1)脑膜刺激征:86%左右颈强直阳性,63%左右克氏征阳性。

(2)眼底玻璃膜下、视网膜前出血:呈斑、片状,多分布在视盘周围。这种出血在发病1小时内即可出现。这一体征对SAH具有诊断意义。发生率为15%~25%。

(3)动眼神经瘫:后交通动脉瘤所致,动眼神经走行在小脑上动脉与大脑后动脉之间,大脑后动脉与后交通动脉相靠很近,所以后交通动脉瘤的扩张极易压迫动眼神经,产生动眼神经麻痹(包括瞳孔散大)。

(4)意识障碍:占50%~60%。轻重程度不等,包括一过性意识障碍(多在30分钟内恢复)、嗜睡、浅、深昏迷,甚至去脑强直。

(5)局灶体征:轻偏瘫、单瘫、失语、一侧病理反射阳性等,出现上述体征的可能原因如下。

早期因动脉瘤破裂时出血量较大,在局部形成血肿,压迫脑实质或附近的动脉;蛛网膜下腔出血的血液,沿神经纤维流入脑实质内,在脑叶中形成血肿。

浅层血管畸形破裂出血,破坏局部的脑组织。

晚期因动脉瘤破裂出血周围的动脉发生痉挛,引起局部脑组织的缺血、软化,出现部位症状。

由于动脉破裂处有血栓形成,脱落后引起栓塞。

(6)吸收热:出血后2~3天出现,一般体温不超过38.5 ℃。

4.临床分级

(1)Hunt-Hess法:根据病情程度进行临床分级的方式有许多种,从便于临床应用的角度看,目前采用较多的是将Hunt和Hess分别提出的临床分级法相结合,即Hunt-Hess法,共分为5级。

1级:轻微头痛及项强(或无症状)。多见于非动脉瘤性中脑周围出血。多无体征,无再发和迟发性脑缺血,可有脑室增大,预后良好,恢复期短,远期生活质量高,起病时有癫痫发作者可排除此病。

2级:中度至重度头痛及脑膜刺激征(+),无神经系统定位体征及脑神经麻痹。即经典型SAH。

3级:轻度意识障碍。嗜睡、谵妄或伴有轻度神经系统定位体征(包括脑神经损伤)。

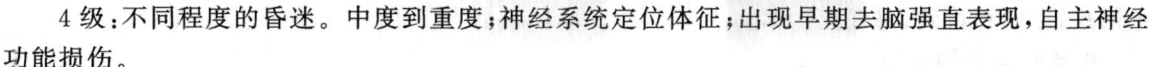

4级:不同程度的昏迷。中度到重度;神经系统定位体征;出现早期去脑强直表现,自主神经功能损伤。

5级:深昏迷,去脑强直,濒死状态。

(2)昏迷评分、分级:格拉斯哥昏迷评分(Glasgow Coma Scale,GCS)和世界神经外科联盟(WFNS)分级。分别见表5-1、表5-2,WFNS分级是根据有无运动障碍制定的,也广泛应用于临床。

表5-1 格拉斯哥昏迷评分(Glasgow Coma Scale,GCS)

项目	指定内容反应情况	积分	项目	指定内容反应情况	积分
睁眼	自动睁眼	4		无语言	1
	呼之能睁眼	3	运动反应	按指示运动	6
	疼痛刺激睁眼	2		痛刺激时能拨开医师的手	5
	任何刺激不睁眼	1		对疼痛能逃避	4
语言回答	回答正确	5		刺激后四肢屈曲	3
	对话含糊	4		刺激后四肢强直	2
	能理解,不连贯	3		对刺激无反应	1
	难以理解	2			

表5-2 WFNS分级法

分级	GCS	运动障碍	分级	GCS	运动障碍
Ⅰ级	15分	无	Ⅳ级	12~7分	有或无局灶症状
Ⅱ级	14~13分	无	Ⅴ级	6~3分	有或无局灶症状
Ⅲ级	14~13分	有局灶症状			

评分标准:15分,正常;低于3分,脑死亡;13~14分,轻度昏迷;9~12分,中度昏迷;<8分,重度昏迷。

5.再发

(1)再发时间:SAH容易再发,急性存活者约30%再发,易再发的时间从病后1~4周为高峰期,至少15%的患者在首次出血后数小时内可发生早期再出血,目前这种早期再出血的发生是SAH死亡的主要原因,内、外科干预能够防止早期和后期再发性出血。

第2~3周会出现第2个再发高峰。4周至6个月后再发率下降。其诱因与第一次发病相同,但更敏感,有时查体过程中也可再发。再发的临床表现为病情稳定的患者,症状突然明显加重,如剧烈头痛、呕吐、脑膜刺激征明显等,多伴有意识障碍或抽搐。

(2)诊断再发的根据:原症状、体征突然加重。①出现新的体征:玻璃下出血,脑神经损伤,局部定位体征。②CT:可见脑室较前扩大,诸脑沟、脑池、脑裂血量增多。③腰穿:CSF含血量增多。

(3)再发的机制:目前认为当动脉瘤破裂后,将启动体内的凝血机制,在血管破裂处形成凝血块。在发病初期,为了止血,凝血功能较溶血功能活跃,随后,机体又将增强溶血功能,以维持溶血及凝血之间的动态平衡。一般情况下2周左右,血管破裂处的凝血块被溶解,但这时的血管修复过程尚未完全完成,因此,动脉瘤易破裂再发。

为预防再发,第一次出血后应尽早作血管造影,查明病因,发现动脉瘤者,及早介入栓塞或手术治疗,以防止再发,降低死亡率。

6.特殊类型的 SAH

特殊类型的 SAH 即中脑周围非动脉瘤性蛛网膜下腔出血,是荷兰神经病学家 Van Gijn 和放射学家 Van Dongen 首先报道的,此型 SAH 出血仅限于中脑周围脑池,且脑血管造影阴性。以后又有类似的相关报道。他们提出了这一临床表现平稳,放射学独特的 SAH 类型——中脑周围非动脉瘤性蛛网膜下腔出血。目前,PNSH 已被广大神经病学者认同并重视。正确诊断 PNSH 可以缩短住院时间,减少重复脑血管造影及开颅手术探查。节省医疗资源,减轻患者思想负担,具有良好的社会效益和经济效益。

(1)PNSH 的病因:不清,可能为颅内静脉出血(Rosenthal 基底静脉及其分支撕裂、脑桥前纵静脉、后交通静脉或脚间窝静脉出血)、动脉穿通支破裂、基底动脉壁的低压力出血等。

(2)临床特点:头痛相对轻,可伴呕吐,多无意识障碍、抽搐及神经系统局灶体征。临床 Hunt 和 Hess 分级均为Ⅰ~Ⅱ级。

(3)影像学特点:头部 CT 显示 PNSH 的出血部位位于环池周围、中脑前方,不进入外侧裂或大脑前纵裂。四叠体池出血也是 PNSH 的一种。脑血管造影绝大部分为阴性。目前比较一致地认为,初次脑血管造影正常者,如出血局限于中脑周围池中,不必重复造影。

(4)治疗:与动脉瘤性 SAH 的治疗不同,PNSH 患者不需强制性卧床和限制活动,不需要过分控制血压,不用钙通道阻滞剂,住普通病房,一般对症治疗即可。

(5)预后:PNSH 患者一般无复发,无并发症,无后遗症,预后良好。

7.SAH 的特殊表现

以下几种情况临床极易引起误诊,首次接诊患者时需特别注意。

(1)老年人头痛、呕吐、脑膜刺激征等均可不出现或不典型,或仅出现精神症状,易漏诊。

(2)极重型患者发病后很快进入深昏迷,并伴有去脑强直和/或脑疝,很快导致死亡,易误诊为脑出血。

(3)视盘水肿:发生率约为 10%,个别患者伴有视力下降,或有三叉神经、展神经、面神经功能障碍。易误诊为高颅压或颅内占位性病变。

(二)辅助检查

1.CT 扫描

目前已将 CT 列为 SAH 必须做的首选方法,CT 显示蛛网膜下腔内高密度影可以确诊 SAH。动态 CT 检查还有助于了解出血的吸收情况,有无再出血、继发脑梗死、脑积水及其程度等。

(1)必要性:有学者曾统计过 250 例临床和腰穿诊断为 SAH 的患者,全部经 CT 检查后发现仅 134 例(53.6%)符合 SAH 的改变,其余 116 例(46.4%)为无明显部位体征的脑出血,分别为脑叶出血(51 例,占 43.9%)、脑室出血(34 例,占 28.9%)、小脑出血(8 例,占 7.3%)、丘脑出血(11 例,占 9.7%)、尾核头出血(10 例,占8.5%)、壳核出血(2 例,占 1.7%),总误诊率高达46.4%。由此可见头部 CT 在诊断 SAH 中的重要作用。

(2)CT 扫描的时间:CT 扫描时间是越早越好,但在发病当时到 1 个月内均有意义。存在广泛的脑水肿时,无论是否存在脑死亡,CT 扫描都有可能出现 SAH 假阳性诊断。广泛的脑水肿可引起蛛网膜下腔内静脉淤血,酷似 SAH。应仔细观察 CT 扫描,蛛网膜下腔内少量的血液容易被忽略。

(3)血液分布及CT分型：可概括为6种情况，即相应地分为6型。

1）正常型：颅内各部位均未见出血。多见于出血量少，吸收好，发病1周以后作CT的患者，CT检查阴性率高，即使是在出血后12小时内进行CT检查，采用先进的CT机，SAH患者仍有约2%的阴性率，这时作腰穿有绝对的诊断意义，此型约占17%（图5-5）。

2）经典型：血液主要分布在诸脑沟、脑池、脑裂中，为典型的蛛网膜下腔出血CT所见。表现为此型的患者几乎均在病后1周内作CT，约占38%（图5-6）。

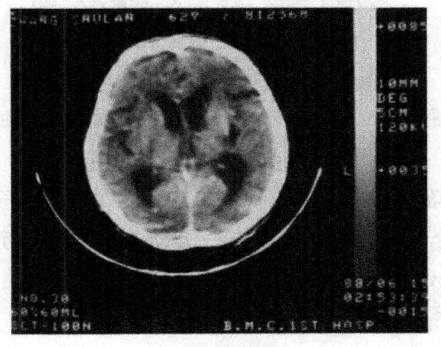
图5-5 头CT示蛛网膜下腔出血正常型

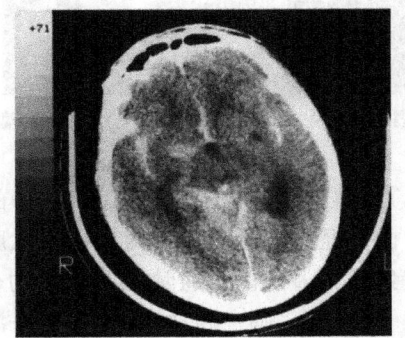
图5-6 头CT示蛛网膜下腔出血经典型

3）脑室积血型：除蛛网膜下腔有血外，脑室内亦有积血，可波及一个至全部脑室，但均为部分脑室积血，不形成脑室铸型，流入侧脑室的血多可形成液平面，这两点可与原发性脑室出血相鉴别，此型约占21%（图5-7）。

4）血肿型：除蛛网膜下腔有血外，在脑实质中或某一脑裂内形成血肿。主要表现在额叶、颞叶、前纵裂及外侧裂等部位血肿形成。这是因为SAH的主要病因是动脉瘤，并多发生在大脑前动脉与前交通动脉或大脑中动脉与颈内动脉的分叉处，所以血肿形成也易在其附近。但顶叶、枕叶及小脑半球除外，如果上述部分发生血肿，基本上不能诊断原发性SAH。此型约占11%。根据这一特点可与脑叶出血、小脑出血相鉴别（图5-8）。

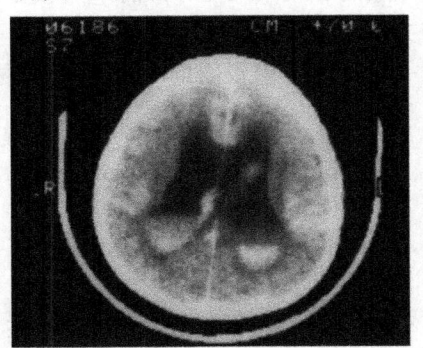
图5-7 头CT示蛛网膜下腔出血脑室积血型

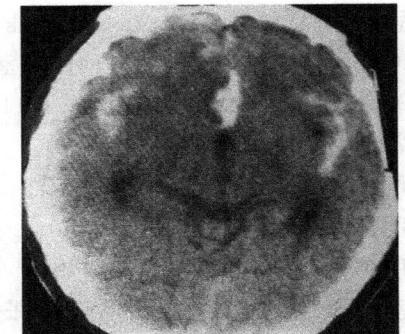
图5-8 头CT示蛛网膜下腔出血血肿型

5）混合型：为经典型、脑室积血型和血肿型三者同时并存在一个病例中，为最重的一型，约占13%（图5-9）。

6）非动脉瘤性中脑周围出血：出血部位位于环池周围、中脑前方，不进入外侧裂或大脑前纵裂（图5-10）。

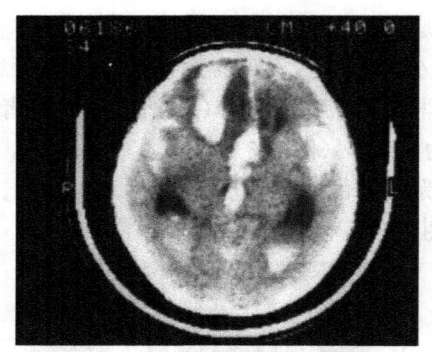

图 5-9　头 CT 示蛛网膜下腔出血混合型

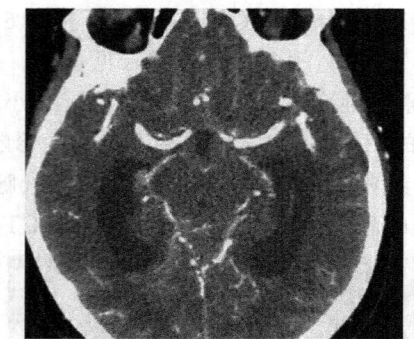

图 5-10　头 CT 示非动脉瘤性中脑周围出血

(4)颅内积血分型的临床意义：血肿的分布类型对诊断动脉瘤的存在具特异性。①脑室积血通常与前交通支动脉瘤或颈内动脉与大脑前、中动脉分叉处动脉瘤有关。②蛛网膜下腔与脑池中血液集聚最多的部位通常距动脉瘤的位置最近。③CT 显示正常型或经典型的病例，临床分级多在Ⅱ级以下；脑室积血型、血肿型及混合型病例，临床分级多在Ⅲ级以上。

(5)脑室积血：SAH 时，常发现脑室内有积血，血液流入脑室的通道有以下几种。①通过四脑室的正中孔、侧孔逆流而入：其特点是四脑室是血最多或唯一有血的脑室。②经胼胝体嘴破入：血液以第五脑室或三脑室最多。特别值得一提的是血液主要在第五脑室时，多为前交通支动脉瘤引起，对诊断很有意义，具有定位及明确病因的作用。③血液直接从前角破入：脑室内积血多偏于一侧。④血液直接从下角破入：脑室内积血多偏于一侧。⑤胼胝体压部破入：少见。

(6)脑室扩张：根据文献报道 SAH 时急性期有 35%～70% 可出现脑室扩张，部分学者的临床资料表明发生率约占 70%。①早期(急性期)：指出血当时至 2 周以内发生者，最早的发病当天就发现有脑室扩张，其中约 45% 可持续 2 周以上。②晚期(慢性期)：发生率为 3%～5%，指出血后 2～6 周内发生者。全部脑室扩张积水中 16% 左右可能形成正常颅压脑积水。

脑室扩张的判断标准及扩张程度：关于脑室扩张的判断标准有很多种，目前采用较多、简便易行、适合于临床的是 John Vassilouthis 提出的数值与方法。具体数值与测量方法如下。

在 CT 上分别测量室间孔平面的脑室宽度(X)和同一平面颅骨内板间的宽度(Y)，取两者之比判定有无脑室扩张及扩张程度(图 5-11)。

正常 $X:Y<1:6.4$。

轻度扩张 $X:Y=1:(5\sim 6)$。

中度扩张 $X:Y=1:(4\sim 5)$。

重度扩张 $X:Y>1:4$。

脑室扩张的发病机制：早期脑室扩张是由于血液破入蛛网膜下腔后，主要集中在基底池、第四脑室诸孔附近，影响了脑室内外的 CSF 循环，或血液随着 CSF 循环，大量红细胞集聚于蛛网膜表面，形成凝血块，导致 CSF 吸收障碍，从而导致早期脑室扩张。晚期脑室扩张是 SAH 2 周后，部分病例可出现蛛网膜下腔纤维组织增生，形成不同程度的蛛网膜增厚，影响了 CSF 的循环与吸收，导致晚期脑室扩张。

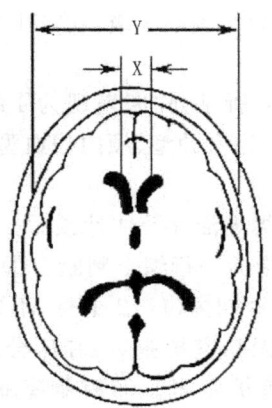

图 5-11　头 CT 测量室间孔平面的脑室宽度

(7)CT 在诊断、鉴别诊断：SAH 及对其病因、预后等判断方面的意义。

1)诊断：在以往的诊断标准中,缺乏更确切的指标,CT 是目前较普及、患者容易接受的可靠的诊断方法,应列为首选检查,尽早进行,不论其腰穿及血管造影结果如何,CT 检查均应列为诊断 SAH 的必备项目之一。

2)鉴别诊断：大部分脑叶、脑室、尾状核头出血及少数丘脑、小脑半球,少量壳核出血在症状、体征及腰穿结果上均与 SAH 十分相似,临床上几乎难以鉴别,致使临床未经 CT 诊断的 SAH 病例中出现高达 40%～50%的误诊率。CT 可使这些部位的出血一目了然,有利于指导以后的治疗、护理及对预后进行估计。

对于 SAH 后 3～4 周来诊的患者,CT 亦可鉴别脑叶等其他部位的出血,因上述部位的出血吸收速度较蛛网膜下腔血液吸收速度慢得多,一般在一个月内仍可见到原出血部位的痕迹。CT 还有助于区分原发性 SAH 和脑外伤。外伤性 SAH 的血液通常局限于脑凸面的浅沟内,且邻近骨折或脑挫伤处。

3)判断病因：CT 显示并发脑室积血或颅内血肿者,多提示有动脉瘤存在,血肿的部位不同揭示动脉瘤的部位不同,相对具有特异性。颅内血肿的形成说明动脉瘤破裂时出血量大,压力高,病情多较凶险。SAH 形成血肿一般都不发生在顶叶、基底节、丘脑、小脑、枕叶部位。SAH 致成的颞叶、额叶血肿在形状上也与原发的脑叶出血有所区别。前纵裂,第五脑室,外侧裂等部位的血肿多是动脉瘤破裂所致积血的特异部位。

4)判断动脉瘤的位置：蛛网膜下腔及脑池中的血液分布与动脉瘤的关系没有统计学意义,但有一种倾向,即血液集聚最多的部位通常表明其距动脉瘤位置最近。根据 CT 结果可以初步判断或提示颅内动脉瘤的位置。①前交通动脉瘤：额叶前中部或一侧额叶的中间部,呈火焰样血肿。也可位于前纵裂、鞍上池或形成脑室内积血,特别是第五脑室内积血,多为前交通动脉瘤引起,对前交通动脉瘤破裂具有诊断意义。②大脑中动脉分支动脉瘤：大多为颞叶或外侧裂血肿,少数形成额叶血肿。③颈内动脉与大脑前、中动脉分叉处动脉瘤：颞叶,额叶血肿,或脑室内积血。④颈内动脉段动脉瘤常出现鞍上池不对称积血。⑤后交通动脉瘤：形成血肿的机会较少,多位于颞叶。而出血在脚间池和环池,一般无动脉瘤。

以上现象有助于选择脑血管造影的部位及方法。

5)判断病情程度：根据 CT 分型,估计临床分级情况。①CT 正常型：临床表现多为 1 级或

2级。②CT经典型:临床表现大部分为2级或3级。③CT血肿型、颅内积血型、混合型:临床表现多在3~5级。

反之,也可根据临床分级估计CT所见:临床表现为1级、2级者,CT多为正常型、经典型;临床分级在4级或5级者,CT多显示为血肿型、颅内积血型、混合型;临床分级为3级者,CT各型均可见到,情况最为复杂。

以上五种情况综合判断,有利于指导治疗及估计预后。

6)判断预后:可根据CT的多项指标进行综合判断。①根据CT分型:正常型或经典型并且发病1~2周后血液全部吸收者,如果短期内(1~2个月)不再发或合并其他系统致命性并发症,预后较好,死亡率及致残率极低。②无脑室扩张者:临床分级多为1级或2级,CT片上很少见到颅内积血,死亡率明显低于有脑室扩张者。③有脑室扩张者:需进行连续观察,半数以上(54.8%)的患者脑室可逐渐回缩,病情也随之好转,这说明早期脑室扩张大部分是可逆性改变,随着颅内积血的吸收,红细胞减少,脑室扩张改变可逆转。部分患者(45.2%)的脑室逐渐扩大,这些患者中半数为SAH再发,颅内出血再次增加;16%形成正常颅压脑积水(NPH),导致永久性脑室扩张;它们的共同点是颅内积血吸收不良,同时伴有病情恶化,这与年龄大,脑组织损害范围广(脑梗死或脑实质内出血)有关。总之,脑室扩张程度是预测生存率的敏感指标之一。

CT扫描还可发现一些有价值的所见,如以下几点。①发现较大的脑血管畸形:CT增强扫描时,可显示较大的血管畸形:表现为斑状不规则的高密度区、点状出血、钙化、附壁血栓等。②发现较大的动脉瘤:CT加强扫描后大动脉瘤呈均质高密度(血栓与钙化)影像。③继发性脑梗死或脑水肿所致的低密度区。

7)提示:CT扫描对SAH的诊断十分重要,但需搬动患者故下列情况应慎重考虑。①再发高峰期:病后5~11天,尽量减少搬动及各种刺激。②临床分级为5级的患者,因活动中比较危险,需与家属讲清利害关系,征得家属同意后方可以进行。③复发后持续昏迷不醒的患者亦应减少刺激。

2.腰穿

腰穿是常规检查项目之一,但不是唯一手段,也不是最后的诊断手段。对CT检查为正常型者的诊断有决定意义。要注意CSF的外观颜色、颅内压力、细胞数量及种类、蛋白含量,一般情况下糖及氯化物正常。有时还需进行CSF细胞学检查。

由于腰穿时间不同,CSF改变也不相同。可有5个时间段的改变。

(1)病后1~2小时:CSF可完全正常,最长可在6小时以内均为正常CSF。

(2)病后6~24小时:CSF外观呈均匀一致血性,色较深,出血量大者可类似静脉血的外观,颅内压力升高,程度不等,最高可至4.0 kPa(400 mmH$_2$O)以上。常规检查:新鲜红细胞满视野,白细胞数量略增高;红细胞:白细胞约为700:1,与血中相似;蛋白量多数正常。

(3)病后1~7天:CSF外观粉红色,压力正常或升高,红细胞于4小时后开始溶解,离心后上清液呈黄色,并可见部分皱缩红细胞,白细胞反应性增生,蛋白量增高,约溶解1 000个RBC,蛋白升高1 mg/L。

(4)病后1~2周后:CSF外观黄色,压力正常或升高,红细胞基本消失,白细胞增多,蛋白量增高,此时易与结脑混淆。

(5)发病3周后:CSF外观黄变基本消失,白细胞正常或轻度升高,蛋白量正常或轻度升高,细胞学检查可见到较多的含铁血黄素吞噬细胞,该细胞持续存在2个月左右,有利于支持出血性疾病的诊断。

CSF血性与误穿的鉴别方法：①误穿时因流出的是血液，所以很快出现凝固。②误穿时上清液无色透明，潜血试验阴性，红细胞形态完整且都是新鲜红细胞。③误穿时三管试验：逐渐变浅；而血性CSF则各管颜色均匀一致。④误穿时滴一滴流出液于纱布上，其向外扩展的印迹也逐渐变浅；而血性CSF则呈均匀一致性印迹。

3.磁共振成像（MRI）和磁共振血管成像（MRA）

MRI与CT在显示SAH方面各有所长，在分析SAH的MRI征象时必须考虑CSF内水中氢质子与红细胞内含铁血红蛋白之间的相互作用。出血数小时后红细胞溶解，释放游离稀释的氧合血红蛋白（Oxy Hb）、还原血红蛋白（Det Hb）及高铁血红蛋白（Met Hb）。

SAH后24小时内以Oxy Hb为主，2～7天内以Det Hb为主，8～30天内以Met Hb为主。Oxy Hb和Det Hb的T_1值近似，在红细胞溶解后10%浓度的CSF中，Met Hb的T_1值明显短于Oxy Hb与Det Hb。因此在出血急性期的T_1缩短效应主要由Met Hb所致，而与Det Hb与Oxy Hb关系不大，因它们没有明显的质子增强效应。

(1)急性期SAH(7天以内)：在CT上可清晰显示脑沟、脑裂或脑池、脑室的高密度铸型；而MRI远不如CT敏感，这是因为少量出血被CSF稀释，加上氧分压与pH较高，以致不能形成Det Hb；在CSF中Det Hb失去了顺磁性效应；CSF搏动引起流动现象。所以，少量SAH在MRI上难以显影。大量出血形成局部凝血块，而氧分压与pH又相当低，可以形成Det Hb，那么在高场强T_2加权像上会因Det Hb的T_2质子增强效应而显示短T_2低信号。

(2)亚急性期SAH(7天至1个月)：在CT上的高密度影已经消失，红细胞溶解后放出游离稀释的Met Hb，Met Hb在所有成像序列中均呈高信号。所以，MRI在显示超过1周至40天的SAH方面明显优于CT，这种Met Hb高信号可持续数月之久，使之成为确定CT扫描阴性而腰穿阳性患者出血部位的唯一方法。

(3)MRA检测动脉瘤：安全，但不适合用于急性期。其检测动脉瘤的敏感度和特异度都很高(敏感度为69%～99%，特异度为100%)。缺点是有局限性，MRA检查的时间远远长于CTA检查，不适于危重患者的检查。优点是具有无创性。MRA不需要对比剂即可对颅内血管进行成像，尤适于肾功能受损的患者。主要用于有动脉瘤家族史或破裂先兆者的筛查，动脉瘤患者的随访以及急性期不能耐受DSA检查的患者。但是MRA检出颅内动脉瘤的与CTA一样，对于直径<3 mm的小动脉瘤MRA的敏感度较低，为38%。

4.CT血管成像（CTA）

CTA是以螺旋CT技术为基础的，需造影剂可立即获得图像，并可据此作出初步诊断。对某一限定的感兴趣容积的最大密度投射（MIP）影像可在计算机屏幕上以各个不同的角度进行旋转和研究，这明显优于常规血管移动造影的视野限制。由于CTA成像速度快，创伤小，可与首次CT同期进行，通过三维脑血管影像可以评价脑和颅底骨的血管结构，便于制订手术计划，CTA越来越多地应用于临床，其检出动脉瘤的敏感性可与MRA媲美。研究显示，CTA对于大动脉瘤的检出甚至优于常规血管造影。CTA检出颅内动脉瘤的敏感度为77%～97%，特异度为87%～100%。但是对于小于3 mm的动脉瘤，CTA的敏感度为40%～91%。因为CTA需要的对比剂剂量较大，肾功能受损的患者使用时需慎重。对于临床症状轻、CT上出血仅限于中脑周围、怀疑静脉性中脑周围出血的患者宜先行CTA，如果CTA阴性，那么可避免作动脉导管血管造影。目前一些学者认为CTA评判动脉瘤的效果或等于常规血管造影。

5.脑血管造影

(1)颈动脉穿刺术：该方法只用于检查一侧颈动脉系统病变和颅内静脉病变。该方法简单、快捷、经济。目前较少应用。

(2)椎动脉穿刺术：主要用于检查一侧椎动脉、基底动脉及其分支的病变。该方法较难，目前基本不用。

(3)经皮股动脉插管术：即数字减影血管造影（DSA），是诊断颅内动脉瘤最有价值的方法，阳性率达95%，可以清楚显示动脉瘤的位置、大小、与载瘤动脉的关系、有无血管痉挛等。条件具备、病情许可时应争取尽早行全脑DSA检查以确定出血原因和决定治疗方法、判断预后。

但由于血管造影可加重神经功能损害，如脑缺血、动脉瘤再次破裂出血等，因此造影时机宜避开脑血管痉挛和再出血的高峰期，即出血3天内或3周后进行为宜。该方法可随意选择不同的动脉，一次插管成功后可同时反复多次进行多条动脉的造影，同时随着现代介入神经放射学的发展，使大多数颅内动脉瘤都能经血管内治疗痊愈，从而免除开颅手术。但要求有一定的技术和设备，且价格较昂贵。

脑血管造影的目的是为了明确SAH的病因，发现动脉瘤者可同时进行介入栓塞治疗或为下一步的治疗奠定基础。

明确病因：该手段是诊断动脉瘤、脑血管畸形、moyamoya病最可靠的方法。

为诊断和介入或手术治疗提供重要依据：通过该方法可了解动脉瘤的大小、部位、形状、单发或多发；了解脑血管畸形及其供血动脉和引流静脉的情况及侧支循环情况。以判断是否适合介入或手术治疗。

诊断主要并发症血管痉挛：这是目前诊断脑血管痉挛最可靠的手段。在SAH过程中是否有脑血管痉挛发生，对患者的病程及预后均有很大的影响。

估计预后：脑血管造影的统计结果显示，16%的患者无异常发现，这可能是由于病变小、血块填塞了动脉瘤等原因引起，该类患者复发率低，死亡率低。

由血管畸形或moyamoya病所致的SAH，其预后也较好，复发率、死亡率低。造影发现动脉瘤者，其复发率、死亡率均相当高，目前唯一的解决方法是尽早进行动脉瘤的介入栓塞或手术治疗。

脑血管造影的禁忌证包括以下几方面。①碘剂过敏者：绝对禁忌。②老年人并患严重高血压，动脉硬化，不适合手术者。③有出血倾向或出血性疾病者。④有严重心、肝、肾功能不全者。⑤脑疝，脑干功能障碍，或休克者。⑥有局部皮肤感染或血管有炎症者。

6.其他

经颅超声多普勒(TCD)可动态检测颅内主要动脉流速是及时发现脑血管痉挛(CVS)倾向和痉挛程度的最灵敏的方法。局部脑血流测定用以检测局部脑组织血流量的变化，可用于继发脑缺血的检测。

(三)诊断依据

(1)根据以下条件，多可明确诊断。

(2)活动中突然发病，数分钟内病情达高峰。

(3)剧烈头痛、呕吐，发病初期不伴有发热。

(4)项强、克氏征阳性。无其他神经系统定位体征。

(5)头部CT检查所见：脑沟、脑池、脑裂呈高密度影像，并可排除其他部位的脑实质或脑室出血。

(6)腰穿CSF呈均匀一致的血性。

眼底可见玻璃膜下出血。

在上述诊断标准中,第(2)～(4)条是诊断SAH的必备条件。

(四)鉴别诊断

1.脑膜炎

起病时,发热在前,头痛在后。腰穿所见:CSF非血性改变;常规、生化检查呈炎性改变;特别是当SAH患者的CSF处于黄变期时,更需要注意与结核性脑膜炎鉴别。这时检查CSF细胞学,如发现含铁血黄素细胞具有明确的鉴别意义。

2.脑叶出血

在CT应用于临床以前,临床几乎很少能够诊断脑叶出血。因为脑叶出血多位于神经功能的哑区,临床无特异的症状、体征。尽管某些部位的脑叶出血可以有特征性体征,如枕叶出血可表现为同向偏盲、象限盲、突然视觉障碍等;顶叶出血可表现为单纯性失语,特别是命名性失语等。但终因这些体征较轻,经常被临床忽略,而导致误诊为SAH。由此可见,头部CT检查在鉴别诊断中具有重要意义。

3.脑室出血

轻者与SAH的临床表现完全相似,而重症的SAH又易误诊成脑室或脑干出血。CT检查是两者进行鉴别的最好方法。

4.外伤性SAH

因外伤性SAH的病因、治疗及预后均与原发性SAH有极大的区别,所以两者的鉴别在临床上是十分有意义的。主要通过仔细询问病史来鉴别。

5.继发性SAH

小脑出血、尾状核头出血、丘脑出血及基底节出血均可引起继发性SAH,易被误诊成SAH。所以CT检查是十分必要的。

三、蛛网膜下腔出血的并发症

并发症最常见的有脑血管痉挛(CVS)及正常颅压脑积水(NPH),其次为下丘脑损伤、脑心综合征等。

(一)脑血管痉挛(CVS)

SAH有33%～66%出现CVS,CVS的发生与出血次数、出血量及脑沟、脑池的积血量多少有关。痉挛的血管以大脑前中动脉多见,位于破裂动脉瘤附近,偶见于椎基底动脉。CVS可分为局限性、多节段性、广泛性(高颅压)等。血管管径减少60%以上时,患者症状明显。

CVS的诱因多与应激状态有关,如突然血压下降、各种原因所致的血容量不足、手术操作(脑血管造影)等。

1.CVS的发病机制

(1)机械因素:血管壁破裂,血液直接刺激管壁,凝血块压迫,围绕血管壁的肌纤维受牵拉,引起血管痉挛。

(2)神经因素:颅内血管丰富,血管中层平滑肌细胞间形成的神经肌肉接头(由颈交感神经发出纤维),产生若干收缩因子,导致血管痉挛。

(3)化学因素:血液分解后,产生了一系列血管收缩因子:如花生四烯酸、神经肽Y、内皮素、一氧化氮(NO)、肾上腺素、去甲肾上腺素、血管紧张素、氧合血红蛋白、前列腺素、5-羟色胺、血栓素 A_2 等均有收缩血管的作用。其中氧合血红蛋白和NO是作用最明显的因子。①血红蛋白:SAH后红细胞破裂释放大量血红蛋白,根据出血时间的不同,主要存在3种形式:氧合血红蛋白(Oxy Hb)、还原血红蛋白(Det Hb)及高铁血红蛋白(Met Hb)。现已发现,Oxy Hb缩血管能力最强,而Met Hb几乎无缩血管活性。②Oxy Hb:能收缩游离平滑肌细胞和不同动物的脑动脉,引起培养的血管内皮细胞释放内皮素,并在自体氧化过程中产生毒性氧自由基和超氧化阴离子,催化脂质过氧化反应,损伤生物膜,影响 K^+-Na^+-ATP酶活性,导致膜流动性和通透性异常,内膜和平滑肌细胞增生。Oxy Hb对 Ca^{2+} 激活的钾通道开放有较强的作用,并在培养平滑肌细胞上能引起最大强度的 Ca^{2+} 内流。③NO:SAH时红细胞裂解产生大量血红蛋白,特异性地与NO结合,阻断其介导的舒血管机制,使血管舒张、收缩平衡破坏,导致血管痉挛。在生理情况下,NO抑制血小板聚集对维持正常血液流动起重要作用。但在SAH时血小板聚集功能亢进,黏附于血管内皮细胞上,并释放5-羟色胺,血栓素 A_2 等血管活性物质,引起血管痉挛。有人推测SAH时血小板聚集功能亢进与NO功能减弱有关,故考虑SAH时NO功能减弱与脑血管痉挛有密切关系。

2.CVS分期

由于CVS出现的时期不同,可分为三期。

(1)超早期:病后24小时内发生者。

(2)早期:病后2周以内发生者。一般4～7天为高峰期。

(3)晚期:病后3～4周发生者。

3.辅助检查

(1)数字减影血管造影(DSA):脑血管造影(数字减影血管造影)不仅是动脉瘤和脑血管畸形诊断的金标准,对脑血管痉挛的阳性检出率也很高,也是诊断血管痉挛的金标准,可清晰显示脑血管各级分支,血管造影可观察到血管内径相对减小。其缺点是不便在SAH后多次重复检查。在有条件的情况下,对怀疑有血管痉挛者可考虑行血管造影。病情允许,患者配合的情况下,也可行氙CT(Xe-CT)检查。

(2)经颅多普勒超声(TCD)血流检测:TCD是目前检测脑血管痉挛的一种常用方法。其主要优点是无创伤,可连续多次重复检测,可用于动态检测血管痉挛的病程以及评价治疗效果。需要注意的是,TCD检测的特异性较高,敏感性较低,其测得数值的准确性与负责检测的医师的经验和技术有关,而且由于颅骨厚度的限制,一般只能测定某些特定的颅内血管节段。

(3)操作方法及程序:动态观察双侧半球动脉和颅外段颈内动脉血流速度变化,TCD检测1～2次/天,视患者病情采用连续或间断血流速度检测或监测。动态观察血管搏动指数及MCA与颅外段ICA血流速比值的变化。

(4)诊断标准:前循环多以大脑中动脉(M1段——主干,深度50～65 mm)为准,平均血流速度大于120～140 cm/s时可以诊断血管痉挛。

后循环动脉的探测主要集中在椎基底动脉,血管痉挛的诊断速度低限分别是平均血流速80 cm/s和95 cm/s。

在没有全脑充血的情况下,每天大脑中动脉平均血流速度增加25～50 cm/s可视为异常。Linde-gaard指数(血管痉挛指数),即颅内大脑中动脉平均血流速与颅外段颈内动脉平均血流速比值(V Mmca/V Meica),正常人为1.7±0.4。Lindegaard指数常用来作为辅助参考指标来判断血流速度增快是血管痉挛还是全脑充血。当Lindegaard指数>3时,常认为发生了血管痉挛;而≤3则认为是全脑充血状态血流动力学改变。

4.CVS的临床表现

(1)普遍脑循环障碍:定向力、注意力障碍、精神错乱或进行性意识障碍或由昏迷转清醒后再转昏迷,这种意识障碍的动态变化为脑血管痉挛的特点。超早期和早期发生者可以表现为突然发生的一过性症状;晚期发生者可以逐渐发生,持续时间较长,2~3周恢复。

(2)局部脑循环障碍:失语、单瘫、偏瘫、头痛加重或无欲等。

(3)颅内压增高:头痛、呕吐、视盘水肿、血压升高等,可导致脑疝死亡。颅内压持续超过3.4 kPa(340 mmH$_2$O)时,提示预后不良。

(4)偶见脑膜刺激征加重者需与SAH再发鉴别。

5.CVS的治疗

(1)钙通道阻滞剂:以口服尼莫地平为主。尼莫地平可通过抑制钙离子进入细胞内,而抑制血管平滑肌的收缩,其对脑血管的作用比对身体任何其他部位的血管作用要强得多。尼莫地平有很高的亲脂性,易通过血-脑屏障。尼莫地平应在SAH出血后的96小时内开始应用,持续服用21天。口服剂量为每次60 mg,每4小时一次。

(2)纠正低血容量和降低血液黏度:输清蛋白、血浆、低分子右旋糖酐及丹参等。

(3)保持颅内压力正常,改善脑循环和代谢:适当脱水、吸氧、应用肾上腺皮质激素等。

(4)血压的管理:SAH患者的高血压治疗是一个难题,特别是当血压升高超过26.7/14.7 kPa(200/110 mmHg)时,脑血流自动调节上下限间的范围变窄,使得脑灌注更加依赖于动脉血压。所以,对血压积极的冲击治疗必然会使自动调节丧失,导致一定的缺血危险。

因此,理性的态度是不要治疗动脉瘤破裂后的高血压,而避免应用降血压药的同时增加液体摄入可能会降低脑梗死的危险性。对血压极度升高和诊断为终末器官功能迅速进行性恶化的患者,如新发现视网膜病、心力衰竭、肌酐水平升高、蛋白尿或少尿等,应选用降血压药。

(5)保持水电解质平衡:低钠血症和液体限制或血容量下降可以大大增加脑缺血的危险性。因此,除心力衰竭患者外,每天可给予生理盐水2.5 L左右,发热患者更应适当增加液体的摄入。

3周以内脑血管痉挛恢复者,预后较好,很少留有后遗症,恢复的越早,预后越好。3周后脑血管痉挛症状缓解不明显者,多数可形成永久性管腔狭窄或关闭,同时留有相应的体征。严重者患者可因产生大面积脑梗死、高度脑水肿、脑疝及继发性脑干损害而导致死亡。其死亡率明显高于不伴有脑血管痉挛的病例。

(二)正常颅压脑积水(NPH)

NPH是一种临床综合征。最常见于SAH,其次为脑膜炎(结脑)、头外伤、脑部手术等。另外有相当一部分患者原因不明。约有16%的SAH患者出现NPH。

SAH后,血液吸收不良造成不同程度的蛛网膜纤维化粘连,影响了蛛网膜颗粒对脑脊液的吸收,导致早期颅内压增高,以后则由于脑脊液生成与吸收调整至平衡状态,颅内压趋于正常,形成NPH。

1.NPH的临床表现主要有以下三主征

(1)定向力、注意力障碍、痴呆:出现频率较高。

(2)步态不稳:如醉酒样,出现时间最早。

(3)尿便障碍：早期为尿淋漓、尿失禁，便失禁较少见。

以上三主症同时出现的患者较少见。

NPH 患者腰穿：颅内压力正常，CSF 生化、常规检查基本正常。

CT 显示脑室轻度至重度扩张，大多数为中度至重度扩张。NPH 脑室扩张的特点是前角明显变大、变圆；扩张脑室的周边，特别是额角可见透光区，其密度高于脑室、低于白质，这是由于脑室壁室管膜对 CSF 的不正常性吸收，导致 CSF 渗入脑室周围白质所致；一般脑室扩张不伴有脑沟增宽，除非症状十分严重者。

2.NPH 的脑室扩张应与脑萎缩的鉴别

(1)脑萎缩时脑室也可扩大，但脑室形状正常。

(2)脑萎缩时脑室扩大的前角周围无透光区。

(3)脑萎缩时脑沟增宽的程度较脑室扩大明显。

NPH 的治疗：目前内科保守治疗无特效方法，应以外科分流手术治疗为主。

(三)其他

1.全脑缺血

动脉瘤破裂后可能即刻发生不可逆性脑损伤。最可能的解释是由于出血时颅内压升高至动脉压水平长达数分钟，导致了长时间的全脑缺血。这显然不同于迟发性缺血，迟发性缺血为局灶性或多灶性。

2.下丘脑损伤

下丘脑损伤表现为高热、大汗、应激性上消化道出血、血糖升高及心电图异常等。

3.脑心综合征

部分患者伴发心电图改变，影响预后，个别患者可伴发急性心肌梗死，甚至导致突然死亡。

4.继发感染

以肺部继发炎症多见。

四、蛛网膜下腔出血的治疗

(一)一般处理及对症治疗

1.保持生命体征稳定

SAH 确诊后有条件应争取监护治疗，密切监测生命体征和神经系统体征的变化；保持气道通畅，维持稳定的呼吸、循环系统功能。检查和搬动患者时，动作尽量轻。

2.降低颅内压

适当限制液体入量、防治低钠血症、过度换气等都有助于降低颅内压。临床上主要是用脱水剂，常用的有甘露醇、呋塞米、甘油果糖，也可以酌情选用清蛋白。若伴发的脑内血肿体积较大时，应尽早手术清除血肿，降低颅内压以抢救生命。

3.纠正水、电解质平衡紊乱

注意液体出入量平衡。适当补液补钠、调整饮食和静脉补液中晶体胶体的比例可以有效预防低钠血症。低钾血症也较常见，及时纠正可以避免引起或加重心律失常。

4.对症治疗

烦躁者予镇静药，头痛予镇痛药，通便，止咳等。注意慎用阿司匹林等可能影响凝血功能的非甾体抗类药或吗啡、哌替啶等可能影响呼吸功能的药物。痫性发作时可以短期采用抗癫痫药物如地西泮、卡马西平或者丙戊酸钠。

5.加强护理

就地诊治,卧床休息,减少探视,给予高纤维、高能量饮食,保持尿便通畅。意识障碍者可予鼻胃管,但动作应轻柔,慎防窒息和吸入性肺炎;尿潴留者留置导尿,注意预防尿路感染,采取勤翻身、肢体被动活动、气垫床等措施预防压疮、肺不张和深静脉血栓形成等并发症。如果DSA检查证实不是颅内动脉瘤引起的,或者颅内动脉瘤已行手术夹闭或介入栓塞术,没有再出血危险的可以适当缩短卧床时间。

6.预防感染

有无意识障碍均应应用。因该类患者卧床时间长,易导致坠积性肺炎。

(二)防治再出血

1.安静休息

绝对卧床4~6周,镇静、镇痛,避免一切可以引起情绪变化的因素,如生气、烦躁、兴奋、疲劳等。避免一切可引起高血压、高颅压的因素,如输液反应、突然用力、便秘、剧咳、声光刺激等。

2.调控血压

去除疼痛等诱因后,如果平均动脉压>16.7 kPa(125 mmHg)或收缩压>24.0 kPa(180 mmHg),可在血压监测下使用短效降压药物使血压下降,保持血压稳定在正常或者起病前水平。可选用钙通道阻滞剂、β受体阻滞剂或ACEI类等。

3.抗纤溶药物

为了防止动脉瘤周围的血块溶解引起再度出血,可用抗纤维蛋白溶解剂。常用6-氨基己酸(EACA),初次剂量4~6 g溶于100 mL生理盐水或者5%葡萄糖中静脉滴注(15~30分钟)后一般维持静脉滴注1 g/h,12~24 g/d,使用2~3周或到手术前,也可用氨甲苯酸(PA MBA)或氨甲环酸。抗纤溶治疗可以降低再出血的发生率,但同时也增加CVS和脑梗死的发生率,建议与钙通道阻滞剂同时使用。

4.预防血管痉挛

主要是钙通道阻滞剂:尼莫地平、尼达尔等,可口服或静脉给药,持续4周左右。

(三)防治脑动脉痉挛及脑缺血

1.维持正常血压和血容量

血压偏高给予降压治疗;在动脉瘤处理后,血压偏低者,首先应去除诱因如减或停脱水和降压药物;予胶体溶液(清蛋白、血浆等)扩容升压;必要时使用升压药物如多巴胺静脉滴注。

2.早期使用尼莫地平

其常用剂量为10~20 mg/d,静脉滴注1 mg/h,共10~14天,注意其低血压的不良反应。

3.腰穿放CSF或CSF置换术

其目的是为了缓解头痛,促进脑室扩张的恢复,促进血液吸收,减少脑血管痉挛。多年来即有人临床应用此法,但缺乏多中心、随机、对照研究。在早期(起病后1~3天)行脑脊液置换可能利于预防脑血管痉挛,减轻后遗症状。剧烈头痛、烦躁等严重脑膜刺激征的患者,可考虑酌情选用,适当放CSF或CSF置换治疗。注意有诱发颅内感染、再出血及脑疝的危险。

(1)适应证:蛛网膜下腔出血患者发病3周以内,且越早越好。蛛网膜下腔出血患者临床分级4级以下者,包括4级。第四脑室有积血者应首选。急性期CT显示脑室呈中等程度以上扩张者。

(2)禁忌证:蛛网膜下腔出血患者临床分级 5 级者应慎重。蛛网膜下腔出血患者 CT 分型为颅内血肿型及混合型的,血肿≥3.0 cm×3.0 cm 以上者。有慢性枕大孔疝先兆者。

(3)注意事项:首次放液量不超过 3.0～4.0 mL。根据前一次腰穿测压结果及 CSF 外观颜色确定下一次腰穿间隔时间(1～7 天)及放液量(4～16 mL)。一律选用高颅压腰穿法。

(四)防治脑积水

1.药物治疗

轻度的急、慢性脑积水都应先行药物治疗,给予乙酰唑胺等药物减少 CSF 分泌,酌情选用甘露醇、呋塞米等。

2.脑室穿刺 CSF 外引流术

CSF 外引流术适用于 SAH 后脑室积血扩张或形成铸型出现急性脑积水经内科治疗后症状仍进行性加剧,有意识障碍者;或患者年老、心、肺、肾等内脏严重功能障碍,不能耐受开颅手术者。紧急脑室穿刺外引流术可以降低颅内压、改善脑脊液循环,减少梗阻性脑积水和脑血管痉挛的发生,可使 50%～80% 的患者临床症状改善,引流术后尽快夹闭动脉瘤。CSF 外引流术可与 CSF 置换术联合应用。

3.CSF 分流术

慢性脑积水多数经内科治疗可逆转,如内科治疗无效或脑室 CSF 外引流效果不佳,CT 或 MRI 见脑室明显扩大者,要及时行脑室-心房或脑室-腹腔分流术,以防加重脑损害。

(五)病变血管的处理

1.血管内介入治疗

介入治疗不需要开颅和全身麻醉,对循环影响小,近年来已经广泛应用于颅内动脉瘤治疗。术前须控制血压,使用尼莫地平预防血管痉挛,动脉瘤性 SAH,Hunt 和 Hess 分级≤Ⅲ级时,多早期行 DSA 检查确定动脉瘤部位及大小形态,选择栓塞材料行瘤体栓塞或者载瘤动脉的闭塞术。颅内动静脉畸形(AVM)有适应证者也可以采用介入治疗闭塞病变动脉。

2.外科手术

(1)颅内动脉瘤:需要综合考虑动脉瘤的复杂性、手术难易程度、患者临床情况的分级等以决定手术时机。动脉瘤性 SAH 倾向于早期外科治疗;一般 Hunt 和 Hess 分级≤Ⅲ级时多主张早期(3 天内)手术行夹闭动脉瘤或者介入栓塞术。Ⅳ、Ⅴ级患者经药物保守治疗情况好转后可行延迟性手术(10～14 天)。外科治疗对于防止动脉瘤再发,减少并发症,降低死亡率具有十分重要的意义,是彻底治疗 SAH 的有效方法。

(2)脑血管畸形。①根据形态分类:动静脉畸形,海绵状血管瘤,静脉畸形,毛细血管扩张症,后三种于血管造影片中多不显影,故有人称隐匿性血管畸形。手术治疗的目的是防止出血和改善神经功能。②根据畸形大小分为小型,最大径<2 cm,中型 2～4 cm,大型 4～6 cm,巨型>6 cm。③根据血流动力学分为高血流量,如动静脉畸形;低血流量,如海绵状血管瘤、静脉畸形、毛细血管扩张症。

(3)立体定向放射治疗(γ 刀治疗):主要用于小型 AVM 以及栓塞或手术治疗后残余病灶的治疗。

《中国脑血管病防治指南》对 SAH 诊治的建议如下。

有条件的医疗单位,SAH 患者应由神经外科医师首诊,并收住院诊治;如为神经内科首诊者,亦应请神经外科会诊,尽早查明病因,进行治疗。

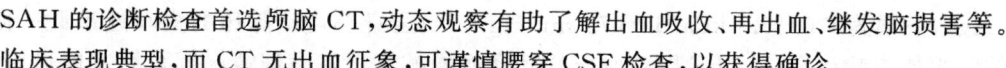

SAH 的诊断检查首选颅脑 CT,动态观察有助了解出血吸收、再出血、继发脑损害等。

临床表现典型,而 CT 无出血征象,可谨慎腰穿 CSF 检查,以获得确诊。

条件具备的医院应争取作脑血管影像学检查,怀疑动脉瘤时须尽早行 DSA 检查,如患者不愿做 DSA 时也可先行 MRA 或 CTA。

积极的内科治疗有助于稳定病情和功能恢复。为防再出血、继发出血等,可考虑抗纤溶药与钙通道阻滞剂合用。

(王继仁)

第九节 缺血性脑血管病

脑血管病是一种常见病,其致残率和病死率很高,居人口死亡原因中的前 3 位。各种原因的脑血管疾病在急性发作之前为一慢性发展过程,一旦急性发作即称为卒中或中风。卒中包括出血性卒中和缺血性卒中两大类,其中缺血性卒中占 75%～90%。

一、病理生理

脑的功能和代谢的维持依赖于足够的供氧。正常人脑只占全身体重的 2%,却接受心排血量 15% 的血液,占全身耗氧量的 20%,足见脑对供血和供氧的需求量之大。正常体温下,脑的能量消耗为 33.6 J/(100 g·min)(1 cal≈4.2 J)。如果完全阻断脑血流,脑内储存的能量只有 84 J/100 g,仅能维持正常功能 3 分钟。为了节省能量消耗,脑皮质即停止活动,即便如此,能量将在 5 分钟内耗尽。在麻醉条件下脑的氧耗量稍低,但也只能维持功能 10 分钟。脑由 4 条动脉供血,即两侧颈动脉和两侧椎动脉,这 4 条动脉进入颅内后组成大脑动脉环(Willis 环),互相沟通组成丰富的侧支循环网。颈动脉供应全部脑灌注的 80%,两条椎动脉供应 20%。立即完全阻断脑血流后,意识将在 10 秒之内丧失。

为了维持脑的正常功能,必须保持稳定的血液供应。正常成年人在休息状态下脑的血流量(cerebral blood flow,CBF)为每分钟每 100 g 脑 50～55 mL[50～55 mL/(100 g·min)]。脑的各个区域血流量并不均匀,脑白质的血流量为 25 mL/(100 g·min),而灰质的血流量为 75 mL/(100 g·min)。某一区域的血流量称为该区域的局部脑血流量(regional cerebral blood flow,rCBF)。全脑和局部脑血流量可以在一定的范围内波动,低于这一范围并持续一定时间将会引起不同的脑功能障碍,甚至发生梗死。

影响脑血流量稳定的因素有全身血压的变动、动脉血中的二氧化碳分压($PaCO_2$)和氧分压(PaO_2)、代谢状态和神经因素等。

(一)血压的影响

在一定范围内的血压波动不影响 CBF 的稳定,但超过这种特定范围,则 CBF 随全身血压的升降而增高或减少。这种在一定限度的血压波动时能将 CBF 调节在正常水平的生理功能称为脑血管的自动调节功能。当全身动脉压升高时,脑血管即发生收缩而使血管阻力增加;反之,当血压下降时脑血管即扩张,使血管阻力减小,最终结果是保持 CBF 稳定,这种脑血管舒缩调节脑血流量的现象称为裴立斯效应。脑血管自动调节功能有一定限度,其上限为 20.0～21.3 kPa(150～

160 mmHg),下限为 8.0～9.3 kPa(60～70 mmHg)。当全身平均动脉压的变动超出此一限度，脑血管的舒缩能力超出极限，CBF 即随血压的升降而增减。很多病理情况都可影响脑血管的自动调节功能的上限和下限，例如慢性高血压症、脑血管痉挛、脑损伤、脑水肿、脑缺氧、麻醉和高碳酸血症等都可影响 CBF 的自动调节。有的病理情况下，平均动脉压只降低 30%，也可引起 CBF 减少。

(二) $PaCO_2$ 的影响

$PaCO_2$ 增高可使血管扩张，脑血管阻力减小，CBF 即增加，反之，CBF 即减少。当 $PaCO_2$ 在 3.3～8 kPa(25～60 mmHg)时，$PaCO_2$ 每变化 0.1 kPa(1 mmHg)，CBF 即变化 4%。当 $PaCO_2$ 超过或低于时即不再随之而发生变化。严重的 $PaCO_2$ 降低可导致脑缺血。

(三) 代谢的调节

局部脑血流量受局部神经活动的影响。在局部神经活动兴奋时代谢率增加，其代谢需求和代谢产物积聚，改变了血管外环境，增加局部脑血流量。

(四) 神经的调节

脑的大血管同时受交感神经和副交感神经支配，受刺激时，交感神经释放去甲肾上腺素，使血管收缩，而副交感神经兴奋时释放乙酰胆碱，使血管扩张。刺激交感神经虽可使血管收缩，但对 CBF 无明显影响，刺激副交感神经影响则更为微弱。

决定缺血后果有两个关键因素：一是缺血的程度，二是缺血持续时间。在 CBF 降低到 18 mL/(100 g·min)以下，经过一定的时间即可发生不可逆转的脑梗死，CBF 水平愈低，脑梗死发生愈快，在 CBF 为 12 mL/(100 g·min)时，仍可维持 2 小时以上不致发生梗死。在 25 mL/(100 g·min)时，虽然神经功能不良，但仍可长时间不致发生梗死。在缺血性梗死中心的周边地带，由于邻近侧支循环的灌注，存在一个虽无神经功能但神经细胞仍然存活的缺血区，称为缺血半暗区，如果在一定的时限内提高此区的 CBF，则有可能使神经功能恢复。

二、病因

脑缺血的病因可归纳为以下几类：①颅内、外动脉狭窄或闭塞。②脑动脉栓塞。③血流动力学因素。④血液学因素等。⑤脑血管痉挛。

(一) 脑动脉狭窄或闭塞

脑由 4 条动脉供血，并在颅底形成 Willis 环，当动脉发生狭窄或闭塞，侧支循环不良，影响脑血流量，导致局部或全脑的 CBF 减少到发生脑缺血的临界水平，即 18～20 mL/(100 g·min)以下时，就会产生脑缺血症状。一般认为动脉内径狭窄超过其原有管径的 50%，相当于管腔面积缩窄 75% 时，将会使血流量减少。认为此时才具有外科手术意义。

多条脑动脉狭窄或闭塞可使全脑血流量处于缺血的边缘状态，即 CBF 为 31 mL/(100 g·min)时，此时如有全身性血压波动，即可引发脑缺血。造成脑动脉狭窄或闭塞的主要原因是动脉粥样硬化，而且绝大多数(93%)累及颅外段大动脉和颅内的中等动脉，其中以颈内动脉和椎动脉起始部受累的机会最多。

(二) 脑动脉栓塞

动脉粥样硬化斑块除可造成动脉管腔狭窄以外，在斑块上的溃疡面上常附有血小板凝块、附壁血栓和胆固醇碎片。这些附着物被血流冲刷脱落后形成栓子，被血流带入颅内动脉，堵塞远侧动脉造成脑栓塞，使供血区缺血。最常见的栓子来源是颈内动脉起始部的动脉粥样硬化斑块，被认为是引起短暂性脑缺血发作最常见的原因。大多数(3/4)颈内动脉内的栓子随血液的主流进入并堵塞大脑中动脉的分支,引起相应的临床症状。另一个常见原因是心源性栓子。多见于患有风湿性心瓣膜病、亚急性细菌性心内膜炎、先天性心脏病等患者。少见的栓子如脓毒性栓子、脂肪栓子、空气栓子等。

(三)血流动力学因素

短暂的低血压可引发脑缺血,如果已有脑血管的严重狭窄或多条脑动脉狭窄,使脑血流处于少血状态时,轻度的血压降低即可引发脑缺血。如心肌梗死、严重心律失常、休克、颈动脉窦过敏、直立性低血压、锁骨下动脉盗血综合征等。

(四)血液学因素

口服避孕药物、妊娠、产妇、手术后或血小板增多症引起的血液高凝状态;红细胞增多症、镰状细胞贫血、巨球蛋白血症引起的血黏稠度增高均可发生脑缺血。

(五)脑血管痉挛

蛛网膜下腔出血、开颅手术、脑血管造影等均可引起血管痉挛,造成脑缺血。

三、类型和临床表现

根据脑缺血后脑损害的程度,其临床表现可分为短暂性脑缺血发作(transient ischemic attack,TIA)、可逆性缺血性神经功能缺失(reversible ischemic neurological deficit,RIND)(又称可逆性脑缺血发作)、进行性卒中(progressive stroke,PS)和完全性卒中(complete stoke,CS)。

(一)短暂性脑缺血发作(TIA)

TIA 为缺血引起的短暂性神经功能缺失,在 24 小时内完全恢复。TIA 一般是突然发作,持续时间超过 10~15 分钟,有的可持续数小时,90% 的 TIA 持续时间不超过 6 小时。引起 TIA 的主要原因是动脉狭窄和微栓塞。

1.颈动脉系统 TIA

表现为颈动脉供血区神经功能缺失。患者突然发作一侧肢体无力或瘫痪、感觉障碍,可伴有失语和偏盲,有的发生一过性黑矇,表现为突然单眼失明,持续 2~3 分钟,很少超过 5 分钟,然后视力恢复。黑矇有时单独发生,有时伴有对侧肢体运动和感觉障碍。

2.椎-基底动脉系统 TIA

眩晕是最常见的症状,但当眩晕单独发生时,必须与其他原因引起的眩晕相鉴别。此外,可出现复视、同向偏盲、皮质性失明、构音困难、吞咽困难、共济失调、两侧交替出现的偏瘫和感觉障碍、面部麻木等。有的患者还可发生"跌倒发作",表现为没有任何先兆的突然跌倒,但无意识丧失,患者可很快自行站起来,是脑干短暂性缺血所致。跌倒发作也见于椎动脉型颈椎病患者,但后者常于特定头位时发作,转离该头位后,脑干恢复供血,症状消失。

(二)可逆性缺血性神经功能缺失(RIND)

RIND 又称为可逆性脑缺血发作,是一种局限性神经功能缺失,持续时间超过 24 小时,但在 3 周内完全恢复,神经系统检查可发现阳性局灶性神经缺失体征。RIND 患者可能有小范围的脑梗死存在。

(三)进行性卒中(PS)

脑缺血症状逐渐发展和加重,超过 6 小时才达到高峰,有的在 1~2 天才完成其发展过程,脑内有梗死灶存在。进行性卒中较多地发生于椎-基底动脉系统。

(四)完全性卒中(CS)

脑缺血症状发展迅速,在发病后数分钟至 1 小时内达到高峰,至迟不超过 6 小时。

区分 TIA 和 RIND 的时间界限为 24 小时,在此时限之前恢复者为 TIA,在此时限以后恢复者为 RIND,在文献中大体趋于一致。但对 PS 和 CS 发展到高峰的时间界限则不一致,有人定为 2 小时,但更常用的时限为 6 小时。

四、检查和诊断分析

(一)脑血管造影

直接穿刺颈总动脉造影对颈总动脉分叉部显影清晰,简单易行,但直接穿刺有病变的动脉有危险性。穿刺处应距分叉部稍远,操作力求轻柔,以免造成栓子脱落。经股动脉插管选择性脑血管造影可进行 4 条脑动脉造影,是最常用的造影方法,但当股动脉和主动脉弓有狭窄时插管困难,颈总动脉或椎动脉起始处有病变时,插管也较困难并有一定危险性。经腋动脉选择性脑血管造影较少采用,腋动脉较少发生粥样硬化,且管径较粗并有较丰富的侧支循环,不像肱动脉那样容易造成上臂缺血,但穿刺时易伤及臂丛神经。经右侧腋动脉插管时不能显示左颈总动脉、左锁骨下动脉和左椎动脉,遇此情况不得不辅以其他途径的造影。经股动脉或腋动脉插管到主动脉弓,用高压注射大剂量造影剂,可显示从主动脉弓分出的所有脑动脉的全程,但清晰度不及选择性插管或直接穿刺造影。

脑血管造影可显示动脉的狭窄程度、粥样斑块和溃疡。如管径狭窄程度达到 50%,表示管腔横断面积减少 75%,管径狭窄程度达到 75%,管腔面积已减少 90%。如狭窄处呈现"细线征"(string sign),则管腔面积已减少 90%～99%。在造影片上溃疡的形态可表现:①动脉壁上有边缘锐利的下陷。②突出的斑块中有基底不规则的凹陷。③当造影剂流空后在不规则的基底中有造影剂残留。但有时相邻两个斑块中的凹陷可误认为是溃疡,也有时溃疡被血栓填满而被忽略。

脑动脉粥样硬化病变可发生于脑血管系统的多个部位,但最多见于从主动脉弓发出的头一臂动脉和脑动脉的起始部,在脑动脉中则多见于颈内动脉和椎动脉的起始部。有时在一条动脉上可发生多处病变,例如,在颈内动脉起始部和虹吸部都有病变,称为串列病变。故为了全面了解病情,应进行尽可能充分的脑血管造影。脑血管造影目前仍然是诊断脑血管病变的最佳方法,但可能造成栓子脱落形成栓塞,这种危险虽然并不多见,但后果严重。

(二)超声检查

超声检查是一种非侵袭性检查方法。B 型超声二维成像可观察管腔是否有狭窄、斑块和溃疡;波段脉冲多普勒超声探测可测定颈部动脉内的峰值频率和血流速度,可借以判断颈内动脉狭窄的程度。残余管腔愈小其峰值频率愈高,血流速度也愈快。经颅多普勒超声(transcranial Dopplerultrasonography,TCD)可探测颅内动脉的狭窄,如颈内动脉颅内段、大脑中动脉、大脑前动脉和大脑后动脉主干的狭窄。

多普勒超声还可探测眶上动脉血流的方向,借以判断颈内动脉的狭窄程度或闭塞。眶上动脉和滑车上动脉是从颈内动脉的分支眼动脉分出的,正常时其血流方向是向上的,当颈内动脉狭窄或闭塞时,眶上动脉和滑车上动脉的血流可明显减低或消失。如眼动脉发出点近侧的颈内动脉闭塞时,颈外动脉的血可通过这两条动脉逆流入眼动脉,供应闭塞处远侧的颈内动脉,用方向性多普勒(directional Doppler)探测此两条动脉的血流方向,可判断颈内动脉的狭窄或闭塞。但这种方法假阴性很多,因此只能作为参考。

(三）磁共振血管造影（magnetic resonanceangiography，MRA）

MRA 也是一种非侵袭性检查方法。可显示颅内外脑血管影像，根据"北美症状性颈动脉内膜切除试验研究"（North American symptomatic carotid end-arterectomy trial，NASCET）的分级标准，管腔狭窄 10%～69% 者为轻度和中度狭窄，此时 MRA 片上显示动脉管腔虽然缩小，但血流柱的连续性依然存在。管腔狭窄 70%～95% 者为重度狭窄，血流柱的信号有局限性中断，称为"跳跃征"。管腔狭窄 95%～99% 者为极度狭窄，在信号局限性中断以上，血流柱很纤细甚至不能显示，称为"纤细征"。目前在 MRA 像中尚难可靠地区分极度狭窄和闭塞，MRA 的另一缺点是难以显示粥样硬化的溃疡。

文献报道 MRA 在诊断颈总动脉分叉部重度狭窄（>70%）的可靠性为 85%～92%。与脑血管造影相比，MRA 对狭窄的严重性常估计过度，由于有这样的缺点，故最好与超声探测结合起来分析，这样与脑血管造影的符合率可大为提高。如果 MRA 与超声探测的结果不相符，则应行脑血管造影。

（四）CT 脑血管造影（CTA）

静脉注入 100～150 mL 含碘造影剂，然后用螺旋 CT 扫描和三维重建，可用以检查颈动脉的病变，与常规脑血管造影的诊断符合率可达 89%。其缺点是难以区分血管腔内的造影剂与血管壁的钙化，因而对狭窄程度的估计不够准确。

（五）眼球气体体积扫描法

眼球气体体积扫描法（oculopneumoplethysmography，OPE-Gee）是一种间接测量眼动脉收缩压的技术。眼动脉的收缩压反映颈内动脉远侧段的血压。当眼动脉发出点近侧的颈内动脉管径狭窄程度达到 75% 时，其远侧颈内动脉血压即下降，而该侧的眼动脉压也随之下降。同时测量双侧的眼动脉压可以发现病侧颈内动脉的严重狭窄。如果两侧眼动脉压相差在 0.7 kPa（5 mmHg）以上，表示病侧眼动脉压已有下降。

（六）局部脑血流量测定

测定 rCBF 的方法有吸入法、静脉法和动脉内注入法，以颈内动脉注入法较为准确。将 2 mCi（$1Ci=3.7\times10^{10}Bq$）的 ^{133}氙（^{133}Xe）溶于 3～5 mL 生理盐水内，直接注入颈内动脉，然后用 16 个闪烁计数器探头放在注射侧的头部不同部位，每 5 分钟记录 1 次，根据测得的数据，就可计算出各部位的局部脑血流量。吸入法和静脉注入法因核素"污染"颅外组织而影响其准确性。

rCBF 检查可提供两方面的资料：①可确定脑的低灌注区的精确部位，有助于选择供应该区的动脉作为颅外-颅内动脉吻合术的受血动脉。②测定低灌注区的 rCBF 水平，可以估计该区的脑组织功能是否可以通过提高 rCBF 而得以改善。有助于选择可行血管重建术的患者和估计手术的效果。

五、治疗要领

治疗脑动脉闭塞性疾病的外科方法很多，包括球囊血管成形术、狭窄处补片管腔扩大术、动脉内膜切除术、头-臂动脉架桥术、颅外-颅内动脉吻合术、大网膜移植术以及几种方法的联合等。现就其主要方法作简要介绍。

（一）头-臂动脉架桥术

头-臂动脉架桥术适合颈胸部大动脉的狭窄或闭塞引起的脑缺血。架桥的方式有多种，应根据动脉闭塞的不同部位来设计。常用术式包括颈总-颈内动脉架桥、锁骨下-颈内动脉架桥、主动脉-颈总动脉架桥、椎动脉-颈总动脉架桥、主动脉-颈内和锁骨下动脉架桥、主动脉-颈总和颈内动脉架桥、锁骨下-颈总动脉架桥、锁骨下-锁骨下动脉架桥等。架桥所用的材料为涤纶或聚四氟乙烯制成的人造血管,较小的动脉之间也可用大隐静脉架桥。

(二)颈动脉内膜切除术

动脉内膜切除术可切除粥样硬化斑块而扩大管腔,同时可消除产生栓子的来源,经40多年的考验,证明是治疗脑缺血疾病有效的外科方法,其预防意义大于治疗意义。Quest估计,美国每年约进行85 000例颈动脉内膜切除术。但我国文献中关于颈动脉内膜切除术的资料很少,可能与对此病的认识不足与检查不够充分有关。颈部动脉内膜切除术适用于治疗颅外手术"可以达到"的病变,包括乳突-下颌线(从乳突尖端到下颌角的连线)以下的各条脑动脉,其中主要为颈总动脉分叉部。

1.适应证

手术对象的选择应结合血管病变和临床情况。血管病变:①症状性颈动脉粥样硬化性狭窄大于70%。②对有卒中高危因素的患者,有症状者狭窄大于50%,无症状者狭窄大于60%的应积极行CEA。③检查发现颈动脉分叉部粥样硬化斑不规则或有溃疡者。

临床情况:①有TIA发作,犹近期内多次发作者。②完全性卒中患者伴有轻度神经功能缺失者,为改善症状和防止再次卒中。③慢性脑缺血患者,为改善脑缺血和防止发生卒中。④患者有较重的颈动脉狭窄但无症状,因其他疾病须行胸、腹部大手术,为防止术中发生低血压引发脑缺血,术前可行预防性颈动脉内膜切除术。⑤无症状性血管杂音患者,经检查证明颈内动脉管腔狭窄严重(>80%),而手术医师如能做到将手术死亡率+致残率保持在3%以下,则应行内膜切除术。正常颈动脉管径为5~6 mm,狭窄超过50%时即可出现血管杂音,超过85%或直径<1 mm时杂音消失。杂音突然消失提示管径极度狭窄。颈内动脉高度狭窄而又不产生症状,有赖于对侧颈动脉和椎动脉的侧支循环,该类患者虽无症状但卒中的危险性却很大。

2.多发性病变的处理原则

多发性病变指一条动脉有两处以上的病变,或两条以上的动脉上都有病变。多发性病变存在手术指征时,应遵循以下原则:①双侧颈动脉狭窄,仅一侧发生TIA,不管该侧颈动脉狭窄程度如何,先行该侧手术。②双侧颈动脉狭窄,而TIA发作无定侧症状,一般归因于后循环供血不足;如一侧颈动脉狭窄>50%,先行该侧手术,以便通过Willis环增加椎-基底动脉的供血,如一侧手术后仍有TIA发作,再考虑对侧手术,两次手术至少间隔4周。③一侧颈动脉狭窄,对侧闭塞者,TIA往往与狭窄侧有关,只做狭窄侧手术。④颈内动脉颅内、颅外段均狭窄,先处理近侧的病变,若术后症状持续存在,或颅内段狭窄严重,可考虑颅内-颅外架桥。⑤颈动脉、椎动脉均有狭窄,先处理颈动脉的病变,若术后无效,再考虑做椎动脉内膜切除术,或其他改善椎动脉供血的手术。⑥双侧颈动脉狭窄,先处理狭窄较重侧,视脑供血改善情况决定是否处理对侧。⑦两侧颈动脉狭窄程度相等时,先"非主侧",后"主侧"。"主侧"血流量大,可通过前交通动脉供应对侧。先做非优势半球侧,可增加优势半球的侧支供血,以便下次做优势半球侧时增加阻断血流的安全性。两侧手术应分期进行,相隔时间至少1周。⑧颈内动脉闭塞同时有颈外动脉狭窄,疏通颈外动脉后可通过眼动脉增加颈内动脉颅内段的供血。当颈外动脉狭窄超过50%时,即有手术指征。

3.手术禁忌证

(1)脑梗死的急性期,因重建血流后可加重脑水肿,甚至发生脑内出血。

（2）慢性颈内动脉完全闭塞超过 2 周者,手术使血管再通的成功率和长期通畅率很低。

（3）严重全身性疾病不能耐受手术者,如心脏病、严重肺部疾病、糖尿病、肾脏病、感染、恶性肿瘤和估计手术后寿命不长者。

4.手术并发症及防治

（1）心血管并发症：颈动脉狭窄患者多为高龄患者,常合并有冠心病、高血压等心血管疾病。术前应严格筛选,术后严格监测血压、心电图,发现问题,及时处理。

（2）神经系统并发症：术后近期卒中的原因多见于术中术后的微小动脉粥样硬化斑块栓子栓塞、术中阻断颈动脉或术后颈动脉血栓形成而致脑缺血,最严重的为术后脑出血。因而术后应严密观察血压等生命征变化,如有神经症状发生,应立即进行 CT 扫描或脑血管造影,如果是脑内出血或颈动脉闭塞须立即进行手术处理。绝大多数（>80%）神经系统并发症发生于手术后的 1~7 天,多因脑栓塞或脑缺血所致。如脑血管造影显示手术部位有阻塞或大的充盈缺损,需再次手术加以清除。如动脉基本正常,则多因脑栓塞所致,应给予抗凝治疗。

（3）切口部血肿：出血来源有软组织渗血及动脉切口缝合不严密漏血,大的血肿可压迫气管,须立即进行止血,紧急情况下可在床边打开切口以减压。

（4）脑神经损伤：手术入路中可能损伤喉上神经、舌下神经、迷走神经、喉返神经或面神经的下颌支,特别是当颈动脉分叉部较高位时,损伤交感神经链可发生霍纳综合征;手术前应熟悉解剖,手术中分离、电凝、牵拉时应注意避免损伤神经。

（5）补片破裂：多发生于术后 2~7 天,突然颈部肿胀、呼吸困难。破裂的补片多取自下肢踝前的大隐静脉,而取自大腿或腹股沟部的静脉补片则很少破裂。静脉补片不宜过宽,在未牵张状态下其宽度不要超过 4 mm。

（6）高灌注综合征：长期缺血使脑血管极度扩张,内膜切除后血流量突然增加而脑血管的自动调节功能尚未恢复,以致 rCBF 和血流速度急骤增高,可出现各种神经症状,少数发生脑内血肿,多见于颈动脉严重狭窄的患者,发生率约为 12%。对高度狭窄的患者应行术后 TCD 或 rCBF 监测,如发现高灌注状态,应适当降低血压。

（三）颅外颅内动脉吻合术

颅外颅内动脉吻合术（extracranial-intracranial arterialbypass,EIAB）的理论根据是,当颈内动脉或椎-基底动脉发生狭窄或闭塞而致脑的血流量减少时,运用颅外-颅内动脉吻合技术,使较少发生狭窄或闭塞的颅外动脉(颈外动脉系统)直接向脑内供血,使处于脑梗死灶周围的缺血半暗区和处于所谓艰难灌注区的脑组织得到额外的供血,从而可以改善神经功能,增强脑血管的储备能力,可以增强对再次发生脑栓塞的耐受力。

1.EIAB 的手术适应证

（1）血流动力学因素引起的脑缺血：颈动脉狭窄或闭塞患者,有 15% 的病变位于颅外手术不可到达的部位,即位于乳突尖端与下颌角的连线以上的部位,这样的病变不能行颈动脉内膜切除术,但可以造成脑的低灌注状态。此外,多发性动脉狭窄或闭塞也是低灌注状态的原因。低灌注状态经内科治疗无效者是 EIAB 的手术指征。

（2）颅底肿瘤累及颈内动脉,切除肿瘤时不得不牺牲动脉以求完全切除肿瘤者,可在术前或术中行动脉架桥术以免发生脑缺血。

（3）梭形或巨大动脉瘤不能夹闭,须行载瘤动脉结扎或动脉瘤孤立术者。

2.EIAB 的手术方式

常用的手术方式有颞浅动脉-大脑中动脉吻合术(STA-MCA)和脑膜中动脉-大脑中动脉吻合术(MMA-MCA)等。

(王继仁)

第十节 中枢神经系统血管炎

一、定义

原发性中枢神经系统血管炎(primary angiitis of the central nervous system,PACNS)是指脑实质或脑脊膜的动静脉中、小血管的血管炎,而且没有潜在的系统性疾病或诱发因素。如果经病理确诊,则定义为"组织学定义的中枢神经系统血管炎(HDACNS)";而如果经血管影像学确诊,则定义为"血管影像学定义的中枢神经系统血管炎(ADACNS)"。血管炎临床特征及分类见表 5-3。

表 5-3 血管炎临床特征及分类

类型	涉及血管	组织
多结节性动脉炎	肌肉小血管	肾、神经、肠道、心脏
韦格纳肉芽肿病	中动脉、中静脉、小动脉、小静脉	鼻窦、肺、肾
颞动脉炎	大弹性血管	眼、脑(相对少见)
大动脉炎(Takayasu 动脉炎)	主动脉和主要分支	心、脑、骨骼肌
原发性中枢神经系统动脉炎	小动脉、毛细血管	脑
过敏性动脉炎*	毛细血管、小静脉	皮肤、肾、肠道、神经
结缔组织病相关动脉炎	肌肉小血管、毛细血管、小静脉	皮肤、肾、肺
变应性肉芽肿性血管炎(Churg-Strauss 综合征)	中动脉、中静脉、小动脉、小静脉	皮肤、肺、脑
淋巴瘤样肉芽肿病	小动脉	皮肤、手指、肌肉
血栓闭塞性脉管炎(Buerger 病)	小动脉、静脉	眼、心、耳蜗
间质角膜炎-眩晕-神经性耳聋综合征(Cogan 综合征)	动脉、小动脉	口、生殖器、眼、脑
白塞病	小动脉、静脉	皮肤
肿瘤相关血管炎	毛细血管、静脉	耳、气管、眼
复发性多软骨炎	小动脉	耳、鼻、眼、关节

注:* 包括血清病、特发性紫癜、冷凝球蛋白血症。

继发性中枢神经系统血管炎更常见,往往继发于系统性疾病,这些系统性疾病包括自身免疫性疾病(红斑狼疮、干燥综合征)和系统性血管炎(韦格纳肉芽肿病、多结节性血管炎及其他)。继发性中枢神经系统性血管炎还可以由药物反应引起,比苯丙胺、海洛因、可卡因、含麻黄碱(最近被美国食品药品监督管理局禁止)及苯丙醇胺的非处方感冒药。

二、流行病学

脑血管炎的流行病学并未被系统性地研究过。对PACNS而言,男性患者占比稍多(男、女患者比例为4:3);年轻人和老年人都可能发病,平均发病年龄是42岁。ADACNS一般好发于年轻女性,尤其是有偏头痛病史的女性。这些患者通常有大量的尼古丁或咖啡因使用史、非处方感冒药使用史、口服避孕药或做过雌激素替代治疗。一些病毒感染也与中枢神经系统血管炎有关。HIV也常与脑血管病相关,但是尚不清楚是否因为HIV对血管的直接损害。其他与脑血管炎有关的微生物包括巴尔通氏菌、包氏螺旋体、结核分枝杆菌等。

三、临床表现

PACNS的临床表现包括广泛的神经系统症状和体征,如非特异性头痛、局部无力、癫痫、颅内出血、记忆认知障碍和意识改变(表5-4)。HDACNS较ADACNS更多地表现为弥漫性脑病。HDACNS患者亚急性病程更常见(平均170天),而ADACNS患者多为急性表现(平均46天)。如果不经过治疗,PACNS患者通常会渐进性加重以致危及生命。

表5-4 提示诊断脑血管炎的临床表现

主要发现	相关症状
急性或亚急性脑病	头痛,并发展至嗜睡、昏迷
颅内占位病变	头痛、嗜睡、局部症状以及颅内压升高
表型上类似于非典型性多发性硬化	病程反复波动,有典型的视神经病变和脑干病变,但也包括不常见于多发性硬化的特征(癫痫、严重持续的头痛、脑病或一侧卒中样发作)

脊髓受累可出现于横贯性脊髓炎、脊髓卒中、脊髓出血。大多数为非特异性症状,这些症状可相互重叠;有些症状类似于其他疾病的表现,这些疾病包括动脉粥样硬化性脑卒中、莱姆病、病毒性脑炎、脑肿瘤、结核性或真菌性脑膜炎、组织胞浆菌病、偏头痛以及多发性硬化。

中枢神经性血管病或血管炎的常见原因有系统性红斑狼疮、韦格纳肉芽肿病、多结节性血管炎,非常见原因包括硬皮病、干燥综合征、白塞病、类风湿关节炎。脑动脉淀粉样变既可以类似于PACNS,又可以与之同时发生。弥散性淋巴瘤可以类似于PACNS,且需要活检予以排除。不同于其他血管炎,PACNS患者的系统性表现(如发热、体质量下降、关节痛、肌痛)不常见。炎症的血清学证据或可检测的自身抗体一般是阴性的。

四、诊断

PACNS患者的脑脊液一般是异常的,表现为非特异的蛋白升高和单核细胞增多。脑脊液正常时可以排除其他一些疾病。寡克隆带有时也可被检出,但并不特异。在血管影像学确诊的PACNS中,只有大约一半的腰椎穿刺结果异常,敏感性只有53%。

在PACNS的诊断中,无创性检查的敏感性和特异性均有限。MRI是最敏感的神经影像学检查,在超过80%的患者中可发现异常。研究显示,MRI敏感性高达75%,但血管成像呈阳性的PACNS的MRI结果也可正常。PACNS的影像学表现多样,包括散发的幕上或幕下的FLAIR(fluid attenuated inversion revovery,磁共振成像液体衰减反转恢复序列)高密度影、出血表现、弥散加权阳性的梗死灶或脑脊膜信号增强。在对MRI和血管成像的比较中,一项研究发现所有在血管成像中证实为中枢神经系统血管炎的患者都有异常的MRI结果(平均有4个可检测到的异常)。病灶最常见于皮质下白质,然后依次为大脑皮质、深部灰质、深部白质及小脑。只有65%的MRI病损可在血管成像中显示,也只有44%的血管成像病灶可在MRI上显现。两种影像学检查的关联表明两者应该同时做,因为它们提供了中枢神经系统血管炎的不同信息。FLAIR和DWI序列能够增加PACNS检查的敏感性。如果腰椎穿刺和MRI结果均正常,则PACNS的可能性较小。

MRA并不总能显示PACNS患者受累的血管,其敏感性与传统的血管造影还有一定差距。然而这一技术正在飞速发展,最近一些研究表明MRA可以检测出多个位点的或者弥散的血管狭窄,血管管腔的不规则或狭窄,甚至堵塞。目前尚不推荐用MRA替代传统的血管造影。血管造影造成永久性损伤的发生率为0.2%~1.0%。PACNS典型的血管造影表现是动脉狭窄与扩张交替的串珠样改变。大脑中动脉和大脑前动脉最常受累及。这一表现虽然提示诊断,但并不特异,亦可出现于严重的高血压、动脉粥样硬化、放射性损伤、苯丙胺或可卡因所致的血管病变。Hellman和他的团队发现血管造影的特异性范围为50%~80%。

脑组织活检为确诊所必需,即使有高度怀疑的血管造影证据。尽管其敏感性只有75%,为了保证血管炎诊断的正确以及排除其他干扰情况,对于大多数怀疑有PACNS的成年人,脑组织活检是必需的。唯一的例外是出现轻微神经缺损症状和相对急性表现的患者,且符合ADACNS分类,可以不需要活检即可开始治疗。一项对系列病例的研究显示,对61例怀疑为PACNS的患者行脑组织活检,有22例患者(36%)确诊为PACNS,其他诊断的有24例(39%),未诊断的有15例(25%)。临床指征和血管造影通常并不能预测PACNS的组织学结果。

脑组织活检的注意事项:①只要可行,MRI上检测到的病变都应行活检;②应同时获取软脑膜组织与脑实质组织;③未在MRI定位下的盲取活检应包括非优势半球额叶、枕叶的软脑膜和皮质。尽管脑组织活检是"金标准",由Calabrese等撰写的综述提出近1/4的活检结果为假阴性。

五、治疗

PACNS的最佳治疗方案尚未确立,对大多数患者予以泼尼松和环磷酰胺治疗,这一方案基于的一个小型非对照病例系列研究。对暴发性或渐进性进程的HDACNS应当用大剂量糖皮质激素静脉注射5天(15 mg/kg甲泼尼龙静脉注射或3 mg/kg地塞米松静脉注射),之后口服泼尼松龙1 mg/(kg·d)。HDACNS患者需要大剂量泼尼松龙和环磷酰胺冲击治疗。目前,推荐剂量为泼尼松龙1 mg/(kg·d),环磷酰胺2 mg/(kg·d);维持泼尼松龙的剂量至症状得到控制,然后逐步减量。须在症状控制后,以维持剂量继续使用环磷酰胺,持续1年。必须注意保持白细胞计数大于4 000/cm^3,中性粒细胞计数高于1 500/cm^3。

这些药物一般使用6~12个月,需要特别注意随访以评价疗效,规避不良反应。对于无法保证每天口服环磷酰胺或有出血性膀胱炎、膀胱癌的高危患者可采用间歇性静脉注射环磷酰胺。对于肾功能正常的患者,推荐环磷酰胺起始剂量为体表面积750 mg/m^2。对于肥胖或>70岁的患者,为减少不良反应,初始剂量应减为体表面积500 mg/m^2。

使用糖皮质激素的不良反应包括肥胖、库欣样外观、高血糖、皮肤变薄、骨质疏松、口腔及生殖器白色念珠菌感染、青光眼、白内障、消化道溃疡、胃刺激、铜绿假单胞菌脑膜炎、李斯特菌脑膜炎、结核以及隐球菌性脑膜炎。妊娠患者,尤其在妊娠前3个月应当避免使用糖皮质激素,因为会引起胎儿腭裂的概率增加。

环磷酰胺的不良反应包括粒细胞计数减少、氨基转移酶升高、药物诱导性肝炎、心肌病、肺囊性纤维化病(罕见),增加感染、患膀胱癌和出血性膀胱炎的概率。可以通过补充液体、治疗感染和同时服用硫酸巯基乙醇与环磷酰胺来防止出血性膀胱炎。硫酸巯基乙醇的剂量用环磷酰胺剂量的百分比来表示,比如治疗前连续静脉注射20%,然后治疗中注射50%~100%,再于治疗12小时以后注射25%~50%。已有报道称孕妇使用环磷酰胺后出现宫内发育受限、迟缓、颅缝提早闭合、睑裂狭小、耳畸形、手指数目或形态异常、冠状动脉异常、儿童出生后患癌概率增加。处于哺乳期的妇女在用药期间应避免哺乳。美国食品药品监督管理局将其风险定位D类(即妊娠中确定存在风险)。环磷酰胺可与P450肝酶诱导药物发生严重的药物相互作用,因这些药物增加环磷酰胺代谢为活性产物的速率,从而增加药效与毒性。相反,抑制肝脏代谢的药物(糖皮质激素、抗疟药、别嘌醇、三环类抗抑郁药)减慢其代谢速率,因而减少疗效和不良反应。三环类抗抑郁药和其他抗胆碱类药物减少膀胱排空,从而延长膀胱对环磷酰胺毒性产物的暴露。环磷酰胺可以减少血浆中拟胆碱酯酶的活性,因此同时或先后注射环磷酰胺和琥珀酰胆碱可能会延长神经肌肉接头阻滞。

环磷酰胺对于男性和女性均有生育功能方面的不良反应,对女性可以导致提早绝经。可在用环磷酰胺治疗前冷冻精子或卵子。表5-5列举了患者和医师需要监测的项目。

表5-5 使用糖皮质激素和环磷酰胺治疗PACNS时需监测的项目

药物	检测频率	检测项目
糖皮质激素	每天	自查有无发热、胃肠出血或感染
	每周	注意体质量、指导患者自查口腔及生殖器的白色念珠菌感染
	每2个月	生命体征、白细胞计数、生化指标、空腹血糖、糖化血红蛋白
	每年	检查白内障、青光眼;检查骨密度;PPD检查结核
环磷酰胺	每天	自查有无发热、口腔溃疡、血尿或感染
	每月	生命体征、白细胞计数及分类、生化指标、氨基转移酶

对ADACNS的治疗方法并未清楚界定,尚不明确是否应当和HDACNS一样使用大量免疫抑制剂治疗。有的学者赞成用钙通道阻滞剂或使用泼尼松龙短期治疗,但这些治疗需要根据患者反映和具体情况个体化处理。

无免疫抑制剂治疗经验的神经科医师需与专科医师商量剂量。每月需要检查患者的血常规、肝功能,指导患者监测每天的体温以提早发现可能的感染。

治疗PACNS时面临的困难之一是判断什么时候减少或增加免疫抑制剂的剂量。不同于巨细胞动脉炎,PACNS没有血清学标志物来观察,脑脊液分析和MRI都对其不敏感。因此,基于神经系统症状和体征的临床判断是主要依据。

(王继仁)

第十一节 烟 雾 病

一、发现与命名

烟雾病（MMD）是一种病因不明的、以双侧颈内动脉末端及大脑前动脉、大脑中动脉起始部慢性进行性狭窄或闭塞为特征，并继发颅底异常血管网形成的一种脑血管疾病。首先由日本的清水和竹内报道此病，铃木等根据脑血管造影时所见的血管形态学上的表现，即脑基底部的异常血管网很像吸烟时吐出的烟雾，故命名为"烟雾病"。其命名是根据脑血管造影时的血管形态学上的改变，即表现为颈内动脉虹吸部末端及大脑前或大脑中动脉近端的狭窄、闭塞并伴有脑基底部的异常血管的形成。文献报道中关于此病的命名很多，比较混乱。文献中曾用过的名称有"脑底毛细血管扩张症""脑底动脉环闭塞症""烟雾综合征""颅底异常血管网症""脑底动脉闭塞伴毛细血管扩张""特发性脑底动脉环闭塞症""韦利环发育不全""多发性进行性颅内动脉环闭塞""脑血管血栓性闭塞伴异网循环""颈内动脉发育不全伴假性血管瘤""自发性脑底动脉闭塞症""双侧颈内动脉形成不全症""脑底部双侧颈内动脉血管瘤样畸形""异网 Rete mirable"及"Nishimoto-Takeuchi-kudo 病"等 20 余种叫法。其中以日本学者铃木命名的"烟雾病"应用最广。

烟雾综合征（MMS）是一种慢性进展性脑血管病，又称"类烟雾病"，日本修订的 MMD 诊断治疗指南中，将 MMS 明确定义为在伴发明确基础疾病的前提下，双侧（或）单侧颈内动脉（ICA）远端和/或大脑前动脉（ACA）、大脑中动脉（(MCA)、大脑后动脉（PCA）一支或多支血管近端进行性狭窄或闭塞，并且在狭窄血管周围伴发异常血管网形成的脑血管疾病。如果单侧 MMD 伴动脉粥样硬化、自身免疫性疾病等基础疾病，我们也可将其称之为 MMS。MMS 主要特点是 ICA 远端及其主要分支近端管腔进行性狭窄至闭塞，并在颅底形成烟雾状异常血管网，常伴发一种或多种基础疾病，如 Down's 综合征、神经纤维瘤病等。

二、流行病学

由于本病最先由日本人报道，当时日本学者认为此病是日本民族所特有的疾病，后来欧美、东南亚、大洋洲、朝鲜等国家亦相继报道此病。Simon 报道 1 例 10 岁法国儿童患有烟雾病，Taveras 在美国报道 11 例，Urbanek 在捷克报道 1 例儿童患者。Lee 首次报道了 11 例发生在香港中国人的病例，以后国内李树新于报道了 4 例。此病不仅发生在日本人，而且高加索人、法国人等白种人，以及黑人和中国黄种人都有发生。由此看来，此病遍布全世界各地。近年来国内北京、上海、山东、河南、武汉、安徽、辽宁、河北、内蒙古等地也都有了报道。由于此病的确诊依靠脑血管造影，到目前为止尚无法对其发病率作出客观的估计。尽管如此，文献报道已说明此病并非是少见的脑血管疾病。

三、病因学

迄今，有关此病的病因尚不完全清楚，主要有以下几种因素。

(一)遗传性因素

烟雾病患者存在种族易感性和家族聚集性。流行病学研究显示烟雾病患者中6%~12%有家族史,提示遗传因素在烟雾病的发病过程中起着极其重要的作用。另有研究显示,家族性烟雾病的遗传方式为伴有不完全外显率的常染色体显性遗传,利用全基因组分析,已明确家族性烟雾病的基因位点为3p24-p26和8q23,染色体分析其位于6q25(D6S441)和17q25。有遗传倾向的烟雾病家族(三代及三代以上受影响),其染色体有明显的遗传位点。在这些家族中发现17q25.3有显著的连锁遗传。

(二)免疫学因素

烟雾病并不是传统意义上的自身免疫性疾病,但很多研究报道,病变部位血管内膜增厚层内存在大量IgG、IgM等免疫球蛋白的沉积,患者血液内α2巨球蛋白、转铁蛋白水平升高,因此免疫介导的病理改变可能参与了烟雾病的发病过程。

(三)机体内环境因素

烟雾病患者血清中碱性成纤维细胞生长因子(bFGF)、肝细胞生长因子(HGF)、VEGF表达水平及EPCs的数量均明显升高。血管生长因子、VEGF、bFGF、转化生长因子-β(TGF-β)及其受体以及黏附分子、有丝分裂原等在血管形成中发挥着重要作用。这些结果说明烟雾病的发生、发展离不开内环境因素。

四、病理学与发病机制

(一)病理解剖学

烟雾病的病理解剖变化主要有以下三种改变。

1.大脑基底部的大血管闭塞或极度狭窄

颈内动脉分叉部、大脑前动脉和大脑中动脉起始部、脑底动脉环管腔狭窄、闭塞。受损的动脉表现为细小、内皮细胞增生、内膜明显增厚,内弹力层增厚而致使动脉管腔狭窄或闭塞,中膜肌层萎缩、薄弱与部分消失,可有淋巴细胞浸润。狭窄闭塞的颈内动脉病理改变为:内弹力层高度屈曲,部分变薄,部分断裂,部分分层,部分增厚;内膜呈局限性离心性增厚,内膜内有平滑肌细胞,胶原纤维和弹力纤维;中层明显变薄,多数平滑肌细胞坏死、消失。就闭塞性血管的病变性质而言,有的符合先天性动脉发育不全,有的为炎性或动脉硬化性改变,有的为血栓形成。例如钩端螺旋体病引起者为全动脉炎。

2.异常血管网

主要位于脑底部及基底核区。表现为管壁变薄、扩张,数量增多,易破裂出血等。异常血管网为来自Willis环前、后脉络膜动脉、大脑前动脉、大脑中动脉和大脑后动脉的扩张的中等或小的肌型血管,这些血管通常动静脉难辨,狭窄的异常血管网小动脉的内膜可见有水肿、增厚,中层弹力纤维化,弹力层变厚、断裂,导致血管屈曲、血栓形成闭塞。扩张的小动脉可表现为中层纤维化,管腔变薄,弹力纤维增生,内膜增厚等,有时内弹力层断裂,中层变薄,形成微动脉瘤而破裂出血。随着年龄的增大,扩张的血管可进行性变细,数量减少,狭窄动脉增加。

3.脑实质内继发血液循环障碍的变化

表现为出血性或缺血性及脑萎缩等病理改变。

电镜下观察证明烟雾病是一种广泛的影响脑血管的疾病。最明显的变化就是平滑肌细胞的变性、坏死、消失和内弹力层的破坏。

(二)病理生理学

当血管狭窄、闭塞发生时,侧支循环也在逐渐形成。侧支循环增多并相互吻合成网状,管腔显著扩张形成异常血管网。异常血管网作为代偿供血的途径。当脑底动脉环闭塞时,脑底动脉环作为一个有力的代偿途径已失去作用,因此,只有靠闭塞部位近端发出的血管,通过扩张、增生进行代偿供血。这些代偿作用的异常血管网可延续形态及走行大致正常的大脑前、中动脉。如果血管闭塞的部位继续向近侧端发展,就可能使异常血管网的起源处闭塞,从而导致异常血管网的消失。因此,异常血管网的形成是特定部位闭塞的特殊代偿供血的形式,而不是本质的东西,它可见于Willis环的前部,也可见于其后部。如果闭塞继续发展而闭塞了异常血管网的起始点,或闭塞部位在起点的近端,那么可没有异常血管的出现。

(三)发病机制

血管中层平滑肌细胞的破坏、增生与再破坏、再增生,反复进行可能是烟雾病发病的形态学基础。

当血管狭窄或闭塞形成时,侧支循环逐渐建立,形成异常血管网,多数异常血管网是一些原始血管的增多与扩张形成的。当血管闭塞较快以至于未形成足够的侧支循环进行代偿供血时,那么,临床上就表现为脑缺血的症状。若血管闭塞形成后,其近端压力增高,造成异常脆弱的、菲薄的血管网或其他异常血管破裂,临床上就出现颅内出血的症状。当颅内大动脉完全闭塞时,侧支循环已建立,病变就停止发展。由于病变的血管性质不同,病变的程度不一,侧支循环形成后在长期血流障碍的作用下,新形成的血管又可发生病变,故其临床症状可表现为反复发作或交替出现。

五、临床表现

本病没有特征性的临床症状与体征,大致可分为缺血性与出血性两组表现,而缺血性表现与一般颅内动脉性缺血表现相似,出血组也无异于一般的颅内出血。

(一)缺血性表现

约46%的患者出现脑缺血的症状与体征。且常发生在少年组,15岁以下者约95%以脑缺血为首发症状,这是由于烟雾状的血管狭窄、闭塞,是造成脑梗死的原因,这种脑梗死多为多发性的。其脑缺血可表现为早期为一过性短暂性脑缺血发作(TIA),约20%的患者出现,以后多次反复发作后,随着血管狭窄的进一步发展导致闭塞,即可出现永久性脑缺血性表现。常表现为进行性智力低下、癫痫发作(9%)、轻偏瘫(92%)、头痛、视力障碍、语言障碍、不自主运动、精神异常、感觉障碍、脑神经麻痹、眼球震颤、四肢痉挛、颈部抵抗感等,这些表现可以作为首发症状出现,也可随疾病的发展伴随产生,也可呈反复发作,且每次发作多数相同,肢体瘫痪可交替出现。这些临床表现与颈内动脉狭窄的程度、累及的范围以及代偿性侧支循环建立是否完善有关。临床上发病常以发作性肢体无力或轻偏瘫多见,以头痛、呕吐起病者亦不少见,少数患者可以惊厥起病伴意识丧失,醒后偏瘫。儿童起病多较轻,易反复发作,可遗有后遗症。病程多2~3年或更长些,亦有患者表现为类脑瘤征象。

(二)出血性表现

约41%的患者可表现出血性症状与体征。颅内出血表现为蛛网膜下腔出血、脑内出血或脑室内出血,其中以蛛网膜下腔出血多见(60%)。颅内出血是导致烟雾病患者死亡的主要原因。出血性表现多发生在成人组,约半数以上成人初发为蛛网膜下腔出血。其临床表现与一般颅内出血类似，即突然出现不同程度的头痛、头晕、意识障碍、偏瘫、失语、痴呆等。成年组中可发现囊状动脉瘤，主要位于基底动脉分叉处，也可见于侧脑室边缘，瘤颈多在2～6 mm。因此，动脉瘤破裂也是烟雾病出血的重要原因之一，并且动脉瘤可以复发。烟雾病患者常见出血部位是脑室，后遗症因出血量、出血部位不同而不同，部分患者反复出血，预后极差。

按照其发病的形式可将烟雾病分为三型：①卒中型；②渐进型；③反复发作型。这对临床诊断参考具有一定的指导意义。

按照临床上可以观察到的病变过程可将其分为三期：①颅内动脉闭塞期；②侧支循环期；③神经症状期。事实上这三期没有严格的分界，而且相互交错或同时发生，只是为了临床上便于叙述而人为地分期而已。

不同类型烟雾病的症状的发生率有所差异，在缺血型和出血型中，肌无力、意识障碍、感觉障碍、头痛、言语障碍最为常见。但出血型烟雾病首发症状中，意识障碍和头痛较肌无力更为多见。不同年龄段烟雾病的发病类型亦不相同，儿童烟雾病以缺血型为主。当患者年龄≥25岁时，通常以出血型为主，但缺血型发生率也维持在较高水平。单侧烟雾病表现为颈内动脉末端单侧狭窄或闭塞，并伴有烟雾状血管的形成，而不伴有基础疾病。儿童患者单侧烟雾病合并对侧颈内动脉末端狭窄时，称为确定性烟雾病而不再是单侧烟雾病。单侧烟雾病的症状与明确的烟雾病症状相同，除缺血症状外，还包括出血症状，并发颅内动脉瘤、不随意运动等。单侧烟雾病可向双侧烟雾病进展。

六、分期与分型

(一)SUZUKI 分期

Ⅰ期：颈内动脉末端狭窄，通常累及双侧。

Ⅱ期：脑内主要动脉扩张，脑底产生特征性异常血管网（烟雾状血管）。

Ⅲ期：颈内动脉进一步狭窄或闭塞，逐步累及 MCA 及 ACA；烟雾状血管更加明显（大多数病例在此期发现）。

Ⅳ期：整个 Willis 环甚至 PCA 闭塞，颅外侧支循环开始出现；烟雾状血管开始减少。

Ⅴ期：Ⅳ期的进一步发展。

Ⅵ期：颈内动脉及纷支完全闭塞，烟雾状血管消失；脑的血供完全依赖于颈外动脉和椎基底动脉系统的侧支循环。

典型的发展过程多于儿童患者而少见于成人患者，且可以停止在任何阶段，少部分患者可发生自发性改善。

(二)Matsushima 临床分型

Ⅰ型：(TIA 型)TIA 或 RIND 发作每月≤2次，无神经功能障碍，头颅 CT 无阳性发现。

Ⅱ型：(频发 TIA 型)TIA 或 RIND 发作每月＞2次，但无神经功能障碍，头颅 CT 无阳性发现。

Ⅲ型：(TIA-脑梗死型)脑缺血频发并后遗神经功能障碍，头颅 CT 可见低密度梗死灶。

Ⅳ型：(脑梗死-TIA 型)脑梗死起病，以后有 TIA 或 RIND 发作，偶然可再次出现脑梗死。

Ⅴ型：(脑梗死型)脑梗死起病，可反复发生梗死，但无 TIA 或 RIND 发作。

Ⅵ型：(出血型或其他)侧枝烟雾血管破裂出血或者微小动脉瘤破裂出血，以及无法归纳为上述各型者。

七、辅助检查

(一)脑血管造影

脑血管造影是诊断烟雾病和烟雾综合征的金标准,还可用于疾病分期和手术疗效评价。

1.双侧颈内动脉床突上段和大脑前、中动脉近端有严重的狭窄或闭塞

以颈内动脉虹吸部 C_1 段的狭窄或闭塞最常见,几乎达100%,延及 C_2 段者占50%,少数患者可延及 C_3、C_4 段。而闭塞段的远端血管形态正常。双侧脑血管造影表现基本相同,但两侧并非完全对称。少数病例仅一侧出现上述血管的异常表现。一般先始于一侧,以后发展成双侧,先累及 Willis 环的前半部,以后发展到其后半部,直至整个动脉环闭塞,造成基底核、丘脑、下丘脑、脑干等多数脑底穿通动脉的闭塞,形成脑底部异常的血管代偿性侧支循环。

2.在基底核处有显著的毛细血管扩张网

在基底核处有显著的毛细血管扩张网即形成以内外纹状体动脉及丘脑动脉、丘脑膝状体动脉、前后脉络膜动脉为中心的侧支循环。

3.有广泛而丰富的侧支循环形成

其包括颅内、外吻合血管的建立。其侧支循环通路有以下三类:①当颈内动脉虹吸部末端闭塞后,通过大脑后动脉与大脑前、中动脉终支间吻合形成侧支循环;②未受损的动脉环及虹吸部的所有动脉分支均参与基底核区的供血,构成侧支循环以供应大脑前、中动脉所属分支,因此,基底核区形成十分丰富的异常血管网是本病的最重要的侧支循环通路;③颈外动脉的分支与大脑表面的软脑膜血管之间吻合成网。

根据连续血管造影观察及脑底部血管的动力学变化,将烟雾病分为六期。

(1)Ⅰ期:颈内动脉分叉处狭窄期。脑血管造影仅见颈内动脉末端和/或大脑前、中动脉起始段有狭窄,其他血管正常。

(2)Ⅱ期:异常血管网形成期。此期可见脑底部大血管狭窄发展,烟雾状血管出现,所有的主要脑血管扩张。

(3)Ⅲ期:异常血管网增多期。此期脑底部的烟雾状血管增多、增粗,大脑前、中动脉充盈不良。

(4)Ⅳ期:异常血管网变细期。此期烟雾状血管变细,数目减少,可发现大脑后动脉充盈不良。

(5)Ⅴ期:异常血管网缩小期。此期烟雾状血管进一步减少,所有主要的脑动脉均显影不良或不显影。

(6)Ⅵ期:异常血管网消失期。此期烟雾状血管消失,颈内动脉系统颅内段全不显影,脑血循环仅来自颈外动脉或椎动脉系统。

另外,铃木二郎报道了其他两种形式的烟雾病。①筛部烟雾病:烟雾状血管位于眶内,其侧支循环途径为颌外动脉→眼动脉→筛前动脉(筛部烟雾病)→额叶底软脑膜血管。这种形式的烟雾病多见儿童,成人少见。②头盖部烟雾病:头盖部烟雾状血管来自脑膜中动脉和颞浅动脉经硬脑膜的吻合,所有的吻合血管部位均与骨缝一致。

(二)CT 扫描

烟雾病在 CT 扫描中可单独或合并出现以下几种表现。

1.多发性脑梗死

这是由于不同部位的血管反复闭塞所致,多发性脑梗死可为陈旧性,亦可为新近性,并可有大小不一的脑软化灶。

2. 继发性脑萎缩

继发性脑萎缩多为局限性的脑萎缩。这种脑萎缩与颈内动脉闭塞的范围有直接关系,并且颈内动脉狭窄越严重,血供越差的部位,脑萎缩则越明显。而侧支循环良好者,CT上可没有脑萎缩。脑萎缩好发于颞叶、额叶、枕叶,2~4周达高峰,以后逐渐好转。其好转的原因可能与侧支循环建立有一定的关系。

3. 脑室扩大

约半数以上的患者出现脑室扩大,扩大的脑室与病变同侧,亦可为双侧,脑室扩大常与脑萎缩并存。脑室扩大与颅内出血有一定的关系,严重脑萎缩伴脑室扩大者,以往没有颅内出血史,而轻度脑萎缩伴明显脑室扩大者,以往均有颅内出血史。这可能是蛛网膜下腔出血后的粘连,影响了脑脊液的循环所致。

4. 颅内出血

61.6%~77.3%的烟雾病患者可发生颅内出血。以蛛网膜下腔出血最多见,约占60%,脑室内出血也较常见,占28.6%~60%,多合并蛛网膜下腔出血,其中30%的脑室内出血为原发性脑室内出血。此乃菲薄的异常血管网破裂所致。脑内血肿以额叶多见,形状不规则,大小不一致。邻近脑室内者,可破裂出血,血肿进入脑室。邻近脑池者可破裂后形成蛛网膜下腔出血。

5. 强化CT扫描

强化CT扫描可见基底动脉环附近的血管变细,显影不良或不显影。基底核区及脑室周围可见点状或弧线状强化的异常血管团,分布不规则。

6. CT灌注成像(CTP)

CTP可评估缺血范围、判断脑血流量。

(三)MRI

MRI可显示烟雾病以下病理形态变化:①无论陈旧性还是新近性脑梗死均呈长T_1与长T_2,脑软化灶亦呈长T_1与长T_2。在T_1加权像上呈低密度信号,在T_2加权像上则呈高信号。②颅内出血者在所有成像序列中均呈高信号。③局限性脑萎缩以额叶底部及颞叶最明显。④颅底部异常血管网因流空效应而呈蜂窝状或网状低信号血管影像。

(四)脑电图

一般无特异性变化。无论是出血患者还是梗死患者,其脑电图的表现大致相同,均表现为病灶侧或两侧慢波增多,并有广泛的中、重度节律失调。根据异常电脑图产生的不同波形、不同部位可分为三种类型:①大脑后半球形,以高幅单向阵发性的或非阵发性的δ波为主,局限在大脑后半球,以缺血明显侧占优势;②颞中回型,以中高幅、持续性的δ波和θ波为主,局限于颞叶的中部,亦是以缺血明显侧占优势;③散发型,呈弥散性低中幅的θ波。过度换气可诱发慢波,提高脑电图诊断的阳性率。过度换气诱发慢波的机制,可能与脑组织血液供应的动态变化以及脑部动脉血的pH变化有关。

(五)脑脊液检查

脑脊液的化验检查与其他脑血管疾病相似。儿童多为缺血型表现,脑脊液检查一般正常,腰穿压力亦可正常。如有结核性脑膜炎,患者的脑脊液则呈结核性脑膜炎反应,即脑脊液细胞数增多,糖与氯化物降低,蛋白高。如为钩端螺旋体病所致,患者脑脊液钩端螺旋体免疫反应可为阳性。若有破裂出血,腰穿脑脊液检查可出现血性脑脊液或脑脊液中有血凝块。若出血后24小时腰穿脑脊液呈红色,脑脊液中可见有均匀的红细胞,24小时以后脑脊液呈棕黄色或黄色,1~3周后黄色消失。脑脊液中的白细胞计数升高,早期为中性粒细胞增多,后期以淋巴细胞增多为主,这是血液对脑膜刺激引起的炎症反应。蛋白含量亦可升高,通常在 1 g/L 左右,脑脊液压力多在 1.57~2.35 kPa。

(六)一般化验检查

多无特异性改变。一般化验检查包括血常规、血沉、抗"O"、C反应蛋白、黏蛋白测定、结核菌素试验以及血清钩端螺旋体凝溶试验等。血常规多数患者白细胞计数在 10×10^9/L 以下;血沉可稍高,多数正常;抗"O"可稍高,亦可正常;若患者是结核性脑膜炎所致,结核菌素皮试可为强阳性;若为钩端螺旋体病引起,血清钩端螺旋体凝溶试验可为阳性。

八、诊断与鉴别诊断

(一)诊断

烟雾病是指包括病变部位相同、病因及临床表现各异的一组综合征。烟雾病这一诊断仅是神经放射学诊断,不是病因诊断,凡病因明确者,应单独将病因排在此综合征之前。仅根据临床表现是难以确诊此病的,确诊有赖于脑血管造影,有些患者是在脑血管造影中无意发现而确诊的。凡无明确病因出现反复发作性肢体瘫痪或交替性双侧偏瘫的患儿,以及自发性脑出血或脑梗死的青壮年,不论其病变部位位于幕上还是幕下,均应首先考虑到此病的可能,并且均应行脑血管造影。至于病因诊断,除详细询问病史外,尚需要其他辅助检查如血常规、脑脊液血清钩端螺旋体凝溶试验、结核菌素皮试等。由于脑电图及CT检查均没有特异性,故早期诊断比较困难。

(二)鉴别诊断

此病需要与脑动脉粥样硬化、脑动脉瘤或脑动静脉畸形相鉴别。一般根据临床表现及脑血管造影的改变多不难鉴别。

1.脑动脉硬化

因脑动脉硬化引起的颈内动脉闭塞患者多为老年,常有多年的高血压、高血脂史。脑血管造影表现为动脉突然中断或呈不规则狭窄,一般无异常血管网出现。

2.脑动脉瘤或脑动静脉畸形

对于烟雾病出血引起的蛛网膜下腔出血时,应与动脉瘤或脑动静脉畸形相鉴别。脑血管造影可显示出动脉瘤或有增粗的供血动脉、成团的畸形血管和异常粗大的引流静脉,无颈内动脉狭窄、闭塞和侧支循环等现象。故可资鉴别。

九、治疗

(一)急性期

对于出血组患者除脑实质内血肿较大造成脑受压者需要外科手术清除血肿,及伴有意识障碍的脑室内出血可考虑脑室引流外,一般情况下在急性期多采用保守治疗,治疗措施与其他脑血管病类似。但应当指出,此病的基本病理表现为缺血,对临床出现梗死者,因异常血管网的存在,随时有发生出血的可能,故应考虑到缺血与出血并存的特点,决定具体治疗方法。

1.一般治疗

制动,加强营养和护理,严密观察病情的变化等。

2.病因治疗

对于病因明确者,要同时针对病因进行治疗,例如,钩端螺旋体感染所致者,应首先应用大剂量青霉素治疗;如为结核性脑膜炎所致,应及时给予抗结核药物治疗;合并动脉瘤或脑动静脉畸形者,应考虑手术治疗。

3.控制脑水肿、降低颅内压

无论是发生脑出血还是脑梗死,都会继发出现血管性脑水肿,造成急性颅内压升高,严重者可发生脑疝而死亡。应恰当应用脱水药物。常用的脱水药物有20％甘露醇,用法为每次1～2 g/kg,每4～6小时一次,连用1周左右,根据病情变化加以调节用量。亦可用复方甘油注射液,此药降低颅内压后无反跳现象,一般为每次250～500 mL,每6～12小时一次。心肾功能不全者可用呋塞米,每次0.5～1.0 mg/kg,每6～8小时一次。另外,亦可采用地塞米松、低温疗法等。

4.扩血管药物的应用

恰当合理地应用脑血管扩张剂是有益的,但有些情况下不宜采用。①脑梗死急性期,在脑水肿出现之前,在发病后24小时之内可适当应用脑血管扩张剂。②发病3周后脑水肿已消退,亦可适当应用脑血管扩张药物。

(二)恢复期

1.功能锻炼

对于恢复期患者,加强功能锻炼是很重要的。应该注意早锻炼。既要持之以恒又要循序渐进,根据病情选择锻炼方法。

2.高压氧治疗

烟雾病患者可以采用高压氧作为辅助治疗手段进行对症治疗,来减轻脑水肿,降低颅内压,增加血氧含量。针对某些特定症状的患者或可在一定程度上缓解和改善某些脑神经功能。

3.其他疗法

可试用针灸、推拿以及离子透入等方法,促进功能恢复。

(三)手术治疗

多数病例呈进行性发展,颅内出血是预后不良的原因之一。目前尚无可靠的内科方法控制本病的病情进展,预防出血,因此,寻找外科途径就显得十分必要了。目前强调早发现、早手术,能够有效改善预后。

1.手术适应证

一般认为病程相对较短,病变范围小,尚未出现不可逆神经症状者可考虑手术治疗或经内科治疗后仍反复发作或疗效不佳者,亦可考虑手术治疗。但是以缺血发作为主的小儿病例最适于外科治疗,成人术后出血率很低,手术是唯一能够改善预后的治疗手段,应尽早手术。

2.手术方法

目前手术方式主要有以下四类。

(1)非吻合搭桥术:此类术式不做血管吻合,手术极为简单,效果亦不次于吻合术,尤适于小儿病例。常用的术式包括以下几种。①颞肌-血管联合术:此术式首先由Henshen设计并应用,可与颞浅动脉-大脑中动脉吻合术联合应用。此手术方式亦有不足之处,例如,手术也可能破坏已形成的侧支循环,颞肌压迫脑表面、减少局部血流,粘连广泛者可致癫痫发作,咀嚼时肌肉收缩会牵动脑组织,新生血管生长缓慢不能迅速改善血运,不能解决大脑前、后动脉供血区的问题。另外,术中是否切开蛛网膜观点不一,有人认为切开蛛网膜可促进粘连及新生血管的增生;但亦有人反对，认为切开后脑脊液外溢，可导致脑血流动态的改变及并发硬膜下血肿等。②颞浅动脉贴敷术：对于行吻合术失败者可采用此术式。其他类似的手术方式还有脑-硬膜-动脉血管联合术、脑-肌肉-动脉血管联合术等等。其优点是先前存在的侧支循环损伤小，头皮凹陷不明显，不影响外貌，手术时间短，产生的神经症状少。③硬膜翻转贴敷术：即将带有脑膜中动脉的硬膜外面敷盖于脑表面。④其他组织贴敷术：如帽状腱膜及皮下组织覆盖脑表面等。

(2) 颅内外血管吻合搭桥术：主要为颞浅动脉-大脑中动脉吻合术及脑膜中动脉-大脑中动脉吻合术。Yasargil 首次应用颞浅动脉-大脑中动脉吻合术治疗此病，以后许多学者采用此类手术方式。术后患者的缺血症状均有不同程度的改善，但是颞浅动脉-大脑中动脉吻合术尚存在一些问题：①患者脑表面血管细而壁薄，吻合困难；②大脑中动脉皮层支常有闭塞；③可能破坏术前已形成的源于颞浅及脑膜中动脉的侧支循环；④大脑前动脉及大脑后动脉血供不充分，受血区域症状改善不明显；⑤吻合时暂时阻断皮层动脉可能会造成新的梗死；⑥手术后1年吻合口可能会逐渐狭窄或闭塞。其他类似的手术方式有耳后动脉-大脑中动脉吻合术、枕动脉-大脑中动脉吻合术、颞浅动脉-小脑上动脉吻合术、枕动脉-小脑上动脉吻合术，以及颅外动脉-移植血管-颅内动脉吻合术等。

(3) 大网膜颅内移植术：由 Karasawa 首先采用此法治疗该病。又分带蒂大网膜颅内移植术和带血管游离大网膜颅内移植术两种，两者各有利弊。此手术方式适用于颅内外动脉吻合术或移植血管吻合术失败者，以及颅内皮层动脉广泛闭塞者。

(4) 颈交感神经切除术：铃木于1975年首先采用颈部血管周围交感神经剥离及上颈部交感神经切除术治疗本病。在他的报告中，手术效果为成人好转率是47.1%，15岁以下患者好转率为61.3%，双侧手术者更佳。但术后随访发现部分患者造影呈进行性加重，与临床症状改善矛盾，故尚待于进一步探索。

3. 术式选择与手术疗效评价

一般认为在脑血管造影、CT 扫描及脑血流图等充分检查的基础上，注意预防各种并发症，各类手术方式均可一试。术式在小儿以非吻合搭桥术为首选，其他术式均可试用或分组联合应用；成人多用颞浅动脉-大脑中动脉吻合术加颞肌-血管联合术。

各项检查表明术后患者脑血流量/脑氧消耗量均明显改善，所有的手术病例在半年左右临床症状明显改善。

4. 术后并发症

术后主要并发症有高灌注综合征、脑梗死、硬膜下积血、癫痫及切口愈合不良、感染等。

(1) 高灌注综合征：是烟雾病脑血流重建术后最常见的并发症，不仅在直接血流重建术和联合血流重建术后存在，也可发生于仅接受间接血流重建术的患者中。怀疑高灌注综合征后，应及时进行相关处理，最关键的是保持稳定的脑血流灌注，最直接的方法是控制血压。

(2) 脑梗死：脑血流重建术后1个月为高发时期，其中成人患者的发病率要高于儿童患者，这可能与成人患者较儿童患者血管的愈合能力更差，烟雾状血管的消失更缓慢，代偿能力还未完全体现有关。并发症常常发生于术侧，也可以发生在手术对侧。关于并发症的预防，最重要的是保持术后血流动力学的稳定，严密监测术中和术后血流动力学的变化。

(3) 硬膜下积血：与长期脑血流灌注不足导致不同程度的脑萎缩，以及手术过程中脑脊液的释放有关。此外，患者术前、术后多使用抗血小板聚集药物，而且术后硬膜处于敞开状态，硬膜下积液形成，少量出血都可以积聚在硬膜下，从而形成硬膜下血肿。当硬膜下积血量少时，可以给予保守治疗;如积血量较多,则需手术治疗,但患者治疗后往往不会遗留任何神经功能障碍。

(4)癫痫:患者脑血流重建术后癫痫的发生率可高达18.9%。为了预防癫痫发生,术后可常规给予丙戊酸钠。

(5)切口愈合不良、感染。

十、预后

本病一旦确诊应尽早手术,早期手术可明显改善预后。预后多数情况下取决于疾病的自然发展,即与发病年龄、原发病因、病情轻重、脑组织损害程度等因素有关。治疗方法是否及时恰当,亦对预后有一定影响。一般认为其预后较好,死亡率较低,后遗症少。小儿死亡率为1.5%,成人为7.5%。30%的小儿患者可遗有智能低下,成人颅内出血者死亡率高,若昏迷期较快度过,多数不留后遗症。从放射学观点来看,其自然病程多在1年至数年,一旦脑底动脉环完全闭塞,当侧支循环已建立后,病变就停止发展,因此,总的来说,其预后尚属乐观。

(王继仁)

第十二节 颅内静脉血栓

颅内静脉血栓(cerebral venous thrombosis,CVT)是多种原因所致由脑静脉系统狭窄或闭塞,脑静脉回流受阻的一组血管疾病,包括颅内静脉和静脉窦血栓,病因复杂,发病隐匿,表现多样,诊断困难,误诊率较高。

一、病因与发病机制

CVT的发病率尚不清楚,各种原因引起的血管壁病变、凝血功能亢进、血流速度减慢均可导致临床发生CVT。CVT病因繁多,病因与危险因素之间并无明确界限。2005年新英格兰杂志报道CVT发病率成人为(3~4)/100万,儿童7/100万。任何年龄段都可发生CVT,男女比例1:3,好发于青年女性。国外文献报道大约75%的患者可以找到病因,但国内报告仅为33%~40%。已知病因可分为感染性因素及非感染性因素,前者约占20%,后者可能是CVT发生的主要原因,其中最常见为妊娠、产褥期和口服避孕药、脑外伤、恶性肿瘤、血液系统疾病、遗传、脑动静脉畸形等。近年来研究证实凝血因子基因多态性是CVT形成的重要危险因素。Amberger发现家族性CVT患者中,20%~30%的患者具有血栓形成的家族遗传倾向,大多数为凝血因子V Leiden突变。Sepulveda等发现,凝血酶原*G20210A*基因突变也可能是CVT的危险因素。我国香港和台湾的数据显示:在CVT病因中,凝血因子如抗凝血酶Ⅲ(AT-Ⅲ)缺乏占3.5%~9.6%,蛋白S和蛋白C缺乏占17.3%~32.9%。

脑水肿和出血性梗死是CVT最常见病理改变。静脉或静脉窦内有凝固的血块(感染性可为脓栓),其引流区域的血管扩张、血流淤滞,局部脑组织水肿,梗死伴灶性出血、脑软化改变。当血栓为感染性,则可扩散影响周围脑膜及脑组织而引起局限性或弥漫性炎症,甚至形成脑梗死区域脑脓肿。

少数静脉窦内血栓及血栓生长引起局部血流动力学改变,静脉管腔狭窄血流速度加快,开放局部硬膜内的病理性血管通道,形成脑膜动静脉瘘,直接造成脑及脑膜的动脉血液经瘘口向皮层静脉内转流,发展为蛛网膜下腔和脑实质内的出血。

二、临床表现

CVT 的无特征性临床表现,症状主要取决于其血流动力学改变受累范围、相应部位的神经功能损害。颅内压增高是最常见的症状,约 80% 的患者有头痛。其他如头昏、眼部的不适(包括视力障碍和眼胀、或结膜充血)、癫痫、耳鸣、脑鸣和颈部不适等。单独大脑皮质静脉血栓的患者症状更加局限,如运动和感觉的异常、局灶癫痫等。如果血栓引起深静脉回流障碍,可影响深部核团及脑干功能,表现为出血、障碍。婴儿高颅压表现明显,喷射性呕吐,前后囟静脉怒张、颅缝分离,囟门周围及额、面、颈枕等处的静脉怒张和迂曲。老年患者高颅压症状不明显,轻微头晕、眼花、头痛、眩晕等。腰椎穿刺可见脑脊液压力增高,蛋白和白细胞也可增高。海绵窦、上矢状窦、侧窦、大脑大静脉等不同部位的 CVT 各有不同特点。

(一)海绵窦血栓

海绵窦血栓多为感染因素(眼眶周围、鼻部及面部的化脓性感染或全身性感染)造成,非感染性血栓形成罕见,病变可累及单侧或双侧海绵窦。起病急,发热、头痛、恶心呕吐、意识障碍等感染中毒症状,球结膜水肿、患眼突出、眼睑不能闭合和眼周软组织红肿。海绵窦内走行的动眼神经、滑车神经、展神经和三叉神经第 1、2 支神经损害,表现为瞳孔散大、光反射消失、眼睑下垂、复视、眼球运动受限、三叉神经第 1、2 支分布区痛觉减退、角膜反射消失等。进一步加重可引起视盘水肿、视力障碍。

(二)上矢状窦血栓

上矢状窦血栓为急性或亚急性起病,最主要的表现是颅内压增高症状,如头痛、恶心、呕吐、视盘水肿等。多为非感染性血栓,与产褥期、妊娠、口服避孕药、婴幼儿或老年人严重缺水、感染或恶病质有关。33% 的患者仅表现为不明原因的颅内高压,视盘水肿可以是唯一的体征。可出现癫痫发作,精神障碍。额顶叶静脉回流受阻,表现为运动或感觉障碍,下肢更易受累,可发展为局灶或完全性的癫痫。影响到旁中央小叶时会出现小便失禁。

(三)横窦和乙状窦血栓

横窦和乙状窦血栓常由中耳炎、乳突炎引起。感染症状明显,患侧耳后乳突部红肿、压痛、静脉怒张、发热、寒战、外周血白细胞增高等,可出现化脓性脑膜炎、硬膜外(下)脓肿及小脑、颞叶脓肿。血栓扩展到岩上窦、岩下窦,影响同侧三叉神经、展神经,延伸至颈静脉,出现颈静脉孔综合征,表现为吞咽困难、饮水呛咳、声音嘶哑、心动过缓和耸肩、转头无力等。

(四)大脑大静脉血栓

大脑大静脉是接受大脑深静脉回流的主干静脉,大脑大静脉血栓常表现为双侧病变,患者出现嗜睡,病情进展,出现精神症状、反应迟钝、记忆力和计算力及定向力的减退,手足徐动或舞蹈样动作等锥体外系表现,严重时昏迷、高热、痫性发作、去大脑强直甚至死亡。

三、诊断

对于有颅内压增高临床表现及体征,排除脑脓肿、良性颅内压增高、脑炎、感染性心内膜炎、中枢神经系统血管炎、动脉性脑梗死等疾病,均应考虑到脑静脉系统血栓形成的可能。

脑血管造影(DSA)被认为是诊断 CVT 的金标准。脑动静脉循环时间在静脉早期明显延长可至13秒以上,最长者达20秒;相应大静脉和静脉窦充盈缺损或不显影,可同时发生深静脉滞流,静脉窦显影时间延长,造影剂滞留,小静脉扩张、小静脉数目增多。

由于磁共振技术发展,其无创、成像迅速等特点,对较大的脑静脉和静脉窦病变显示较好,目前MRI及磁共振静脉血管成像(MRV)被认为是诊断CVT的最好手段,在急性期(0～3天)MRI可见T_1加权像正常的血液流空现象消失,呈等T_1和短T_2的血管填充影;亚急性期(3～15天)高铁血红蛋白增多,T_1、T_2像均呈高信号;晚期(15天以后)流空现象再次出现。

头颅CT仅可发现梗死区域脑组织缺血水肿、出血改变,不能明确病因。

四、治疗

目前CVT尚缺乏规范化治疗方案,除一般治疗外,主要是抗凝、溶栓治疗,抗凝治疗包括静脉使用肝素及皮下低分子肝素治疗,对症治疗主要是癫痫发作的控制和高颅压控制,如并发严重高颅压脑疝、颅内大量出血,则开颅手术清除血肿、去骨瓣减压。

(一)一般治疗

1.脑水肿治疗

根据颅内压情况,按一般治疗原则采用适当的手段,包括头抬高30°,过度换气使CO_2分压为4.0～4.7 kPa(30～35 mmHg),静脉使用渗透性利尿剂等。

2.维持水、电解质平衡

不主张严格限制液体的摄入,适当补液有利于降低血液黏度。类固醇药物降低颅内压治疗有效性尚未得到证实,激素可促进血栓形成而加重病情。

3.抗癫痫治疗

对于病变波及功能区、有一次癫痫发作者应常规抗癫痫治疗。

(二)肝素治疗

研究表明肝素治疗可明显改善CVT患者的临床症状,预防血栓的发展,促进侧支循环建立,为闭塞的静脉窦部分或完全再通创造条件。有认为不考虑临床表现、病因和CT所见,都应用抗凝治疗,甚至出血性梗死也不是禁忌证。另有报道发现CVT在不使用抗凝治疗的情况下,仍有40%的患者有脑出血倾向。可能与CVT后静脉和毛细血管压升高,导致红细胞渗出有关。目前多数认为,在没有出血倾向及急性期内,CVT患者肝素治疗是安全的。对于发生并发症的危重患者,如需进行手术,停用肝素1～2小时后APTT可正常化。低分子肝素(LMWH)使用分为静脉内肝素和皮下注射LMWH,皮下注射LMWH:抗活化X因子180 U/(kg·24 h),2次/天。

(三)溶栓治疗

较多报道认为溶栓治疗能迅速溶解部分血栓,改善CVT患者静脉血流。目前临床常用肝素+尿激酶或者肝素+重组组织纤维蛋白酶原激活因子(rt-PA)进行溶栓治疗,并且认为rt-PA具有半衰期短、并发出血率低性等特点。溶栓治疗采用尿激酶或者rt-PA,使用剂量、给药途径、给药方法应遵循个体化原则,因其可能并发颅内出血,对于症状较轻的患者应谨慎选择。肝素治疗后病情无改善甚至加重者,可考虑溶栓治疗。

(四)口服抗凝治疗

对于CVT患者是否需要长期口服抗凝治疗,目前仍然缺乏客观依据。一般认为,CVT继发于短暂的危险因素,INR控制在2.0～3.0,口服抗凝治疗3月。对于有遗传性血栓形成倾向,如凝血酶原*G20210A*基因突变、蛋白C、蛋白S缺乏者建议服用6～12月。多次发生CVT者,考虑长期抗凝。

(五) 开颅手术治疗

对于并发脑出血的患者，由于脑静脉回流受阻和脑脊液吸收障碍导致急性颅内压增高，脑灌注压降低，发生脑疝时静脉回流障碍会进一步加剧，所以采取措施迅速降低颅内压，可显著提高脑灌注，改善脑供血，挽救患者的生命。

五、预后与展望

颅内静脉血栓及静脉窦血栓的治疗，以及早诊断并规范化治疗，是神经外科医师面临的首要问题。对症临床症状严重、血栓形成进展快，脑深静脉或小脑静脉受累、化脓性栓子、患者昏迷及年龄过小或者并发颅内出血、脑疝 CVT 患者，预后不良。并发脑出血患者，开颅清除血肿可能会原位及其他部位甚至对侧再出血，治疗困难。目前有报道经动脉溶栓，多途径联合血管内治疗，支架置入，机械碎栓、取栓等治疗，治疗方法仍然处于探索阶段，疗效有待进一步观察。

(王继仁)

第十三节 颅内血管畸形

颅内血管畸形是脑血管先天发育异常性病变。由于胚胎期脑血管胚芽发育障碍形成的畸形血管团，造成脑局部血管的数量和结构异常，并影响正常脑血流。可发生在任何年龄，多见于 40 岁以前的青年人，占 60%～72%。可见于任何部位，但大脑半球发生率最高，为 45%～80%，8%～18% 在内囊、基底节或脑室；也有国外学者报道脑室内及其周围的血管畸形占所有血管畸形的 8%，发生于颅后窝的血管畸形占 10%～32%。有 6% 为存在两个以上同一种病理或不同种病理的多发性颅内血管畸形，有的甚至同时存在十多个互不相连的海绵状血管瘤。

由于颅内血管畸形的临床和病变的多样化，其分类意见亦不同，目前临床主要采用 Russell 和 Rubinstein 分类方法将颅内血管畸形分为四类：①脑动静脉畸形。②海绵状血管瘤。③毛细血管扩张。④脑静脉畸形。这些血管畸形的组成及血管间的脑实质不同。

一、脑动静脉畸形

脑动静脉畸形又称脑血管瘤、血管性错构瘤、脑动静脉瘘等。在畸形的血管团两端有明显的供血输入动脉和回流血的输出静脉。虽然该病为先天性疾病，但大多数患者在若干年后才表现出临床症状，通常 50%～68% 可发生颅内出血，其自然出血率每年为 2%～4%，首次出血的病死率近 10%，致残率更高。其发病率报道不一，美国约为 0.14%，有学者回顾一般尸检和神经病理尸检资料，发现其发病率为 0.35%～1.1%，回顾 4 069 例脑解剖，脑动静脉畸形占 4%。与动脉瘤发病率比较，国外的资料显示脑动静脉畸形比脑动脉瘤少见，综合英美两国 24 个医疗中心收治的脑动静脉畸形和动脉瘤患者的比率是 1 : 6.5。

(一) 病因及发病机制

在胚胎早期原始脑血管内膜胚芽逐渐形成管道，构成原始血管网，分化出动脉和静脉且相互交通，若按正常发育，动静脉之间应形成毛细血管网，如若发育异常，这种原始的动静脉的直接交通就遗留下来而其间无毛细血管网相隔,因无正常的毛细管阻力,血液直接由动脉流入静脉,使动脉内压大幅度下降,可由正常体循环平均动脉压的90%降至45%~62%,静脉因压力增大而扩张,动脉因供血增多而变粗,又有侧支血管的形成和扩大,逐渐形成迂曲缠绕、粗细不等的畸形血管团,血管壁薄弱处扩大成囊状。因畸形血管管壁无正常动静脉的完整性而十分薄弱,在病变部位可有反复的小出血,也由于邻近的脑组织可有小的出血性梗死软化,使病变缺乏支持也容易发生出血,血块发生机化和液化,再出血时使血液又流入此腔内,形成更大的囊腔,病变体积逐渐增大;由于病变内的动静脉畸形管壁的缺欠和薄弱,长期经受增大的血流压力而扩大曲张,甚至形成动脉瘤样改变。这些均构成了动静脉畸形破裂出血的因素。

(二)病理

1.分布

位于幕上者约占90%,幕下者约占10%,左右半球的发病率相同。幕上的动静脉畸形大多数累及大脑皮质,以顶叶受累为最多,约占30%,其次是颞叶约占22%,额叶约占21%,枕叶约占10%。脑室、基底节等深部结构受累约占10%,胼胝体及其他中线受累者占4%~5%。幕上病变多由大脑中动脉和大脑前动脉供血,幕下者多由小脑上动脉供血或小脑前下动脉或后下动脉供血。

2.大小和形状

脑动静脉畸形的大小差别很大,巨大者直径可达10 cm以上,可累及整个大脑半球,甚至跨越中线;微小者直径在1cm以下,甚至肉眼难以发现,脑血管造影不能显示。畸形血管团的形状不规则,血管管径粗细不等,有时细小,有时极度扩张、扭曲,甚至走行迂曲呈螺旋状。大多数表现为卵圆形、球形或葡萄状,约有40%的病例表现出典型形状,为圆锥形或楔形。畸形的血管团一般成楔形分布,尖端指向脑室壁。

3.形态学

脑动静脉畸形是一团发育异常的,由动脉、静脉及动脉化的静脉组成的血管团,无毛细血管存在,病变区内存在胶质样变的脑组织是其病理特征之一。镜下见血管壁厚薄不等,偶有平滑肌纤维多无弹力层。血管内常有血栓形成或机化及钙化,并可伴有炎性反应。血管内膜增生肥厚,有的突向管腔内,使之部分堵塞。内弹力层十分薄弱甚至缺失,中层厚薄不一。血管壁上常有动脉硬化样斑块及机化的血凝块,有的血管可扩张成囊状。静脉可有纤维变或玻璃样变而增厚,但动静脉常难以区别。

病变血管破裂可发生蛛网膜下腔出血、脑内或脑室内出血,常形成脑内血肿,偶可形成硬膜下血肿。因多次反复的小出血,病变周围有含铁血黄素沉积使局部脑组织发黄,邻近的甚至较远的脑组织因缺血营养不良可有萎缩,局部脑室可扩大;颅后窝病变可致导水管或第四脑室阻塞产生梗阻性脑积水。

(三)临床分级

脑动静脉畸形差异很大,其大小、部位、深浅及供血动脉和引流静脉均各不相同。为便于选择手术对象、手术方式、估计预后及比较手术治疗的优劣,临床上将动静脉畸形进行分级,常用的分级方法有以下几种。

Spetzler分级法从三个方面对脑动静脉畸形评分,共分5级:①根据畸形团大小评分。②根据畸形团所在部位评分。③根据引流静脉的引流方式评分。将三个方面的评分相加即为相应级别,表5-6。

表 5-6 Spetzler-Martin 的脑动静脉畸形的分级记分表

AVM 的大小	计分	AVM 部位	计分	引流静脉	计分
小型(最大径<3 cm)	1	非功能区	0	仅浅静脉	0
中型(最大径3~6 cm)	2	功能区	1	仅深静脉	1
大型(最大径>6 cm)	3				

(四)临床表现

绝大多数脑动静脉畸形患者可表现出头痛、癫痫和出血的症状,也有根据血管畸形所在的部位表现出相应的神经功能障碍者;少数患者因血管畸形较小或是隐性而不表现出任何症状,往往是在颅内出血后被诊断,也有是在查找癫痫原因时被发现。

1.颅内出血

颅内出血是脑动静脉畸形最常见的症状,约50%的患者为首发症状,一般多发生在30岁以下年龄较轻的患者,高峰年龄较动脉瘤早,为15~20岁。为突然发病,多在体力活动或情绪激动时发生,也有在日常活动及睡眠中发生者。表现为剧烈头痛、呕吐,甚至意识不清,有脑膜刺激症状,大脑半球病变常有偏瘫或偏侧感觉障碍、偏盲或失语;颅后窝病变可表现有共济失调、眼球震颤、眼球运动障碍及长传导束受累现象。颅内出血除表现为蛛网膜下腔出血外,可有脑内出血、脑室内出血,少数可形成硬膜下血肿。较大的脑动静脉畸形出血量多时可引起颅压升高导致脑疝而死亡。出血可反复发生,约50%以上患者出血2次,30%出血3次,20%出血4次以上,最多者可出血十余次,再出血的病死率为12%~20%。再出血时间的间隔,少数患者在数周或数月,多数在1年以上,有者可在十几年以后发生,平均为4~6年。有报道13%的患者在6周以内发生再出血。小型、隐匿型、位置深在和向深部引流的脑动静脉畸形极易出血,动静脉畸形越小,其阻力越大,易出血;位于深部的动静脉畸形的供血动脉较短,病灶内的压力大,也易出血。

与颅内动脉瘤比较,脑动静脉畸形出血的特点是出血年龄早、出血程度轻、早期再出血发生率低,出血后发生脑血管痉挛较一般动脉瘤轻,出血危险程度与年龄、畸形血管团大小及部位有关。

2.癫痫

癫痫也是脑动静脉畸形的常见症状,发生率为28%~64%,其发生率与脑动静脉畸形的大小、位置及类型有关,位于皮质的大型脑动静脉畸形及呈广泛毛细血管扩张型脑动静脉畸形的发生率高。癫痫常见于30岁以上年龄较大的患者,约有半数患者为首发症状,在一部分患者为唯一症状。癫痫也可发生在出血时,以额、顶叶动静脉畸形多见。病程长者抽搐侧的肢体逐渐出现轻瘫并短小细瘦。癫痫的发作形式以部分性发作为主,有时具有Jackson型癫痫的特征。动静脉畸形位于前额叶者常发生癫痫大发作,位于中央区及顶叶者表现为局灶性发作或继发性全身大发作,颞叶病灶表现为复杂性、部分性发作,位于外侧裂者常出现精神运动性发作。癫痫发生的原因主要是由于脑动静脉畸形的动静脉短路,畸形血管团周围严重盗血,使脑局部出现淤血性缺血,脑组织缺血乏氧所引起;另外,动静脉短路血流对大脑皮质的冲击造成皮质异常放电,也可发生癫痫;由于出血或含铁血黄素沉着使病变周围神经胶质增生形成致病灶;畸形血管的点燃作用尤其是颞叶可伴有远隔处癫痫病灶。

3.头痛

约60%的患者有长期头痛的病史,16%~40%为首发症状,可表现为偏头痛局灶性头痛和全头痛,头痛的部位与病灶无明显关系,头痛的原因与畸形血管扩张有关。当动静脉畸形破裂时头痛变得剧烈且伴有呕吐。

4.神经功能障碍

约40%的患者可出现进行性神经功能障碍,其中10%者为首发症状。表现的症状由血管畸形部位、血肿压迫、脑循环障碍及脑萎缩区域而定。主要表现为运动或感觉性障碍,位于额叶者可有偏侧肢体及颜面肌力减弱,优势半球可发生语言障碍;位于颞叶者可有幻视、幻嗅、听觉性失语等;顶枕叶者可有皮质性感觉障碍、失读、失用、偏盲和空间定向障碍等;位于基底节者常见有震颤、不自主运动、肢体笨拙,出血后可发生偏瘫等;位于脑桥及延髓的动静脉畸形可有锥体束征、共济失调、听力减退、吞咽障碍等脑神经麻痹症状,出血严重者可造成四肢瘫、角弓反张、呼吸障碍等。神经功能障碍的原因主要与下列因素有关:①脑盗血(动静脉畸形部位邻近脑区的动脉血流向低压的畸形区,引起局部脑缺血称为脑盗血)引起短暂脑缺血发作,多见于较大的动静脉畸形,往往在活动时发作,其历时短暂,但随着发作次数的增加,持续时间加长,瘫痪程度也加重。②由于脑盗血或血液灌注不充分所致的缺氧性神经细胞死亡,以及伴有的脑水肿或脑萎缩引起的神经功能障碍,见于较大的动静脉畸形,尤其当病变有部分血栓形成时,这种瘫痪持续存在并进行性加重,有时疑为颅内肿瘤。③出血引起的神经功能障碍症状,可因血肿的逐渐吸收而减轻甚至完全恢复正常。

5.颅内杂音

颅内血管吹风样杂音占脑动静脉畸形患者的2.4%~38%,患者感觉自己脑内及头皮上有颤动和杂音,但别人听不到,只有动静脉畸形体积较大且部位较浅时,才能在颅骨上听到收缩期增强的连续性杂音。横窦及乙状窦的动静脉畸形可有颅内血管杂音。主要发生在颈外动脉系统供血的硬脑膜动静脉畸形,压迫同侧颈动脉杂音减弱,压迫对侧颈动脉杂音增强。

6.智力减退

智力减退可呈现进行性智力减退,尤其在巨大型动静脉畸形患者,因严重的脑盗血导致脑的弥散性缺血和脑的发育障碍。也有因频繁的癫痫发作使患者受到癫痫放电及抗癫痫药物的双重抑制造成智力减退。轻度的智力减退在切除动静脉畸形后可逆转,较重者不易恢复。

7.眼球突出

眼球突出位于额叶或颞叶、眶内及海绵窦者可有眼球突出。

8.其他症状

动静脉畸形引流静脉的扩张或其破裂造成的血肿、蛛网膜下腔或脑室内出血,均可阻塞脑脊液循环通路而引起脑水肿,出现颅内压增高的表现。脑干动静脉畸形可引起复视。在婴儿及儿童中,因颅内血循环短路,可有心力衰竭,尤其是病变累及大脑大静脉者,心力衰竭甚至可能是唯一的临床症状。

(五)实验室检查

1.脑脊液

出血前多无明显改变,出血后颅内压大多在1.92~3.84 kPa,脑脊液呈血性。

2.脑电图

多数患者有脑电图异常,发生在病变同侧者占70%~80%,如对侧血流紊乱缺血时,也可表现异常;因盗血现象,有时一侧大脑半球的动静脉畸形可表现出双侧脑电图异常;深部小的血管畸形所致的癫痫用立体脑电图可描记出准确的癫痫灶。脑电图异常主要表现为局限性的不正常活动,包括α节律的减少或消失,波率减慢,波幅降低,有时出现弥散性θ波,与脑萎缩或脑退行性改变的脑电图相似;脑内血肿者可出现局灶性β波;幕下动静脉畸形可表现为不规则的慢波;约一半有癫痫病史的患者表现有癫痫波形。

3. 核素扫描

一般用 ^{99m}Tc 或 Hg 作闪烁扫描连续摄像,90%～95%的幕上动静脉畸形出现阳性结果,可做定位诊断。直径在 2 mm 以下的动静脉畸形不易发现。

(六)影像学检查

1. 头颅 X 线平片

有异常发现者占 22%～40%,表现为病灶部位钙化斑、颅骨血管沟变深加宽等,颅底平片有时可见破裂孔或棘孔扩大。颅后窝动静脉畸形致梗阻性脑积水者可显示有颅内压增高的现象。出血后可见松果体钙化移位。

2. 脑血管造影

蛛网膜下腔出血或自发性脑内血肿应进行脑血管造影或磁共振血管造影(MRA),顽固性癫痫及头痛提示有颅内动静脉畸形的可能,也应行脑血管造影或 MRA。通过造影可显示畸形血管团的部位、大小及其供血动脉有无动脉瘤和引流静脉数量、方向及有无静脉瘤样扩张,畸形团内有否伴有动静脉瘘及瘘口的大小,对血管畸形的诊断和治疗具有决定性的作用,但仍有约 11% 的患者因其病变为小型或隐型,或已被血肿破坏或为血栓所闭塞而不能被脑血管造影发现。

一般小的动静脉畸形进行一侧颈动脉造影或一侧椎动脉造影,可显示出其全部供血动脉及引流静脉;大的动静脉畸形应行双侧颈动脉及椎动脉造影,可以了解全部供血动脉、引流静脉和盗血情况,必要时可进行超选择性供血动脉造影以了解其血管结构和硬脑膜动脉供血情况。颞部动静脉畸形常接受大脑中动脉、后动脉及脉络膜前的供血,故该处的动静脉畸形应同时做颈动脉及椎动脉造影。额叶动静脉畸形常为双侧颈内动脉供血;顶叶者多为双侧颈内动脉及椎动脉系统供血,故应行全脑血管造影。实际上为了显示脑动静脉畸形的血流动力学改变,发现多发性病灶或其他共存血管性病变,对脑动静脉畸形患者均应进行全脑血管造影。三维脑血管造影能更清楚地显示动脉与回流静脉的位置,对指导术中夹闭病灶血管十分有利;数字减影血管造影可消除颅骨对脑血管的遮盖,能更清楚地显示出供血动脉与引流静脉及动静脉畸形的细微结构。三维数字减影血管造影能进行水平方向的旋转,具有较好的立体感,有利于周密地设计手术切除方案。该方法尤其适用于椎-基底动脉系统和硬脑膜动静脉畸形的观察,也可用于检查术后的血管分布情况及手术切除的程度。

脑动静脉畸形的脑动脉造影影像是最具特征性的。在动脉期摄片上可见到一团不规则的扭曲的血管团,有一根或数根粗大的供血动脉,引流静脉早期出现于动脉期摄片上,扭曲扩张导入颅内静脉窦。半数以上的动静脉畸形还可显示出深静脉和浅静脉的双向引流。病变远侧的脑动脉不充盈或充盈不良。如不伴有较大的脑内血肿,一般脑动静脉畸形不引起正常脑血管移位。因脑动静脉畸形的动脉血不经过毛细血管网而直接进入静脉系统,故经动脉注射造影剂后立刻就能见到引流静脉。由于大量的动静脉分流,使上矢状窦、直窦或横窦内血流大量淤积而使皮质静脉淤滞,造影剂可向两侧横窦或主要向一侧横窦引流。大的动静脉畸形常有一侧或两侧横窦管径的扩大;脑膜或脑膜脑动静脉畸形,横窦扩大甚至可扩大几倍;脑动静脉畸形的血管管壁薄,在血流的压力下易于扩张,引流静脉扩张最明显,甚至局部可形成静脉瘤,静脉窦也有极度扩大。

在超选择性血管造影见到畸形血管的结构:①动脉直接输入血管团。②动脉发出分支输入病灶。③与血流有关的动脉扩张形成动脉瘤。④不在动静脉畸形供血动脉上的动脉瘤。⑤动静脉瘘。⑥病灶内的动脉扩张形成动脉瘤。⑦病灶内的静脉扩张形成静脉瘤。⑧引流静脉扩张。

3.CT 扫描

虽然不像血管造影能显示病变的全貌，但可同时显示脑组织和脑室的改变，亦可显示血肿的情况，有利于发现较小的病灶和定位诊断。无血肿者 CT 平扫表现出团状聚集或弥漫分布的蜿蜒状及点状密度增高影，其间为正常脑密度或小囊状低密度灶，增强后轻度密度增高的影像则更清楚；病灶中高密度处通常是局灶性胶质增生、新近的出血、血管内血栓形成或钙化所引起；病灶中的低密度表示小的血肿吸收或脑梗死后所遗留的空腔、含铁血黄素沉积等；病灶周围可有脑沟扩大等局限性脑萎缩的表现，颅后窝可有脑积水现象。有血肿者脑室可受压移位，如出血破入脑室则脑室内呈高密度影像；新鲜血肿可掩盖血管畸形的影像而难以辨认，应注意观察血肿旁的病变影像与血肿的均匀高密度影像不同，有时血肿附近呈现蜿蜒状轻微高密度影，提示可能有动静脉畸形；也有报道血肿边缘呈弧形凹入或尖角形为动静脉畸形血肿的特征。血肿周围表现出程度不同的脑水肿；动静脉畸形引起的蛛网膜下腔出血，血液通常聚集在病灶附近的脑池。如不行手术清除血肿，经 1~2 个月后血肿自行吸收而形成低密度的囊腔。

4.MRI 及 MRA

MRI 对动静脉畸形的诊断具有绝对的准确性，对畸形的供血动脉、血管团、引流静脉、出血、占位效应、病灶与功能区的关系均能明确显示，即使是隐性脑动静脉畸形往往也能显示出来。主要表现是圆形曲线状、蜂窝状或葡萄状血管流空低信号影，即动静脉畸形中的快速血流在 MRI 影像中显示为无信号影，而病变的血管团、供血动脉和引流静脉清楚地显示为黑色。

动静脉畸形的高速血流血管在磁共振影像的 T_1 加权像和 T_2 加权像上都表现为黑色，回流静脉因血流缓慢在 T_1 加权像表现为低信号，在 T_2 加权像表现为高信号；畸形血管内有血栓形成时，T_1 和 T_2 加权像都表现为白色的高信号，有颅内出血时也表现为高信号，随着出血时间的延长 T_1 加权像上信号逐渐变成等或低信号，T_2 加权像上仍为高信号；钙化部位 T_1 和 T_2 加权像上看不到或是低信号。磁共振血管造影不用任何血管造影剂便能显示脑的正常和异常血管、出血及缺血等，能通过电子计算机组合出全脑立体化的血管影像，对蛛网膜下腔出血的患者是否进行脑血管造影提供了方便。

5.经颅多普勒超声（TCD）

经颅多普勒超声是运用定向微调脉冲式多普勒探头直接记录颅内一定深度血管内血流的脉波，经微机分析处理后计算出相应血管血流波形及收缩期血流速度、舒张期血流速度、平均血流速度及脉搏指数。通过颞部探测大脑中动脉、颈内动脉末端、大脑前动脉及大脑后动脉；通过枕骨大孔探测椎动脉、基底动脉和小脑后下动脉；通过眼部探测眼动脉及颈内动脉虹吸部。正常人脑动脉血流速度从快到慢的排列顺序是大脑中动脉、大脑前动脉、颈内动脉、基底动脉、大脑后动脉、椎动脉、眼动脉、小脑后下动脉。随着年龄的增长血流速度减慢；脑的一侧半球有病变则两个半球的血流速度有明显差异，血管痉挛时血流速度加快，血管闭塞时血流速度减慢，动静脉畸形时供血动脉的血流速度加快。术中利用多普勒超声帮助确定血流方向和动静脉畸形血管结构类型，区分静脉畸形的流入和流出血管，深部动静脉畸形的定位，动态监测动静脉畸形输入动脉的阻断效果和其血流动力学变化，有助于避免术中因血流动力学变化所引起的正常灌注压突破综合征等并发症。经颅多普勒超声与 CT 扫描或磁共振影像结合有助于脑动静脉畸形的诊断。

(七)诊断与鉴别诊断

1.诊断

年轻人有突然自发性颅内出血者多应考虑此病,尤其具有反复发作性头痛和癫痫病史者更应高度怀疑脑动静脉畸形的可能;听到颅内血管杂音而无颈内动脉海绵窦瘘症状者,大多可确定为此病。CT扫描和经颅多普勒超声可提示此病,协助确诊和分类,而选择性全脑血管造影和磁共振成像是明确诊断和研究本病的最可靠依据。

2.应注意与下列疾病相鉴别

(1)海绵状血管瘤:年轻人反复发生蛛网膜下腔出血的常见原因之一,出血前无任何症状和体征,出血后脑血管造影也无异常影像,CT扫描图像可显示有蜂窝状的不同密度区,其间杂有钙化灶,增强后病变区密度可略有增高,周围组织有轻度水肿,但较少有占位征象,见不到增粗的供血动脉或扩大而早期显影的引流静脉。磁共振影像的典型表现为T_2加权像上病灶呈现网状或斑点状混杂信号或高信号,其周围有一均匀的为含铁血黄素沉积所致的环形低信号区,可与脑动静脉畸形做出鉴别。

(2)血供丰富的胶质瘤:因可并发颅内出血,故须与脑动静脉畸形鉴别。该病为恶性病变,病情发展快、病程短,出血前已有神经功能缺失和颅内压增高的症状;出血后症状迅速加重,即使在出血不明显的情况下,神经功能障碍的症状也很明显,并日趋恶化。脑血管造影中虽可见有动静脉之间的交通与早期出现的静脉,但异常血管染色淡、管径粗细不等,没有增粗的供血动脉,引流静脉也不扩张迂曲,有较明显的占位征象。

(3)转移癌:绒毛膜上皮癌、黑色素瘤等常有蛛网膜下腔出血,脑血管造影中可见有丰富的血管团,有时也可见早期静脉,易与脑动静脉畸形混淆。但血管团常不如动静脉畸形那么成熟,多呈不规则的血窦样,病灶周围水肿明显且常伴有血管移位等占位征象。转移癌患者多数年龄较大,病程进展快。常可在身体其他部位找到原发肿瘤,以作鉴别。

(4)脑膜瘤:有丰富血供的血管母细胞性脑膜瘤的患者,有抽搐、头痛及颅内压增高的症状。脑血管造影可见不正常的血管团,其中夹杂有早期的静脉及动静脉瘘成分,但脑膜瘤占位迹象明显,一般没有增粗的供血动脉及迂曲扩张的引流静脉,供血动脉呈环状包绕于瘤的周围。CT扫描图像可显示明显增强的肿瘤,边界清楚,紧贴于颅骨内面,与硬脑膜黏着,表面颅骨有被侵蚀现象。

(5)血管网状细胞瘤:好发于颅后窝、小脑半球内,其血供丰富易出血,须与颅后窝动静脉畸形鉴别。血管网状细胞瘤多呈囊性,瘤结节较小位于囊壁上。脑血管造影中有时可见扩张的供血动脉和扩大的引流静脉,但较少见动静脉畸形那样明显的血管团。供血动脉多围绕在瘤的周围。CT扫描图像可显示有低密度的囊性病变,增强的肿瘤结节位于囊壁的一侧,可与动静脉畸形区别。但巨大的实质性的血管网状细胞瘤鉴别有时比较困难。血管网状细胞瘤有时可伴有血红细胞增多症及血红蛋白的异常增高,在动静脉畸形中从不见此种情况。

(6)颅内动脉瘤:引起蛛网膜下腔出血的常见原因,其严重程度大于动静脉畸形的出血,发病年龄较大,从影像学上很容易鉴别。应注意有时动静脉畸形和颅内动脉瘤常并存。

(7)静脉性脑血管畸形:常引起蛛网膜下腔出血或脑室出血,有时有颅内压增高的征象。有时在四叠体部位或第四脑室附近可阻塞导水管或第四脑室而引起阻塞性脑积水。在脑血管造影中没有明显的畸形血管团显示,仅可见一根增粗的静脉带有若干分支,状似伞形样。CT扫描图像可显示能增强的低密度病变,结合脑血管造影可做出鉴别诊断。

(8) Moyamoya 病：症状与动静脉畸形类似。脑血管造影的特点是可见颈内动脉和大脑前、中动脉起始部有狭窄或闭塞，大脑前、后动脉有逆流现象，脑底部有异常血管网，有时椎-基底动脉系统也可出现类似现象，没有早期显影的扩大的回流静脉，可与动静脉畸形鉴别。

(八) 治疗

脑动静脉畸形的治疗目标是使动静脉畸形完全消失并保留神经功能。治疗方法有显微手术、血管内栓塞、放射治疗，各有其特定的适应证，相互结合可以弥补各自的不足，综合治疗是治疗动静脉畸形的趋势。综合治疗可分为：①栓塞（或放疗）＋手术。②栓塞（或手术）＋放疗。③栓塞＋手术＋放疗。不适合手术者可行非手术疗法。

1. 手术治疗

(1) 脑动静脉畸形全切除术：仍是最合理的根治方法，即杜绝了出血的后患，又除去了脑盗血的根源，应作为首选的治疗方案。适用于 1～3 级的脑动静脉畸形，对于 4 级者因切除的危险性太大，不宜采用，3 级与 4 级间的病例应根据具体情况决定。

(2) 供血动脉结扎术：适用于 3～4 级和 4 级脑动静脉畸形及其他不能手术切除但经常反复出血者。可使供血减少，脑动静脉畸形内的血流减慢，增加自行血栓形成的机会，并减少盗血量。但因这种手术方式没有完全消除动静脉之间的沟通点，所以在防止出血及减少盗血方面的疗效不如手术切除方式，只能作为一种姑息性手术或作为巨大脑动静脉畸形切除术中的前驱性手术时应用。

2. 血管内栓塞

由于栓塞材料的完善及介入神经放射学的不断发展，血管内栓塞已成为治疗动静脉畸形的重要手段。对于大型高血流量的脑动静脉畸形；部分深在的重要功能区的脑动静脉畸形；供血动脉伴有动脉瘤；畸形团引流静脉细小屈曲使引流不畅，出血可能性大；高血流量动静脉畸形伴有静脉瘘，且瘘口较多或较大者，均可实施血管内栓塞的治疗。栓塞方法可以单独应用，也可与手术切除及其他方法合用。

3. 立体定向放射治疗

立体定向放射治疗是在立体定向手术基础上发展起来的一种新的治疗方法。该方法利用先进的立体定向技术和计算机系统，对颅内靶点使用 1 次大剂量窄束电离射线，从多方向、多角度精确的聚集于靶点上，引起放射生物学反应而达到治疗疾病的目的。因不用开颅，又称为非侵入性治疗方法。常用的方法有 γ-刀、X-刀和直线加速器。立体定向放射治疗的适用于：①年老体弱合并有心、肝、肺、肾等其他脏器疾病，凝血机制障碍，不能耐受全麻开颅手术。②动静脉畸形直径＜3 cm。③病变位于丘脑、基底节、边缘系统和脑干等重要功能区不宜手术，或位于脑深部难以手术的小型动静脉畸形。④仅有癫痫、头痛或无症状的动静脉畸形。⑤手术切除后残留的小部分畸形血管。⑥栓塞治疗失败或栓塞后的残余部分。

4. 综合治疗

(1) 血管内栓塞治疗后的显微手术治疗（栓塞＋手术）。手术前进行血管内栓塞有如下优点：①可使畸形团范围缩小，血流减少，盗血程度减轻，术中出血少，易分离，利于手术切除。②可消除动静脉畸形深部供血动脉和在手术中较难控制的深穿支动脉，使一部分认为难以手术的病例能进行手术治疗。③对并发畸形团内动脉瘤反复出血者，能闭塞动脉瘤，防止再出血。④对大型动静脉畸形伴有顽固性癫痫或进行性神经功能障碍者有较好的控制作用。⑤术前分次栓塞可预防术中及术后发生正常灌注压突破（NPPB）。采用术前栓塞可明显提高治愈率，降低致残率和病死率。一般认为栓塞后最佳手术时机是最后1次栓塞后1~2周,也有报道对大型动静脉畸形采用分次栓塞并且在最后一次栓塞的同时开始手术。

(2)放射治疗后的显微手术治疗(放疗+手术)。术前进行放疗的优点:①放疗后可形成血栓,体积缩小,使残余动静脉畸形易于切除。②放疗后动静脉畸形血管减少,术中出血少,易于操作,改善手术预后;③放疗后可把大型复杂的动静脉畸形转化成较简单的动静脉畸形,易于手术,提高成功率。④放疗可闭塞难以栓塞的小血管,留下大的动静脉瘘可采用手术和/或栓塞治疗。

(3)血管内治疗后的放射治疗(栓塞+放疗)。放疗前栓塞的优点:①使动静脉畸形范围缩小,从而减少放射剂量,减轻放疗的边缘效应且不增加出血的危险。②可闭塞并发的动脉瘤,减少了放疗观察期间和动静脉畸形血栓形成期间再出血的概率。③可闭塞对放疗不敏感的动静脉畸形伴发的大动静脉瘘。

(4)显微手术后的放射治疗(手术+放疗)。对大型复杂的动静脉畸形可先行手术切除位于浅表的动静脉畸形,然后再对深部、功能区的动静脉畸形进行放疗,可提高其治愈率,并可防止一次性切除巨大动静脉畸形发生的正常灌注压突破。

(5)栓塞+手术+放疗的联合治疗。对依靠栓塞和/或手术不能治愈的动静脉畸形可用联合治疗的方法。

5.自然发展

如对动静脉畸形不给予治疗,其发展趋势有以下几种。

(1)自行消失或缩小:该情况极为罕见,多因自发血栓形成使动静脉畸形逐渐缩小。主要见于年龄大、病灶小、单支或少数动脉供血的动静脉畸形,但无法预测哪一个病例能有此归宿,故仍须施行适合的治疗方法。

(2)保持相对稳定:动静脉畸形在一段时间内不增大也不缩小,临床上亦无症状,但在若干年后仍破裂出血。

(3)不再显影:第一次出血恢复后不再发生出血,脑血管造影也不显影。主要由于动静脉畸形小,出血引起局部组织坏死使动静脉畸形本身破坏,或是颅内血肿压迫使畸形区血流减少,导致广泛性血栓形成而致。

(4)增大并反复破裂出血:这是最常见的一种结局。随着脑盗血量的不断增多,动静脉畸形逐渐增大并反复出血,增加致残率和病死率。一般认为30岁以下年轻患者的动静脉畸形易于增大,故应手术切除,一方面可预防动静脉畸形破裂,另一方面可预防其进行性增大所导致的神经功能损害,更重要的是不会失去手术治疗的机会,因为病灶增大使那些原本能手术切除的动静脉畸形变得不能切除了。

二、硬脑膜动静脉畸形

硬脑膜动静脉畸形是指单纯硬脑膜血管,包括供血动脉、畸形团和引流静脉异常,多与硬脑膜动静脉瘘同时存在,常侵犯侧窦(横窦及乙状窦)和海绵窦,也有位于直窦区者。约占颅内动静脉畸形的12%。硬脑膜动静脉畸形可分为两种,即静脉窦内动静脉畸形和静脉窦外动静脉畸形,以第一种多见。

(一)病因及发病机制

可能与以下因素有关:①体内雌激素水平改变。致使血管弹性降低,脆性增加,扩张迂曲,由于血流的冲击而容易形成畸形血管团,所以女性发病率高。②静脉窦炎及血栓形成。正常情况下脑膜动脉终止于窦壁附近,发出许多极细的分支营养窦壁硬膜并与静脉有极为丰富的网状交通,当发生静脉窦炎和形成血栓时,静脉回流受阻,窦内压力增高,可促使网状交通开放而形成硬脑膜动静脉畸形。③外伤、创伤、感染。颅脑外伤、开颅手术创伤、颅内感染等,可致静脉窦内血栓形成,发展成硬脑膜动静脉畸形或是损伤静脉窦附近的动脉及静脉,造成动静脉瘘。④先天性因素。血管肌纤维发育不良,血管弹性低易扩张屈曲形成畸形团。有学者报道,在妊娠5~7周时子宫内环境出现损害性改变,可致结缔组织退变造成起源血管异常而发生硬脑膜动静脉畸形。

（二）临床表现

1.搏动性耳鸣及颅内血管杂音

血管杂音与脉搏同步,呈轰鸣声。病灶接近岩骨时搏动性耳鸣最常见,与乙状窦和横窦有关的颅后窝硬脑膜动静脉畸形的患者约70%有耳鸣,与海绵窦有关的硬脑膜动静脉畸形中,耳鸣约占42%。有耳鸣的患者中约40%可听到杂音,瘘口小,血流量大者杂音大。

2.颅内出血

颅内出血占43%~74%,多由粗大迂曲壁薄的引流静脉破裂所致,尤其是扩张的软脑膜静脉。颅前窝及小脑幕的动静脉畸形常引流到硬脑膜下的静脉,易发生出血,可形成蛛网膜下腔出血、硬脑膜下出血、脑内血肿。

3.头痛

多为钝痛或偏头痛,也有持续性剧烈的搏动性头痛者,在活动、体位变化或血压升高时加重。海绵窦后下方区的硬脑膜动静脉畸形尚可引起三叉神经痛。其主要原因:①静脉回流受阻、静脉窦压力增高、脑脊液循环不畅使颅内压增高。②扩张的硬脑膜动静脉对硬脑膜的刺激。③小量硬脑膜下或蛛网膜下出血刺激脑膜。④病变压迫三叉神经半月节。⑤向皮质静脉引流时脑血管被牵拉。

4.颅内压增高

其原因:①动静脉短路使静脉窦压力增高,脑脊液吸收障碍和脑脊液压力增高。②反复少量的出血造成脑膜激发性反应。③静脉窦血栓形成造成静脉窦内压力增高。④曲张的静脉压迫脑脊液循环通路,约4%的患者有梗阻性脑积水,有3%的患者有视盘水肿和继发性视神经萎缩。

5.神经功能障碍

受累的脑组织部位不同其表现各异,主要有言语、运动、感觉、精神和视野障碍,有癫痫、眩晕、共济失调、抽搐、半侧面肌痉挛、小脑或脑干等症状。

6.脊髓功能障碍

发生率低,约6%。颅后窝,尤其是天幕和枕大孔区的病变可引流入脊髓的髓周静脉网,引起椎管内静脉压升高,产生进行性脊髓缺血病变。

（三）影像学检查

1.头颅X线平片

有的患者可见颅骨上血管压迹增宽,脑膜中动脉的增宽占29%。颅底位可见棘孔增大,有时病变表面的颅骨可以增生。

2.脑血管造影

表现为脑膜动脉与静脉窦之间异常的动静脉短路。供血动脉常呈扩张,使在正常情况下不显影的动脉,如天幕动脉等也能显示。病变位于颅前窝,其供血动脉为硬脑膜动脉及眼动脉之分支筛前动脉;病变位于颅中窝海绵窦附近,供血动脉可来自脑膜中动脉、咽升动脉、颞浅动脉、脑膜垂体干前支,静脉引流至海绵窦;病变位于横窦或乙状窦附近,供血动脉可来自脑膜垂体干、椎动脉硬脑膜分支、枕动脉、脑膜中动脉及咽升动脉,静脉引流至横窦或乙状窦。引流静脉有不同程度的扩张,严重者呈静脉曲张和动脉瘤样改变,一般引流静脉顺流入邻近的静脉窦,当静脉窦内压力增高后,可见逆行性软脑膜静脉引流,有时不经静脉窦直接引流,直接引流入软脑膜静脉,个别者可进入髓周的静脉网。引流静脉或静脉窦常在动脉期显影,但较正常的循环时间长。常伴有静脉窦血栓形成。对有进行性脊髓病变的患者,如脊髓磁共振影像和椎管造影见髓周静脉扩张,而脊髓血管造影阴性,应进行脑血管造影以排除有颅内动静脉畸形引起的髓周静脉所致。硬脑膜动静脉畸形者脑血管造影的表现,有3个特点:①软脑膜静脉逆行引流。②引流静脉呈动脉瘤样扩张。③向 Galen 静脉引流时,明显增粗迂曲。

3.CT扫描

CT扫描可见白质中异常的低密度影是静脉压增高引起的脑水肿;有交通性或阻塞性脑积水;出血者可见蛛网膜下腔出血、脑内或硬脑膜下血肿;静脉窦扩张。增强后 CT 可见扩张的引流静脉所致的斑片或蠕虫样血管影;有时可见动脉瘤样扩张;脑膜异常增强。三维 CT 血管造影可显示异常增粗的供血动脉和扩张的引流静脉及静脉窦,但对瘘口和细小的供血动脉不能显示。

4.磁共振影像

磁共振影像可显示脑水肿、脑缺血、颅内出血、脑积水等改变,可显示 CT 不能显示的静脉窦血栓形成、闭塞、血流增加等。

(四)诊断

选择性脑血管造影是目前确诊和研究该病的唯一可靠手段。选择性颈内动脉和椎动脉造影,可以除外脑动静脉畸形,并确认动脉的脑膜支参与供血的情况;颈外动脉超选择造影可显示脑膜的供血动脉及畸形团的情况,以寻找最佳治疗方法和手术途径;可了解引流静脉及其方向、畸形团大小、有无动静脉瘘和脑循环紊乱情况等。常见部位硬脑膜动静脉畸形有如下几种。

1.横窦-乙状窦区硬脑膜动静脉畸形

以耳鸣、颅内杂音和头痛最为常见,其次是颅内出血和神经功能障碍,如视力障碍、运动障碍、癫痫、眩晕、脑积水等。其供血动脉主要是来自枕动脉脑膜支、脑膜中动脉后颞枕支、咽升动脉的神经脑膜支和耳后动脉,其次是颈内动脉的天幕动脉和椎动脉的脑膜后动脉,偶尔锁骨下动脉的颈部分支也参与供血。静脉引流是经过硬膜窦或软脑膜血管,大多数患者伴有静脉窦血栓。

2.海绵状区硬脑膜动静脉畸形

以眼部症状、耳鸣和血管杂音最为常见。可有眼压升高、复视、眼肌麻痹、视力减低、突眼、视盘水肿和视网膜剥离。有时引流静脉经冠状静脉或海绵间窦进入对侧海绵窦,可使对侧眼上静脉扩张,表现为双眼结膜充血,如患侧眼上静脉有血栓形成,可使患侧眼球正常而对侧眼球充血。其供血主要来自颈外动脉,包括颈内动脉的圆孔动脉、脑膜中动脉及咽升动脉神经脑膜干的斜坡分支,也可来自颈内动脉的脑膜垂体干和下外侧干。静脉引流入海绵窦,软脑膜静脉引流较少见,约占10%。

3.颅前窝底硬脑膜动静脉畸形

很少见。临床症状以颅内出血最常见,常形成额叶内侧脑内血肿,尚有眼部症状,由于眼静脉回流障碍变粗,出现突眼、球结膜充血、眼压增高、视野缺损和眼球活动障碍;如果病灶破坏嗅沟骨质,破裂后进入鼻腔,可有癫痫和鼻出血的症状;亦常见耳鸣和血管杂音。其供血动脉主要是筛前、后动脉及其分支,其次是脑膜中动脉、颞浅动脉和颌内动脉等。

4.小脑幕缘区硬脑膜动静脉畸形

常见的症状是颅内出血、脑干和小脑症状及阻塞性脑积水,有的患者因髓周静脉压力高而产生脊髓症状,少见耳鸣和颅内杂音。其供血动脉主要是脑膜垂体干的分支天幕动脉、颈外动脉的脑膜中动脉和枕动脉;此外还有大脑后动脉天幕支、小脑上动脉天幕支、脑膜后动脉、咽升动脉、脑膜副动脉、颈外动脉下外侧干也参与供血。引流静脉多为软脑膜静脉,也可经 Galen 静脉、脑桥静脉和基底静脉引流,部分可引流入髓周静脉网。约 57% 的软脑膜静脉发生瘤样扩张。

5.上矢状窦和大脑凸面区硬脑膜动静脉畸形

很少见,常见症状是头痛,其次是颅内出血,也可有失明、失语、癫痫、杂音、偏瘫等症状。主要供血动脉是脑膜中动脉、枕动脉和颞浅动脉的骨穿支,眼动脉和椎动脉的脑膜支。经软脑膜静脉引流进入上矢状窦,引流静脉大多有曲张。

(五)治疗

硬脑膜动静脉畸形的治疗原则是永久、完全地闭塞动静脉瘘口,目前尚无理想的方法处理所有的病变。常用的治疗方法有保守治疗、颈动脉压迫、血管内治疗、手术切除、放射治疗及联合治疗。

1.保守观察或颈动脉压迫法

病变早期再出血率较低、症状轻、畸形团较小者,可行保守治疗,轻者可自愈。也可应用颈动脉压迫法,以促进血栓形成。压迫方法是用手或简单的器械压迫患侧颈总动脉,30 次/分,3 周可见效。压迫期间注意观察有无脑缺血引起的偏瘫及意识障碍。

2.血管内治疗

血管内栓塞已成为主要的治疗途径,除颅前窝底区病变外,所有部位的硬脑膜动静脉畸形都可应用血管内栓塞方法治疗。栓塞途径有经动脉栓塞、经静脉栓塞和联合动静脉栓塞。经动脉栓塞适用于以颈外动脉供血为主,供血动脉与颈内动脉、椎动脉之间无危险吻合,或虽有危险吻合,但用超选择性插管可避开;颈内动脉或椎动脉的脑膜支供血,应用超选择性插管可避开正常脑组织的供血动脉,也可经动脉栓塞。经静脉栓塞的适应证是对窦壁附近硬脑膜动静脉畸形伴有多发动静脉瘘,动脉内治疗无效者;静脉窦阻塞且不参与正常脑组织引流者。

3.手术切除

手术切除适用于有颅内血肿者;病变伴有软脑膜静脉引流或已形成动脉瘤样扩张,有破裂可能者;有颈内动脉和椎动脉颅内分支供血者;硬脑膜动静脉瘘和脑动静脉畸形共存者。开颅翻开骨瓣时要十分小心,因在头皮、颅骨及硬脑膜间有广泛异常的血管,或是硬脑膜上充满了动脉化的静脉血管,撕破后可引起大出血。常用的手术方法如下。①引流静脉切除术:适用于病变不能完全切除或病变对侧伴有主要引流静脉狭窄时。②畸形病变切除术:适用于颅前窝底、天幕等部位的硬脑膜动静脉畸形。③静脉窦切除术:适用于横窦-乙状窦区术,且静脉窦已闭塞者。④静脉窦孤立术。⑤静脉窦骨架术等。

4.放射治疗

常规放疗及立体定向放射治疗仅作为栓塞或手术后的辅助治疗,或用于手术或栓塞有禁忌或风险较大者;畸形团较小也可用放射治疗,放疗可引起血管团内皮细胞坏死、脱落、增生等炎症反应,使管壁增厚闭塞。

5.联合治疗

硬脑膜动静脉畸形的供血常很复杂,有时单一的治疗方法很难达到目的,可采用联合治疗方法,如栓塞+手术、栓塞+放疗、手术+放疗等。

6. 其他方法

包括颈外动脉注入雌激素使血管闭塞及受累静脉窦的电血栓形成。

三、海绵状血管瘤

海绵状血管瘤是由众多结构异常的薄壁血管窦聚集构成的团状病灶，也称海绵状血管畸形。可发生在中枢神经系统任何部位，但以大脑半球为最多见，72%～78%位于幕上，其中75%以上在大脑半球表面；20%左右位于幕下，7%～23%位于基底结、中脑及丘脑等深部结构；位于脑室系统者占3.5%～14%；也有位于脊髓的报道。在医学影像学应用之前，对该病的认识是在出现并发症而手术或尸检时发现。其发病率较低，可见于任何年龄，文献中报道，最小者是4个月，最大者是84岁，以20～40岁多见，无明显性别差异。海绵状血管瘤多数为多发，基因学和临床研究提示该病有家族史，并且家族性患者更易出现多发病灶，也可与其他类型的脑血管畸形同时存在。

（一）病理

海绵状血管瘤外观呈紫红色，为圆形或分叶状血管团，剖面呈海绵状或蜂窝状，血管壁无平滑肌或弹力组织，由单层内皮细胞组成，多数有包膜。病灶内可含有新旧出血、血栓、钙化或胶原间质，不含脑组织，有时病灶周边可呈分叶状突入邻近脑组织内，病灶周围脑实质常有含铁血黄素沉积、巨噬细胞浸润和胶质增生；少数可能有小的低血流供血动脉和引流静脉。病灶大小0.3～4.0 cm，也有报道其直径大于10 cm者。病灶大小可在很长时间内无变化，但也有报道病灶随时间而增大，并可能与病灶出血、血栓、钙化和囊肿有关。

（二）临床表现

1. 癫痫

癫痫是病灶位于幕上患者最常见的症状，发生率约为62%。病灶位于颞叶、伴钙化或严重含铁血黄素沉积者癫痫发生率较高。有报道估计，单发海绵状血管瘤的癫痫发生率为1.51%，多发者为2.48%。各种癫痫类型都可出现。癫痫的发病原因多认为是由于病灶出血、栓塞和红细胞溶解，造成周围脑实质内含铁血黄素沉积和胶质增生，对正常脑组织产生机械或化学刺激而形成癫痫灶所致。

2. 出血

几乎所有的海绵状血管瘤病灶均伴亚临床微出血，有明显临床症状的出血相对较少，为8%～37%。幕下病灶、女性尤其孕妇、儿童和既往有出血史者有相对高的出血率。首次明显出血后再出血的概率明显增加，每人年出血率为4.5%，无出血者每人年出血率仅为0.6%，总的来看，每人年出血率为0.7%～1.1%。出血可局限在病灶内，但一般多在海绵状血管瘤周围脑实质内，少数可破入蛛网膜下腔或脑室内，可有头痛、昏迷或偏瘫。与脑动静脉畸形比较，海绵状血管瘤的出血多不严重，很少危及生命。

3. 局灶性神经症状

常表现为急性或进行性神经缺失症状，占16%～45.6%。位于颅中窝的病灶，向前可侵犯颅前窝，向后侵犯岩骨及颅后窝，向内可侵犯海绵窦、下丘脑、垂体和视神经，表现有头痛、动眼神经麻痹、展神经麻痹、三叉神经麻痹、视力减退和眼球突出等前组脑神经损伤的症状。患者可有肥胖、闭经、泌乳或多饮多尿等下丘脑和垂体损害的症状。

4. 头痛

不多见，主要因出血引起。

5.无临床症状

无任何临床症状或仅有轻度头痛,据近年的磁共振扫描统计,无症状的海绵状血管瘤占总数的11%～14%,部分无症状者可发展为有症状的病变,Robinson等报道40%的无症状患者在半年至2年后发展为有症状的海绵状血管瘤。

(三)影像学检查

1.颅骨X线平片

表现为病灶附近骨质破坏,无骨质增生现象。可有颅中窝底骨质吸收、蝶鞍扩大、岩骨尖骨质吸收及内听道扩大等;也有高颅压征象;部分病灶有钙化点,常见于脑内病灶。

2.脑血管造影

由于海绵状血管瘤的组织病理特点,血管造影很难发现该病,可能与病灶内供血动脉细小血流速度慢、血管腔内血栓形成及病灶内血管床太大、血流缓慢使造影剂被稀释有关。多表现为无特征的血管病变,动脉相很少能见到供血动脉和病理血管;静脉相或窦相可见病灶部分染色。如果缓慢注射造影剂使动脉内造影剂停留的时间延长,可增强病变血管的染色而发现海绵状血管瘤。颅中窝底硬脑膜外的海绵状血管瘤常有明显的染色,很像是一个脑膜瘤,但从影像学特点分析,脑膜瘤在脑血管造影动脉期可早染色及可见供血动脉,有硬脑膜血管和头皮血管增多、扩张。

3.CT扫描

脑外病灶平扫时表现为边界清楚的圆形或椭圆形等密度或高密度影,也可呈混杂密度影。有轻度增强效应,有时可见环状强化,周围无水肿。脑内病变多显示为边界清楚的不均匀高密度影,常有钙化斑注射对比剂后有轻度增强或不增强。如病灶较小或等密度可漏诊。在诊断海绵状血管瘤上CT扫描的敏感性和特异性低,不如磁共振成像。

4.MRI

具有较高的敏感性和特异性,是目前确诊和评估海绵状血管瘤的最佳检查方法。典型的表现是在T_2加权像上有不均一高强度信号病灶,周围伴有低密度信号环,应用顺磁性造影剂后,病灶中央部分有强化效应,病灶周围无明显水肿,也无大的供血或引流血管。当伴有急性或亚急性出血时,显示出均匀高信号影。如有反复多次出血,则病灶周围的低信号环随时间而逐渐增宽。应该注意的是有时海绵状血管瘤与脑动静脉畸形在鉴别诊断上很困难,一些磁共振影像上表现得非常典型的海绵状血管瘤病灶,实际上是栓塞的脑动静脉畸形或是具有海绵状血管瘤与脑动静脉畸形混合性病理特征的脑血管畸形。Zimmerman等指出,海绵状血管瘤的出血一般不进入脑室或蛛网膜下腔,而隐匿性或小的脑动静脉畸形的出血常进入脑脊液循环系统。因为真正的脑动静脉畸形无包膜,出血常向阻力最小的方向突破而进入脑脊液,海绵状血管瘤出血常进入病灶中的血管窦腔内而不进入周围的脑组织或脑室系统,仔细观察出血的情况有助于诊断。

(四)治疗

1.保守治疗

保守治疗适用于偶然发现的无症状的患者;有出血但出血量较少不引起严重神经功能障碍者;仅发生过1次出血,且病灶位于深部或重要功能区,手术风险大者;以癫痫发作为主,用药能控制者;不能确定多发灶中是哪个病灶引起症者以及年龄大体质弱者。在保守期间应注意症状及病灶的变化情况。

2.手术切除

手术指征是有明显出血;有显著性局灶性神经功能缺失症状;药物不能控制的顽固性癫痫;

单发的无症状的年轻患者,或是准备妊娠的青年女性,其病灶位置表浅或是在非重要功能区者。

3.放射治疗

应用γ刀或X刀治疗,可使病灶缩小和减少血供,但易出现放射性脑损伤的并发症。目前仅限于手术难于切除的或位于重要功能区的有明显症状者,并应适当减少周边剂量以防止放射性脑损伤。

四、脑静脉畸形

脑静脉畸形又称为脑静脉性血管瘤或发育性静脉异常。认为在胚胎发育时的意外导致脑引流静脉阻塞,侧支静脉代偿增生,或为脑实质内的小静脉发育异常所致。可发生在静脉系统的任何部位,约70%位于幕上,多见于额叶,其次是顶叶和枕叶,小脑病灶占27%,基底结和丘脑占11%。好发年龄在30~40岁,男性略多于女性。

(一)病理

脑静脉畸形常合并脑动静脉畸形、海绵状血管瘤、面部血管瘤等。大体见病变主要位于白质,由许多异常扩张的髓样静脉和1条或多条扩张的引流静脉两部分组成,髓样静脉起自脑室周围区,贯通脑白质,在脑内有吻合;中央引流静脉向大脑表面浅静脉系统或室管膜下深静脉系统引流;幕下病灶多直接引流到硬膜窦。镜下见畸形血管完全由静脉成分构成,少有平滑肌和弹力组织,管壁也可发生透明样变而增厚;静脉管径不规则,常有动脉瘤样扩张。扩张的血管间散布有正常脑组织,这是该病的特点,不同于脑动静脉畸形和海绵状血管瘤,脑动静脉畸形的血管间为胶质化的脑组织,海绵状血管瘤的血管间无脑组织。

(二)临床表现

大多数患者很少有临床症状,症状的发生主要依病灶的部位而定,主要临床症状如下。

1.癫痫

癫痫是最常见的症状,幕上病灶发生最多,主要表现为癫痫大发作。

2.局限性神经功能障碍

可有轻度偏瘫,可伴有感觉障碍。

3.头痛

以幕上病灶最常见。

4.颅内出血

发生率为16%~29%,蛛网膜下腔出血多于脑内血肿,幕下病变的出血率比幕上病变的出血率高,尤其小脑最多,并且易发生再出血。

(三)影像学检查

1.脑血管造影

病灶在动脉期无表现,只在静脉期或毛细血管晚期显影,表现为数条细小扩张的髓静脉呈放射状汇聚成1条或多条扩张的引流静脉,引流静脉再经皮质静脉进入静脉窦,或向深部进入室管膜下系统。这种表现分别被描述为"水母头""伞状""放射状"或"星状"改变。动脉期和脑血流循环时间正常。如果不发生颅内血肿,不会引起血管移位。

2.CT扫描

平扫的阳性率较低,最常见的影像是扩张的髓静脉呈现的高密度影。增强扫描后阳性率明显提高,引流静脉呈现为粗线状的增强影指向皮质和脑深部,其周围无水肿和团块占位,有时可表现为圆点状病灶。CT扫描的特异性不高,诊断意义较小,但可于定位及筛选检查,对早期出血的诊断较磁共振优越。

3.磁共振成像

表现类似CT扫描,但更清晰。在T_1加权像上病灶呈低信号,在T_2加权像上多为高信号,少数为低信号。

(四)治疗

大多数脑静脉畸形患者无临床症状,出血危险小,自然预后良好。对有癫痫和头痛者可对症治疗,如有反复出血或有较大血肿者,或难治性癫痫者应考虑手术治疗。该病对放射治疗反应不佳,经治疗后病灶的消失率低且可引起放射性脑损伤。

五、毛细血管扩张

毛细血管扩张症又名毛细血管瘤或毛细血管畸形,是一种临床上罕见的小型脑血管畸形,是由于毛细血管发育异常所引致。该病大多在尸检时被发现,其发现率为0.04%~0.15%,无性别差异。

(一)病理

发病部位以脑桥基底部最常见,发生在小脑者多见于齿状核和小脑中脚处,其次是大脑半球皮质下或白质深部,亦可见于基底节。病灶表现为红色边界清楚的小斑块,无明显供血动脉。镜下见血管团是许多细小扩张的薄壁毛细血管,管腔面覆盖单层上皮,管壁无平滑肌和弹力纤维。管腔径大小不等,扩张的血管间有正常脑组织,是与海绵状血管瘤的根本区别。其邻近组织少有胶质增生,无含铁血黄素和钙沉积。

(二)临床表现

一般无临床症状,只有在合并其他脑血管病,如出血或癫痫时进行检查而被发现。多数表现是慢性少量出血,很少见大出血,但因其好发部位在脑桥,可产生严重症状,乃至死亡。

(三)影像学检查

脑血管造影、CT扫描可无异常表现,磁共振成像上有学者报道表现为低信号,但也有的学者认为在不增强的磁共振成像上也无异常表现。目前看该病在影像学检查方面尚无特异性表现。

(四)治疗

一般无须治疗,若有出血或癫痫可视病情决定对症或手术治疗。

(王继仁)

第十四节 血管性认知障碍

一、定义

血管性认知障碍(vascular cognitive impairment,VCI)是指脑血管病危险因素(如高血压、运动减少、糖及脂肪被代谢异常、腹型肥胖、抽烟)、明显的脑血管病(如症状性缺血性脑卒中、出血性脑卒中)或不明显的脑血管病(如无症状性腔隙性脑梗死和脑白质病、慢性脑缺血)引起的,从轻度认知障碍到痴呆的一大类综合征,涵盖了血管性认知损害从轻到重的整个发病过程。

二、概述

VCI 的概念是在血管性痴呆(vascular dementia,VaD)的基础上逐步完善与发展出来的,其临床意义在于尽早发现血管病变导致的认知变化,以便早期诊断、早期干预,以延缓血管性认知障碍的进程。我国 65 岁以上老年人 VaD 的患病率为 1.1%～3.0%,年发病率为(5～9)/1 000 人,VCI 的流行病学资料还不完善。VCI 的患者群是非常巨大的,至少是千万以上,但目前临床重视脑血管病造成的瘫痪,对认知障碍未予以充分的重视,以致常常漏诊。虽然由首都医科大学宣武医院贾建平教授执笔的《血管性认知障碍诊治指南》,在《中华神经内科杂志》已发表数年,但对血管性认知障碍的规范性诊治没有在国内各级医院得到应有的重视和应用,这非常不利于扼制 VaD 患者在我国的增加趋势。所有类型的脑血管病几乎都可导致轻重不同的 VCI。脑血管病或其危险因素引起的病变涉及颞叶、额叶、边缘系统的神经元,神经元变性死亡达到一定的数量,或白质的脱髓鞘病变严重到降低了传导束神经电信号的传递速度使轴突运输受损,使信息传递发生损害,都可导致脑认知功能的下降。

VCI 的病因极其复杂,可能为灰质神经元急性大量死亡或慢性小量累积性变性和死亡,从而导致胆碱和去甲肾上腺素的递质丢失;长期慢性缺血导致传导纤维的脱髓鞘改变和轴突运输受损,或者是两者兼而有之。

鉴于 VCI 的治疗最根本的是病因治疗,因此理清 VCI 病因分类就非常重要(表 5-7)。

表 5-7　VCI 的病因分类

病因	疾病名称
1.危险因素相关性	高血压病、糖尿病、高脂血症等
2.缺血性	
(1)大血管性	多发性脑梗死、关键部位梗死等
(2)小血管性	皮质下动脉硬化性脑病(Bingswanger 病)、伴有皮质下梗死和白质脑病的常染色体显性遗传性脑动脉病(CADASIL)、腔隙性脑梗死等
(3)低灌注性	血容量不足、心脏射血障碍或其他原因导致血压偏低等
3.出血性	脑出血、蛛网膜下腔出血、脑淀粉样血管病、慢性硬膜下血肿
4.其他脑血管病性	脑静脉窦血栓形成、脑动脉畸形、脑静脉畸形
5.脑血管病合并 AD	脑血管病伴 AD、AD 伴脑血管病

三、临床表现

VCI 的临床表现因病因的不同而有着明显的差异,按起病形式分:①急性或突然起病,如多发性脑梗死、关键部位梗死或颅内出血所致的认知障碍;②慢性或隐匿性起病,如脑小血管病所致的认知障碍。按照认知损害的程度还可以分为未达到痴呆的血管性认知障碍(vascular cognitive impairment no dementia,VCIND)和 VaD。

(一) VCIND

VCIND 多有脑血管危险因素,如高血压、运动减少、糖及脂代谢异常、腹型肥胖、抽烟,有症状性或无症状性脑血管病史或影像学发现,但未达到痴呆的诊断标准。认知损害可以突然出现,也可隐匿起病,表现为记忆力下降、抽象思维、判断力损害,可伴有个性的不明显改变,但日常生活能力基本正常。

(二) VaD

VaD 多在 60 岁以后发生，有脑卒中史，呈阶梯式进展，也可隐匿进展（主要见于皮质下小血管病导致的痴呆），有波动病程，表现为认知功能显著受损达到痴呆标准，伴有局灶神经系统受损的症状、体征。VaD 患者的认知功能障碍表现为执行功能及视空间功能下降，常伴有近记忆力下降和抽象思维能力下降。可伴有表情淡漠、少语、抑郁、焦虑、有欣快感、激越、脱抑制等精神症状，但相对于阿尔茨海默病（Alzheimer disease, AD），能相对较好地保持人格完整，例如，患者有尊重自己和别人的意识，卫生状况较好，有时有竭力掩饰自己智能下降的表现，有求医意识和主动接受治疗，这和 AD 患者的无痴呆意识和被动接受治疗有着较明显的区别。病因不同的脑血管病都有痴呆、运动障碍的表现（可以是锥体系和/或锥体外系的），都有轻重不同的情绪、精神症状。

四、诊断及鉴别诊断

(一) 诊断

VCI 诊断需具备 3 个核心要素。

1. 认知损害

主诉或知情者报告有认知损害，而且客观检查也有认知损害的证据和/或客观检查证实认知功能较以往减退。

2. 血管因素

血管因素包括血管危险因素、脑卒中病史、神经系统局灶体征、影像学显示的脑血管病证据，以上各项不一定同时具备。

3. 认知障碍与血管因素有因果关系

通过询问病史、体格检查、实验室和影像学检查确定认知障碍与血管因素有因果关系，并能排除其他导致认知障碍的原因。

(二) 鉴别诊断

1. AD

AD 起病隐匿，进展缓慢，记忆障碍突出，大脑功能逐步全面衰退，人格不完整明显，后期患者都有较严重的精神行为异常，神经影像表现为显著的脑皮质萎缩。Hachinski 缺血量表评分 ≤4 分支持 AD 诊断。

2. Pick 病

该病起病较早（多在 50～60 岁），有进行性痴呆，患者在早期即有明显的人格改变，如脱抑制而致社会行为失范或行为刻板，认知功能的障碍出现相对较晚。影像学主要是显著的额叶和/或颞叶萎缩且不对称。

3. 路易体痴呆（dementia with Lewy bodies, DLB）

该病患者有三大核心症状波动性认知障碍、反复生动的幻觉、锥体外系症状。影像学上无梗死灶。

4. 帕金森病痴呆（Parkinson disease dementia, PDD）

认知障碍一般出现在晚期，记忆力下降不突出，注意力、视空间能力下降明显。影像学显示局灶性病灶。

五、治疗

本部分只强调治疗原则和新的防治理念,意在 VCI 的早期、全面干预,以最大限度地延缓 VCI 的发生与进展。

(一)病因治疗

预防和治疗脑血管病及其危险因素、提倡健康的生活方式是 VCI 治疗的基础和根本方法。脑血管病的一级、二级预防都应包括个体化、动态化、最优化的血压、血脂、血糖管理。注意预防由脑血管病合并的认知障碍和情感障碍,可以理解为脑血管病的"三级预防"。考虑到脑血管病的危险因素与 VCI 的密切相关性,应积极提倡健康的生活方式:少吃、多动、戒烟、限酒、心平气和,努力做好 VCI 的"零级预防"。

(二)认知症状的治疗

胆碱酯酶抑制剂和非竞争性 N-甲基-D-天冬氨酸受体阻滞剂(美金刚)可以改善 VaD 的认知症状。效果比其他胆碱酯酶抑制剂和美金刚较好一些的是多奈哌齐(安理申)用法是每次 5~10 mg,每天 1 次,口服。有临床研究支持尼莫地平可以改善 VaD 患者的词语流畅成绩。尼莫地平(尼膜同)的用法是每次 30 mg,每天 3 次,口服。它可以和多奈哌齐(安理申)联合用药,因为尼莫地平与其他钙通道阻滞剂一样,有使心率轻度增加的不良反应,这正好可以缓冲多奈哌齐使心率轻度减慢的不良反应。尼莫地平对高血压患者还可能起到轻度降压作用,但对于高龄的血压偏低的 VaD 患者,应用尼莫地平需观察血压有无降低,以决定是否坚持联合用药。其他一些药物,如尼麦角林、己酮可可碱、奥拉西坦及中药银杏制剂等对 VaD 的疗效尚存在争议。有循证医学证据支持多奈哌齐治疗 VCI 持续 6 个月后,能够改善 VCI 患者的认知功能、临床总体印象和日常生活能力。鉴于尼莫地平扩展脑血管、增加脑血流量、增加脑小动脉血灌注的机制明确,可以用尼莫地平和中药中的活血化瘀类药物的方剂(如通塞脉、养血清脑颗粒、步长脑心通、脉络通)在国内进行随机、双盲、安慰剂对照试验,为临床广泛使用的中成药提供依据和应用指南。

(三)对症治疗

血管性认知障碍患者,运动受限、智能下降,极易合并情绪障碍,而抑郁症状和认知障碍又相互促进,因此,对患者的情绪障碍一定给予充分的重视,不仅可以选用选择性 5-羟色胺再摄取抑制剂(SSRIs),还要进行心理疏导和心理治疗。VaD 患者常伴有多种躯体疾病,需要同时使用其他药物,因此,使用 SSRIs 时还应考虑其对肝脏 P450 酶的影响和药物的相互作用。相对而言,艾司西酞普兰、西酞普兰和舍曲林对 P450 酶的影响较小,药物相互作用小,安全性较好。对出现精神行为异常的痴呆患者,可以短期、按需、小剂量服用非典型抗精神病药物,神经科医师可选用安全性较好及剂量较易掌握的奥氮平,根据患者的年龄和一般情况具体用药,奥氮平的应用剂量为 2.5~10.0 mg。对于依从性较差、不肯服用药物的患者,可采用奥氮平口崩片。利培酮也可改善精神症状。但所有的非典型抗精神病药物均增加患者脑血管病和死亡的风险。目前建议首先使用抗痴呆药物,只能将非典型抗精神病药物作为二线药物,短时间使用。

(四)康复治疗

对同时合并脑血管病运动障碍和失语的 VCI 患者,康复训练不仅促进肢体和语言功能的康复,还对认知功能有很好的促进恢复作用。例如,在康复治疗中有意识地注重认知功能的特殊性康复训练,将更有利于促进认知功能的提高和患者抑郁的改善。

六、预后

VCI诊断越早,干预越早,预后越好。最大限度地减少各种类型脑血管病的发生和复发,就能最大限度地延缓血管性认知障碍的发展。

(李 军)

第十五节 颅内动脉瘤

颅内动脉瘤是颅内动脉壁瘤样异常突起,尸检发现率为0.2%~7.9%,因动脉瘤破裂所致SAH约占70%,年发生率为6/10万~35.3/10万。脑血管意外中,动脉瘤破裂出血仅次于脑血栓和高血压脑出血,居第3位。本病破裂出血的患者约1/3在就诊以前死亡,1/3死于医院内,1/3经过治疗得以生存。

本病高发年龄为40~60岁,儿童动脉瘤约占2%,最小年龄仅5岁,最大年龄为70岁,男女差别不大。

一、病因学

获得性内弹力层的破坏是囊性脑动脉瘤形成的必要条件。与颅外血管比较,脑血管中膜层和外膜缺乏弹力纤维,中层肌纤维少、外膜薄、内弹力层更加发达隆凸,在蛛网膜下腔内支撑结缔组织少及血流动力学改变,均可促使进动脉瘤形成。动脉粥样硬化、炎性反应和蛋白水解酶活性增加促使内弹力层退变。动脉粥样硬化是大多数囊性动脉瘤可疑病因,可能参与上述先天因素相互作用。高血压并非主要致病因素,但能促进囊性动脉瘤形成和发展。

国内研究发现,所有脑动脉瘤内弹力层处都有大量的92 000 Ⅵ型胶原酶存在,且与ICAM-1诱导的炎性细胞浸润相一致,认为脑动脉瘤的形成与炎性细胞介导的弹力蛋白酶表达增多,破坏局部血管壁结构有关。

囊性动脉瘤也称浆果样动脉瘤,通常趋向生长在Willis环的分叉处,为血流动力冲击最大部位。

动脉瘤病因还包括栓塞性(如心房黏液瘤)、感染性(所谓"真菌性动脉瘤")、外伤性与其他因素。

大多数周围性动脉瘤趋向于合并感染(真菌性动脉瘤)或外伤。梭形动脉瘤在椎-基底动脉系统更常见。

二、病理学

囊性动脉瘤呈球形或浆果状,外观紫红色,瘤壁极薄,术中可见瘤内的血流漩涡。瘤顶部最为薄弱,98%动脉瘤出血位于瘤顶。巨大动脉瘤内常有血栓形成,甚至钙化,血栓分层呈"洋葱"状。直径小的动脉瘤出血机会较多。颅内多发性动脉瘤约占20%,以两个多见,亦有3个以上的动脉瘤。经光镜和电镜检查发现:①动脉瘤内皮细胞坏死剥脱或空泡变性,甚至内皮细胞完全消失,基膜裸露、瘤腔内可见大小不等的血栓;②脉瘤壁内很少见弹力板及平滑肌细胞成分,靠近腔侧的内膜层部位可见大量的吞噬细胞、胞质内充满脂滴或空泡;③动脉瘤外膜较薄,主要为纤维细胞及胶原、瘤壁的全层,均可见少量炎性细胞浸润,主要为淋巴细胞。

有的动脉瘤患者合并常染色体显性遗传多囊性肾病,肌纤维肌肉发育不良(fibromuscular dysplasia,FMD),动静脉畸形、Moyamoya病。有的动脉瘤患者合并结缔组织病:Ehlers-Danlos Ⅳ型,胶原蛋白Ⅲ型缺乏,Marfan综合征,Osler-Weber-Rendu综合征。

三、动脉瘤的分类

(一)按位置分类

(1)颈内动脉系统动脉瘤约占颅内动脉瘤90%,分为:①颈内动脉动脉瘤;②大脑前动脉-前交通动脉动脉瘤;③大脑中动脉动脉瘤。

(2)椎-基底动脉系统动脉瘤约占10%,分为:①椎动脉动脉瘤;②基底动脉干动脉瘤;③大脑后动脉动脉瘤;④小脑上动脉瘤;⑤小脑前下动脉动脉瘤;⑥小脑后下动脉动脉瘤;⑦基底动脉瘤分叉部动脉动脉瘤。文献报道,20%~30%动脉瘤患者有多发动脉瘤。

(二)按大小分类

按大小分为小型动脉瘤(直径≤0.5 cm);一般动脉瘤(直径0.5~1.5 cm);大型动脉瘤(直径1.5~2.5 cm);巨型动脉瘤(直径≥2.5 cm)。

(三)按病因分类

按病因可分为囊性动脉瘤(占颅内动脉瘤的绝大多数)、感染性动脉瘤和外伤性动脉瘤。

1. 感染性动脉瘤

因细菌或真菌感染形成,免疫低下患者如艾滋病或吸毒者发生率高。常见于大脑中动脉分支远端,可多发。若疑为感染性动脉瘤,应行心脏超声检查确定有无心内膜炎。感染性动脉瘤通常为梭形、质地脆,手术困难且危险,急性期抗生素感染治疗4~6周,有些动脉瘤可萎缩,延迟夹闭可能更容易。手术指征,有蛛网膜下腔出血,抗感染治疗4~6周后动脉瘤未见减小。

2. 外伤性动脉瘤

占颅内动脉瘤不足1%,大多为假性动脉瘤。闭合性脑损伤见于大脑前动脉远端动脉瘤,颅底骨折累及岩骨和海绵窦段颈内动脉形成动脉瘤,可引起海绵窦综合征,动脉瘤破裂后形成颈内动脉海绵窦瘘,伴蝶窦骨折时可造成鼻腔大出血。颅脑穿通性损伤如枪击伤或经蝶入路等颅底手术后发生动脉瘤。颅底颈内动脉动脉瘤应用球囊孤立或栓塞。外周围性动脉瘤可手术夹闭动脉瘤颈。

(四)按形态分类

按形态分为囊状动脉瘤、梭形动脉瘤、夹层动脉瘤。

四、临床表现

(一)出血症状

因动脉瘤增大、血栓形成或动脉瘤急性出血造成头痛,严重像"霹雳样",有人描述为"此一生中最严重的头痛"。

大约半数为单侧,常位于眼眶后或眼眶周,可能由于动脉瘤覆盖的硬脑膜受刺激所致。由于巨大动脉瘤占位效应导致颅内压升高,表现为弥散性或双侧头痛。

无症状未破动脉瘤蛛网膜下腔出血的年概率为1%~2%,有症状未破裂动脉瘤出血的年概率约为6%。出血倾向与动脉瘤的直径、大小、类型有关。小而未破的动脉瘤无症状。直径4 mm以下的动脉瘤颈和瘤壁均较厚,不易出血。90%的出血发生在动脉瘤直径大于4 mm的患者。巨型动脉瘤内容易在腔内形成血栓,瘤壁增厚,出血倾向反而下降。

多数动脉瘤破口会被凝血封闭而出血停止,病情逐渐稳定。未治的破裂动脉瘤中,24小时内再出血的概率为4%,第1个月里再出血的概率为每天1%~2%;3个月后,每年再出血的概率为2%。死于再出血者约占本病的1/3,多在6周内。也可在数个月甚至数十年后,动脉瘤再出血。

蛛网膜下腔出血伴有脑内出血占20%~40%(多见于MCA动脉瘤),脑室内出血占13%~28%,硬脑膜下出血占2%~5%。

动脉瘤破裂发生脑室内出血预后更差,常见的有,前交通动脉动脉瘤破裂出血通过终板进入第三脑室前部或侧脑室;基底动脉顶端动脉瘤出血进入第三脑室底;小脑后下动脉(PICA)远端动脉瘤破裂通过Luschka孔进入第四脑室。

部分患者SAH可沿视神经鞘延伸,引起玻璃体膜下和视网膜出血。出血量过大时,血液可进入玻璃体内引起视力障碍,死亡率高。出血可在6~12个月吸收。10%~20%患者还可见视盘水肿。

(二) 占位效应

直径>7 mm的动脉瘤可出现压迫症状。巨型动脉瘤有时容易与颅内肿瘤混淆,如将动脉瘤当作肿瘤手术则是非常危险的。动眼神经最常受累,其次为展神经和视神经,偶尔也有滑车、三叉和面神经受累。

动眼神经麻痹常见于颈内动脉-后交通动脉瘤和大脑后动脉动脉瘤,动眼神经位于颈内动脉($C_{1\sim2}$)的外后方,颈内-后交通动脉瘤中,30%~53%出现病侧动眼神经麻痹。动眼神经麻痹首先出现提睑无力,几小时到几天达到完全的地步,表现为单侧眼睑下垂、瞳孔散大、内收、上下视不能,直接、间接光反应消失。海绵窦段和床突上动脉瘤可出现视力、视野障碍和三叉神经痛。

颈内动脉巨型动脉瘤有时被误诊为垂体腺瘤;中动脉动脉瘤出血形成颞叶血肿;或因脑血管痉挛脑梗死,患者可出现偏瘫和语言功能障碍。前交通动脉动脉瘤一般无定位症状,但如果累及下丘脑或边缘系统,则可出现精神症状、高热、尿崩等情况。鞍内或鞍上动脉瘤压迫垂体腺和垂体柄产生内分泌紊乱。

基底动脉分叉部、小脑上动脉及大脑后动脉近端动脉瘤位于脚间窝前方,常出现第Ⅲ、第Ⅳ、第Ⅵ对脑神经麻痹及大脑脚、脑桥的压迫,如Weber综合征、两眼同向凝视麻痹和交叉性偏瘫等。基底动脉和小脑前下动脉瘤表现为不同水平的脑桥压迫症状,如Millard-Gubler综合征(一侧展神经、面神经麻痹伴对侧锥体束征)和Foville综合征(除Millard-Gubler综合征外,还有同向偏视障碍)、凝视麻痹、眼球震颤等。罕见的内听动脉瘤可同时出现面瘫、味觉及听力障碍。椎动脉瘤、小脑后下动脉瘤、脊髓前后动脉瘤可引起典型或不完全的桥小脑角综合征、枕骨大孔综合征及小脑体征、后组脑神经损害体征、延髓上颈髓压迫体征。

巨型动脉瘤压迫第Ⅲ脑室后部和导水管,出现梗阻性脑积水症状。

(三) 癫痫发作

因蛛网膜下腔出血相邻区域脑软化,有的患者可发生抽搐,多为大发作。

(四) 迟发性脑缺血(delayed ischemic deficits,DID)

发生率为35%,致死率为10%~15%。脑血管造影或TCD显示有脑血管痉挛者不一定有临床症状,只有伴有脑血管侧支循环不良,rCBF 每分钟<18 mL/100 g 时才引起 DID。DID 多出现于 3~6 天,7~10 天为高峰,表现:①前驱症状,蛛网膜下腔出血的症状经过治疗或休息而好转后,又出现或进行性加重,外周血白细胞计数持续升高、持续发热;②意识由清醒转为嗜睡或昏迷;③局灶神经体征出现。上述症状多发展缓慢,经过数小时或数天到达高峰,持续 1~2 周后逐渐缓解。

(五)脑积水

动脉瘤出血后,因凝血块阻塞室间孔或大脑导水管,引起急性脑积水,导致意识障碍;合并急性脑积水者占 15%,如有症状应行脑室引流术。由于基底池粘连也会引起慢性脑积水,需行侧脑室-腹腔分流术,但可能仅对部分病例有效。

(六)偶尔发现

由于其他原因做 CT、MRI 或血管造影发现。

五、影像学检查

(一)蛛网膜下腔出血诊断步骤

非强化高分辨率 CT 扫描,如果 CT 阴性,对可疑患者腰椎穿刺,确诊或高度怀疑蛛网膜下腔出血患者行脑血管造影。

(二)CT 检查

可以确定蛛网膜下腔出血、血肿部位大小、脑积水和脑梗死,多发动脉瘤中的破裂出血的动脉瘤。如纵裂出血常提示前动脉或前交通动脉瘤,侧裂出血常提示后交通或中动脉动脉瘤,第四脑室出血常提示椎或小脑后下动脉瘤。巨大动脉瘤周围水肿呈低密度,瘤内层状血栓呈高密度,瘤腔中心的流动血液呈低密度。故在 CT 上呈现特有的"靶环征"——密度不同的同心环形图像。直径<1.0 cm 动脉瘤,CT 不易查出。直径>1.0 cm 动脉瘤,注射对比剂后 CT 扫描可检出。计算机断层扫描血管造影(CTA)可通过 3D-CT 从不同角度了解动脉瘤与载瘤动脉,尤其是与相邻骨性结构的关系,为手术决策提供更多资料。

(三)MRI 检查

颅内动脉瘤多位于颅底 Willis 环。MRI 优于 CT,动脉瘤内可见流空影。MRA 和 CTA 检查可提示不同部位动脉瘤,常用于颅内动脉瘤筛查,有助于从不同角度了解动脉瘤与载瘤动脉关系。磁共振造影(MRA)不需要注射造影剂,可显示不同部位的动脉瘤,旋转血管影像以观察动脉瘤颈、动脉瘤内血流情况,还可以显示整个脑静脉系统,发现静脉和静脉窦的病变。

(四)数字减影血管造影(DSA)

此为确诊颅内动脉瘤金标准,对判明动脉瘤的位置、数目、形态、内径、瘤蒂宽窄、有无血管痉挛、痉挛的范围及程度和确定手术方案十分重要。经股动脉插管全脑 4 血管造影,多方位投照,可避免遗漏多发动脉瘤。Ⅰ、Ⅱ级患者脑血管造影应及早进行,Ⅲ、Ⅳ级患者待病情稳定后,再行造影检查。Ⅴ级患者只行 CT 扫描除外血肿和脑积水。首次造影阴性,合并脑动脉痉挛或高度怀疑动脉瘤者,1 个月后应重复造影,如仍阴性,可能是小动脉瘤破裂后消失,或内有血栓形成。

(五)经颅多普勒超声(TCD)

在血容量一定的情况下,血流速度与血管的横截面积成反比,故用 TCD 技术测量血管的血流速度可以间接地测定血管痉挛的程度。

六、治疗

(一) 非手术治疗

主要目的在于防止再出血和防治脑血管痉挛,用于以下情况:①患者全身情况不能耐受开颅手术者;②诊断不明确、需进一步检查者;③患者拒绝手术或手术失败者。

(1) 绝对卧床休息 14~21 天、适当抬高头部。镇痛、抗癫痫治疗。便秘者给缓泻剂。保持患者安静,尽量减少不良的声、光刺激,避免情绪激动。为预防动脉瘤再次出血,患者应在 ICU 监护。

(2) 预防和治疗脑动脉痉挛,有条件者经颅多普勒超声(TCD)监测脑血流变化,及时发现脑血管痉挛。早期可试用钙通道阻滞剂改善微循环。

(3) 根据病情退热、防感染、加强营养、维持水电解质平衡、心电监测,严密观察生命体征及神经功能变化。

(4) 降低血压是减少再出血的重要措施之一,但由于动脉瘤出血后多伴有动脉痉挛,脑供血已经减少,如血压降得过多可能引起脑供血不足,通常降低 10% 即可,密切观察病情,如有头晕、意识障碍等缺血症状,应给予适当的回升。

(5) 降低颅内压能增加脑血流量、推迟血-脑屏障的损害、减轻脑水肿,还能加强脑保护。

(二) 外科治疗方法

1. 孤立术

中断动脉瘤近端和远端载瘤动脉,可通过直接手术用动脉瘤夹结扎、放置可脱性球囊或两者联合。动脉瘤孤立术是在动脉瘤的两端夹闭载瘤动脉,但在未证实脑的侧支供应良好的情况下应慎用。有些可能需要联合颈外颈内动脉(EC-IC)搭桥保持孤立节段远端血流。

2. 近端结扎(Hunterian 结扎)

多用于巨大动脉瘤,通过闭塞 CCA 而不是 ICA 可能会减少危险,可能增加形成对侧动脉瘤危险。

3. 动脉瘤壁加固术

疗效不肯定。

4. 栓塞动脉瘤

临床不适宜手术,可选弹簧圈栓塞的介入治疗。通过介入技术在动脉瘤内放置 Guglielmi 可脱性弹簧圈或球囊。

(三) 手术治疗

开颅夹闭动脉瘤颈仍是首选治疗方法。目前,动脉瘤显微手术总的死亡率已降至 2% 以下,而保守治疗 70% 患者会迟早死于动脉瘤再出血。

1. 手术时机

近年来趋向于对破裂动脉瘤实施早期手术,理由:①动脉瘤再破裂出血的高峰期在初次出血后 1 周内,早期手术可减少动脉瘤再破裂危险;②术中可清除血凝块等引起血管痉挛的有害物质。但是出血早期,脑组织肿胀,生命体征不平稳,手术难度大,手术死亡率和致残率高。

提倡晚期手术的理由:①早期手术牵拉脑组织,加重脑水肿;②术中动脉瘤破裂概率较高;③手术易造成血管损伤,加重术后的血管痉挛。

为便于判断动脉瘤病情,选择造影和手术时机,评价疗效,根据 Hunt 和 Hess 分级法,病情在Ⅰ、Ⅱ级的患者应尽早进行血管造影和手术治疗。Ⅲ级以上提示出血严重,可能伴发血管痉挛和脑积水,手术危险较大,待数天病情好转后再行手术治疗。Ⅲ级以下患者,出血后3~4天内手术夹闭动脉瘤,可以防止动脉瘤再次出血,减少血管痉挛发生。椎-基底或巨大动脉瘤,病情Ⅲ级以上,提示出血严重,或存在血管痉挛和脑积水,手术危险性较大,应待病情好转后手术。动脉瘤破裂出血后48~96小时内为早期手术,出血后10~14天后的手术为晚期手术。

2.手术方法

手术的目的是阻断动脉瘤的血液供应、避免发生再出血,保持载瘤及供血动脉通畅,维持脑组织的正常血运。

动脉瘤瘤颈夹闭术的操作步骤:①腰椎穿刺置管,剪开硬脑膜前打开留置管,引流脑脊液30~50 mL,降低脑压,增加手术暴露的空间,便于分离操作。②翼点微骨窗入路创伤小、有利于保护面神经额支,可以夹闭前循环和基底动脉顶端动脉瘤。手术切口应尽量不影响外观,小范围剃头,做微骨窗。术中应用手术显微镜,术后缝合硬脑膜,保留骨瓣,皮内缝合,体现微创理念。前(交通)动脉瘤还可经额部纵裂入路。椎动脉、小脑后下动脉动脉瘤采用远外侧入路。椎-基底交界动脉瘤经枕下入路或经口腔入路。③分离动脉瘤时先确定载瘤动脉、暴露动脉瘤颈,分清动脉瘤与载瘤动脉的关系,并确定用何种类型动脉瘤夹。分离困难时可借助神经内镜。动脉瘤体积大、粘连紧或有破裂可以控制血压。④罂粟碱,平滑肌松弛剂,可能通过阻断钙离子通道起作用。局部应用于表面人为操作引起的血管收缩。30 mg罂粟碱加入9 mL生理盐水,用棉片蘸此溶液敷在血管约2分钟,也可通过注射器直接冲洗血管。

3.术中血管造影

动脉瘤术后应该常规复查DSA,了解动脉瘤夹闭情况。动脉瘤夹闭术后血管造影发现19%患者有动脉瘤残留或大血管闭塞等问题,所以推荐术中荧光血管造影(ICG),有助于及时发现问题予以纠正。

(四)术中动脉瘤破裂处理

文献报道,术中动脉瘤破裂发生率为18%~40%。术中发生动脉瘤破裂,患者病残率和死亡率明显增高。

1.术中动脉瘤破裂预防

(1)预防疼痛引起高血压。

(2)装头架及切皮时保证深度麻醉。

(3)头架钉子放置部位及皮肤切口局部麻醉(不用肾上腺素)。

(4)开硬脑膜前可将平均动脉压降至稍低水平。

(5)最大限度减少分离时动脉瘤脑牵拉:利尿剂脱水,术前腰椎穿刺切开硬脑膜时放出脑脊液,过度换气。

(6)减少动脉瘤顶或颈部撕裂危险:暴露动脉瘤时采取锐性分离,清除动脉瘤周围血块;夹闭动脉瘤前,完全游离动脉瘤。

2.动脉瘤手术中破裂3个阶段

(1)开始暴露(分离前):少见,处理最困难,预后很差。虽然已打开蛛网膜下腔,但是出血仍可造成脑组织膨出。①可能原因:钻骨孔时震动,剪开硬脑膜时硬脑膜内外压力差增高,疼痛反应引起儿茶酚胺增加造成血压升高。②处理:降低血压,控制出血,前循环动脉瘤控制颈内动脉出海绵窦处临时阻断夹;无效可压迫患者颈部颈内动脉。若必要可切除部分额叶或颞叶。

(2) 分离动脉瘤：动脉瘤破裂最多见原因。①可能原因：钝性粗暴分离引起撕裂，多数在瘤颈近端损伤较大，控制困难。没有充分暴露即试图夹闭。②处理：显微吸引器放在载瘤动脉破裂孔附近，不要仓促夹闭，进一步暴露并将永久夹放置于合适位置。

锐性分离时引起撕裂常在动脉瘤顶端，一般较小，通常一个吸引器就可控制。用小棉片轻轻压迫可起效。重复用低电流双极电凝使其萎缩。

(3) 放置动脉瘤夹破裂，通常有两个原因。①动脉瘤暴露欠佳：夹子叶片穿透未看见动脉瘤壁，类似钝性分离时引起撕裂。出血会由于夹子叶片靠近加重。尽量打开并去掉夹子，尤其是开始有出血迹象时，可减小撕裂程度。用两个吸引器判断最后夹子是否可放置确实夹闭，或者更常用放置临时阻断夹。②放置瘤夹技术差：当夹子叶片靠近时出血可能减轻；这时检查其尖端，确认其已跨越瘤颈的宽度。如果没有，通常可并行放置一个较长的夹子，会有所改善。确认夹子叶片足够靠近。如果没有足够靠近而仍出血，有必要放置两个夹子，有时需更多。

(五) 术后治疗

动脉瘤术后患者应在 ICU 病房监护治疗，监测生命体征、氧饱和度等，并注意观察患者的意识状态、神经功能状态、肢体活动情况。术后常规给抗癫痫药，根据术中情况适当程度脱水，可给予激素、扩血管药等。如果手术时间不很长，术中临时使用一次抗生素，术后则不需再使用抗生素。

(六) 治疗后动脉瘤复发

未完全夹闭动脉瘤可继续增大和/或出血，包括动脉瘤夹闭或弹簧圈栓塞，仍有动脉瘤充盈或动脉瘤颈残留。

七、不同部位动脉瘤类型

(一) 海绵窦段动脉瘤

海绵窦段动脉瘤占颅内动脉瘤 3%～5%，多为大型和巨大的动脉瘤。海绵窦段动脉瘤分为自发性和外伤性两种，后者多为假性动脉瘤。

(1) 自发性海绵窦段动脉瘤一般无症状，直到发展为巨大动脉瘤，压迫海绵窦内有第Ⅲ、Ⅳ、Ⅴ、Ⅵ对脑神经产生眼部症状。

(2) 外伤性海绵窦段动脉瘤多发生在青少年，头部外伤伴有前颅底骨折、单侧视力丧失和鼻出血，是典型的颈动脉海绵窦瘘三联征。外伤性动脉瘤破裂出血至蝶窦，可导致致命的动脉性鼻出血。

(3) 无临床症状、放射学检查偶然发现、未进入蛛网膜下腔的海绵窦动脉瘤可定期观察，不需特殊治疗。

(4) 严重的难治性面部疼痛、放射学提示动脉瘤已进入蛛网膜下腔、反复出现鼻出血应该积极手术治疗。直接手术夹闭海绵窦内动脉瘤困难，很难避免脑神经损伤，血管内治疗海绵窦内动脉瘤成为首选。

(二) 床突上动脉瘤

颈内动脉在颈动脉环处出海绵窦，进入蛛网膜下腔。颈内动脉床突上部分可分为以下节段：①眼动脉段，床突上 ICA 最长部分。位于眼动脉与后交通动脉起始处之间，近端部分（包括眼动脉起始部）常被前床突遮掩。包括眼动脉和垂体上动脉 2 条分支。②后交通段，从后交通动脉起始部到脉络膜前动脉(AChA)起始部。③脉络膜段，从脉络膜前动脉(AChA)起始部到颈内动脉最后分叉。

约45％眼动脉段动脉瘤表现为蛛网膜下腔出血,45％表现为视野缺损和/或视力障碍。眼动脉动脉瘤常多发,夹闭对侧眼动脉动脉瘤技术并不困难,但是夹闭对侧垂体上动脉瘤不容易。

(三)后交通动脉动脉瘤

后交通动脉动脉瘤更多见于与颈内动脉连接处,或与大脑后动脉连接处,均可侵及第Ⅲ对脑神经,引起动眼神经麻痹。注意椎动脉造影,椎动脉是否参与动脉瘤供血,或通过增粗后交通动脉,向后循环供血。

(四)前交通动脉动脉瘤

前交通动脉动脉瘤出血在前纵裂,其中63％伴脑内血肿,约1/3脑内血肿破入脑室。20％前交通动脉瘤破裂出血后引起血管痉挛,发生额叶脑梗死,表现为情感淡漠。

对侧颈内动脉造影,了解动脉瘤由双侧或单侧前动脉供血。

翼点入路为最常用入路。动脉瘤向上生长、额部有大量血块时可用额下入路,同时清除血肿。通常右侧翼点入路,左侧翼点入路适用:①动脉瘤指向右侧,左侧入路先暴露动脉瘤颈部,如动脉瘤出血便于控制;②动脉瘤仅由左侧前动脉供血,右侧前动脉未供血,可在动脉瘤近端控制;③合并其他左侧动脉瘤。

(五)大脑前动脉远端动脉瘤

通常位于额极动脉起始端,或在胼胝体膝部胼周动脉和胼缘动脉分叉部,经常合并脑内出血或半球间硬脑膜下血肿,因为此处蛛网膜下腔空间小,保守治疗效果较差。此处动脉瘤与脑组织粘连,术中易发生过早破裂。

自前交通动脉达到动脉瘤距离1 cm内可通过翼点入路,切除部分直回到达动脉瘤。

自前交通动脉达到胼胝体膝部动脉瘤距离大于1 cm,包括胼周动脉和胼缘动脉分叉部动脉瘤,冠状切口,多从右额入路,骨瓣应该越过中线2 cm,自额半球间暴露动脉瘤。如动脉瘤顶埋在右大脑半球内可经左额入路,避免过度牵拉脑组织的危险。

半球间入路如长时间牵拉扣带回,手术后可能产生短暂运动性缄默症。

(六)大脑中动脉动脉瘤

翼点开颅后通过侧裂入路最为常用。颞上回入路可减少脑牵拉和近端血管操作时引起血管痉挛,缺点是骨瓣稍大、控制中动脉近端困难、可能增加癫痫发作危险性。

(七)后循环动脉瘤

后循环蛛网膜下腔出血可能引起呼吸暂停及神经源性肺水肿,发生血管痉挛更易引起中脑症状。

1.大脑后动脉动脉瘤

大脑后动脉是基底动脉的终支,大脑后动脉动脉瘤临床比较少见,占颅内动脉瘤的0.7％～2.2％。

大脑后动脉动脉瘤临床主要表现为蛛网膜下腔出血,占位效应所引起渐进性轻度偏瘫或同向性偏盲,脑神经的麻痹等少见,少数患者为神经放射学检查时偶然发现。

一般采用额颞(翼点)经侧裂入路或颞下入路夹闭大脑后动脉动脉瘤。

2.椎动脉动脉瘤

多数椎动脉动脉瘤起自椎动脉-小脑后下动脉连接处,或椎动脉-小脑前下动脉,椎动脉-基底动脉。

血管造影需要评价对侧椎动脉,因孤立动脉瘤时对侧椎动脉粗大有代偿能力。

直接夹闭动脉瘤为更好治疗方法。血管内弹簧圈栓塞不能减轻动脉瘤压迫脑干或脑神经引起的症状。

3.基底动脉分叉处动脉瘤

也称基底动脉分叉动脉瘤,约占颅内动脉瘤5%。大多表现为蛛网膜下腔出血,动脉瘤增大可能引起视交叉受压和双颞侧偏盲(与垂体瘤相似),或压迫动眼神经引起动眼神经麻痹。大多数基底动脉顶端动脉瘤可通过翼点入路、颞下入路和眶颧入路。

八、特殊类型动脉瘤的治疗

(一)巨大动脉瘤

颅内巨大动脉瘤是指直径≥2.5 cm(约1英寸)的动脉瘤,占颅内动脉瘤的3%~5%,多见于颈内动脉海绵窦段及其末端分叉部、大脑中动脉主干分叉部、基底动脉及椎基底动脉连接部。有囊形状和梭形动脉瘤两种类型。高峰年龄为30~60岁,女性:男性=3:1。

临床表现为自发性蛛网膜下腔出血和占位效应。

血管造影:常因动脉瘤血栓形成,造影剂不能完全充盈而低估动脉瘤大小。需做MRI或CT检查以显示血栓形成部分。

CT扫描:通常动脉瘤周有明显水肿。动脉瘤周脑组织增强后可增强,可能是由于脑组织对动脉瘤的炎症反应引起血流增多引起继发性血管形成。

MRI扫描:动脉瘤内存在湍流T_1像混杂信号。MRI人工脉冲式成像有助于鉴别巨大动脉瘤与其他实质性或囊性病变。

手术治疗除防止动脉瘤再破裂出血外,还应解除其占位效应。手术是巨大动脉瘤首选的治疗方法。约1/3可以夹闭动脉瘤瘤颈。巨大动脉瘤手术难点:①暴露巨大动脉瘤颈;②保持载瘤动脉通畅;③切除巨大动脉瘤的占位效应。

巨大动脉瘤的3种直接手术方法:①切除巨大动脉瘤后再造载瘤动脉,适用于瘤蒂可以辨认者;②窗式成角动脉瘤夹再造载瘤动脉,适用于无蒂、动脉瘤内无血栓者;③巨大颈内动脉瘤或大脑中动脉瘤实施夹闭和切除手术,需要行颞浅动脉-大脑中动脉搭桥或颈动脉-大隐静脉-大脑中动脉搭桥手术,补充脑血流不足;④颈内动脉分期结扎,二期手术动脉瘤孤立减压术,适用于颈内动脉海绵窦段巨大动脉瘤,瘤壁与海绵窦硬脑膜合二为一,无法分离直接夹闭者。

(二)多发性动脉瘤

好发生于两侧对称的部位,特别是颈内动脉及大脑中动脉,出血机会较单发者多。最好一次手术能夹闭全部动脉瘤,若无法做到可分期手术,但应首先处理出血的或者有出血倾向的动脉瘤。根据临床症状和影像学特征的综合分析,判断出血责任动脉瘤:①CT或MRI血液集中点;②血管造影血管痉挛区域;③动脉瘤形状不规则;④以上没有帮助,怀疑最大的动脉瘤。

(三)未破裂动脉瘤(unruptured aneurysm,UIA)

随着医疗水平不断提高,未破裂和无症状的动脉瘤病例逐渐增多,其中15%~50%病例继续变大和出血。部分学者主张保守治疗,定期检查。但多数人提倡尽早手术治疗。

未破裂颅内动脉瘤包括偶然发现动脉瘤(无任何症状偶然发现)及非出血引起症状的动脉瘤(如第Ⅲ脑神经受压瞳孔扩大)。

有人建议对直径≥10 mm未破裂动脉瘤尽量治疗,小的动脉瘤应血管造影连续随访。

(四)动脉圆锥

动脉起始节段漏斗状结构,开口最宽<3 mm,需与动脉瘤区分,正常血管造影中有7%~13%,多发性或家族性动脉瘤中发生率更高,25%为双侧性。大多数发现于后交通动脉起始部。尽管也可能出血,其破裂危险性低于囊性动脉瘤。然而,动脉圆锥可发展为出血动脉瘤。治疗建议:因为其他原因手术同时,包裹或放置环形动脉瘤夹处理动脉圆锥。

九、预后

影响动脉瘤预后因素有患病年龄、动脉瘤的大小、部位、临床分级、术前有无其他疾病、就诊时间、手术时机的选择等有关,尤其是动脉瘤患者SAH后,是否伴有血管痉挛和颅内血肿对预后有重要影响。其他如手术者经验、技巧,有无脑积水等均对预后有影响。

据国外文献报告,动脉瘤破裂出血后10%~15%患者在获得医疗救治前死亡,最初几天内死亡率为10%,30天死亡率46%,总死亡率≈45%。首次出血未经手术治疗而存活的患者中,再出血是致死和致残的主要原因,2周内危险性为15%~20%。早期手术目的可降低再出血危险性。

(李 军)

第六章

先天性疾病

第一节 先天性蛛网膜囊肿

先天性蛛网膜囊肿是指颅内先天存在的一类由透明菲薄的膜包裹无色透亮脑脊液的囊肿，属于非肿瘤性良性囊肿。其发生率为颅内占位性病变的0.1%～2.0%。

一、发病机制

先天性蛛网膜囊肿的发病机制可概括为以下几个方面：①在胚胎期逐渐形成蛛网膜下腔的过程中，由于局部液体流动变化或小梁不完全断裂，形成假性通道或引流不畅的盲袋，逐渐增大形成蛛网膜囊肿。②胚胎发育期间室管膜或脉络膜组织异位于蛛网膜下腔，发育成退化的分泌器官，阻塞脑脊液循环形成囊肿。③先天性异常妨碍脑脊液循环也能产生蛛网膜囊肿。④蛛网膜在胚胎期发育异常，分裂成两层，脑脊液在其中积聚而形成囊肿。⑤因脑发育延缓，蛛网膜下腔扩大，形成囊肿。如颅中窝蛛网膜囊肿有时也称颞叶发育不全。⑥脑室系统原发性阻塞，如导水管阻塞，引起脑室内压增高，使侧脑室颞角、第三脑室前或后壁疝出，形成憩室样囊肿。⑦胎儿期脑损伤引起小量蛛网膜下腔出血，逐渐形包膜和吸收水分发展呈囊肿。⑧结缔组织疾病可引起蛛网膜弹性减小，如马凡综合征，产生多发性脑、脊髓的蛛网膜囊肿。⑨出生后感染、外伤、出血等引起的蛛网膜粘连，脑脊液被包裹，为后天性的继发性蛛网膜囊肿。

蛛网膜囊肿增大的机制尚不清楚，目前有以下几种学说：①渗透学说，蛛网膜囊肿液与附近蛛网膜下腔中的脑脊液渗透压不同，特别是囊内出血后，脑脊液顺渗透梯度进入蛛网膜囊肿内而使之逐渐增大。②单向活瓣学说，蛛网膜囊肿与蛛网膜下腔间歇性单向交通，脑脊液可进入囊内，但不能流出，以致囊肿不断增大。③囊壁分泌学说，异位的脉络膜和室管膜组织具有分泌功能，因囊液增多而囊肿增大。④流体力学学说，因脑、脑脊液搏动压力，静脉性压力如咳嗽、用力等或沿血管的蠕动压力可引起脑脊液进入蛛网膜囊肿，使之逐渐增大。⑤滤过学说，脑脊液在蛛网膜颗粒中可以通过完整的膜进入硬脑膜静脉窦，同样脑脊液也可能经完整的囊膜进入蛛网膜内。⑥分房学说，局限性蛛网膜下腔扩大因出血或粘连引起分房而增大。

二、病理

(一)发生部位

蛛网膜囊肿可发生在有蛛网膜的任何部位。最常见的部位是颞叶和外侧裂,大脑半球凸面亦常见,其次是颅后窝(12.8%~30%),其他少见部位包括鞍上、鞍内、桥小脑角、大脑纵裂、脑室或斜坡等。

(二)组织学

蛛网膜囊肿一般呈圆形、卵圆形或不定形;其大小不一,小者可似花生米,大者可累及数个脑叶,直径可达 10 cm 以上。囊壁为半透明状,外观呈暗色或乳白色或混浊状态,内含脑脊液,囊液蛋白含量增高,局部脑组织或颅骨可因蛛网膜囊肿长期压迫而萎缩或变薄。

囊壁由扁平上皮细胞组成,常为单层,偶可多层,厚 1~2 μm,外层由致密胶原纤维加强。有时囊壁中可发现室管膜细胞或脉络膜织。电镜下细胞具有囊泡、吞饮陷窝、张力微丝、多泡体和溶酶体等,游离面无绒毛和纤毛。细胞内桥粒相互连接。囊液的理化特征与脑脊液相同,少数可有囊液变黄、蛋白增高或迁移的白细胞等,可能是囊内出血的结果。

三、临床表现

(一)年龄、性别

本病可见于任何年龄,但以儿童最多见,青少年及成年人亦不少见,平均发病年龄 38 岁,男女之比为 2∶1。

(二)病程

多数患者的病程在数月至数年,有的长达数十年,有的可因囊内出血而突然发病。

(三)症状与体征

绝大多数为慢性起病,个别因囊内出血突然起病,其临床症状和体征与蛛网膜囊肿的大小和位置有关。有的患者可终生无症状,仅在尸解或 CT 扫描时偶然发现,其囊肿直径多在 5 cm 以下。蛛网膜囊肿常见的症状和体征有以下几种。

1.颅内压增高征

以颅后窝蛛网膜囊肿发生颅内压增高征的机会最多。颅内压增高征表现为头痛、呕吐、视盘水肿等,婴幼儿常有唇缝裂开、前囟隆起等表现。

2.脑积水征

表现为头围扩大、前囟隆起、颅骨骨缝裂开等。

3.局灶性神经功能障碍

表现与蛛网膜囊肿的部位关系密切,不同部位的蛛网膜囊肿可引起各异的症状、体征。例如颅中窝蛛网膜囊肿主要表现为轻偏瘫、三叉神经痛等局灶性脑损害;鞍区蛛网膜囊肿可出现类似鞍区肿瘤的表现,即视力及视野障碍、内分泌障碍等;大脑凸面蛛网膜囊肿以偏瘫、失语、癫痫为主要表现;脑桥小脑角蛛网膜囊肿可出现脑神经障碍,即耳鸣、耳聋、面肌痉挛、三叉神经痛等脑桥小脑角肿瘤表现;四叠体池蛛网膜囊肿可出现上视困难、瞳孔散大、听力和平衡障碍等。

4.头围增大或颅骨不对称畸形

常见于婴幼儿,约 37.5% 的患儿可出现头围异常增大。部分患儿可仅有头围增大或因囊肿局部压迫而致颅骨不对称发育畸形,而无其他异常表现。

5.其他

小儿病例可出现癫痫及发育迟缓。鞍上蛛网膜囊肿可累及下丘脑或压迫第三脑室底部而出现性早熟,有时亦可出现共济失调、肢体震颤、舞蹈症及手足徐动症等。

四、辅助检查

(一)CT

CT扫描是目前诊断颅内蛛网膜囊肿最可靠的方法,既能定位,又可定性诊断。CT表现为边界清楚的脑外低密度区,多呈圆形或卵圆形,有时为不规则形。CT值为3~5 Hu,周围无水肿,当发生囊内出血时,可呈高密度或等密度改变。部分患者在CT上呈现有占位效应,囊肿周围皮层显示灰质密度,明显受压。CT同时可显示是否有脑积水及其程度。强化CT扫描一般无强化(图6-1A~C)。在脑池造影的CT扫描中,可了解脑脊液动力学改变。与蛛网膜下腔相通的蛛网膜囊肿,CT上的低密度区常被造影剂填充,廓清比邻近脑池要慢(图6-2)。有时在扫描晚期可见囊肿内密度稍有增高,这可能是由于造影剂经囊壁弥散入囊内或囊壁有间歇性交通的关系。

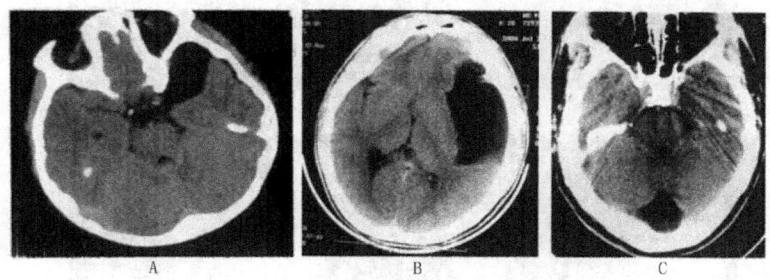

图6-1 颅内蛛网膜囊肿CT表现

A.先天性颞叶蛛网膜囊肿平扫CT表现;B.先天性外侧裂蛛网膜囊肿平扫CT表现;C.先天性枕大池蛛网膜囊肿平扫CT表现

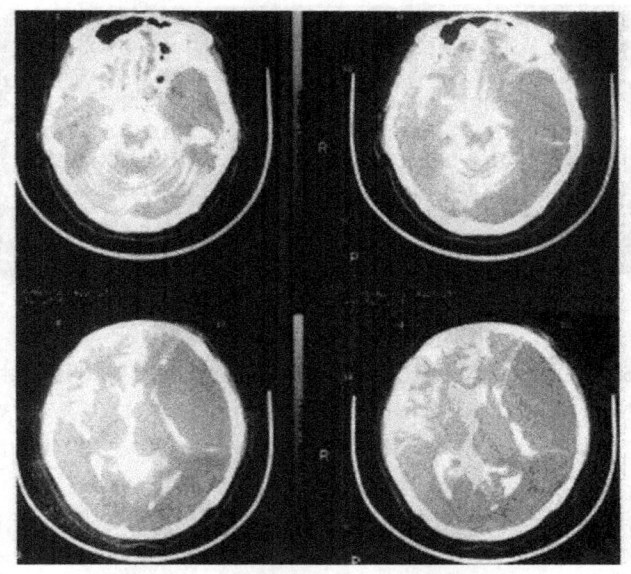

图6-2 蛛网膜囊肿CT脑池造影表现

(二) MRI

先天性蛛网膜囊肿典型的 MRI 表现为边界清晰的均一病灶,在 T_1 加权像、质子密度加权像与 T_2 加权像上,囊肿内均与脑脊液等信号,囊壁很薄,不易显影(图 6-3A~E)。

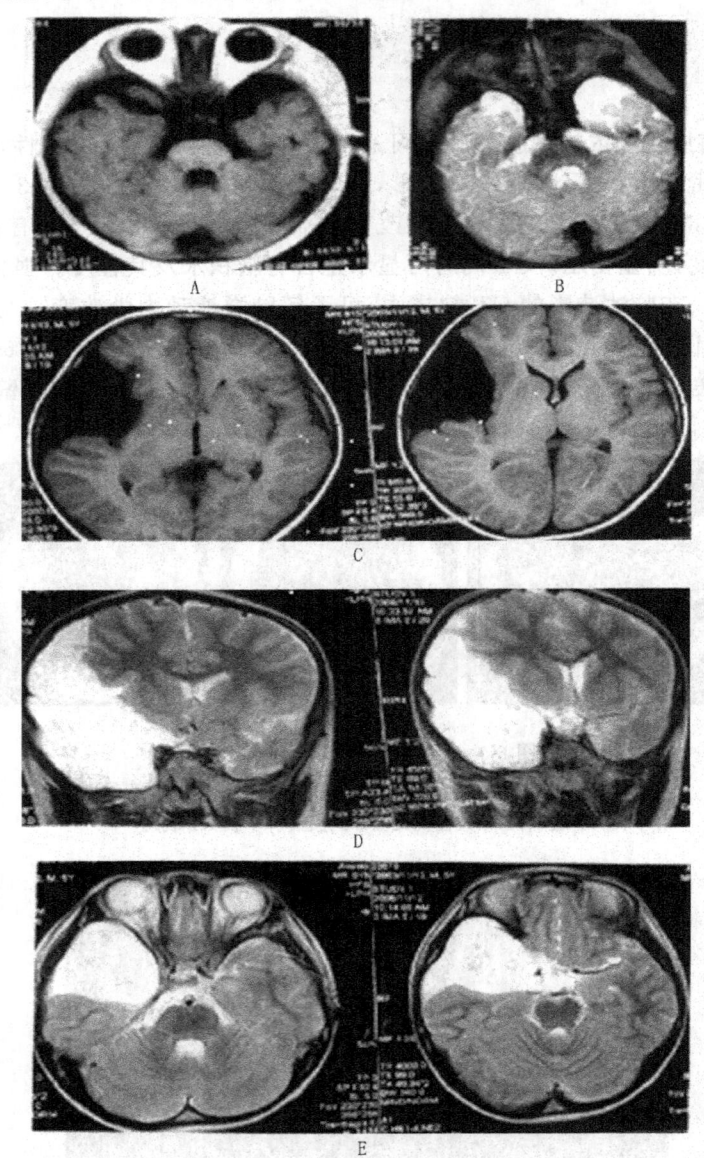

图 6-3 先天性蛛网膜囊肿(续)

A.先天性双侧蛛网膜囊肿 MRI 表现(T_1 加权像轴位);B.先天性双侧蛛网膜囊肿 MRI 表现(T_2 加权像轴位);C.先天性蛛网膜囊肿 MRI 表现(T_1 加权像轴位);D.先天性蛛瓣膜囊肿 MRI 表现(T_2 加权像冠状位);E.先天性双侧蛛网膜囊肿 MRI 表现(T_2 加权像轴位)

五、诊断

先天性蛛网膜囊肿单靠临床表现难以确诊,凡出现颅内压增高、脑积水、癫痫,尤其是患儿,应想到本病的可能。应及时行 CT 扫描或 MRI 检查以明确诊断,但最后确诊有赖于组织学检查。

六、治疗

先天性蛛网膜囊肿是否需要手术治疗存在争议。对于无症状者不必手术,但须密切观察。

(一)手术指征

蛛网膜囊肿的绝对手术指征:①颅内出血,如硬脑膜下出血或囊内出血;②有颅内压增高征;③有局灶性神经体征,如出现偏瘫、失语等。对于无上述情况仅有头围增大或颅骨局部变形、占位效应、癫痫的儿童亦应考虑手术。

(二)手术方法与选择原则

手术方法大致可分为囊肿直接手术和分流术两类。蛛网膜囊肿的手术方式选择原则:①儿童一旦发现有蛛网膜囊肿应立即行囊肿全切除或次全切除术,以控制颅内压;②幼儿仅在开颅术效果不佳时才考虑分流术;③成年人,尤其是老年人应首先行囊肿-腹腔分流术;④术后 CT 随访 1~2 年,如囊肿未缩小,应作囊肿-腹腔分流术,如 CT 发现脑室进行性扩大,则应做脑室-腹腔分流术。

1.囊肿直接手术

(1)囊肿穿刺抽吸引流术:适用于位置深在的蛛网膜囊肿,如四叠体蛛网膜囊肿。在囊肿穿刺抽吸引流后,常不久即复发,远期效果不佳,故临床上很少单独应用本法,多与立体定向术及分流术联合应用。

(2)囊肿切除术:这是目前常用的手术方式之一,常与分流术联合应用。分囊肿部分切除术、大部切除术与完全切除术,近年来亦有人采用脑室镜行蛛网膜囊肿切除术,因蛛网膜囊肿血运不丰富,尤适于脑室镜下手术。

(3)囊壁大部切除加囊肿-脑室或脑池分流术:以建立囊肿与脑池或脑室之间的交通为手术原则。

(4)囊壁大部切除加带蒂大网膜颅内移植:目的是利用大网膜的吸收功能,适用于巨大型难治性蛛网膜囊肿,尤其是术后复发者。

2.分流术

分流术适用于颅中窝、鞍上、脑室内、四叠体池、大脑半球间池、脚间池等部位的蛛网膜囊肿,常单用或与囊壁切除术联合应用囊肿-脑室/腹腔或心房分流术,如有脑积水,可同时采用脑室-腹腔分流术。

(三)手术结果

大多数蛛网膜囊肿通过手术治疗可达到根治或消除症状及体征的目的。多数病例术后几天内症状就逐渐消失;病程较长,神经功能已有严重损害者,术后残余症状可持久存在;儿童可遗有发病时的反应迟钝或智力减退;有癫痫者术后部分患者消失或减轻。不同部位、不同手术方式的患者,其手术效果不同。

七、预后

蛛网膜囊肿为颅内良性囊肿,只要能控制好颅内压,预后一般良好,能完全切除者,大多可达治愈的目的。手术病死率为 0~10%,平均在 2% 以下。

(徐 坤)

第二节 狭颅症

一、概述

狭颅症是一种先天性发育畸形,指婴幼儿颅骨缝闭合时间过早,以致脑的发育受到已无扩张余地的骨性颅腔的限制,故本病亦称颅缝早闭或颅缝骨化症。患儿主要表现为头颅狭小、颅内压增高和智力发育迟缓等,多伴有其他骨骼的发育异常。本病病因尚未明确,可能与胚胎期中胚叶发育障碍有关,亦可能系骨缝膜性组织异位骨化所致。在新生儿中,发生本病的概率为 $0.07\%\sim0.1\%$。颅缝早闭的时间、早闭颅缝的位置及数量等,与头颅外形及患儿智力受影响的程度有关,早期诊断和治疗颅缝早闭,对预后至关重要。临床上通常以颅缝闭合类型进行分类。在单颅缝早闭中,尤以矢状缝早闭、冠状缝早闭、单侧冠状缝或人字缝早闭等为常见;而多颅缝早闭,常见者为双侧冠状缝早闭、冠状缝和矢状缝早闭、额蝶筛缝和额缝早闭、全颅缝早闭等。头形改变方向常与早闭的颅缝线垂直。

二、临床表现

(一)症状与体征

1.矢状缝早闭

矢状缝早闭占全部颅缝早闭的 $50\%\sim60\%$。患儿多为男性,个别病例有家族史。矢状缝如果在出生前闭合,胎儿脑部的发育会受到严重限制,产生头颅部显著畸形。颅顶从前到后变窄、变长,呈现为舟状头或称楔状头,从侧面观酷似哑铃状,显示颅穹隆高而横径短,沿矢状缝可触及隆起的骨嵴。此类患儿颅内压增高和视盘水肿并不多见;少数患儿有智力发育迟缓。

2.冠状缝早闭

当左右冠状缝同时早闭,患儿表现为尖头畸形,即颅顶高,额部低。从后面看为尖头,从前面看则为塔形头。头颅前后径变短,前额和顶部隆起,前囟前移,头围变小而颅高增加,闭合的冠状缝上可触及骨嵴。患儿前脑发育受到严重影响,多伴有颅内压增高的症状,可有斜视,眼底检查可见视盘水肿或萎缩。

3.单侧冠状缝及人字缝早闭

颅骨一侧的冠状缝与人字缝早闭,可出现斜头畸形,发生率占所有颅缝早闭的 $8\%\sim19\%$。男性发病多于女性,以左侧凹陷为多见,常伴有其他骨的畸形发育。患者表现为一侧额面部凹陷,头颅不对称发育而成斜头畸形;一侧冠状缝早闭可在额骨中部扪及骨嵴;患侧额头扁平,两眼眶高低不等,患侧眼眶高于健侧,可伴有眶距过宽;额部狭窄,表现为"侧偏颅"或"扭曲脸"。本病可合并其他畸形如腭裂、眼裂畸形、泌尿系统畸形和前脑畸形等。

4.双侧冠状缝早闭伴额蝶缝、额筛缝早闭

属多颅缝早闭,表现为短头畸形。若双侧冠状缝在眼眶外侧与额蝶缝和额筛缝均发生早闭,则头颅前后径及头围较正常明显变小,双颞颅径增加,前额和枕骨扁平,前囟前移,眼眶变浅,眶容积缩小引起轻度突眼,偶伴中面部发育不良。智力发育迟缓较单侧冠状缝早闭为多。

5.额缝早闭

额缝早闭可致三角头畸形,后者有两种类型,一种为眶上缘正常,一种为眶上缘后缩。前额正中呈龙骨嵴状。从头顶观前额部三角头畸形尤为明显,可扪及额部正中早闭颅缝嵴;可伴有眶距过狭症和内眦赘皮。部分患者有慢性颅内压增高征象。

6.全颅缝早闭

如全部颅骨骨缝均发生提前闭合,表现为小头畸形,颅顶扁平。颅矢状径、颅冠状径、头围乃至整个头颅均显著小于同龄正常人,多伴有其他部位的发育异常。因脑部发育严重受限,患儿智力发育较差。

狭颅症常合并身体其他部位畸形,最常见者为对称性并指(趾)症;此外,还可能有面骨畸形、蝶骨小翼过度生长、鼻骨塌陷、后鼻孔闭锁及鼻咽腔梗阻、硬腭增高、腭裂、唇裂、脊柱裂、先天性心脏病及外生殖器异常等。

(二)影像学检查

头颅 X 线正侧位片,可见早闭的颅缝及眶顶,以及额颅部的相应结构改变;尚可见由于慢性颅内压增高而引起的指压切迹(图6-4)。CT 平扫可见颅前窝及眶顶前后径变短、脑室变小等。

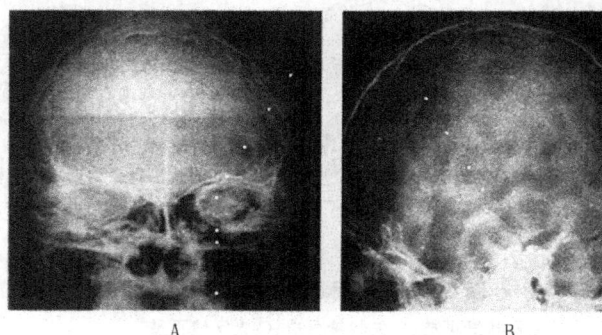

图6-4 颅缝早闭颅骨 X 线平片

A、B 正侧位片,可见人字缝,其他颅缝均已闭合;脑回压迹明显;蝶鞍显示骨质吸收,头颅前后径增大,近于舟状头畸形

三、手术技术

手术的目的是通过切开原已闭合的骨缝或重新建立新的骨沟,使颅腔能有所扩大,以保证脑的正常发育。

(一)适应证与禁忌证

头颅畸形明显,伴有眼球突出、智力低下、视力下降及颅内压增高征象者,均需手术治疗。一般认为在出生后6~12个月,手术治疗效果较好。1岁以后颅内压增高症状或视力减退明显者,亦应行手术治疗。重度营养不良,有明显贫血,体内重要脏器损害且功能不正常,或头皮有感染者,应视为禁忌。

(二)术前准备

拍摄颅骨正、侧位片,确定颅缝骨化早闭的位置及其范围;测量并记录头颅各径线长度,以便术后观察对比。

(三)手术入路与操作

手术方式包括颅缝再造术及颅骨切开术两种。

1.颅缝再造术

颅缝再造术是手术切开已骨化早闭的颅缝。手术在基础麻醉加局部麻醉下进行,术中注意仔细止血,保持输血、输液的通畅,以预防休克(图6-5)。①矢状缝早期闭合:手术主要切开原矢状缝。取中线切口,前起冠状缝前1 cm,后至人字缝尖后1 cm,于中线旁做颅骨钻孔,咬除1.5 cm宽的骨沟,同时切除两旁骨膜,切除范围应较骨沟宽2~3 cm。充分止血后,按层缝合伤口。此法缺点为术中易出血。为避免出血,亦可采用在矢状线旁平行地咬除骨质,形成两条骨沟的方法。②冠状缝早期闭合:在耳前做冠状切口直达两侧颧弓,切除已闭合的冠状缝。手术方法同前。③全部颅缝闭合:婴儿手术采用顶部冠状切口,分2期进行。第1期将头皮翻向前,沿冠状缝咬出一条骨沟,并咬除矢状缝的前半部,必要时,再辅以颞肌下减压术。在伤口愈合及患儿完全恢复后进行第2期手术,原切口切开后,头皮翻向后,咬开后半部矢状缝、颞部及人字缝。儿童分期手术时,需分别在顶前、顶后做两个冠状切口。两切口间距离应较宽,以免头皮发生坏死。颅骨切除方法同前。

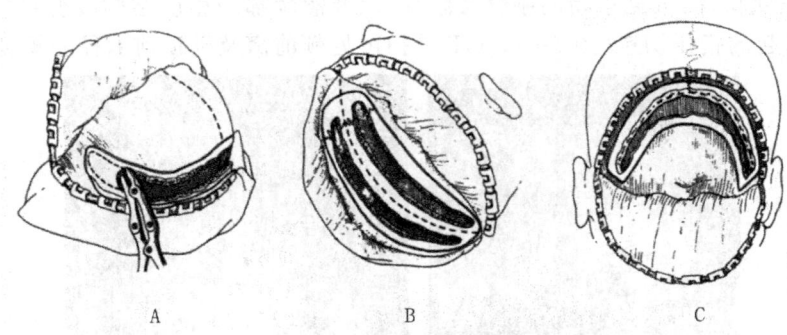

图6-5 颅缝再造术示意图
A.冠状缝再造;B.矢状缝再造;C.人字缝再造

2.颅骨切开术

颅骨切开术是通过手术广泛地切开颅骨,而不沿原封闭或骨化的颅缝切开,对全颅缝早期封闭或骨化者,效果较好。手术在左右两侧分两期进行,间隔时间为3~4周,一般先做右侧。切口始于一侧额颞部发际,沿额骨粗隆中央向后、经矢状缝至人字缝尖,再由此呈弓形向下、与人字缝平行至后上部,止于距耳郭2 cm处,形成一个大的头皮瓣,越过颞肌上缘并翻向颞侧。沿头皮切口线内缘1 cm处做颅骨钻孔,以避免头皮切口线与骨沟位于同一平面。钻孔间的距离一般不超过4 cm。矢状窦旁钻孔应距离中线约2 cm,颞部钻孔应位于颞肌上缘。钻孔处常可见硬脑膜紧张或膨出,因此,颅骨切开前,最好先行腰椎穿刺,缓慢放出一定量的脑脊液至出现脑搏动为止。然后用咬骨钳在各钻孔间咬开宽约1.5 cm的骨沟后,即形成一椭圆形的额、顶、枕骨骨瓣。在经顶骨粗隆向中线垂直咬开一骨沟达对侧中线旁,骨瓣基底前后各保留一宽0.5~1.0 cm的骨桥。骨膜切除处理同前。切口按层缝合。术后15天至1个月,在对侧进行同样手术。

(四)术中注意事项

由于术后骨缝常很快愈合,1岁以下的患儿颅骨切开后有时在3个月内切开部位即可连接,6~12个月即发生骨性愈合,因而影响其远期效果,需再次手术。为防止术后骨沟的愈合,手术时需切除骨沟两侧各2~3 cm宽的骨膜,骨沟边缘可用电凝烧灼,曾试用各种异物如钽片或聚乙烯膜等置于人造骨缝之间,也有报道将固定液(Zenker液,除去其醋酸成分,以减少癫痫的发生），涂于骨沟边缘和显露的硬脑膜表面，持续3～5分钟，可以减少或延缓其愈合，避免再次手术。术中尽可能减少出血，并应纠正失血。手术中应特别注意避免损伤静脉窦，由于窦壁十分薄弱，一旦破损不易修补，易造成大量失血。在临床上，矫正过度偶见，矫正不足却较常遇到。实际上，轻度的过度矫正，效果最好。

（五）术后处理注意事项

头皮包扎宜适度。术后随着头颅体积的增大，头皮张力可能较大，所以术后包扎不能太紧，以预防头皮缺血与坏死。预防低血容量性休克，引流液如是血性，渗出虽非大量，但在婴儿仍有可能引起休克，故应及时补充血容量。

四、并发症及其防治

狭颅症是颅缝早闭的直接结果，它主要是限制了大脑的正常发育。因此，常见的严重并发症是颅内高压症，继而导致视神经萎缩，出现视功能异常，严重者可致失明。同样由于大脑发育受限，可致智力低下。

（一）颅内压增高

在婴儿发育过程中，最危险的并发症是颅内压增高。这种颅内压增高与颅内占位性病变（如肿瘤）所造成的颅内压增高不同，前者属于一种慢性过程。由于颅内压增高，可造成视神经萎缩，导致失明和大脑萎缩性痴呆。正常人大脑在出生后2年内发育最旺盛，脑发育和颅腔容积的矛盾在这个时期也更加突出，造成颅内高压或脑疝的机会也最多。由于婴幼儿不能表达出有头痛、视力变化等症状，而且呕吐也不常见，因而在婴幼儿发育期颅内压增高的发现和诊断相当困难。患儿对检眼镜（眼底镜）检查视盘水肿极难配合，故视神经萎缩亦较难检出。在患儿发育早期，大脑发育较快，故颅内压呈逐渐升高趋势。当达到一定年限，脑组织发育速度减慢或停止发育时，颅内压可出现下降趋势。通常认为，狭颅症患儿在6岁以后，大脑的发育几近停止。

手术是解除颅内压增高最直接的方法。术后狭颅症患儿颅内压一般均有下降，尤以术后6个月起颅内高压改善最为明显。

（二）视力减退

视力减退起因于视盘水肿和眼部静脉回流受阻而导致的视神经萎缩。由于视神经管很少因颅缝早闭而发生狭窄，故原发性视神经萎缩较少见。常规的颅缝再造术及颅骨切开术在降低了颅内高压的同时，对改善视力也起到了作用。需排除因眼眶部畸形本身所造成的视力变化，包括斜视和弱视。这些异常，可通过眼眶畸形矫正手术予以部分纠正。

（三）神经及心理障碍

狭颅症患儿由于颅缝早闭产生的头部发育畸形，以及由此引起的智力发育低下，常表现出高级神经心理活动的异常。此外，患儿长期受到周围社会的歧视和疏远，得不到同等良好的教育，也是其智力、情感、人格发生变化的重要原因之一。大多数患儿在长大以后，显示出孤僻、不合群的性格特征，对其婚姻、社交、工作等方面都会有较大的负面影响。因此，早期矫正手术很有必要。神经心理测试对了解患儿的学习和记忆能力、人格特征、智力水平极为有用。适时地进行临床心理咨询与治疗，对改善患儿的心理状态，增强其社会适应力也非常重要。

（徐　坤）

第三节 小儿脑性瘫痪

小儿脑性瘫痪(cerebral palsy,CP)是指发生在妊娠到新生儿期期间,由各种原因引起的以脑的非进行性病变为基础,形成永存的、但可以变化的运动和姿势异常,常有不同程度的智能低下、癫痫、行为异常等症状。患儿多在2岁以前发病。

一、病因

脑性瘫痪的直接病因为脑损伤和脑发育缺陷,高危因素有多种,可以大致分为以下几种。

(一)孕妇年龄过大

研究表明,母亲年龄40岁以上的小儿脑瘫患病率是25～34岁产妇的3倍。

(二)多胎妊娠比单胎妊娠发生脑瘫的危险性更大

多胎妊娠比单胎妊娠发生脑瘫的危险性更大是由于多胎妊娠时胎盘功能相对不足,特别是某些多胎胎盘所特有的病理情况,如胎儿间的输血综合征,会出现供血胎儿贫血、低体质量,受血胎儿血容量过高、水肿、心力衰竭等。此外,单双胎和多胎妊娠比单胎妊娠更可能减少妊娠期,也易使胎儿宫内发育迟缓。

(三)孕妇宫内感染

因孕妇宫内感染而致脑瘫的情况约占脑瘫的1/3,Nahnrias首先把先天性宫内感染引起围产儿畸形的病原体概括为TORCH(T,弓形体;O,其他病原体如EB病毒、梅毒螺旋体等;R,风疹病毒;C,巨细胞病毒;H,单纯疱疹病毒),即火炬综合征。孕妇一旦感染,可通过胎盘、产道传染给胎儿,直接损伤胚胎组织细胞,特别损害发育过程的中枢神经系统,出生后表现为脑瘫。

(四)早产儿

早产儿的脏器特别是中枢神经系统尚未发育完善,生发基质处小血管上皮层脆性大,血管周围又缺少支撑物,纤维蛋白溶解活力高,再加上凝血因子缺少,稍有压力改变或损伤就容易发生生发基质-脑室内出血,继而导致脑室周围出血性梗死。而脑室周围血管的发育程度与胎龄有关,胎龄越小脑室深部的血管分支发育越差。早产儿的脑血管缺少动脉吻合支,且脑中的大小动脉管壁又缺少肌层,对压力变化的适应能力较差,一旦发生血压下降就可使大脑血流减少,脑室周围动脉边缘区域和脑白质终末区域发生缺血,继而发生脑室周围白质软化。据报道,当出现低氧、高碳酸血症或绒毛膜羊膜炎、羊膜早破等情况时,均会促使脑室周围白质软化的发生,增加早产儿脑部损伤的危险性。

此外早产儿由于机体抵抗力差,各种脏器发育不完善,功能尚不健全,因此很容易出现感染、硬肿症、呼吸窘迫、呼吸暂停等并发症,而这些并发症形成的碳酸血症以及治疗并发症时可能出现的补液过快、呼吸机应用不当、高浓度氧吸入等均可引起脑血流的波动,导致或加剧脑室内出血或脑室周围白质软化,如此又增加了造成脑损伤的危险性。

(五)新生儿窒息

Blennow等报道,窒息,特别是严重窒息时,新生儿脑脊液中谷氨酸、天冬氨酸两种兴奋性氨基酸浓度较对照组明显为高,而且它们的浓度是随缺氧缺血性脑病的严重程度而增高的,兴奋性氨基酸对低氧缺血环境中未发育好的神经元可能起损害作用。此外窒息时次黄嘌呤大量蓄积，当复苏给氧后次黄嘌呤氧化成尿酸，并释放出游离氧基，而大量游离氧基也会对新生儿的神经元产生损伤。

（六）核黄疸

核黄疸是引起小儿脑瘫的重要病因。间接胆红素超过 306 μmol/L，即可引起核黄疸，导致脑损伤，引起脑瘫。可由新生儿 Rh 或 ABO 溶血病、败血症、新生儿肝炎、胆汁黏稠综合征、先天性胆道闭锁等引起。由于围产医学的进步，核黄疸引起小儿脑瘫比例明显下降。

（七）低体重儿

StanleY F.J.认为，出生体重低于 1 500 g 的新生儿脑瘫发生率是正常出生体重儿的 25～31 倍。Veelken等人对 371 例出生体重小于 1 500 g 婴儿进行了回顾性调查，发现脑瘫 55 例（占 14.8%）；轻度智力低下 41 例（占 11%）；中度智力低下 30 例（占 8%）；重度智力低下 19 例（占 5%）；失明者 4 例（占 1.5%）。

（八）遗传因素

近年来的研究认为，遗传因素在脑瘫中的影响越来越重要。生过脑瘫患儿的妇女，随后所生的子女脑瘫再发风险增加，提示有与之相联系的遗传学基础。Monreal 在一项对比研究中发现，近亲有癫痫、脑瘫及智能低下中的 2 种因素者占脑瘫的 65%。日本报道，出生体重＞2 500 g，无产时及分娩后异常的脑瘫患儿中，父母属近亲结婚者占 17.6%。

（九）环境因素

据报道，孕妇暴露于原子弹爆炸后的放射线环境下可以导致胎儿脑瘫、小脑畸形和智力障碍，在日本由于工业废物污染，鱼肉食品中含有甲基汞，在孕期食用这种食品可以引起痉挛性四肢瘫。

此外，孕妇患妊高征、心力衰竭、大出血、贫血、休克或吸毒、药物过量等均可导致胎儿脑缺血、缺氧而致脑瘫。

二、脑瘫的病理变化

脑瘫患儿脑病变主要累及脑干、基底节、小脑、大脑皮质运动区等神经元聚集的部位，也累及白质纤维。脑瘫的基本病理特点主要有以下 8 个方面。

(1)中枢神经系统的先天性畸形：①脑结构的缺如，如在胎儿发育中由于神经管闭合不全引起大脑半球、间脑的缺如等。②脑结构的畸形，如前脑分化障碍导致的两大脑半球未分开、小脑发育不全等。③神经细胞的异位聚集，指在胎儿神经系统发育的过程中，成神经细胞在迁移时发生停顿或移位，致使神经细胞聚集在异位，形成大小不一的异位灰质块或结节。

(2)脑出血。

(3)神经元细胞变性、坏死。

(4)脑室周围白质软化。

(5)脑室周围出血性梗死。

(6)脑组织的炎性改变：如由于孕妇早期感染风疹病毒，通过胎盘感染胎儿引起的脑瘫，其大脑可呈局限性脑膜脑炎改变。

(7)胶质细胞增生。

(8)脑实质内空洞形成：大多脑瘫患儿的病变为小灶性，无论是脑干神经核，还是皮质区，或小脑、丘脑都如此,白质区依然。下橄榄核病变虽较广泛,但亦为部分区域,基底节虽较弥漫,但仍有健康区存在。因此,此类患者不应放弃治疗,运动训练仍能改善其功能,否则症状进行性加重。

三、临床分类及表现

(一)临床分类
根据佳木斯召开的第一届全国小儿脑瘫研讨会上制定的分类标准,脑瘫的分类如下。

1.按瘫痪的部位分类

(1)四肢瘫:指双上肢、下肢及躯干都发生瘫痪,多为重症患儿。

(2)双瘫:四肢瘫的一种类型,指双下肢瘫痪重、躯干与上肢较轻,为脑瘫的典型类型。

(3)偏瘫:指一侧的上肢、下肢瘫痪。

(4)重复偏瘫:为四肢瘫的一种特殊类型,指一侧上、下肢障碍重于另一侧上、下肢。

(5)截瘫:指双下肢局限性瘫痪。代表性的为脊髓损伤时的脑瘫,障碍局限于下肢。

(6)单瘫:指只有一个肢体的瘫痪,临床较少见。

(7)三肢瘫:指患儿三个肢体均有障碍。

(8)双重瘫:四肢瘫的一种特殊类型,指双侧上肢障碍重于双侧下肢的瘫痪。这种类型多见于手足徐动性脑瘫。

2.按肌紧张、姿势及运动模式分类

(1)痉挛性脑瘫:主要病变在锥体系,是临床上最常见的脑瘫类型,以肌紧张亢进、运动功能障碍为主要特征,可分为轻、中、重3级。主要表现为上肢肘关节屈曲,腕关节掌屈,手握拳,拇指内收,髋关节屈曲、内收、内旋,膝关节屈曲,足跖屈成尖足。当扶腋下提起患儿时,其双下肢交叉,步行时成剪刀步态。立位时呈头背屈,下颌突出,颈椎前凸,胸椎后凸,腰椎前凸,呈屈髋、屈膝、尖足的特征性姿势。随年龄的增长可发生关节挛缩变形。由于受累部位不同,痉挛性脑瘫又可分为单瘫、双瘫、四肢瘫和偏瘫等不同类型。一般新生儿窒息与低体重儿易患该型脑瘫,占脑瘫患儿的60%~70%。

(2)手足徐动型脑瘫:主要病变在大脑深部基底核及锥体外系,以不随意运动为主要临床特征。婴儿常表现为头不能竖直呈低张力状态,随年龄的增长肌紧张逐渐增强,颜面、手、足等部位出现难以用意志控制的不随意运动,精神越紧张症状越重,安静时不随意运动减少,入睡后消失。该型脑瘫由于损伤范围广,颜面肌肉、舌肌、发音器官肌肉都有不同程度的受累,故患儿常伴有发声、构音及语言障碍;有的患儿表现张口、流涎及摄食障碍;有的患儿因颜面肌肉不规则地局部收缩,可表现为面部表情怪异。

(3)强直型脑瘫:主要病变在锥体外系,临床特点为肌张力增强,被动运动时有抵抗,呈均匀的铅管状或齿轮状状态。

(4)失调型脑瘫:病变主要在小脑、脑干,以平衡功能障碍为特征。患儿常表现为运动发育落后,有意向性震颤,张口流涎,躯干摇摆多动,上肢功能障碍明显。患儿的指鼻试验、对指试验及跟膝胫试验都难以完成。

(5)肌张力低下型脑瘫:临床主要表现为缺乏抗重力伸展能力,患儿呈低紧张状态,自主运动功能低下,抬头、坐位都很困难。由于肌张力低下,患儿常取仰卧位,四肢外展、外旋,形成蛙姿位。此型脑瘫较少见,多为某些类型脑瘫的早期表现,以后肌张力逐渐增强,可变为痉挛性脑瘫或手足徐动型脑瘫。

(6)震颤型脑瘫:主要病变在锥体系及小脑,以身体的某一部分在一个平面内呈不随意的、节律性的摇动为特征。临床主要表现为静止性震颤,粗大而有节律,有意识动作时可暂时被抑制,多见于上肢。有时为动作性震颤,动作时加重,有眼球震颤。单纯的震颤型脑瘫罕见,多与其他型混合存在。

(7)混合型脑瘫:在患儿身上同时有两种类型以上脑瘫的特点。临床上最多见于痉挛型脑瘫与手足徐动型脑瘫的混合型脑瘫。

(8)分类不明型脑瘫:临床上不符合以上任何一种类型的脑瘫。

(二)脑瘫并发症状

1.精神发育迟滞

脑瘫患儿常伴有智力低下。文献报道,脑瘫患儿伴精神发育迟滞的发生率可高达75%。有学者对门诊及住院的小儿脑瘫患者进行了智商测定,发现415例脑瘫患儿中,智商小于70的患儿占78.79%;Bice统计1 000例脑瘫患儿,其中智商小于70的约56%;膝田整理了包括Bice在内的23个报告提出脑瘫的智能分布,智商小于70的几乎占到半数。

但有学者经过调研发现上述的统计与临床实际观察不符。他们认为由于大多数有关智能发育的评价测验都是以运动的完成为基础,所以在脑瘫患儿测得的结果往往与实际有差距,常常比精神发育迟滞儿低。此外,脑瘫患儿除脑损伤致运动障碍外,还可能有视听觉障碍、语言障碍,使其常难以做出合适的应答或表现自己;又因运动障碍使其成长中本应具备的潜能发育受阻,使发育过程中的生活实践受阻,影响了精神发育。另外,除躯体因素外尚有心理障碍,致使智测更不可靠,实际智力常被低估。他们认为对脑瘫患儿,父母的观察与理解,以及医师自己的仔细观察,常有助于患儿智力总体评价,不能将脑瘫智测结果等同于精神发育迟滞来对待。如果脑瘫患儿运动改善,实践增多,各个方面的发育水平会明显提高。

2.语言障碍

据报道,1/3~2/3的脑瘫患儿有不同程度的语言障碍。其表现形式可以是发音不清、构音困难、语言表达障碍,甚至失语。发生语言障碍的原因如下。

(1)由于脑组织损伤,语言中枢的发育受到影响。

(2)脑性瘫痪后,颜面肌、舌肌、发音器官肌肉受累,构音障碍所致。

(3)脑瘫患儿由于四肢运动障碍、视听障碍或智力障碍等也会导致或促进语言障碍的发生。

手足徐动型及失调型脑瘫患儿常伴有语言障碍,其次是痉挛性四肢瘫、双瘫的脑瘫患儿也可伴有语言障碍。

3.视力障碍

脑瘫患儿常合并斜视,其中以内斜为多见,其他可见眼震、凝视障碍、近视、远视等,严重者可见白内障、视神经萎缩,甚至全盲。

斜视是痉挛性脑瘫最常见的眼球位置异常,视神经萎缩在重症脑损伤、伴有重度智能低下的痉挛型四肢瘫中发病率高。

4.口面功能障碍及牙齿疾病

由于颜面部肌肉及口腔、舌部肌肉的肌张力异常,导致患儿咀嚼、吸吮和吞咽困难,口腔闭合不好及流涎。脑瘫患儿常见龋齿病,其原因主要是牙质本身的异常及口腔的不卫生。因核黄疸或其他围生期损害可使牙釉质形成不全,牙齿容易发生钙化不全,牙齿本身易呈龋齿状态。

5.听觉障碍

脑瘫患儿多为从内耳到中枢部损害而致的感音性听觉障碍。脑瘫患儿常因伴有智力低下、语言发育落后、运动障碍等而表现出对音响的反应不良,其听觉障碍常被忽略。因此为了减少致残,应早期对患儿进行听力的有关检查,以便及早发现,及早治疗。

6.癫痫

癫痫是脑瘫患儿常见的并发症之一,常以各种惊厥为表现形式。惊厥不仅妨碍脑瘫的治疗,而且反复惊厥可加重脑损伤,因此必须重视脑瘫患儿的惊厥,予以正确的诊断和治疗。

四、辅助检查

(一)头颅 CT、MRI 检查

1.头颅 CT 检查

头颅 CT 是脑组织形态学变化的影像学反映,脑瘫患儿头颅 CT 检查常有异常,其 CT 表现因脑瘫的类型、不同致病原因及并发症而不同。

(1)头颅 CT 异常的主要表现:分为非脑畸形表现及脑畸形表现。非脑畸形表现主要有脑萎缩,脑室扩大、脑沟增宽、增深、脑软化灶、脑积水、空洞形成等。脑畸形多由于胚胎期神经系统发育异常及神经元移行异常所致,主要有脑裂畸形、巨脑回畸形、灰质异位及脑穿通畸形等。

(2)不同致病原因头颅 CT 的不同表现:有窒息史者,CT 异常主要表现为脑萎缩,皮质、皮质下软化灶及室旁脑白质软化灶,侧脑室扩大。室旁白质软化灶是早产儿及其相关并发症导致的缺血缺氧损伤的典型表现。母亲患妊娠中毒症者,患儿常可见到脑的中间部异常如胼胝体缺损。产伤所致者可出现一侧低密度区,也可伴脑室扩大或出现硬膜下积液表现。新生儿早期颅内感染者主要表现为脑积水和硬膜下积液。

(3)不同类型脑瘫头颅 CT 的不同表现:①痉挛型,脑瘫头颅 CT 的异常率最高,主要表现为脑萎缩或皮质及皮质下软化灶,其病变部位、大小与临床肢体瘫痪基本一致。②徐动型,表现为第三脑室扩大,基底节区病变。③失调型,表现为第四脑室扩大及小脑低吸收区为主,并可见小脑萎缩及蛛网膜囊肿。④低张型,表现为侧脑室扩大,脑积水及胼胝体发育不全,而出现侧脑室扩大,预示将来可发展成痉挛型。⑤混合型,其表现多种多样,大多较严重,常在侧脑室扩大基础上伴第三脑室扩大、脑萎缩、脑积水或实质内脑软化灶等。

(4)不同肢体功能障碍头颅 CT 的不同表现:痉挛型双瘫者,可见到对称性侧脑室扩大。痉挛型偏瘫者,可见对侧侧脑室扩张及低密度影,四肢瘫表现为脑发育畸形、基底节病变、脑软化、脑积水、空洞样改变等。

2.头颅 MRI 检查

头颅 MRI 检查较 CT 更为敏感,具有多方向切层、多参数成像的特点,能更精确地显示病变部位、范围大小及组织学特性,是发现脑内部结构病变的首选方法,但价格较为昂贵。

(二)脑超声检查

婴儿前囟未闭,这为超声检测提供了一个天窗。婴儿随着年龄的增大其脑室也渐增大,因此,不同年龄的婴儿应有不同的侧脑室正常值。据此可以判断不同年龄婴儿脑室扩张情况。相关资料表明,脑室改变与发病原因有关,尤其与颅内出血相关,与病型及并发症无关。脑超声检查的优点是对脑室改变较 CT 灵敏,对脑室周围白质软化的诊断优于 CT 及 MRI。它主要用于脑损伤的筛查及连续观察病情变化,且无损伤,经济方便。但对皮质、髓质萎缩的鉴别逊于头

颅 CT。

(三)神经诱发电位检查

诱发电位通常是指利用计算机将神经系统对感觉性刺激所产生的瞬间电反应进行平均处理,从而获得一种恒定反应电位波图形的电生理检测技术。通过对反应潜伏期、波幅和其他参数的判定,了解感觉传导通路完整性及其邻近区域的相关损害。由于刺激的感受器不同而分为脑干听觉诱发电位、视觉诱发电位和体感觉诱发电位。这些检查可选择性地观察特异性传入神经通路的功能状态,可用于各种感觉的客观检查。

1.脑干听觉诱发电位检查

脑干听觉诱发电位检查是反映由声音刺激引起的神经冲动在脑干听觉通路上传导功能的一项检查。目前尚无统一的诊断标准。郑州市儿童医院的孔峰等在参照潘映福标准的基础上,按小儿不同年龄组有关的 PL 波作为正常参考值,将脑干听觉诱发电位分为四级:①正常范围为Ⅰ～Ⅴ波波形稳定整齐,各波 PL 正常。②轻度异常为Ⅰ～Ⅴ波存在,但部分 PL 和 IPL 延长均超过平均值＋2.5 个标准差。③中度异常为仅Ⅰ、Ⅴ波存在,全部间期延长,波形不整。④高度异常为Ⅰ～Ⅴ波分化不清或消失。首都儿研所的杨健等则以阈值增高、Ⅰ波潜伏期延长和Ⅴ/Ⅰ波幅比值小于 0.5 占多数为异常。

脑干听觉诱发电位的诊断意义:一般认为Ⅰ波源于听神经,Ⅱ波源于耳蜗核,Ⅲ波源于上橄榄复合体,Ⅳ波源于外侧丘系核,Ⅴ波源于中脑下丘,而Ⅵ波、Ⅶ波则分别代表着内侧膝状体及听放射的电位。因此上述这些部位的异常就可表现出听觉诱发电位的变化。

脑瘫患儿常不合作,因此传统的听力检查往往容易漏诊,因而延误治疗时机。有报道脑瘫患儿约有 2/3 存在有周围或中枢听路损害(尤其是前者),提示其病变主要涉及耳蜗和听神经远端纤维,极少数属单纯中枢性。由于脑瘫患儿主要表现对高音频听力丧失,不同程度保留一般讲话中低频音响反应,致使一些家长误认为患儿没有听力异常,而延误诊治。脑干听觉诱发电位正是在高音频为主的短声刺激下诱发一系列反应波,因而能相当敏感地发现脑瘫患儿听觉神经通路中的损害,是超早期脑瘫诊断的重要标准之一,对尽早开展矫治具有重要意义,是头颅 CT 无法替代的检查。

2.视觉诱发电位检查

视觉诱发电位检查可应用于脑性瘫痪儿伪盲及癔症、视网膜病、前视路病变、视交叉部病变的鉴别,特别提示视神经萎缩。

3.躯体感觉诱发电位(SEP)检查

感觉通路和运动传导通路分别属于传入神经和传出神经,无论在中枢部位或在外周神经,两种神经传导束走行都很接近。运动传导通路的损害可能影响到感觉传导通路的完整性。另外,正常运动功能产生与感觉传导功能,尤其与深感觉密切相关。因此,脑瘫患者虽然以四肢的运动与姿势异常为特点,SEP 检查仍可对脑瘫的早期诊断有重要的临床价值。

临床所做的 SEP 检查一般是检测上肢正中神经的躯体感觉诱发电位。浙江残疾儿童康复中心的陈星所选取的 SEP 异常标准:①各波绝对潜伏期异常;②某一波成分的消失或波幅较对侧低 50％以上。天津市儿童医院的孔洁等确立 SEP 的异常判断标准为以对照组为依据,凡 PL 及 IPL 大于对照组均值加上 2.5 个标准差者为延迟;N_{20} 波形缺失、分化不清或波幅峰值低于正常 50％为异常。

(四)脑电图与脑地形图检查

1.脑电图检查

(1)脑电图的主要特征:文献报道,弥散性低电压性节律失调是脑瘫患儿脑电图表现的特征之一。第四军医大学西京医院的杨欣伟认为,脑瘫患儿的脑电图改变主要表现为脑电图的"不成熟现象",基本频率变慢,规律性变差,慢波明显增多,多呈两侧弥散性出现,伴有癫痫发作者可有癫痫波的存在。Gibbs报道,本病常为低电压低波幅驼峰波,低波幅睡眠纺锤波或驼峰波与睡眠纺锤缺如。

(2)脑电图在脑瘫诊断上的意义:脑电图检查对于脑瘫的诊断具有辅助作用,它的异常改变对预测脑瘫是否已合并癫痫、智能障碍等有重要价值。

2.脑地形图检查

脑地形图是由脑电图和诱发电位等生物电形成的,较之脑电图更为敏感些,它对于脑瘫的诊断也是一个敏感的辅助检查指标。

五、诊断与鉴别诊断

(一)诊断

1.诊断方法

根据病史、患儿的临床症状、体征,结合脑电图、神经诱发电位、脑超声及头颅CT、MRI等相关检查,可进行明确诊断。

2.早期诊断

(1)脑瘫早期诊断的概念:一般认为出生0~6个月内做出诊断者为早期诊断,其中在出生0~3个月诊断者为超早期诊断。

(2)脑瘫早期诊断的意义:脑和神经系统在3岁以前发育最快,尤其是6个月以内的婴儿,神经系统正处于迅速生长发育分化阶段,脑的代偿能力和可塑性强。脑瘫患儿在6个月以内,其脑的损伤还处于初级阶段,异常姿势和异常运动还没有固定,因此其恢复能力较强,治疗后能得到最好效果。而早期诊断是早期治疗的必要条件,早期诊断越来越受到人们的重视。

(3)脑瘫早期诊断的方法。

询问病史:主要针对脑瘫的高危因素进行询问。患儿家族中是否有神经系统遗传病史,其父母是否为近亲结婚;患儿母亲妊娠时是否伴有高血压、糖尿病、贫血等疾病,是否接触过放射性物质,是否有宫内感染;婴儿出生时是否有窒息、产伤、惊厥,是否为早产、双胎或多胎,生后是否患过高胆红素血症、严重感染性疾病等。

观察患儿的早期临床表现。常见的有以下几点:①喂养困难,吸吮及吞咽动作不协调;②烦躁、易惊、易激惹;③对周围环境反应差;④有凝视、斜视;⑤头不稳定,四肢活动少,躯干、四肢发软;⑥张口伸舌,身体发硬、打挺,动作不协调、不对称;⑦运动发育延迟,与正常儿相比落后至少3个月。

体格检查:①原始反射检查,手抓握反射、紧张性迷路反射出生4个月后仍存在,而吸吮反射、紧张性颈反射于出生后6个月仍不消失。②Vojta姿势反射异常。③肌张力检查,患儿肌张力可表现为过高、降低或呈动摇性。

结合相关物理检查:如脑电图、脑地形图、神经诱发电位、脑超声及头颅CT、MRI检查。

(二)鉴别诊断

脑瘫的临床表现非常复杂,很容易与其他症状相似的疾病相混淆。因此,必须认真加以鉴别,以使患儿得到正确、有效的治疗。

1.中枢神经系统感染性疾病

以各种病毒、细菌、真菌及寄生虫等致病微生物感染引起的脑炎、脑膜炎(新生儿期除外)、脊髓炎为常见。这些疾病往往起病急,可有发热及各种神经系统症状,症状呈进行性,进展速度较快,正确诊断、及时治疗后一般无运动障碍。若治疗不及时,遗有神经系统受损症状时,可依靠询问病史进行鉴别。

2.颅内肿瘤

颅内肿瘤的患儿,其症状呈进行性,并有颅内高压的表现,可做头颅 CT 及 MRI 检查明确诊断。

3.代谢性疾病

(1)苯丙酸酮尿症:该病是一种较常见的氨基酸代谢病,属于常染色体隐性遗传病。主要由于肝内苯丙氨酸羟化酶(PAH)的缺陷,不能将苯丙氨酸(PA)变为酪氨酸,致使 PA 及其代谢物蓄积体内,引起一系列功能异常。临床主要表现为智力低下、多动、肌痉挛或癫痫发作,病程为进行性,CT 和 MRI 检查可见弥散性脑皮质萎缩,易与脑瘫混淆。但该病患儿因黑色素合成不足,常见皮肤苍白、头发淡黄等,通过检测患儿血中 PA 水平和酪氨酸的生化定量以确诊。早期给予低苯丙氨酸饮食治疗可使智力发育接近正常。

(2)中枢神经海绵样变性:该病属于常染色体隐性遗传。成纤维细胞内天冬氨酸酰基转移酶缺乏,病理改变主要见于脑白质,其内充满含有液体的囊性空隙,似海绵状。患儿初生时正常,出生后 2～4 个月开始出现智力发育迟缓,肌张力低下,头不能竖直。出生后 6 个月开始有明显的进行性头围增大,以后肌张力逐渐增高,出现癫痫发作、视神经萎缩,脑脊液正常。该病与脑瘫鉴别点为呈进行性神经功能衰退、巨头征、视神经萎缩;CT 和 MRI 可见脑白质有囊样改变;生化检查可见尿中 N-乙酰天冬氨酸增多。患儿多在 5 岁内死亡。

(3)异染性脑白质营养不良:该病又名脑硫脂沉积病,属常染色体隐性遗传性疾病。由于髓磷脂代谢障碍,使大量半乳糖硫酸脑苷脂在中枢神经系统、周围神经和一些脏器内贮积。患儿出生时表现为明显的肌张力低下,随病情的发展逐渐出现四肢痉挛、肌张力增高、惊厥、共济失调、智力进行性减退等。其与脑瘫的鉴别要点在于病情呈进行性发展,检测血清、尿或外周血白细胞中芳香硫酸酯酶 A 的活性可确诊。

4.神经系统变性疾病

(1)进行性脊髓性肌萎缩:该病是一种常染色体隐性遗传病,是由脊髓前角细胞和脑干运动神经核的退变而引起继发性神经根和肌肉的萎缩,大多数患儿出生时活动正常,到 3～6 个月或更晚时才出现症状。躯干、肩胛带、骨盆带及下肢均呈对称性无力,以近端较重。仰卧时髋关节外展,膝关节屈曲,如蛙腿姿势,病程呈进行性,最后呈完全弛缓性瘫痪,可累及呼吸肌而死亡。肌电图可检出肌纤维纤颤电位,肌肉活组织检查显示明显肌萎缩和神经变性。该病一般智力正常,腱反射消失,肌电图和肌肉活组织检查异常,可与脑瘫相鉴别。

(2)少年型家族性进行性脊肌萎缩症:该病属常染色体隐性或显性遗传,病变仅累及脊髓前角,而不侵及锥体束。多发于儿童和青少年,表现为四肢近端肌萎缩、肌无力,步态不稳似鸭步,渐发展至远端肌肉萎缩。腱反射减弱或消失,但智力正常。肌电图检查可见肌纤颤电位,肌肉活检可见横纹肌纤维萎缩。

(3)扭转性肌张力不全:该病是一组较常见的锥体外系疾病,其特点是在开始主动运动时,主动肌和拮抗肌同时发生持续性不自主收缩,呈现特殊的扭转姿势或体位,可为常染色体显性或隐性遗传或 X-连锁遗传,神经生化检查可见脑的神经递质分布异常。本病为慢性进行性,起病年龄因遗传型而不同,早期症状多以某一限局部位的肌张力不全症状开始。显性型者,早期多表现为中轴肌肉的异常姿势,特别是斜颈,也有以躯干或骨盆肌的扭曲姿势为主要特征;隐性遗传型者多以一侧下肢的步态异常或手的姿势异常为首发表现,走路时呈内翻足体位,书写困难,最后可进展至全身性肌张力不全。与脑瘫的鉴别点为该病有家族史,围生期正常,无智力低下,无惊厥发作,无锥体束征,无感觉障碍。

5.神经肌肉接头及肌肉疾病

(1)重症肌无力:该病是由于神经肌肉接头传递障碍所致。临床以与眼球运动、颜面表情、咀嚼、吞咽、呼吸等有关的肌肉易疲劳,经休息或应用抗胆碱酯酶药物后缓解为特征。做肌电图检查和新斯的明试验可与脑瘫鉴别。

(2)进行性肌营养不良:该病是一种遗传性神经肌肉性疾病,多发于儿童和青少年。患儿独立行走较迟,往往 3~4 岁时还不能跑跳。由于肌张力低,患儿走路呈鸭子步态。其从仰卧位起立时须先翻身呈俯卧位,然后用双上肢支撑下肢,逐渐将躯干伸直而站起,临床上称为高尔征。检查有腱反射消失、肌萎缩、假性肌肥大,智力正常,血清肌酸肌酶增高,肌活检可见肌纤维肥大呈玻璃样变,这些可与脑瘫鉴别。

6.其他疾病

(1)风湿性舞蹈病:典型症状为全身或部分肌肉呈不自主的运动,以四肢动作最多,还可出现皱眉、耸肩、闭眼及缩颈,动作大多为双侧,也可限于一侧,在兴奋或注意力集中时加剧,入睡后消失。肌力和感觉常无障碍。好发年龄多在 6 岁以后,女孩多见,常在链球菌感染后 2~6 个月出现,一般病程为 1~3 个月。与脑瘫的鉴别点在于该病发病年龄较晚,伴风湿活动,病程呈自限性,无智力及其他运动障碍。

(2)良性先天性肌张力低下症:出生时即有肌张力低下,随年龄增长肌张力低下得到改善,延迟到 2~2.5 岁才开始站立、走路,半数在 8~9 岁时几乎与正常儿童相仿。无家族史,无中枢神经系统及末梢神经病变,反射正常,无异常姿势,肌肉活检和肌电图正常,智力正常,预后良好。

六、治疗

(一)治疗原则

(1)早期发现和早期治疗:婴儿运动系统正处发育阶段,早期治疗容易取得较好的疗效。

(2)促进正常运动发育:抑制异常运动和姿势。

(3)采取综合治疗手段:除针对运动障碍外,同时控制其癫痫发作,以阻止脑损伤的加重。对同时存在的语言障碍、关节脱位、听力障碍等也需同时治疗。

(4)医师指导和家庭训练相结合:以保证患儿得到持之以恒的正确治疗。

(二)主要治疗措施

物理治疗主要通过制订治疗性训练方案来实施,常用的治疗技术包括软组织牵拉、抗异常模式的体位性治疗、调整肌张力技术、功能性运动强化训练、肌力和耐力训练、平衡和协调控制、物理因子辅助治疗等。

(三)药物治疗

目前还没发现治疗脑瘫的特效药物,可用小剂量苯海索缓解手足徐动症的多动,改善肌张力;注射肉毒素 A 可缓解肌肉痉挛,配合物理治疗可治疗痉挛性脑瘫。

(四)手术治疗

脑瘫一旦出现异常姿势与活动,特别是不能站立与行走的时候,需要手术治疗。对于痉挛性脑瘫患儿来说,手术治疗有可能改善肢体功能。手术治疗的原则是减少痉挛,恢复和改善肌力平衡,矫正肌肉、关节或骨骼的挛缩畸形,为功能恢复创造条件。

1.术前准备

(1)全面和细心检查患者,反复认真分析病情,了解改善肢体功能的各种措施、适应证、禁忌证,并按具体情况灵活运用。

(2)以积极、耐心的态度对待患者和家属,解释手术前后的体育疗法、物理疗法以及有效的功能训练对功能改善的重要性,并指导患者与家属坚持进行。

(3)对各组肌力进行全面测定,特别是对造成畸形的肌肉及其对抗力的测定,必要时进行肌电图检查测定。

(4)全面了解肢体各关节的功能与形态,如头与躯干的姿势,有无骨骼畸形或关节脱位,然后选择相应的手术方法。治疗痉挛性脑性瘫痪的手术可分为肌腱骨关节方面的手术,其中包括肌腱手术(肌腱切断术、肌腱延长术、肌腱移位术等)和骨关节手术;神经方面的手术,包括末梢神经分支切断术和高选择性神经后根切断术。

2.手术指征

(1)年龄:下肢手术适宜手术年龄在 4 岁以上,上肢手术在 7 岁以上。此基于两种考虑,一是年龄过小,患儿术后不能进行主动的肌训练,无法与医务人员和家长配合进行功能训练;二是过早手术,术后随着身体生长发育的影响,肢体畸形有可能复发,需再次、多次手术。但年龄过大,软组织长期处于挛缩状态,肢体各关节将出现僵硬,甚至出现瘫痪性脱位等严重畸形,失去治疗和康复的机会。现在许多独生子女家长要求给患儿提前手术,临床上也适当放宽手术年龄,下肢手术可提前至 3 岁多进行。

(2)智力情况:要求智力较好,体现在患儿能懂人意,会讲话,对周围事物有反应,能主动控制大小便。几乎所有学者都强调智力的好坏与术后的疗效成正比。智力是人类特有的、大脑最为复杂的综合性高级活动的体现,如果大脑发生病损,根据病变范围的大小,必将产生轻重不同的智力障碍。手术仅为疾病的康复提供了条件,术后需要许多持久的功能锻炼。智力过于低下,术后无法配合肌肉锻炼,即使年龄增大,肢体的功能也不会有太大的改善。但要准确测定脑瘫患儿的智力是比较困难的,专家提出智商在 70 以上具有手术适应证。可依据患儿能否讲话、主动控制大小便能力、理解人意等诸因素将智商分为低能、中等和较好三类,后两类患儿符合手术指征。

(3)术前瘫痪程度:每个痉挛型脑瘫患儿的瘫痪程度各不相同,单侧瘫痪,或虽累及多个肢体,但痉挛程度相对较轻,应当能获得满意的手术效果;四肢严重痉挛瘫痪的患儿,受累的肌肉或肌组多,无法独自站立,而且这些病儿同时伴有较难控制的癫痫和大小便失控,这给手术增加了难度,术后也难以建立新的肌肉平衡,手术疗效较差。但亦不应贸然放弃手术治疗的机会,如果有安全可靠的麻醉,术后有进行功能锻炼的条件,对患儿进行全面仔细的检查后,制订出较为妥善的手术方案,仍能取得一定的手术效果。

3.手术种类的选择

常用脑瘫矫形手术主要有三类。

(1)神经手术:主要行运动神经分支切断术,常用的有闭孔神经前支切断术、比目鱼肌神经分支切断术。

(2)肌肉肌腱手术:有肌肉和/或肌腱切断术、肌腱移位术、肌腱延长术,例如内收肌腱切断术,跟腱延长术等。

(3)截骨术和关节融合术:如股骨旋转畸形的截骨矫正术,大龄儿童的三关节融合术。

对具体的某个患者采用何种手术,不能简单而论,术前应仔细全面检查究竟属哪一块或哪一组肌肉造成的畸形,以及它的对抗肌的肌力,了解患肢各关节的整体态势,才能确定手术方法。手术要求适度减少肌张力,建立新的肌平衡,不可矫枉过正,以致造成新的畸形,例如,纠正屈膝畸形单纯采用部分腘绳肌切断术会造成膝反屈畸形,这是不恰当的。智力低下、肌力弱、主动运动功能较差者,手足徐动、共济失调等瘫痪类型,或脊柱有严重畸形患儿,视为手术禁忌证。由于该手术还缺乏远期疗效的追踪资料,对于术后肢体功能究竟能改善到何种程度以及确切的手术适应证、禁忌证尚难定论,尤其是对于术后脊柱稳定性和脊柱发育等问题均有待临床观察验证。

(徐 坤)

第四节 寰枕畸形

一、概述

枕骨、枕大孔或第一、二颈椎的先天性或获得性骨质异常使下脑干与颈段脊髓的活动空间有所缩小,有可能造成小脑、后组脑神经和脊髓的症状。

由于脊髓有一定的柔顺性,易感受间歇的压迫,颅颈交界处的若干类型的病变可以产生一些症状,后者不但在不同病例中各不相同,而且还可时隐时现。当寰椎与枕骨发生融合,齿状突后枕大孔前后直径<19 mm时,可以引起颈段脊髓病变。平底颅是可引起或不引起临床症状的颅底扁平畸形;在侧位头颅X线摄片上,斜坡平面与前颅凹平面的相交角>135°。颅底凹陷(齿状突伸入枕大孔)产生短颈项,伴有小脑、脑干、后组脑神经与脊髓体征组合而成的各种临床表现。克利佩尔-费尔综合征(Klippel-Feil综合征)(颈椎骨的融合)除颈部畸形与颈椎活动受限外,通常不引起神经症状。寰枢椎脱位(寰椎相对向前移位)可引起急性或慢性脊髓压迫症。

(一)病因

先天性异常包括齿状突小骨,寰椎吸收或发育不全,与Arnold-Chiari畸形(小脑扁桃体或蚓部向下伸入颈段椎管脑部畸形)。软骨发育不全可造成枕大孔变窄,产生神经压迫。Down综合征,Morquio综合征(Ⅳ型黏多糖沉积病)以及成骨不全都能引起寰枢椎不稳与脊髓压迫症。

获得性异常可由外伤或疾病造成。当枕骨-寰椎-枢椎复合结构受到损伤时,在出事现场发生的死亡率很高。原因为骨质的损伤(骨折),韧带的损伤(脱位),或复合伤(C_2半脱位,经枢椎的颈髓延髓交界处损伤与骨韧带的破裂),半数是由车祸引起,25%由跌跤造成,10%由娱乐活动引起,特别是跳水意外。原来有颅颈交界处异常的患者在发生轻微颈部损伤后可以激发程度不等的进展性症状和体征;颈椎的类风湿关节炎和转移性疾病可引起寰枢椎脱位;颅颈交界处的缓慢生长的肿瘤(如脊膜瘤,脊索瘤)通过对脑干与脊髓的压迫也可产生症状;类风湿性关节炎与Paget 病可造成颅底凹陷伴脊髓与脑干压迫、类风湿关节炎是颅颈不稳定性最为常见的病因,外伤、肿瘤侵蚀或畸形性骨炎(Paget 病)也可引起颅颈不稳定。

(二)临床表现

由于骨质与软组织异常可以通过各种不同的配合对颈段脊髓,脑干,脑神经、颈神经根或它们的血液供应产生压迫,因此,发病征象变动不定。头部异常的姿势属常见,在某些病例中颈短或呈蹼状,最常见的临床表现是颈部疼痛与脊髓受压(脊髓病变);运动传导束的受压引起上肢和/或下肢的无力、强直与腱反射亢进;下运动神经元被累及则引起臂部与手部肌肉萎缩与无力;感觉障碍(包括关节位置感觉与振动觉的异常)往往反映脊髓后柱的功能障碍,患者可能诉说在屈颈时出现沿背脊向下往往直达腿部的放射性发麻感;脊髓丘脑束被累及(如痛觉与温度觉的丧失)的情况不常见,但某些患者有手套-袜子型感觉异常或麻木;脑干与脑神经障碍包括睡眠呼吸暂停,核间性眼肌麻痹,向下的眼球震颤,声音嘶哑以及吞咽困难;常见向上臂扩展的颈部疼痛,与向头顶放射的枕下部头痛,头部的动作可使症状加重,咳嗽或躯体前倾可引发症状,疼痛是由于 C_2 神经根与枕大神经受压与局部骨骼-肌肉的功能障碍。

血管性症状包括晕厥、倾倒发作、眩晕、间歇的精神错乱或意识障碍、阵发性无力以及短暂的视觉障碍。身体移动或头位改变可以引发椎-基底动脉缺血。

(三)诊断

遇到涉及下脑干、上颈段脊髓或小脑的神经障碍,不论是固定的或进展性加重的,都应当考虑到颅颈交界处异常的可能。

进行 X 线平片检查(头颅侧位片连带颈椎在内,颈椎前后位与左、右斜位片)有助于明确可能影响治疗的一些因素、这些因素包括异常情况的可复位性(可恢复正常的骨质弧度,从而解除对神经结构的压迫),骨质的侵蚀,压迫的力学机制,以及有无异常的骨化中心或伴有畸形发育的骨骺生长板。CT 椎管造影可对神经结构的异常以及伴发的骨质变形提供解剖学方面的细节。矢状面 MRI 能很好地显示伴发的神经病变(脑干和颈髓受压情况,合并下疝畸形、脊髓空洞症以及血管性异常),MRI 能将骨质与软组织的病理学联系起来,并明确显示畸形与伴发神经缺陷(如 Arnold-Chinri 畸形、脊髓空洞症)的水平与范围。椎动脉造影或 MRA 可选择性地用于明确固定的或动态的血管受压情况。

(四)治疗

某些颅颈交界处异常(如急性损伤性寰枢椎脱位与急性韧带损伤)只需要通过头位的调整就可以得到整复。大多数病例需要应用帽形光环状支架做骨骼牵引,牵引重量逐步增加至 3.6～4.0 kg 以达到复位,通常能在 5～6 天内奏效。如能达到复位目的,需用光环连带的马甲背心维持固定 8～12 周;然后做 X 线摄片复查以证实复位的稳定性。如果复位仍不能解除神经结构的受压,必须进行手术减压,采用腹侧或背侧入路。如果减压后有不稳定现象出现,则需要做后固定术。对其他一些异常(例如类风湿关节炎),单纯进行外固定不大可能达到永久的复位,需要后固定(稳定术)或前减压加稳定术。

颅颈交界部位的融合手术有多种方式,对所有不稳定的部位都必须予以融合。对转移性疾病,放射治疗与硬的颈托常有帮助。对 Paget 病,降钙素、二磷酸盐有帮助。

二、扁平颅底和颅底凹陷

(一)概述

颅底凹陷是指枕大孔周围的颅底骨向上方凹陷进颅腔,并使之下方的寰枢椎,特别是齿状突升高甚至进入颅底。这种畸形极少单独存在,常合并枕大孔区其他畸形,如寰椎枕骨化、枕骨颈椎化、枕大孔狭窄及齿状突发育畸形等。颅底凹陷通常分为两类:原发性与继发性,前者指先天性畸形,较常见,常合并寰枢椎畸形、寰枕融合、寰椎前弓、后弓或侧块发育不良、齿状突发育异常,以及 Klippel-Feil 综合征等,有时也可因为严重的佝偻病、骨质软化症、骨质疏松症、肾性骨病等因素造成颅底凹陷;因骨质变软,受头颅重力作用而下沉,引起颅底凹陷,称为继发性。本型极少见,其临床重要性远不如先天性重要。扁平颅底是指后颅窝发育位置较高,即由蝶鞍中心至枕大孔前缘与鼻根至蝶鞍两线交角的基底角增大导致整个颅底平坦。在正常成年人为 132°～140°。基底角减少无临床意义,而增大则表示颅底发育畸形。

(二)临床表现

先天性颅底凹陷常在中午以后逐渐出现神经系统症状,通常在 20～30 岁以后,常因轻微创伤、跌倒,促使脑干或脊髓受损。虽然幼童也可能发病,然而多数患者往往因年龄增长,椎间关节退变及韧带松弛,逐渐发展而引起症状。

先天性颅底凹陷易累及小脑、脑干及前庭功能。不仅表现四肢运动及感觉障碍和共济失调,还可能出现眩晕、眼震及第Ⅴ、第Ⅸ、第Ⅹ、第Ⅺ对脑神经受损的症状与体征,性功能障碍,括约肌功能异常以及椎-基底动脉供血不足的临床症状。

呼吸功能衰竭常常使患者感觉气短,说话无力,严重者可能出现不同程度的中枢性呼吸抑制、睡眠性呼吸困难等。

(三)诊断

本病常合并寰枢椎畸形,或 Arnold-Chiari 畸形,此时神经受损的表现更为复杂。

先天性扁平颅底或颅底凹陷在未出现神经症状之前不易诊断,但部分患者伴有低发际,头面部发育不对称,斜颈或短颈畸形,这些表现常常引导医师做进一步的 X 线检查。

以寰椎为中心颅颈侧位 X 线片可以做以下测量。

(1)Chamberlain 线:由枕大孔下缘至硬腭后缘的连线。齿状突顶点位此线之上超过 3 mm 为异常,有时枕大孔下缘在 X 线平片上显示不清,也可因颅底凹陷后缘也随之内陷,影响测量结果。

(2)McGregor 线:枕大孔鳞部的最低点至硬腭后缘的连线。正常时齿状突顶点位于此线之上,但小于4.5 mm,大于此值则说明颅底凹陷。此线避免了 Chamberlain 线的缺点。

(3)McRac 线:枕大孔下缘至斜坡最低点的连线。此线无助于诊断,而用以表明齿状突凸入枕大孔程度。据 McRac 观察,齿突位于此线之下时很少出现症状;反之则多有症状。

断层摄片及 CT 扫描对了解该部位骨性结构的形态、相互关系,确定其发育缺陷有一定的帮助。CTM(脊髓造影加 CT)及 MRI 对了解神经受压的部位和程度是必要的。MRI 尚可以观察神经结构内部的病损状况,有时可以代替 CTM 及脊髓造影。

(四)治疗

无症状的颅底凹陷不需要治疗,但应定期随诊。有神经压迫症状者则需手术治疗。枕大孔后缘压迫则需行后路路枕大孔扩大减压术,若同时行寰椎后弓切除则以同时行枕颈融合术。然而,脑干或脊髓腹侧受压比较常见,并且常伴有先天性寰枕融合或齿状突畸形。此时以前方减压为宜。口腔经路显露,可以在直视下切除寰椎前弓、齿状突,必要时可将枢椎椎体及斜坡下部一并切除。但该手术途径显露并不十分清晰,还需特殊的自动拉钩、光源、气动钻等特殊器械,由于减压在前方,破坏较多的稳定结构,通常需要先行后路枕颈融合术。

(徐 坤)

第五节 Arnold-Chiari 畸形

Arnold-Chiari 畸形又称 Chiari 畸形或小脑扁桃体下疝畸形,是后脑的先天性畸形。其病理特点为小脑扁桃体、下蚓部疝入到椎管内,脑桥、延髓和第四脑室延长、扭曲,并部分向椎管内移位。

一、病理

(一)病理解剖

Arnold-Chiari 畸形的病理改变包括:①小脑扁桃体通过枕骨大孔疝入到椎管内,有时可达第3颈椎,这是其基本的病理改变;②延髓变长,并疝入椎管内,第四脑室下半部也疝入椎管内,这也是本畸形的另一重要特征;③小脑扁桃体充满小脑延髓池,枕骨大孔区颅内结构粘连,蛛网膜下腔闭塞,有时形成囊肿;④由于小脑延髓池闭塞,第四脑室中孔粘连,有时中脑导水管粘连或闭塞,可造成梗阻性脑积水;⑤延髓和上颈髓受压变扁、扭曲;⑥颈髓向下移位,小脑下牵,使第Ⅴ~Ⅺ对脑神经变长,上颈神经向外上方向进入椎间孔;⑦可有中脑下移;⑧可合并桥池、外侧池、环池闭塞。

(二)病理分型

1891年,Chiari 将这种畸形分为三型:Ⅰ型,小脑扁桃体及下蚓部下疝到椎管内,延髓与第四脑室位置正常或有轻度下移;Ⅱ型,小脑下移进入椎管内,延髓和第四脑室延长并下移,疝入椎管内;Ⅲ型,延髓、小脑、第四脑室向枕部移位伴颈部脊椎裂及脊膜膨出。1896年 Chiari 重新将之分为四型:Ⅰ型,延髓伴随小脑扁桃体及下叶呈锥状向椎管内疝入,通常没有脑积水及脊椎裂;Ⅱ型,小脑下蚓部移位,脑桥、第四脑室、延髓向椎管内延长,可伴有脑积水及脊膜膨出,最常见;Ⅲ型,极为罕见,除具有Ⅱ型特点外,尚合并枕部脑膨出,为最严重的一种类型;Ⅳ型,罕见,小脑发育不全,不向下方移位。

(三)合并畸形

Arnold-Chiari 畸形常合并其他颅底、枕骨大孔区畸形和脊髓脊膜膨出缺陷。包括脊髓空洞症(44%~56%)、颅骨脊椎融合畸形(基底凹陷症、短斜坡、Klippel-Feil 综合征)(37%)、蛛网膜粘连(41%)、硬脑膜束带(30%)、颈髓扭结(12%~60%)、脑积水(50%~90%)。其他畸形包括多小脑回畸形、灰质异位、脊髓积水、大脑导水管的胶质增生或分叉、四叠体 beak-like 畸形、颅顶骨内面凹陷、脊膜膨出、脊髓纵裂、第四脑室囊肿、胼胝体缺如等。

二、病因及发病机制

Arnold-Chiari 畸形的病因尚不清楚,可能发生于胎儿的第 3 个月,可能与神经组织过度生长或脑干发育不良及脑室系统-蛛网膜下腔之间脑脊液动力学紊乱有关。Arnold-Chiari 畸形的发病机制有不同观点,大致有以下三种学说。

(一)牵引学说

这是 Lichtenstein 最早提出,是以往最为流行的观点。其基本内容为有脊髓脊膜膨出的患者,由于脊髓固定在脊柱裂的椎管处,在生长发育过程中,脊髓不能正常上移,又因脊柱和脊髓之间增长速度不同,只能借助脑组织下牵移位来补偿,因而产生 Arnold-Chiari 畸形。但是,近年有人对缺损脊髓节段头端的各对脊神经走行方向进行了研究,结果发现邻近脊髓脊膜膨出处的脊神经走向呈异常角度,而相接连的脊神经走向正常,因此认为牵拉力只存在于脊髓脊膜膨出的几个节段内,故脊髓脊膜膨出不是 Arnold-Chiari 畸形的原因。

(二)发生障碍学说

这是 List 和 Russell 提出的观点。Arnold-Chiari 畸形是延髓、小脑、脊髓、枕骨和脑的原发性畸形:①核团及纤维结构改变或发育不全;②神经组织过度生长,以致脑组织伸至颅后窝可利用的空隙;③脑桥弯曲形成过程中发生障碍。

(三)脑积水学说

Gardner 和 Goodhall 提出这一学说,Chiari 亦认为是婴儿脑积水向下压迫所致。

三、临床表现

(一)性别、年龄

女性多于男性。Ⅰ型多见于儿童及成人,Ⅱ型多见于婴儿,Ⅲ型常在新生儿期发病,Ⅳ型常于婴儿期发病。Saez 报道 60 例 Arnold-Chiari 畸形,男性 22 例,女性 38 例,年龄 13~68 岁,平均 38 岁。

(二)病程

有人报道从出现症状到入院时间为 6 周至 30 年,平均 4.5 年。

(三)症状

本畸形最常见的症状为疼痛,一般为枕部、颈部和臂部疼痛,呈烧灼样放射性疼痛,少数为局部性疼痛,通常呈持续性疼痛,颈部活动时往往疼痛加重。其他症状有眩晕、耳鸣、复视、步态不稳及肌无力等。

(四)体征

常见的体征有下肢反射亢进和上肢肌肉萎缩。约 50% 的患者有感觉障碍,上肢常有痛、温觉减退,而下肢则为本体感觉减退;眼球震颤常见,出现率为 43%;软腭无力伴呛咳者占 26.7%;视盘水肿罕见,而有视盘水肿者多同时伴有小脑或脑桥肿瘤。Saez 根据其主要体征不同分为六型,各型表现如下。

(1)枕骨大孔区受压型:占 38.3%,为颅椎结合处病变累及小脑、脑干下部和颈髓。表现为头痛、共济失调、眼球震颤、吞咽困难和运动无力,以及皮质脊髓束、脊髓丘脑束和背侧柱的症状。各种症状综合出现,很难确定哪一结构是主要受累者。

(2)发作性颅内压力增高型:占 21.7%,其突出的症状是用力时头痛,头痛发作时或头痛后伴有恶心、呕吐、视力模糊和眩晕。神经系统检查正常或仅有轻微和不太明确的定位体征。

（3）脊髓中央部受损型：占20%，其症状体征主要归于颈髓内部或中央部病变。表现为肩胛区的痛觉分离性感觉障碍、节段性无力或长束症状，类似脊髓空洞症或髓内肿瘤的临床表现。

（4）小脑型：占10%，主要表现为步态、躯干、肢体的共济失调，眼球震颤，口吃和皮质脊髓束征。

（5）强直型：占67%，表现为强直状态，发作性尿失禁，肢体有中重度痉挛，下肢比上肢更明显。

（6）延髓性麻痹型：占35%，有后组脑神经功能单独受损的表现。Arnold-Chiari畸形Ⅰ型主要表现为枕骨大孔区受压综合征，即后组脑神经症状、小脑体征、颈神经及颈髓症、颅内压增高和脊髓空洞症等表现。Ⅱ型为出生后可有喂养困难、喘鸣、窒息，可合并精神发育迟缓、进行性脑积水、高颅内压及后组脑神经症状。

四、辅助检查

（一）腰穿

压力较低，压颈试验阳性，脑脊液蛋白含量增高，但很少超过1 g/L。腰穿要慎用，尤以颅内高压型。

（二）气脑造影

小脑延髓池闭塞不充盈，小脑扁桃体向下超过枕骨大孔平面以下，表现为枕骨大孔下方呈圆形或三角形的软组织影，位于颈髓后面。

（三）颅椎平片

颅骨及颈椎平片可显示其合并的骨质畸形，如基底凹陷症、寰枕融合、脊柱裂、Klippel-Feil综合征等。

（四）脑室造影

对于有颅内压增高者应谨慎采用腰穿和气脑造影，以防止发生枕骨大孔疝急剧加重，导致呼吸骤停而死亡。术前为了解脑室系统梗阻情况可行脑室造影，脑室造影发现第四脑室下降时可考虑此病。

（五）椎动脉造影

小脑后下动脉向下呈弧形突出到枕骨大孔以下，即可诊断为本病。

（六）CT

1. Ⅰ型

CT可显示小脑扁桃体疝入到椎管内伴脑积水，表现为小脑扁桃体在椎管内的低密度影及脑积水征象。

2. Ⅱ型

除Ⅰ型表现外，尚有颞骨岩部后部变平或凹陷，内耳道变短，枕骨大孔扩大，大脑镰发育不良或穿孔，四叠体与中脑呈鸟嘴状变形下移，颅后窝狭小，天幕孔扩大，小脑向幕上生长呈塔状。桥池与双脑桥小脑角池形成三峰状低密度影像。

（七）MRI

MRI为无创伤性检查，可清楚地显示颅后窝解剖结构，并能直接观察脊髓空洞。因此，特别适于诊断Arnold-Chiari畸形，与CT相配合可发现其他骨质畸形。

1. Ⅰ型

MRI诊断本病Ⅰ型主要依据小脑扁桃体疝入到椎管内,当小脑扁桃体低于枕骨大孔 5 mm 以上即为病理状态。以正中矢状面 T_1 加权像最适于观察小脑扁桃体的位置及大小,其 MRI 表现:①颅底颈椎融合畸形,基底动脉受压(23%～50%),颈椎与枕骨融合(1%～10%),C_2、C_3 部分融合(18%),Klippel-Feil 综合征(5%),颈椎隐性脊柱裂(5%～7%)。②小脑扁桃体通过枕骨大孔向尾端延长(4%),延长至 C_1 占 62%,延长至 C_2 占 25%,延长至 C_3 占 3%。③枕大池极小,常与硬膜、蛛网膜、扁桃体及脊髓粘连(41%)。④合并脊髓空洞症(20%～73%)。⑤合并脑积水(20%～44%)。

2. Ⅱ型

Arnold-Chiari 畸形Ⅱ型的本身 MRI 表现:①脊髓向下方移位,上颈部神经根升至其出口水平;②脑干显著延长,延髓突入颈椎管;③小脑发育不良,并向尾端延长,通过枕骨大孔而抵达 C_1 椎弓上缘;④狭窄的小脑舌状突出,通过 C_1 椎环,从延髓背侧下移至 C_2 和 C_4 水平,甚至抵达胸髓上端;⑤位于颈部的第四脑室部分有不同程度的扩张,有时形成泪点状憩室,在上颈髓背侧突入延髓。

Ⅱ型合并其他神经系统的异常表现如下。①颅骨与硬脑膜异常:颅顶骨内面凹陷(85%),斜坡与颞骨岩部扇贝样改变(90%),枕骨大孔增大及颅后窝增大,大脑镰部分缺失或穿孔(>90%),天幕发育不良(95%)。②中脑与小脑异常:顶盖呈烧杯状(89%),小脑呈塔状(43%),脑干与环绕的小脑重叠(93%),小脑缘前指(83%)。③脑室与脑池异常:第四脑室延长、下移、变扁(100%),中间块增大(47%～90%),透明隔缺如(50%),侧脑室不对称性扩大,颅后窝脑池受压(100%)。④其他异常:脑脊膜膨出、脊髓空洞症、脊髓纵裂、灰质异位、小脑回(12%～29%)、大脑导水管狭窄、胼胝体缺如(12%～33%)及第四脑室囊肿等。

Wolpert 根据延髓小脑下疝的程度将 Arnold-Chiari 畸形Ⅱ型分为三级:Ⅰ级为第四脑室和延髓没有降至枕骨大孔水平,只有小脑下蚓垂降至枕骨大孔;Ⅱ级为第四脑室降至枕骨大孔水平,位于下蚓垂的前方;Ⅲ级为延髓降至颈髓前方,形成"扭结""马刺"样重叠,"马刺"一般不伸至 C_4 水平以下。第四脑室下降超过枕骨大孔又可分为两个亚级:Ⅲa,第四脑室萎缩;Ⅲb,第四脑室扩大。

五、诊断与鉴别诊断

根据发病年龄、临床表现及辅助检查,本畸形诊断一般不困难,尤其是 CT 或 MRI 的临床应用,使其诊断变得简单、准确、快速。本畸形需与小脑肿瘤、慢性颅后窝血肿、小脑脓肿等颅后窝占位性病变相鉴别。

六、治疗

(一)手术指征

(1)有梗阻性脑积水或颅内压增高者。

(2)有明显神经症状者,例如因脑干受压出现喉鸣、呼吸暂停、发绀发作、角弓反张、Horner 综合征、吞咽反射消失以及小脑功能障碍等。

(二)手术目的

手术治疗是为了解除枕骨大孔和上颈椎对小脑、延髓、第四脑室及该区其他神经结构的压迫,以及在可能的范围内分离枕骨大孔和上颈髓的蛛网膜粘连,解除神经症状和脑积水。

(三)手术方式

手术方式包括枕下开颅上颈椎椎板切除减压和脑脊液分流术。有人认为成人Ⅰ型可行枕下减压术,而Ⅱ型仅作分流术即可。一般作颅后窝充分减压术,即广泛切除枕骨鳞部及第1～3颈椎椎板,切开硬膜并分离粘连,探查第四脑室正中孔。对于有梗阻性脑积水手术未能解除者,可行脑脊液分流术。

(四)手术疗效

手术治疗 Arnold-Chiari 畸形的疗效并不理想。小儿对手术耐受性差,术后并发症多,死亡率高;轻型手术疗效尚好,重型效差;有脑积水者,术后近期疗效较差,远期有一定效果。Saez(1976)报道60例 Arnold-Chiari 畸形的手术治疗结果,无手术死亡。他将手术疗效分为4组:①症状消失;②症状改善;③无变化;④症状恶化。术后随访最长达14年,60例中65%有效,20%症状消失,45%症状改善,18.3%有进行性恶化。在发作性颅内压增高或小脑功能障碍的病例中,80%以上恢复良好;在枕骨大孔受压的患者中,65%症状改善;颈髓变粗14例者,5例改善,4例无变化,5例症状恶化;脊髓塌陷者3例,其中2例改善,1例无变化;脊髓切开置入引流芯者5例,其中1例改善,2例无变化,2例恶化;2例在中央管上端放了栓塞物,术后均有改善。剩余4例仅做骨质和硬膜减压,1例无改变;3例恶化。手术疗效多在术后短期有效,不能持久,并且许多患者神经症状仍在进行。头痛多能获长期疗效,其后症状疗效改变依次为步态共济失调、膀胱功能障碍、视力模糊、吞咽困难,再次为颈和上肢疼痛,眼球震颤,感觉和运动障碍疗效最差;而脊髓中央部受损者,症状多在长时间内逐渐趋于恶化。有些学者提出早期手术可防止发生脊髓空洞症。不伴发脊髓空洞症比伴发脊髓空洞症的手术疗效要好得多。

(徐　坤)

第六节　无脑畸形

无脑畸形指脑的全部或大部缺如,是由于神经管前端闭合障碍所致,常合并严重的脊柱裂或脊髓畸形。

一、发生率

无脑畸形比较常见,一般发生率约为0.1%。无脑畸形呈世界性分布,见于各种民族。在美国一般每1 000名活产婴儿中就有1例,英国每1 000名活产婴儿中有3例,爱尔兰每1 000名活产婴儿中达5例。此种畸形以东方民族的发生率为最低。如果已经生产过一个患有神经管缺损畸形婴儿的妇女,则以后再妊娠发生无脑畸形的可能性增加到3%～5%。如果已经生产过两个病儿,则再有神经管闭合不全的小儿可能性增加到10%～15%。在某一家族中同样畸形很可能重复出现。

二、病因

目前无脑畸形的病因仍不明确,很可能是多因素,既包括遗传因素又有环境因素,致病因素必须在胎龄 24 天以前就存在。遗传性无脑畸形属于多基因遗传性疾病,在早期胚胎的研究中发现,前脑泡的破裂是发生无脑畸形的先兆,在流产的胎儿中可看到胎膜粘连,前神经孔未闭合。放射线照射、氨基蝶呤等均可导致无脑畸形。

三、病理

无脑畸形外观可见头皮颅顶骨脑膜缺如,有的病例仅是颅底覆以膜样组织,含有丰富血管。缺如的程度很不一致,可能为全脑缺如,也可能仅大脑半球缺如,有的可残存有发育较差的小脑、间脑或垂体。大脑残基切面显示后脑保留最多,前脑存留最少,视神经和视交叉一般都完整,下丘脑缺如,垂体前部一般也存在,所有内分泌器官均小于正常。患儿基本上无头盖骨,在眶上嵴以上仅为一个窄的突起,颅前窝缩短,蝶鞍变平,垂体很难辨认。枕骨有时大部存在,但枕骨鳞部常完全缺如,没有枕骨大孔,椎管部分或全部开放,没有颈部。面部器官一般均已发育,但眼泡大,眼球突出,宽鼻阔嘴,状如青蛙,覆盖在颅底的组织有时为厚约几毫米到几厘米的紫红色无定形的团块状物,其间有不规则的脑组织。类似脉络丛的不规则乳头状结构很突出,表面常被覆薄层鳞状上皮。脑和脊髓的其他部分组织可与构成大脑半球的相似,或完全正常,偶尔小脑看来尚正常,小脑的部分组织疝入延髓是罕见的。显微镜下可见残余的脑组织呈蜂窝状,能找到分化程度不同的神经细胞、胶质细胞和室管膜等成分。

四、临床表现

(一)性别

无脑畸形中,女性多于男性,男女之比为 1∶4,这可能是由于男性胚胎早期自然流产的发生率较高。无脑胎儿无论是男性还是女性,死胎的发生率都很高。

(二)特殊外貌

颅骨穹隆缺如造成面部特征性外貌。头颅的缺损从顶部开始,可延伸到其与枕骨大孔之间任何部位。由于颅前窝变短变浅,眼眶变浅,使眼球向前突出,耳郭很厚,前突出于头的两侧,故无脑畸形的外貌呈非常奇特的蛙状脸。

(三)母体羊水过多

在正常新生儿羊水过多的发生率低于 1%,然而在无脑畸形儿中几乎达 50%,这可能是由于正常新生儿吞咽大量羊水,而又将羊水转回母体循环中去,从而使羊水量保持恒定。但在无脑儿中吞咽反射障碍,并且由于颅骨和脊髓的开放,形成过多的脑脊液直接进入胎儿周围的液体中,结果羊水与母体循环之间失去正常联系,造成羊水过多。

(四)其他畸形

无脑畸形可以是神经管前部闭合障碍的结果,也可以是影响整个胚胎正常发育的一部分,在后一种情况下,可伴发身体其他部位畸形。无脑儿常发生的畸形有腭裂、肾上腺过小、颈部脊柱裂、颈部畸形、胸腔狭小、胫骨和拇指缺如、上肢与下肢相比生长过度,并以近端比例失调最明显。

五、预防与预后

由于生产过神经管闭合不全患儿的妇女,再妊娠时该病再发的危险性增高,所以无脑儿和脊髓膨出的产前诊断应作为一项预防措施。出生前用 X 线或 B 超检查,如发现胎儿头颅异常,应终止妊娠。由于无脑畸形儿的蛛网膜下腔与羊水相通,脑脊液所特有的甲胎蛋白进入羊水中,如在孕期14~16周做羊水穿刺,用蛋白电泳进行检查,则可发现甲胎蛋白。母体血清中的甲胎蛋白含量也增高,可用放射免疫测定法进行产前过筛检查。无脑畸形为严重的畸形,多为死胎,仅25%的无脑儿为活产,但极少能存活1周,多数于生后数小时死亡。

(徐 坤)

第七节 胼胝体畸形

一、胼胝体发育不全或缺如

(一)发生学

胼胝体是大脑两半球间最主要的一大块有髓纤维的集合体,连接着两侧大脑半球,并形成侧脑室的顶。它是从原始终板发生的前脑连合之一。胚胎期12~20周胼胝体出现并由前向后发育,逐渐形成横贯两大脑半球的胼胝体。胚胎74天时可在胚胎上见到最早的胼胝体纤维,至115天胼胝体在形态上成熟。在此期间胚胎的发育过程中,早期宫内感染、缺血等原因可使大脑前部发育失常而发生胼胝体缺失,晚期病变可使胼胝体压部发育不良。但 Barkovich 认为胼胝体发育不良是由于胼胝体形成的前驱阶段受损,并非发生于胼胝体形成期。胼胝体发育不良也有遗传基础。

(二)病理学

胼胝体发育不良或缺如 Rell 进行了尸解报告以来,Bull、Brun 等也对其进行了详细描述。胼胝体发育不良可为完全或部分缺如。最常见的是胼胝体和海马连合完全性发育不良,而前连合得以保留。在胼胝体所保留的纤维束中,只有 Probst 束,这是向前后方向投射、不越过中线的纤维束。由于没有胼胝体纤维的约束力,第三脑室顶向背侧抬高,室间孔明显扩大,使第三脑室和侧脑室形成一个蝙蝠形囊腔。侧脑室后面向中间方向扩大。在胼胝体部分发育不全中,最常见的是压部缺失,但体部和嘴部的任何一部分均可受累。

胼胝体发育不全或缺失可合并其他脑发育畸形,包括异位症、大脑导水管狭窄、透明隔发育不良或缺失、穹隆缺如、蛛网膜囊肿、Chiari 畸形、Dandy-Walker 综合征、Aicardi 综合征、小脑回、脑裂畸形、脑神经缺如、脑穿通畸形、脑积水、脑膨出、独眼畸形、嗅脑缺如、前脑无裂畸形、小头畸形、脑回过多症、视-隔发育不良、半球间裂囊肿、脑萎缩,以及13、14、15、18三体病和胼胝体脂肪瘤等。

(三)临床表现

胼胝体发育不良大多数为散发性,原因不明。但也有在姐妹兄弟中发病者,家族发病者呈X-性染色体连锁隐性发病。其临床表现与其合并的其他脑畸形有关,因为先天性胼胝体发育不全或缺如的本身一般不产生症状。在成人患者中,用复杂的心理测定检查方法,可发现两半球间的信息传递有轻微障碍;新生儿或婴幼儿可表现为球形头、眼距过宽或巨脑畸形。多在怀疑脑积水行 CT 扫描检查时,才发现有胼胝体发育不良或缺如的特征性图像。可出现智力轻度低下或轻度视觉障碍或交叉触觉定位障碍;严重者可出现精神发育迟缓和癫痫。因脑积水可发生颅内压增高,婴儿常呈痉挛状态及锥体束征。X-性连锁遗传者的特点为出生后数小时有癫痫发作,并出现严重的发育迟缓。

(四)辅助检查

1.颅骨平片

颅骨无变化或增大,前囟膨出或呈舟状颅畸形,平片不能诊断。

2.气脑或脑室造影

气脑或脑室造影可以确诊,表现为特异性两侧侧脑室明显分离,侧脑室后角扩大,第三脑室背部延长,小脑延髓池扩大,并有其他脑畸形的表现。

3.脑血管造影

脑血管造影表现:①大脑前动脉正常曲度消失、下移,然后屈曲迂回或呈放射状分支;②大脑中动脉正常或稍有上抬;③大脑内静脉及大脑大静脉变直或向上向后移位;④丘纹静脉和大脑内静脉分别重叠;⑤两侧大脑内静脉侧移位,离开中线;⑥大脑内静脉和下矢状窦之间距离变短;⑦胼周静脉和大脑内静脉距离变短。

4.CT

CT表现为两侧脑室分离,第三脑室扩大、上移并向前延伸。冠状扫描可清楚地显示侧脑室前角呈人字形分离和扩大、第三脑室上移。

5.MRI

MRI是目前诊断胼胝体发育不良或缺如的首选方法,表现如下。

(1)胼胝体全部或部分缺如。

(2)海马旁回、前联合或后联合全部或部分缺如。

(3)额回小,双额角分离,伴内侧凹陷,外侧面变尖。

(4)孟氏孔外侧延长。

(5)第三脑室增大并上抬。

(6)侧脑室体部增大变圆。

(7)侧脑室内侧壁分离,形成一个向前开放的角。

(8)脑沟沿脑室内壁呈放射状排列,顶枕裂与矩状裂不会聚,内侧裂与狭窄的半球下缘垂直。

(9)异常的矢状方向走行的胼胝体带,形成侧脑室体部与额角的内侧壁。

(10)大脑皮质形成异常,包括无脑回、巨脑回、多发小脑回及灰质异位症等。

(11)海马旁回形成异常伴开放扩张形颞角。

(12)完全交通性或多发分叶状半球间裂。

(13)胼周动脉与大脑内静脉因第三脑室上抬而向两侧分离。

(五)诊断

胼胝体发育不全或缺如单靠症状和体征难以诊断,气脑造影和CT扫描也只能靠第三脑室和侧脑室的形态间接判断。MRI使其诊断变得清楚而容易。诊断时应注意发现是否合并有其他脑部畸形。

(六)治疗

有症状者可行对症治疗,有脑积水者可行分流术,目前无特殊治疗方法。

二、胼胝体脂肪瘤

脂肪瘤又称血管肌肉脂肪瘤,一般认为颅内脂肪瘤是先天性缺陷疾病。严格地说,颅内脂肪瘤不是真正的肿瘤而是异位的畸形病变,为颅内间叶组织发育障碍,实际上是一种错构瘤。

Willis 将它描述为多余的肿瘤样结构,由不适当的组织混合组成。脂肪瘤常伴有其他的发育障碍,例如胼胝体脂肪瘤常有胼胝体发育不全;肿瘤以脂肪为主,当伴发大量血管和纤维组织的增生时,有时还有肌肉和骨性组织等其他类型的间叶组织存在;无新生物的生物学特性。

(一)发生率

脂肪瘤临床上十分罕见,除胼胝体脂肪瘤外,大多数的颅内脂肪瘤通常是在尸体解剖时偶然发现。大宗尸解报告中颅内脂肪瘤的发现率为 0.08%~0.64%。国外文献中报道颅内脂肪瘤占脑肿瘤的 0.09%~0.37%,占先天性脑肿瘤的 0.3%~3%。国内文献报道占脑肿瘤的 0.01%~0.2%。综合国内外 26 组颅内肿瘤资料,计 88 421 例,先天性脑肿瘤 6 802 例,颅内脂肪瘤 34 例,占颅内肿瘤的 0.038 5%,占先天性脑肿瘤的 0.5%。近年来 CT 检查的普及,颅内脂肪瘤的意外发现增加,Faerber 和 Wolport 报告的 6 125 例 CT 扫描中,发现 5 例脂肪瘤,占 0.08%;Kazner 的 40 000 人次的 CT 扫描中,发现 14 例,占 0.035%。

(二)发病机制

颅内脂肪瘤的发病机制目前尚不能肯定。关于其发病机制有以下几种观点:①颅内脂肪瘤为类似于错构瘤的先天性肿瘤,是脂肪发育过程中组织异位畸形,并随着人体发育而生长形成,多数学者支持这一观点。颅内脂肪瘤常伴有神经管发育不全的畸形,支持上述观点。②并存的畸形不是颅内脂肪瘤的发生原因,二者之间存在着遗传因素,颅内脂肪瘤是与遗传有关的蛛网膜异常分化形成的。③颅内脂肪瘤是结缔组织中脂肪组织、神经胶质脂肪变性而形成的。总之,其发生机制有待于进一步研究。

(三)病理

脂肪瘤多位于软脑膜下或脑池内,界限不清,借助大量纤维和血管与神经组织交织在一起。胼胝体脂肪瘤可为一薄层,弥漫地覆盖在胼胝体上或纵卧于胼胝体的大脑正中裂内,组织学检查以完全分化成熟的脂肪细胞为主,亦有胎性脂肪组织,细胞内可有泡沫状粉染物质,不易见到细胞核,大小不一,没有恶性征象。常伴有其他结构,例如大量纤维组织和血管。血管的大小不一,排列较紊乱,可见管壁增厚,平滑肌增大,纤维组织内可有大量胶原纤维形成束带状。血管周围的间叶细胞增大堆积。有些尚含有横纹肌、骨和骨髓组织等。

(四)临床表现

1.年龄与性别

本病可发生在任何年龄,以青少年发病最多见,50%以上发病年龄在 30 岁以下,文献中年龄最小者为 3 天,最大者为 91 岁,男女之比为 2∶1。

2.发生部位

颅内脂肪瘤好发于神经系统不同部位相连处,含有丰富蛛网膜的部位,多见于中线部位或中线旁部位。最常见的部位是胼胝体,占 28%~50%,其次为基底池或灰白结节、四叠体板,脑外侧各部及大脑凸部少见;位于岛叶者极为罕见,文献中迄今仅有 3 例记载。Hatashita 首先报道第 1 例岛叶脂肪瘤。Kreiner 复习文献和根据自己的观察,指出颅内脂肪瘤的好发部位依次是环池、四叠体区、视交叉池及漏斗部、脚间池、外侧裂池、桥小脑角池、小脑延髓池、侧脑室和第三脑室的脉络膜、胼胝体池。

3.症状与体征

颅内脂肪瘤多数很小,多在 2 cm 以下,并且常在尸检或 CT 扫描时偶然发现。本病症状进展缓慢,病程较长,可达 10 年以上,偶可自行缓解。当脂肪瘤位于脑非重要功能区时一般不出现神经系统症状和体征。但 Kazner 报道 14 例患者中,10 例有肿瘤引起的神经性症状。颅内脂肪瘤的临床表现缺乏特异性症状及体征,10%～50%患者无症状。

(1)癫痫:这是颅内脂肪瘤最常见的症状,约占 50%,可为各种类型癫痫,但以大发作为主。其癫痫发作可能与肿瘤邻近结构出现胶样变性刺激脑组织或脂肪瘤包膜中致密的纤维组织浸润到周围神经组织,形成兴奋灶有关;也可能与胼胝体发育不良或脂肪瘤本身有关。Kazner 报道的 3 例患者均有癫痫,其中 2 例为大发作,1 例为精神运动性发作伴头痛。孙四方报道的 3 例胼胝体脂肪瘤均有癫痫,其中 1 例为大发作,2 例为小发作,以后发展成大发作,发作前常有幻觉。

(2)脑定位征:颅内脂肪瘤很少引起脑定位征,有时可压迫周围结构而出现相应的定位体征。如胼胝体脂肪瘤压迫下丘脑,出现低血钠、肥胖性生殖无能等间脑损害表现;桥小脑角脂肪瘤可出现耳鸣、听力下降、眩晕、三叉神经痛、眼球震颤、共济失调等;鞍区脂肪瘤可引起内分泌紊乱及视力、视野改变等。延髓颈髓背侧脂肪瘤可表现为肢体麻木无力,延髓麻痹,呈进行性加重,伴胸背肩颈枕一过性疼痛发作,大小便功能障碍,四肢肌张力增高,肌力下降,双侧病理征阳性;侧裂池或岛叶脂肪瘤可出现钩回发作、肢体无力等。

(3)颅内压增高症:脑室脉络丛脂肪瘤,可阻塞室间孔引起脑脊液循环受阻或四叠体区脂肪瘤压迫中脑导水管引起梗阻性脑积水而发生颅内压增高,如头痛、呕吐、视盘水肿等。

(4)其他症状:约 20%的患者有不同程度的精神障碍,甚至痴呆,可能是由于肿瘤累及双侧额叶所致,表现为淡漠、反应迟钝、无欲、记忆力下降、小便失禁等。胼胝体脂肪瘤精神障碍可达 20%～40%,轻瘫占 17%,头痛占 16%。

(5)伴发畸形:本病常伴发神经管发育不全的其他畸形,以胼胝体脂肪瘤最多见,48%～50%的胼胝体脂肪瘤伴有胼胝体发育不全或缺如。其他常见的畸形有透明隔缺失、脊柱裂、脊膜膨出、颅骨发育不全(额、顶骨缺损)、小脑蚓部发育不全等。少见的畸形有漏斗胸、硬腭高弓、心隔缺失、唇裂、皮下脂肪瘤或纤维瘤等。

(五)辅助检查

1.颅骨平片

典型的胼胝体脂肪瘤 X 线平片可见中线结构处"酒杯状"或"贝壳状"钙化影,这一典型征象可作为诊断颅内脂肪瘤的确诊依据。桥小脑角脂肪瘤有时可有内听道扩大及岩骨嵴缺损等。其 X 线断层片能清楚地显示脂肪瘤局部 X 线透过较多的透亮区。同时颅骨平片尚可显示合并的颅脑畸形,如颅骨发育不全、骨缺损等。

2.脑血管造影

颈内动脉造影时,胼胝体脂肪瘤可呈现大脑前动脉迂曲扩张,有时两侧大脑前动脉合二为一,胼缘动脉、胼周动脉也相应扩张,供应脂肪瘤的许多小分支成平行网状,大脑前动脉、胼缘动脉常被肿瘤包裹。桥小脑角脂肪瘤,在脑血管造影上可见小脑前下动脉及其分支迂曲扩张。脑血管造影还可同时显示并存畸形,如胼胝体发育不全、脑积水及静脉引流异常等。

3.CT 检查

脂肪瘤的 CT 表现为圆形、类圆形或不规则形的低密度区,CT 值为 $-110\sim-10$ Hu。其边缘清楚,低密度灶周围可有层状钙化,强化后低密度区不增强,CT 值无明显增加。低密度区直径多在 2 cm。冠状扫描钙化层显示更清楚。钙化灶以胼胝体脂肪瘤多见,其他部位的脂肪瘤钙化少见。有时亦可发现多发性脂肪瘤,特别是在侧脑室脉络丛附近,25%的胼胝体脂肪瘤患者在脉络丛可见第二个脂肪瘤。Nabawi 报道的 5 例胼胝体脂肪瘤有 1 例合并双侧脉络丛脂肪瘤;

Kriener 研究的 5 例胼胝体脂肪瘤,合并有侧脑室脉络丛小肿瘤;孙四方的 3 例胼胝体脂肪瘤亦有 1 例双侧侧脑室三角部脉络丛脂肪瘤。脂肪瘤的 CT 其他表现包括胼胝体发育不良、侧脑室分离、侧脑室脉络丛肿瘤等。

4.MRI

MRI 是目前诊断脂肪瘤最好的方法。T_1 加权像及 T_2 加权像上均呈高信号,脂肪瘤壁上的钙化有时呈无信号影。

大脑半球间裂(胼胝体)脂肪瘤的 MRI 显示:①位于中线几乎对称的脂肪肿块,占据半球间裂的局部区域,通常在胼胝体附近;②在胼胝体压部周围示不同程度的延展,经脉络裂到脉络丛,沿大脑裂分布;③37%～50%同时伴有胼胝体发育不良;④11%同时伴有皮下脂肪瘤;⑤包围半球间动脉使其形成梭状扩张;⑥脂肪瘤外周壳状钙化或其中含致密骨。

(六)诊断与鉴别诊断

由于颅内脂肪瘤临床上没有特异性表现,单靠其表现诊断十分困难。对于长期癫痫发作合并智力障碍的患者,应行神经放射学检查。根据其好发部位,CT 上脂肪样低密度区及 MRI 上 T_1 及 T_2 加权像均为高信号,诊断多能确立。

本病尚需要与皮样囊肿、表皮样囊肿、畸胎瘤、蛛网膜囊肿、慢性血肿、颅咽管瘤、胼胝体胶质瘤等相鉴别。皮样囊肿、表皮样囊肿、蛛网膜囊肿均表现为 CT 无强化的低密度区,但 MRI 上 T_1 加权像为低信号,与脂肪瘤表现不同。上皮样囊肿的 MRI 表现与脂肪瘤均为 T_1 及 T_2 加权像高信号,但前者多有岩骨嵴骨质破坏,CT 扫描可发现。畸胎瘤 CT 表现为不均匀的囊性肿物,其肿瘤直径多在 2.5 cm 以上。

(七)治疗

对于无症状的脂肪瘤一般不需要治疗。由于其生长缓慢、病程较长,多数人不主张直接手术治疗,对有头痛和癫痫者可给予对症治疗。不主张直接手术的理由:①脂肪瘤组织中含有丰富的血管,弥散分布着致密的纤维组织,其胶质性包膜与周围脑组织粘连紧密,即使采用显微手术,也难以分离出肿瘤,不能达到全切除的目的;②颅内脂肪瘤所表现出的非特异性症状、体征,并非是脂肪瘤本身引起的,多为伴发的其他畸形引起,肿瘤切除后,不能圆满地改善症状;③颅内脂肪瘤生长缓慢,几乎不形成致命性颅内压升高。只有极少数患者有直接手术的指征,如引起梗阻性脑积水者、鞍区脂肪瘤引起视力、视野损害者、桥小脑角脂肪瘤引起耳鸣、耳聋者可考虑直接手术。合并脑积水者亦可以单行脑脊液分流术,解除颅内高压,缓解症状。胼胝体脂肪瘤完全切除十分困难,因为瘤内富含血管及致密纤维组织,后者覆盖胼周动脉及其分支上,而且大脑前动脉常常包裹在肿瘤内,囊壁与周围脑组织粘连,即使显微手术也难以保护这些血管,因此,多数情况下只能行肿瘤部分切除术。

(八)预后

文献中报告的手术疗效不能令人满意,大约半数患者术后仍有癫痫发作,甚至有人认为手术不能改善癫痫症状。Tahmouresie 报道的 21 例脂肪瘤手术患者,10 例死亡,4 例无变化,1 例有严重神经功能缺失,仅 5 例术后有改善;孙四方报道 3 例经手术治疗胼胝体脂肪瘤,1 例术后癫痫无改善且遗有左侧轻偏瘫,1 例术后无变化,1 例术后癫痫不再发作并恢复原工作;Hatashita 报道 1 例岛叶脂肪瘤经手术部分切除,术后患者恢复良好。由于脂肪瘤多数患者不出现致命性颅内压增高及致命性占位病变效应,故多数不必手术治疗。

(徐　坤)

第七章

功能性疾病

第一节 癫痫

一、癫痫外科治疗的基本原理

癫痫的基本原因是脑皮质内出现高幅的爆发性的放电区域,称"产痫灶"。在未发作时,产痫灶好像是一簇火种,不断地发出单位放电,在脑皮质上或头皮上可以记录到尖波或棘波。在合适的条件下产痫灶的活动突然活跃起来,向周围扩展,引起邻近神经元的同样放电,并沿着一定的神经通路传向远处,于是引起一次癫痫发作。因此对于产痫灶的深入了解,特别是关于它的生物学特性、确切的位置及界线、放电时的能量来源、放电活动的扩散及传播途径的规律等,将对手术控制癫痫发作具有重大实际意义。

(一)间歇期的活动

在头皮上或暴露的脑皮质上做脑电波描记可以见到棘波活动,一般认为是鉴定癫痫的一个标志。这种棘波电位来自神经元的突触后活动,与神经元体部、轴突的动作电位关系不大,胶质细胞不参与这种电位的形成。因此,用脑电图中棘波活动来确定脑皮质中病灶的定位及手术中确定癫痫灶的位置是有一定价值的。但是在任何神经元的集结点上,对同步的突触输入都可用放发棘波的形式来反应,因此单凭这点还有不足,还可出现误解。例如,在脑皮质上的某一小范围内用士的宁处理,可使该区诱发棘波,表面上看它与痫性棘波十分相似。如果记录是在远离发放点的脑皮质上进行,那么就很难区别这是士的宁诱发的皮层放电,还是由远处产痫灶经单突触投射扩散而来的棘波。因此,除了棘波发放以外,还需要增加其他的鉴定标准,这就要求对"产痫灶"内各神经元群(神经核)或各个别神经元进行检查。采用微电极技术在猴的实验性癫痫中已经取得很多线索,可以见到在产痫灶的神经元中有多种过度活动形式,其中最常见的是间隙期单位放电。这是一种有规则的、反复的动作电位爆发,其频率高达 200 次/秒以上,甚至可达 900 次/秒,在一次爆发过程中频率往往只增高而不减少,爆发常于 1 秒内重复 5~15 次,比较刻板;在每一阵爆发中很少再有棘波发放。爆发还有一个特征就是每一阵的第一个放电后面都随有一较长的间歇;另外,其随后的放电波都具有一波切迹。见到这些特征即可以肯定地认为这是棘波灶的发源地或称起步点。产生这爆发波的神经元称起步神经元。在治疗癫痫的手术过程中,对产痫灶中的神经元,也进行了同样的检查,证实人的癫痫与猴的实验性癫痫中所见的情况完全相似,高频率的爆发性放电与在猴的实验性癫痫中所见的完全一样,而且第一个波后有一较长的间歇。由于正常脑内神经元不会出现这样的高频爆发,可以预料这种放电信号将对邻近的神经元引起超出寻常的影响。以正常脊髓运动神经元为例,如果它的许多突触终端中有2%受到不同步的传入信号影响,就能使它从静止状态下变为能产生慢节律的放电细胞,或使它原有的放电频率大大增加。据估计,运动神经元的输入中只要有8%达到20次/秒频率,就可使该神经元变为有较高放电频率的细胞。癫痫神经元的放电频率远远超过20次/秒,常常可达到200～900次/秒。若将癫痫发作时的频率按200次/秒计算,那么只需要它投射到另一神经元的80个突触点上,就可使该神经元发生突触后高频放电。每一个脑皮质神经元约有6万个突触点,这样只要有不到0.2%的突触点受到癫痫放电的兴奋就可以成为另一个放电细胞。由此可见,癫痫爆发放电的传布比正常脑皮质神经元的放电形式其效率要高得多。在产痫灶内可以有一群这样的原发癫痫爆发神经元,它们与四周正常神经元的突触联系相当广泛,使正常神经元不断地参与到癫痫灶内从而扩大了产痫灶的范围。这就造成即使在细胞水平,仍不容易区别出哪一个神经元是癫痫的起始者,哪一个是跟随者。

  产痫灶在形态上也有其特征。灶内神经元的数目减少,保留的神经元体积变小,为增生的星形细胞所隔开。在高尔基染色中可见树突的数量大为减少,树突的外形也变得异常,这种变化越离产痫灶远越不明显。这与电生理记录到的情况是完全一致的,在产痫灶区内可以记录到最大的过度单位活动,离开该区数毫米处活动就渐趋正常了。从癫痫神经元的形态改变及它不能被通常所用的方法所激发,提示这种神经元是失去部分神经突触的神经元。正如肌肉失去了神经支配很容易发生过度收缩一样,去神经的神经元极易产生过度活动。在癫痫患者中常可见脑部有因外伤、肿瘤、血管病变、缺氧性改变所引起的瘢痕,这引起神经元群失去部分树突。有证据表明,癫痫的起步活动是始于这有病变的树突。正常神经元的突触活动使局部突触后膜去极化,而起于病变树突的缓慢突触电位降低了细胞体膜电位,使低阈的轴丘膜被激化而触发了一动作电位。在癫痫神经元中,去神经的病损突触处发生"漏电"并形成一定电位。另外,机械的变形也可引起局部去极化而形成电位,这些电位合在一起可触发轴突近端或始端的反复放电。另一种可能是动作电位可发生于癫痫神经元膜以外的其他不正常部位,其中最可能的是树突,当余下的突触冲动输入到这神经元时可以触发一阵放电。树突的异常包括膜的变化,有钾的漏出,如组织间液钾的浓度超出了阈值,即可触发一重复的放电过程。病灶处的瘢痕改变或星形细胞的代谢活动都可使细胞外钾离子浓度维持于高水平,故都趋向于加重这一过程。此外,参与反复活动的细胞轴突终端兴奋性也有改变,单独一个棘波发放就可使轴突发生一连串反复的动作电位,有人认为这可能是由于能形成电位的钠泵被激活的结果。这种反复的轴突发放也使肌肉及脊髓内单突触反射发生反复放电,钾离子的增加加剧了这一过度极化过程,已经证实在癫痫灶内确有大量钾离子的渗入。目前公认的抗痫药苯妥英钠的药理作用就在于抑制脊髓内的强直后放电及强直后电位。以上机制提供了见于癫痫灶内的一些放电类型,并解释了癫痫爆发的第1个棘波后面有一较长的间歇的特征。

  癫痫神经元是处于连续不断地活动着并间歇地爆发放电,其动作电位经轴突传递到下一个神经元。在间歇期可记录到的异常脑电活动只是在偶然的条件下才发展成临床上的抽搐。抽搐时所产生的信号足以阻断邻近正常神经组织的功能,这便是为什么切除了产痫灶后常反而可使运动功能改善的原因。间歇期的连续活动对正常脑活动的影响具有一定临床意义。当药物控制了癫痫发作,在脑电图上仍能记录到间歇期的脑电活动特征,伴同的行为变态亦可继续存在。再增加药量使脑电活动进一步好转,则行为变态亦将明显好转,由此可见间歇期的癫痫波活动并非毫无作用的。在动物实验性癫痫中已经查明这种间歇期癫痫放电活动需要较多的能源,因此它可引起神经元结构上的改变,甚至促使它早些死亡,在实验性癫痫中还见到在癫痫发作过程中有些癫痫灶邻近的神经元可以死亡。由此可以了解积极寻求癫痫发作的有效治疗是十分迫切的。

(二) 发作期的活动

上述间歇期活动不定期的变得强烈起来,终于发展成一次癫痫抽搐,这时的活动称发作期的活动,发生这种活动的机制尚不很清楚。精神紧张、代谢紊乱,均可能具有作用;女患者的经期中亦较易引起发作;饮酒常为促使发作的诱因。很多发作出现于睡眠的某些周期,可能与脑皮质的兴奋性在这些周期中有增高之故。通过癫痫神经元单细胞电活动记录,可以发现原来间歇期爆发放电的频率不断增加,直至达到 1 000 次/秒,于是就引起该癫痫神经元的强直性放电,癫痫发作即告开始。

癫痫灶内的爆发放电循两个途径传布:快速地将癫痫放电通过皮层的投射径路传向远处组织,这一传布方式称弥漫性或全身性传布;较缓慢地在局部传布至邻近大脑皮质,称局部传布。

局部传布最显见的实例为 Jackson 的扩散型癫痫。在脑皮质上局部放电范围扩散的速度约为 5 mm/min,因此,它引起邻近皮层的放电常需数分钟。这种扩散的机制很可能与癫痫神经元于过度活动时释放出大量钾离子入组织间液,引起邻近神经元的去极化,使癫痫阈值降低有关,但亦不排除局部神经元之间的突触间传布的可能性。

全身性传布是通过癫痫神经元的轴突将发作初期的信号广泛地扩散到脑的各部,包括所有与该轴突有直接联系的结构,如皮层下核群、基底核、丘脑、中脑的网状结构等。远离病灶区的神经元在受到高频的传入冲动后,出现膜的过度去极化及发放强直性动作电位的反应,通过它们的轴突投射又激发了另一批神经元,这样使发作过程变为全身性。临床的表现形式将取决于最初发放的神经元。做癫痫神经元细胞内电记录可发现有强直与阵挛两种过程,随着出现一较持续的过度极化现象,在这以后有一特征性的发作后电静止现象。产生这种抑制现象的机制尚不清楚,但有学者提出这可能是丘脑内侧或中脑网状结构抑制环路积极活动的结果,也是癫痫发作能突然自行停止的机制。

(三) 其他改变

当癫痫发作不久,受到影响的皮层区域血流量明显地增加,同时脑部能量的消耗大于它的补充,因此脑内能量储备显著减少。尽管此时葡萄糖的摄取增加并迅速转化为乳酸等代谢产物,但距需要仍有不足,因此当发作停止后,脑内出现反应性充血。过去曾一度认为代谢的不足是癫痫后发生抑制的原因,在近年的研究中未能得到令人信服的证据。同样,能量代谢的改变是癫痫发作的基础一说亦存在很多疑问。从形态上及生理上看,许多迹象都表明膜的异常可能与癫痫灶内神经元的特性改变有关。神经元内外单价阳离子在分布上的差别主要是依据镁的成分及钠、钾三磷酸腺苷酶系统。细胞的呼吸代谢对维持这一系统起着重大的作用,因有 30%~50% 的细胞能量是由阳离子转移速度来控制的。在癫痫灶内神经元膜的稳定性具有一些缺陷,相信不久在这方面可能会引出新的结论来。

(四) 遗传因素

癫痫具有遗传因素已为一般所公认,特别是失神性小发作及颞叶癫痫,往往是由不规则的常染色体显性基因传递。曾有人调查脑电图中显示有棘慢波癫痫患者的后代,发现同胞中在脑电图中出现有棘慢波改变者高达37%,而正常对照组患者的后代同胞中只有5%有这现象。另外,调查局灶性癫痫而手术的患者的家族及其子代同胞,发现在脑电图上出现异常的比例要比对照组显著增高。此外,癫痫患者尚有家族性低"惊厥阈值",任何皮层损害都较容易触发癫痫发作。

二、癫痫的分类

长期以来,出于人们对于各种癫痫发作的确切机制不够清楚,脑部涉及的解剖部位不够明确,引起发作的原因又各不相同,致使癫痫发作的统一分类难以决定。临床医师往往根据各自的需要制定了按年龄、发作表现、脑电图改变、解剖部位、病因、药物治疗的反应等各种分类方法,这些方法至今尚有较大实用意义。我国的部分神经病学工作者与脑电图专业人员在青岛举行了癫痫座谈会,对癫痫的分类做了讨论,最后在国际统一分类的基础上,提出了我国的分类意见,这些分类将于下面逐一介绍。作为神经外科医师在开展癫痫的手术治疗时,必须对它有所了解,但在外科实践中以起病年龄及病因的分类仍有较大用处,亦予一并介绍。

(一) 根据癫痫起病年龄的分类

起病年龄的不同癫痫的病因亦有不同,因此可根据患者起病的年龄大致推测病因,有助于做出临床诊断(见表7-1)。

表7-1 根据癫痫起病年龄分类

起病年龄(岁)	癫痫名称	常见病因(按次序排列)
0~2	新生儿癫痫	围生期损伤、代谢紊乱、先天畸形
3~10	儿童期癫痫	围生期损伤、发热惊厥、脑损伤、特发性癫痫
11~20	青少年期癫痫	特发性癫痫、脑损伤、围生期损伤
21~35	成人期癫痫	颅脑损伤、脑肿瘤、围生期损伤
36~55	中年期癫痫	脑肿瘤、颅脑损伤、动脉粥样硬化
56~70	衰老期癫痫	动脉粥样硬化、颅内新生物

(二) 根据癫痫发作的病因分类

1. 有脑部病变者
(1) 扩张性病变:新生物、脑脓肿、脑寄生虫病。
(2) 脑瘢痕形成:脑损伤、脑部感染后。
(3) 脑局部萎缩:脑受压、脑缺血、脑部感染后。
(4) 脑内囊变:脑血管栓塞后、脑出血后。
(5) 弥漫性脑病变:脑变性病、脑感染后、脑硬化。
(6) 脑血管病:脑动脉粥样硬化、脑动静脉血管畸形、脑梅毒。
(7) 其他:脑先天畸形。

2. 无脑部病变者
(1) 脑中央性癫痫(特发性癫痫):脑皮质下功能紊乱。
(2) 中毒及发热性癫痫:脑外原因。
(3) 低血糖性癫痫:脑外原因。
(4) 其他:血管神经及循环中断等。

(三)根据癫痫灶部位分类

局灶性大脑癫痫(症状性癫痫)放电部位主要为大脑半球灰质、大脑皮质;脑中央性癫痫放电部位为脑干上部、脑中央系统;非局限的大脑性癫痫放电部位弥漫分散,或脑外原因。

(四)根据发作时的表现及脑电图特征分类

大发作脑电图中脑波节律较快,精神运动发作脑电图中脑波节律缓慢,小发作快活动与慢活动交替出现(每秒3次波),变异性小发作不典型的快波与慢波结合。

(五)国际统一分类

1.部分性发作或开始于局部的发作

(1)部分性发作表现为简单的症状:①运动性症状(包括Jackson扩展型、阵挛型、强直型、逆转型及姿势性发作)。②感觉性症状(包括躯体感觉、特殊感觉如视、听、旋转、味、嗅等)。③自主神经性症状(如胃肠、血管、呼吸、泌尿生殖系统症状)。④综合性症状(以上各种症状的综合)。

(2)部分性发作表现为复杂的症状:①有意识障碍。②精神运动性,包括自动症、复杂行为等。③精神感觉性,包括幻觉、错觉、妄想等。④自主神经性,如自主神经功能紊乱、性功能改变等。⑤思维性,如意识紊乱、记忆减退、识别障碍、强迫思维、朦胧状态等。⑥情绪性,如恐惧、欣快、抑郁、攻击性反应、儿童行为问题等。

(3)部分性发作有继发的全身性扩展:多数为强直阵挛性。

2.全身性发作起病时就有两侧对称性发作

(1)失神简单的及复杂的。

(2)强直阵挛性发作即大发作。

(3)婴儿痉挛发作(又称过度节律紊乱)。

(4)阵挛性发作。

(5)强直性发作。

(6)强直阵挛性发作。

(7)无张力性发作(又称垂头发作)。

(8)不动性发作。

3.单侧或以单侧为主的发作

单侧或以单侧为主的发作见于新生儿或婴幼儿,临床及脑电图表现与上述婴儿痉挛相同,但放电活动主要限于一侧。

4.不能分类的发作

由于资料或记录不全的发作都包括在内。

(六)我国制定的癫痫分类方案

1.部分性(局灶性)发作

(1)具有简单症状的部分性发作:单纯运动性、单纯感觉性、特殊感觉性、扩延性(Jackson型发作)、局限发作继发全身性发展,其他如转侧性、躯体抑制性、失语性等。

(2)具有复杂症状的部分性发作:复杂部分性发作(颞叶癫痫发作)包括单纯意识障碍、精神运动性发作(行为自动症、口咽自动症)、精神感觉性发作、情感障碍及以上各类的综合。

2.全身性发作

(1)全身性惊厥发作:强直阵挛性发作(大发作),强直性发作(儿童多见),阵挛性发作(儿童多见),肌阵挛发作,婴儿痉挛,变异性小发作(Lennox-Gastaut综合征)。

(2)全身性非惊厥性发作:典型失神小发作、失张力性发作、自主神经性发作、混合性发作、其他如癫痫持续状态、反射性癫痫及以上不能分类的发作。

注意不要将失神小发作与大发作的不完全发作相混淆。

三、癫痫的临床表现

神经外科医师在选择病例进行手术治疗之前,必须对各种不同类型的癫痫有一概要的认识。在临床上许多局灶性发作尽管在脑电图记录中可见到不正常放电灶,但通过仔细地检查却找不到病因;反之在全身性发作中尽管脑电图中没有明确的局灶性放电灶,但有的却病因明确。为此这里将把较常见的癫痫类型的表现做一简要介绍。

(一)婴儿期癫痫

在此期内婴儿大脑发育尚未成熟,脑神经元的兴奋阈值比较低,发生惊厥的机会极为普遍。如在此期内发作频繁,可使脑的发育受阻,脑内正常神经元的数目减少,脑重量不足,引起患儿的智力发展迟缓,癫痫的机会增多。在这期内发病率最高的是 4 个月之前,此后则发病率渐次减少。发作的表现常为眼、口角、脸部或肢体的分散抽搐,很少为全身性抽搐,如出现全身性抽搐则常同时伴有呼吸抑制。这种抽搐发作的预后较差,约 1/4 的患儿最终将导致死亡,另有半数则发作反复出现。因此对这类癫痫发作应力求找出原因并加以纠正,尽快地控制发作,每多发 1 次都可给婴儿造成不可逆的损害而导致痴呆。这时期癫痫发作的常见病因如下。

1.代谢紊乱或中毒

代谢紊乱或中毒见于血钙过低、低血糖、低血镁、血钠过低或过高、血胆红素过高、碱中毒、B 族维生素缺乏症、窒息、血氨过高症等。

2.遗传因素

遗传因素常见于精胺酸尿症、苯丙酮尿症、酪胺酸尿症、多发性神经纤维瘤病、结节硬化症、家族性脾性贫血(Gau-Cher 病)、家族性黑蒙性白痴(Tay-Sachs 病)、类脂质细胞增多症(Niemann-Pick 病)、先天性大脑发育畸形及第 13/16 染色体三倍畸形等。

3.损伤性病变

损伤性病变如分娩时的颅内出血、窒息等。

4.脑血管性病变

脑血管性病变如非损伤性颅内出血、维生素 K 缺乏、血小板缺乏性紫癜、脑动静脉血管畸形、先天性颅内动脉瘤、主动脉弓先天狭窄、特发性蛛网膜下腔出血等。

5.感染性病

感染性病如脑脊髓膜炎、脑炎、败血症、脑脓肿、弓形体脑瘤等。

(二)婴儿性痉挛

婴儿性痉挛常发生于 6 个月以后的婴儿。主要表现为发作时患儿头颈部及躯体突然前屈,伴有两臂外展,亦可相反,头及躯体向后伸;如发作较晚,患儿已能坐起时,则常引起向前跌倒。发作一般历时短暂,但较频繁,甚至可数秒即发作 1 次。发作对脑损害很大,可导致患儿的智力发育迟缓,甚至退步。在脑电图上可见高度的节律紊乱,常有较多的棘波或连续多个棘波发放,甚至阵发的棘波或棘慢复合波,中间夹杂较正常的波形。本发作常于 3~4 岁时自动停发而代之以其他类型的癫痫。临床上这种发作可分为隐源性及症状性两类。后者的主要病因:①围生期的脑损伤;②预防接种如百日咳疫苗接种后;③其他如先天畸形、代谢障碍、中枢神经感染、结节硬化等。预后取决于发病年龄的早晚。发病晚者患儿已有相当智力,如诊断及处理及时,则预后常较良好,反之则预后不良。后遗症中常见者为痉挛性双侧瘫或四肢瘫,或脑发育不全。治疗用大剂量促肾上腺皮质激素(AGTH)常有较好效果,安定类药物[如硝西泮(硝基安定)、氯硝西泮(氯硝基安定)]亦能控制发作,不需手术治疗。

(三)Lennox-Gastaut综合征

Lennox-Gastaut又称变异性小发作,多发生于1岁后的幼儿,婴儿痉挛如迁延不愈,到这时常不易与本综合征相鉴别。主要表现为患儿突然做点头的发作伴有堕跌及不典型的失神,有各种自动症如喃喃自语、吞咽动作或手的短暂摆动等。睡眠中出现发作者较多,并常有短暂的阵挛或抽搐;脑电图上可见每秒1.5～2.0次的棘慢复合波,但有时亦可与婴儿痉挛的脑电图很相似。患儿的智力发育可受障碍,甚至退步。安定类药物效果良好,皮质类固醇类药物及ACTH亦有良效,但治愈后仍可复发。

(四)肌阵挛性发作

肌阵挛性发作多见于3岁以上的儿童,其主要表现为全身或部分的肌阵挛性抽搐伴有跌倒,头部或躯干常突然倾倒。本病的发生机制可能是由于神经系统内抑制作用损害后引起的释放现象,常为大脑弥漫性病变后的结果;但如病变只局限于一侧大脑半球则表现只出现于单侧。脑电图改变很像典型的小发作,可见反复发生的不典型棘慢波或多个棘慢复合波,频率1.5～2.0次/秒。气脑检查时约有半数不到的患儿有脑室系统的扩大,脑皮质活检常可证实有亚急性硬化性全脑炎、慢性非特异性脑炎或脑脂质沉积症等。肌阵挛发作一般可分为3类。

1.意向性肌阵挛

意向性肌阵挛由运动或动作所诱发,少数亦可由光、声音或感觉刺激所诱发。肌肉的抽搐很短暂,好像腱反射中的肌肉跳动一样。

2.反复性肌阵挛

反复性肌阵挛没有任何诱因,肌肉的抽搐时发时止,没有规律性。

3.大群肌阵挛

阵挛主要影响躯干的大群肌肉,使身体突然前屈如鞠躬状,有些像婴儿痉挛中的"Salaam"发作。

(五)典型小发作

典型小发作属全身性癫痫的一种,主要见于儿童,常发生于3岁以上的儿童,至15岁以后则又渐趋少见。本病具有较明显的遗传倾向,由常染色体显性基因遗传。主要表现为短时间的意识丧失伴有轻微运动症状;发作突然,常无先兆;终止亦很突然,不留任何后遗症状。发作时脸部及眼睑有节律性跳动,可能有尿失禁,历时短暂,一般为5～30秒。患者都能维持当时姿势,很少倒地,瞬即恢复意识,患者自觉如入梦境。发作一般每天1～2次,但频繁时可多达百余次,甚至有连续发作者,称之为小发作持续状态。脑电图中可见典型的弥漫性3次/秒棘慢复合波,过度换气时更易出现。本症预后较好,至青春期发作常自行停止。如发病起于5岁以前的小儿,其智力常低于正常儿童,发现于5～10岁者,智力常无影响。发病在10岁以后者则发作可持续较久,50%患者可转变为大发作。典型小发作需与颞叶癫痫中的失神发作相鉴别,后者发作不规则常伴有自主神经紊乱症状、嗅及味幻觉、舔舌、咀嚼、吞咽等动作。脑电图中有不规则棘波发放起源于颞叶,向他处扩散。治疗以乙琥胺或三甲双酮为主,两者均有效,但以前者毒性较小,故应首先选用。

(六)特异性大发作

特异性大发作又名强直阵挛性发作,是最多见的全身性癫痫发作,多见于5岁以后的儿童及青少年。发作没有先兆,抽搐从一开始就起源于全身。其特征为先有一阵全身肌肉的突然强直性收缩,伴有喉头尖声鸣叫,随即意识丧失,倒地;接着肌肉逐步松弛,5~10秒后出现肢体伸屈性阵挛,同时并有自主神经功能紊乱如血压升高、瞳孔散大、面部潮红、呼吸暂停、发绀、流涎出汗、立毛肌收缩、喉头分泌增多等;随着喉头肌肉的抽动,口中涌出白沫或血性泡沫。在肌肉短暂松弛期中膀胱括约肌亦放松,在以后的阵挛抽搐中小便即自动流出。在整个发作期中意识是昏迷的,发作停止以后意识仍不会马上恢复,这一意识昏迷阶段称发作后期,可持续数分钟至数十分钟不等。

(七)发作停止期

阵挛抽搐突然停止,全身肌肉放松,甚至完全松弛。心跳变慢、瞳孔恢复至正常状况并出现光反应。全身肌肉又慢慢恢复张力,并出现反射。皮肤反射亦再度出现,双侧出现Babinski征。患者意识渐渐恢复,如发作历时短暂,可于数分钟内清醒,如发作历时较长则常有较长时间的深睡眠状态,需数小时甚至十余小时才能完全清醒。清醒后患者常感疲惫乏力、头痛,甚至精神错乱或行为失常,称癫痫后精神症,一般于休息后均较快恢复。功能恢复以感觉、运动及语言功能恢复较快;记忆功能恢复较慢,过去记忆恢复在先,近期记忆恢复在后。

大发作时左右两侧一般应是对称性的,但有时两侧可不一致,这种不同步的发作可认为是两种发作凑合在一起,是癫痫大发作中的一种变异。

引起大发作的诱因常见的有强光刺激、突然中断巴比妥类药物治疗、戒酒、各种代谢障碍、外毒素等。不像部分性癫痫,这种发作发生于深度睡眠中者较少,即有发生多数是在慢睡眠中,而不是在快速张动期中。

脑电图表现是比较典型的。在发作前常先出现多次弥漫的多棘慢波发放,接着有一短暂的低活动期历时1~3秒。发作时在整个头皮上都可记录到分布弥漫、波幅对称的并不断递增10次/秒波,以后其频率可减慢至8次/秒以下。由于此时患者全身肌肉抽搐,大量的肌电活动干扰着真正的脑电活动。当发作停止,脑电活动出现一休止期,波幅变为平坦,可历时数十秒钟以上,以后逐渐又恢复到发作前或间歇期活动。

大发作的治疗一般用苯妥英钠、苯巴比妥、卡马西平等,一般不做外科治疗。

(八)成年期的癫痫发作

成年期的癫痫发作又称晚发性癫痫,一般指首次发作在20岁以上的成人癫痫,占癫痫总数的17%~33%。患者脑部多数可有局部结构上的病变或受到某些生化、生理、病理上的影响,常被称是症状性癫痫,但在各项详尽的检查下仍可有27%~36%不能明确其病因。在已查明的病因中有肿瘤、损伤、产伤,血管性疾病包括脑动静脉血管畸形、动脉粥样硬化、急性脑缺血、感染、炎症(梅毒或结核)、寄生虫病、变性疾病、慢性乙醇中毒等。癫痫的发作类型以各种局灶性感觉与运动性癫痫及精神运动性癫痫为多。根据统计,由于肿瘤及脑血管性病变引起者50%~60%为局灶性发作,由损伤引起者约40%为局灶性发作。

(九)局灶性发作

常先有某一局部的主观感受如针刺、发麻或痉挛感等称之为先兆,它的性质及出现部位有助于推测病灶的所在位置。此时患者常无意识障碍,但实际上这已是痫性发作的起始。逐步这种感受扩散,其传布途径常沿着中枢神经的功能分布进行,并出现运动性或肌肉阵挛性抽搐,扩散多限于一侧半球,产生偏身的进展性抽搐,又称 Jackson 发作,一般历时半至数分钟即行停发。发作肢体有暂时性瘫痪,称 Todd 瘫痪。有时发作亦可扩散至全脑,引起全身抽搐,这时一如上述大发作患者意识丧失,全身抽动,称局限性发作有继发性全身扩散。在脑电图中可在局部记录到局灶性发放灶,以棘波或尖波形式出现,没有3次/秒的棘慢波发放。神经系统检查包括神经放射学检查及 CT 扫描,常可明确局部病变,但也有只能见到脑室的扩大或局部脑皮质萎缩,有 1/4～1/3 的病例仍可完全无病变发现。对于这后一类病例常需继续追踪观察,定期复查,以免遗漏微小而一时发现不到的病变。局灶性发作的临床类型很多,常根据首发症状的表现来命名,可分为感觉性发作、感觉运动性发作、运动性发作、旋转性发作、姿势性发作、语言抑制性发作、内脏性发作及精神运动性发作等。

(十)内脏性发作

内脏性发作是局灶性发作中的一种特殊类型,病灶主要涉及脑岛及其邻近的颞叶组织。发作以出现内脏紊乱为主要表现,有腹部不适、心悸、多汗、胃纳不佳、恶心、呕吐、呼吸急促或迟缓,甚至暂停、小便失禁及瞳孔变化等。

(十一)精神运动性发作

精神运动性发作是局灶性癫痫中较常见的形式,占癫痫总数的 20%～30%,病变多数位于颞叶的内侧部故又称颞叶癫痫。近年来,由于开展了大量颞区的电刺激研究,对颞叶的生理作用有了新的认识,促进了对颞叶癫痫的理解。为便于对颞叶癫痫的描述,有必要先介绍颞叶的功能。

1.颞叶的解剖生理

颞叶外侧及内侧的皮层具有译义及听觉的功能,在优势侧的颞叶外侧皮层尚有语言功能。颞叶内侧部的海马结构、杏仁核均属于边缘系统并与自主神经功能及行为的调节有关。颞叶皮质与杏仁核及海马结构有纤维相互联系,海马结构与杏仁核之间也有纤维相互联系。在与颞叶以外的结构联系中,颞叶皮质与颞叶内侧结构有较大差异。颞叶皮质与丘脑的背部联系,其通路经内囊。颞叶内侧结构则与膈区、视前区、下丘脑及中脑盖部联系,其通路有两个:①背侧终纹从背侧绕过内囊及基底核背侧;②腹侧束,经内囊及基底核腹侧达无名质,使杏仁核与丘脑内侧发生联系。另外,额叶眶区皮质有纤维进入杏仁核,并从杏仁核与丘脑的背内侧核相连接。左侧丘脑受损时,这一通路将对记忆的缺损具有重大作用。海马结构包括齿状回、Ammon 角及穹隆柱,与膈区、下丘脑前部及乳头体有相互纤维联系,并通过上升与下降通路与下丘脑的其他区域及中脑盖的正中部相连。这样,海马与杏仁核都与脑干的网状结构、下丘脑相连,并以下丘脑成为这一系统的交接点。感觉冲动传到海马的路径是很不明确的,多数是经脑干的网状结构,且为非特异性的。从以上描述可见颞叶的外侧皮质与杏仁、海马结构在功能上是有很大区别的。

2.临床表现

颞叶癫痫的产痫灶可位于不同部位,放电区域不仅可涉及颞叶外侧皮层并可涉及岛叶皮质、杏仁核、海马结构及与这些结构相联系的中线及脑干内核群,甚至还可涉及对侧的同名区域,因此其临床表现复杂多样。一般可分为下列4种类型。

(1)自动症及精神运动性发作:表现为意识障碍及精神错乱,但对环境尚能保持接触,开始时可有简单的症状如幻嗅、幻味、幻听、眩晕,以及自主神经功能紊乱如血压波动、出汗、面红、流泪、瞳孔改变等。接着患者有记忆障碍,常有"熟悉感"或"陌生感",或出现强迫性意念或梦境状态,然后出现自动症,患者在无意识状态下做各种似有目的的动作如游走、登高、驾车、饮食或其他习惯活动。发作大多持续数分钟至数十分钟，也有持续达数小时或数天者，可反复发作，但很少有出现持续状态者。发作后常有历时较长的精神错乱或嗜睡状态，醒后患者常完全不能回忆发作时的情况，或仅凭经验知道自己已经发过病。

(2)错觉或幻觉性发作：其表现与上述自动症开始前的先兆相似，但发作仅止于此而不再扩展为自动症；幻错觉常为刻板性并可反复发作；熟悉感或梦境状态较为突出，常伴有视物缩小或视物放大；听觉或视觉的灵敏度亦有改变。

(3)内脏及自主神经性发作：常伴随自动症发作，包括内脏感觉异常如胃气上升、腹痛、胸闷、心悸、头痛、头胀、血压升高、心动过速、肠鸣增多、皮肤变色、瞳孔改变等。

(4)情绪及情感障碍：主要表现为恐惧、莫名的忧虑或欢乐、暴躁发怒、忧郁或悲伤，可伴有上述自主神经的功能失调。

3.发病机制

引起颞叶癫痫的主要病变为颞叶内侧部的瘢痕形成，称切迹硬化。其致病原因是幼年时曾患有缺氧缺血或临产期曾发生颅脑损伤而有过脑切迹疝的结果。小儿多次反复的发热惊厥，可导致痫阈很低的颞叶内部结构的缺氧或缺血而形成切迹硬化。在后天的病变中最常见的是缓慢生长的肿瘤、脑动静脉血管畸形及各种局部退行性病变。除海马及杏仁核可经常发现病变外，有时还可在小脑、丘脑的背内核及颞叶以外的脑皮质中也见到病变。

脑电图表现主要为局灶性的4～6次/秒的棘波、尖波或棘慢波，位于一侧颞叶或额颞部及侧裂的前部，有时亦可见于双侧，特别是慢性长期病例。如有局灶性慢波活动则一般均指示有局部病理改变存在，但往往有许多病例在间歇期头皮上记录不到脑电异常活动，这时有必要做特殊电极描记。如蝶骨电极，将针形电极插入蝶骨的底面来描记脑电活动；咽喉电极，将电极置于鼻咽部内做描记或脑深电极描记，将针形多股电极插入脑内做描记，常能取得有助于诊断的记录。声、光及过度换气可以诱发，但采用致痫剂诱发则不属常规，仅于迫不得已时采用之。确诊颞叶癫痫并找出其产病灶常需做反复多次的脑电描记，只有在多次记录中取得了同样的结果，并结合临床才能做出较正确的结论。除此以外，为了明确是否有颞部病灶存在尚应做各种神经放射学检查，包括脑血管造影及CT扫描等。

(十二)外伤性癫痫

外伤性癫痫是头部外伤后最严重的并发症之一，它可出现于伤后早期即伤后数天之内，也可出现于伤后晚期即几个月甚至几年以后。由于它的频繁发作及难以控制，加上本症对患者所带来的身心痛苦及严重的心理影响，常驱使患者迫切求医，强烈要求治疗。本病的发生率各家统计数字不等，据估计，约有30%的头部损伤将发生此并发症。火器性损伤较闭合性损伤更为常见，前者约42.1%发生癫痫，而后者约14.3%。损伤的部位、范围及昏迷时间的短长为发生癫痫的重要因素，脑膜破损者特别是额叶及顶叶者机会更多。由于近代战伤外科的进展，头部火器伤的一次清创彻底性较前提高很多，对减少头部火器伤的病死率起了相当大的作用，但对于外伤性癫痫的发生率则并未显示有大幅度的下降，可能是由于术后的存活率增多，使癫痫病例也有相应的增多之故。

非火器性头部损伤发生癫痫多见于较严重的病例，患者在伤前都无癫痫史，伤后可出现大发作、小发作或精神运动性发作，也有只表现为短暂的意识丧失。早期出现的癫痫多出现于伤后的1周以内，最早者甚至可在伤后1小时之内。儿童较成年人为多见，有颅骨骨折、局灶性神经功能障碍者及颅内血肿者，早期发生癫痫者较多。晚发的外伤性癫痫其发生率约为5%，但在有急性颅内血肿的病例其发生率可达31%。另外，约有1/4的早发癫痫将有晚发癫痫，有颅骨凹陷骨折者15%将有晚发癫痫。此外,硬脑膜破裂及有局灶性神经功能障碍的病例均有较高的发生率。晚发癫痫多数发生于伤后1年以内,但有25%可发生于伤后4年以后。发作类型以局限性发作为多,约占40%;颞叶癫痫次之,约占25%。

早发癫痫脑电图改变常以广泛的慢活动较常见,正常频率受抑制并有高幅的慢活动,后者被认为是外伤性癫痫的特征。在晚发癫痫中则可见有局灶性棘波,但并非每1例都如此,约有1/4的患者在脑电图中从不出现异常波形,另有约20%的患者头3个月内没有脑电图异常,因此脑电图检查只有在反复多次的检查中才能提供诊断上的帮助。外伤性癫痫的预防应重于治疗,对开放性颅脑损伤应争取尽早进行彻底清创,将血肿、异物及失去生机的脑组织碎块、碎骨片统统清除;塌陷的骨片应予整复或切除;硬脑膜破损应予修补并严密缝合使之不漏液,这样可使脑皮质减少瘢痕形成。清创术虽从统计上未能明确使癫痫的发生率下降,但它至少使伤后的其他颅内并发症减少从而从理论上有预防癫痫的作用。预防性应用抗癫痫药物如苯妥英钠的单独使用或与苯巴比妥合并使用,或加用地西泮(安定)、扑米酮(麦苏林)等,目前尚有争论,不能作为常规方法。对绝大多数外伤性癫痫,药物治疗仍然是首选方法。只有在发作频繁、药物失效及病灶定位明确的情况下可行癫痫灶切除及局部皮层切除术。

(十三)反射性癫痫

在对癫痫发作过程的详细了解时,常可发现发作可由种种不同的诱因所激发,其中颇多为不寻常的因素,于是就有人给以各种命名,如动作诱发性癫痫、声音诱发癫痫、弈棋性癫痫、闭眼诱发性癫痫、接触性癫痫、阅读性癫痫等,但总的这类癫痫发作都是由于患者脑部某些神经元的痫阈较低,遇到较特殊的稍强大的刺激时,可循一定的通路传至这些敏感易发的神经元引起一次痫性放电,因此可概称反射性癫痫。

1.光敏性癫痫

光敏性癫痫多见于儿童,强光如日光,或突然从暗处到达亮处,如从电影院出来最易引起发作;但也有在观看电视时为电视屏的光所诱发。闪动的光源较之普通静止的光更具刺激性。发作形式常见的是失神性小发作或肌阵挛性发作,但也可为不典型的大发作。服用相应的抗癫痫药可以阻止其发作。

2.阅读性癫痫

阅读性癫痫发生于阅读书报以后,可在阅读开始数分钟或阅读了相当时间后发生。一般都先有下颌关节出现摩擦声或感到下颌颤动,阅读即受干扰,随着颤动越来越剧烈,终于扩散及全身,引起全身性大发作。并非每次阅读都能诱发,当疲劳、情绪不佳时则发作机会增多;阅读时过分集中注意或精神紧张亦易引起发作,但一般对刊物的内容无甚关系。阅读时出现下颌颤动或出现脑电图改变者对诊断最有帮助。本发作的基本原理认为,是与阅读过程中眼球运动所引起的反复的本体感觉冲动激发了脑干网状结构的不正常活动及三叉神经运动核的兴奋放电,产生下颌肌的肌阵挛样活动,这种刺激冲动的叠加导致了一次大发作。大声朗读更容易引起发作,因这时本体感觉冲动的兴奋性更为强烈,持续集中注意也具有同样的强化作用。这种患者多数为脑中央型癫痫,但也有报道有后枕部局灶病变的继发性癫痫可出现这种发作。

3.运动或动作诱发性癫痫

运动或动作诱发性癫痫多数发生于儿童,发作常是在一次突然的动作后发生,且大多发生在休息阶段,发作以下肢开始为多,先有一阵强直性痉挛,可影响全身,然后局限于动作的肢体。在站立的情况下突然开步,或在步行时突然加快步伐如从步行进入跑步时都较易引起发作。发作时患肢强直痉挛,呈半屈曲状,痉挛很快向同侧上肢扩展引起跌倒。患者意识不丧失,也没有阵挛发生。产生这种癫痫的原理是由肌腱及肌纤维来的本体感觉冲动循上升束传至丘脑的腹后核,这里神经元处于过度兴奋状态,很易受传入冲动而放电,这又使皮层下结构如基底核等发生不正常放电,从而引起发作。在间歇期的脑电图中可见到慢波与棘波,给予抗痫药可使发作停止或频率及程度减少。本病常有遗传倾向,呈显性遗传。

4.听觉诱发性癫痫

突然的声响引起各种癫痫发作,惊吓虽也起着作用,但发作常对声响的频率具有高度的选择性,例如有的患者只听到教室内的钟声才发病,有的只听到音乐而发病,后者又称音乐诱发型癫痫。大多数这类患者在脑皮质上,特别是颞叶区有不正常的产痫灶。有时患者听到声响后有情感上的反应。

5.其他

有报道当患者看到特殊物品如别针等即可引起发作;也有单纯触觉可引起发作,如擦一侧脸部,甚至只要谈及擦脸就可引起发作。其他曾报道过的反射性癫痫的诱发因素有闭眼、啼哭、笑、弈棋、咳嗽等。

四、癫痫的手术治疗

(一)脑皮质切除术

手术的目的在切除脑皮质中的产痫灶,手术的疗效与产痫灶切除得是否完全关系密切。根据产痫灶所在的部位不同做不同的切口,除要求能暴露产痫灶的部位外,尚需将大脑半球的中央区(中央前回及后回),以及大脑的外侧裂也暴露,便于在手术中做脑皮质电刺激及脑皮质电波描记,因此切口都偏向于大些。脑皮质电刺激的目的是在确定脑皮质的不同功能部位,特别是运动中枢及语言中枢的位置,以便手术中避免损伤它。脑皮质电波描记的目的在于确定产痫灶的位置,只有将产痫灶的位置详加标明以后才能做到恰如其分地完全切除,从而取得最佳的手术效果。本手术适用于各种局灶性难治性癫痫,其中最常见者为损伤后的癫痫。

1.手术步骤

(1)术前准备:术前3天适当减少抗痫药的用量,使脑电图中的改变容易显示,但剂量亦不宜减得过多以致引起癫痫的发作而妨碍手术的进行。在手术当天早上不再服抗痫药,但小量苯巴比妥作为术前的镇静剂仍可照服。术前24小时开始口服地塞米松或可的松,术中及术后均用静脉滴注维持药量,直至患者能恢复口服为止。

(2)麻醉:除儿童病例及极少数不能合作的病例需用静脉麻醉外,其他15岁以上的患者都可采用局部麻醉或针刺麻醉。在手术前晚应使患者睡眠良好;入手术室时给皮下注射阿托品0.4 mg。如做静脉麻醉,用氟哌啶醇及芬太尼滴注,使之入睡;在做电刺激及脑皮质电图描记时,需叫醒患者并不断与其讲话,以保持清醒并取得合作。

(3)切口:做头皮切口前先用0.25%普鲁卡因溶液做头皮浸润,切口应根据术前脑电图所示的产痫灶位置来设计。如产痫灶位于额叶,可用"C"字形切口,其内侧可暴露中线,外侧到达侧裂,后面要暴露出中央前回。如产痫灶位于脑中央区,可做"Ω"形切口,以暴露中央前回及后回为主,但还需暴露出外侧裂,以便对岛盖部皮层进行电刺激及电描记。如产痫灶在大脑半球的后半部,则可用"C"字形切口,但前面仍要暴露出脑中央区。一般皮肌瓣是作为一层掀开的,颅骨瓣则做成游离的,以后用金属丝固定。

(4)脑皮质电刺激:在暴露的脑皮质上先用矩形脉冲波行单极或双极刺激。刺激的参数为波宽 2 毫秒,频率 60 次/秒,强度以能引起患者最明确的反应为度,不能太大以免诱发出抽搐。可先从 1 V 开始(或 0.5 mA 开始),然后以 0.5 V 的幅度递增,直至出现明确的运动反应(表现肌肉的抽动或跳动)或感觉反应(表现为局部的针刺或跳动异样感)为止。在每一刺激点上贴上数码小纸片作为标记并记录其相应的部位,刺激完毕后摄像记录。在优势侧半球需标记出语言中枢的位,为此在刺激过程中让患者不断诉数或重复讲一句话。发现语言中断时即表明该点为语言有关区,用数字小纸片标记。电刺激后即随以脑皮质电图描记,在每一刺激点附近都可记录到神经元的后放电现象,如放电幅度特高、持续时间特长者或有棘波放电者均表明为与癫痫发作可能有关的产痫区。但这时的电刺激的强度应回复到低值,再逐渐递增,如能诱发出患者惯常所感觉的先兆时,则该区即为发作的产痫灶。但能取得这样明确的定位是不多的,多数只是在皮层电图上出现棘波发放。在这些发放区贴上蘸以 γ-羟基-β-氨基丁酸(GABOB)溶液的棉片,棘波发放立即消失则更明确表明它与产痫灶有关。如用 GABOB 后不能消除棘波发放表明该处的异常电波可能来自深部,需要进行深部电极描记。

(5)皮层切除:根据脑皮质电图及脑深部电图中棘波灶的部位确定需手术切除的范围。原则是既要尽可能地完全切除产痫灶,又必须保全脑的重要功能区。因此在切除时应先从小范围开始,逐步补充扩大。先用白丝线将计划切除的部位圈出,摄像记录,尽量将切除的边界限于脑沟,将不拟切除的部位用塑料薄膜癫痫保护。用双极电凝将切除区脑表面的软脑膜电灼切开,切口向周围延伸直达切除圈的边缘,环绕此边缘将软脑膜都切开。再切开脑皮质直达脑白质,用细吸引管将皮层切口顺切除圈伸延,在灰白质交界面将整块皮层切除,亦可用吸引器逐步将该区内的皮层灰质吸除。遇较大的供应动脉可用银夹止血,一般均用双极电凝止血。

(6)切除后脑皮质电图记录:将电极放于切除区周围的脑皮质上,重复脑皮质电图记录如上述。如仍有较多尖棘波存在,表明产痫灶切除不够,应再扩大切除范围。手术常需多次反复,逐步扩大切除范围,每次切除后都应重复脑皮质记录,一直到消除产病灶为止。但如切除范围已牵涉到脑功能区时,则应采取保守态度,以免术后造成严重残缺。切除完成后应再摄影记录。

(7)缝合:缝合前止血应十分彻底。脑皮质切面的碎块组织均需清理干净,并将软脑膜边缘覆盖脑皮质的切面。硬脑膜要严密缝合,硬脑膜外用橡皮软管或橡皮条引流 24 小时。

(8)术后护理:抗痫药应继续应用,术后头 3~4 天可经静脉或肌内注射给药,以后仍恢复口服,剂量应根据药物血浓度测定来调节。补液量在术后初期每天限制于 1 500 mL,除有较剧烈的呕吐外,一般可于术后第 2 天进流质饮食。术后继续静脉给地塞米松或氢化可的松,头 3~4 天可给大量,以后逐渐递减,7~10 天后完全停用。

2.晚期处理

抗痫药应继续维持,可常规应用苯妥英钠 300 mg/d 及苯巴比妥 120 mg/d,至少 2 年,或按药物血浓度调节到有效剂量后维持 2 年,每 3~6 个月复查脑电图一次。如术后没有癫痫发作,脑电图中亦未再见棘波灶,则第 3 年开始可将苯妥英钠减至 200 mg/d,苯巴比妥 60 mg/d,如仍然未发作,则于第 3 年末完全停药。如减药期中癫痫复发,则立即恢复原有剂量。

3.手术并发症

本手术安全性高,手术死亡率低。

(二)颞前叶切除术

本手术适用于颞叶癫痫。在术前检查中已证明患者的产痫灶位于一侧颞叶,但术前至少应

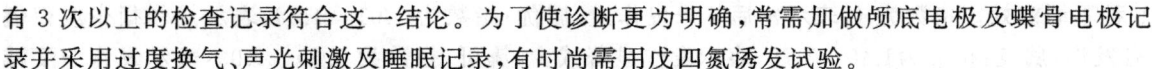

有3次以上的检查记录符合这一结论。为了使诊断更为明确,常需加做颅底电极及蝶骨电极记录并采用过度换气、声光刺激及睡眠记录,有时尚需用戊四氮诱发试验。

手术前准备、麻醉、术前及麻醉前用药与脑皮质切除术时相同。

1.手术步骤

切口用大"C"形皮瓣状,暴露范围后达中央前回,内侧到达正中线旁2~3 cm处,前达颞叶尖及额极,下至颧弓。暴露脑皮质后,先用电刺激鉴定出中央前回,如手术是在大脑的优势半球,还需鉴定出额叶的岛盖部语言区,方法与皮层切除术中所介绍者同。分别将各部位用数字或字母小纸片标记,然后用电刺激及脑皮质电图记录寻找产痫灶。因颞叶癫痫的产痫灶多数位于外侧裂深部岛盖皮层或杏仁核周围的灰质内,故常需用深电极才能将它揭示出来。在确定此产痫灶时必须多次重复,只有每次反应都能重现时,才可肯定下来。电刺激及脑皮质电图中的产痫灶都应正确地记录于消毒的脑解剖图上,以便留作日后分析与评价手术疗效之用。同时这种脑图对于疗效不满意的病例是否需再次手术也是一种重大的参考性资料。在这种脑图上应记录手术区的范围、各功能区的位置、切除的范围等,切除颞前叶的方法与上述脑皮质切除术基本相同,但切除的组织要比脑皮质切除多很多。为了使切除的标本较为完整,以便研究其病理改变,可按以下程序进行:先将大脑外侧裂的蛛网膜切开,顺外侧裂将大脑额叶与颞叶分开;将进入颞叶前部的小动脉及静脉分支——电凝切断,注意搜索大脑中动脉并妥加保护,不使受到影响。从大脑外侧裂的静脉中鉴定出Labbe静脉,这是一支较大的交通静脉,越过颞叶外侧面皮层,导入横窦;在这静脉的前方切开颞叶外侧面上的软脑膜,用细吸引管将颞叶皮层行冠状切开,逐渐深入,直达侧脑室的下角,此切口需切经颞叶的上中下三回,并将此三回均切断,在侧脑室下角内可见到脉络丛。从侧脑室下角的内侧壁切入,另一方面从大脑外侧裂的底部向外切开,两个切口终于沟通,这时颞前叶部与岛叶之间连接部已被切断;向外侧牵开已部分断离的颞前叶外侧部皮层,可暴露出颞叶内侧部的钩回、海马体及杏仁核等结构,与更内侧的视束及中脑的外侧膝状体仅有薄层蛛网膜及脉络膜沟相隔开;在脉络膜沟内可见到大脑后交通动脉、脉络膜前动脉及基底静脉,再向后可见到大脑脚的外侧部;这些结构均需小心保护,勿使受伤;仔细看清此时颞前叶与大脑半球基底部相连的颞叶干的下半部,自前向后将它断离,即可取下整块颞前叶,包括它内侧的杏仁、海马结构。经这样切除的病例不仅能看到切除标本内的主要病变,而且产痫灶亦切得比较完全,术后疗效亦较理想。重复脑皮质及脑深部结构的电波描记,证实产痫灶确已消除后即可摄像记录,并缝合切口。

2.术后疗效的评定

评定颞前叶切除术的手术疗效有两种方法,各有其优缺点,可以相互补充,以臻完善。

(1)脑电图记分法:脑电图记分法是比较患者术后与术前脑电图的阳性率所得到的比值。在每次脑电图检查中根据是否有癫痫异常波将脑电图分为阳性与阴性。阳性脑电图占所有脑电图检查总数的比率,即为脑电图的阳性率。手术后的脑电图阳性率与手术前的阳性率之比即为评价疗效的客观指标,如这比值为0,则表示所有术后记录均为阴性,疗效优异;一般这数值介于0~1表示术后有进步;如此值为1表示不变,如数值大于1表示恶化。在第1类有进步的病例中又可根据数值的大小分为优、良、可、微等级。<0.1者为优,0.1~0.25为良,0.26~0.5为可,0.5以上者为微效。

(2)临床记分法:临床记分法是根据对患者术后定期随访所得的结果判定的。如术后患者完全停发,记1分;如发作次数显著减少,记2分;发作不变,记3分,发作增多或加剧,记4分。将患者历年随访检查所得的记分总和除以随访的年数即可得一指数,按数的大小可分为5级,代表

5种不同疗效。指数为1,表示术后从未发作过,属优;指数为1.01～1.39,表示发作很少或仅偶有发作,属良;指数为1.40～1.79,表示发作显著减少,属可;指数为1.80～1.99,表示发作中度减少,属微效;指数＞2,表示发作依然或甚至增多,属无效。

3.手术合并及并发症

本手术较安全,手术总死亡率约1.4%。多数患者术后恢复顺利,但亦有少数出现并发症,其中以无菌性脑膜炎、硬脑膜下血肿、短暂语言障碍、轻偏瘫、同向性偏盲或象限盲、记忆力减退及精神症状等较常见。多数可自行逐渐恢复,亦有一部分成为终身遗患。

4.手术疗效

对癫痫发作的控制取决于产痫灶的切除是否完全。产痫灶全切除的病例术后约有33%癫痫发作完全停止,只有20%左右手术失败。而产痫灶切除不全的病例癫痫发作完全停发者只占5%,手术失败约占50%。对患者的社交及经济问题的改善情况由于患者术前伴有精神或人格失常,术后约30%这种症状保持不变,33%症状消失,另37%仍有症状但改变形式。另外术前原来没有精神症状或人格改变的病例,约有23%可出现这类症状,由此可见术后有精神障碍的总人数将没有大的改变。对脑电图改变的效果,与临床效果大致一致,在术后癫痫发作停止的患者中约半数病例术后脑电图中的异常减少,另有42.5%患者的脑电图异常完全消失。在术后无效的患者中,只有5%患者的脑电图完全正常,而67%的脑电图保持不变或有加重。

(三)选择性杏仁核海马切除术

由于颞前叶切除术的效果与颞叶内侧部结构切除得是否完全有很大关系,且在颞前叶切除的标本中发现病变多数限于颞叶内侧面,而颞叶外侧面的脑皮质大多都属正常且具有一定的功能,使人们提出能否单纯只做颞叶内侧部结构即杏仁海马的切除,而保留颞叶外侧的皮层。近年来,显微神经外科的发展,解决了这一问题。在显微外科的特殊暴露及良好照明下,杏仁核海马结构可以得到清晰的暴露,使切除更为彻底,疗效更为理想。

1.手术步骤

手术准备、麻醉及术前用药同前。头部需用特制头架固定,在患侧翼部做一小切口,下端到达颧弓前端,将颞肌与颅骨分离,紧靠颞叶颅底做一游离骨瓣。硬脑膜做半圆形切口,用缝线将硬膜牵开,即可暴露出外侧裂的前端。分裂外侧裂的蛛网膜,吸去脑脊液,使脑组织逐渐下缩,增加颅内空间。找到颈内动脉、大脑中动脉、大脑前动脉及大脑中动脉的分支颞极动脉、颞前动脉,并注意识别大脑后交通动脉及脉络膜前动脉。在颞上回的内侧面上相当于颞极动脉与颞前动脉之间做一长1.5～2.0 cm的切口,用脑针穿刺侧脑室下角,穿到后沿针切入侧脑室下角,并将切口向后深入2 cm。在脑室内确定脉络丛、海马结构、脉络丛沟及血管等结构,用微组织钳将杏仁核的上、前、外及内侧基底部组织做小块活检,标本送病理及生化检验。在软脑膜下先将沟回切除,此时透过透明的软脑膜及蛛网膜可以看到大脑脚的外侧部、动眼神经、视束、后交通动脉、脉络膜前动脉及基底静脉。小心切开脉络丛沟,防止损及脉络膜前动脉及其供应视束的分支。将视束小心地与海马结构分开,在脑室颞角底上自前方沿海马脚做一弧形的切口,向后切到三角汇合区。将来自颞后动脉的供应海马及海马旁回的血供一一电凝切断。最后在接近外侧膝状体平面处将海马旁回横断,整块取出杏仁核海马结构,局部用罂粟碱溶液敷贴以防止动脉痉挛。切除的组织约长4 cm、宽1.5 cm、厚2 cm,去除颞叶前方的牵开器后,颞叶即自动复位,覆盖切除部位。从颞叶的外表面看,一点也看不到颞叶内侧面的手术痕迹。在CT图像上,相当于颞叶内侧面可见有一条状低密度区。术后处理与脑皮质切除术同,抗痫药应继续服用,如术后2年不再发作,第3年起可改用单味药再观察1年,如仍保持不发可逐渐停药。

2.手术疗效

有学者曾报道此手术27例,均为长期应用抗痫药(平均13年)治疗而失效者,患者发作频繁而丧失社交与劳动能力。术后随访了6~73个月,平均随访期21个月。有22例癫痫完全停发,2例发作明显减少,另3例保持不变,没有1例加重者。术后脑电图及神经心理学检查证实神经功能良好,半数以上患者智力进步,没有明显的神经功能障碍。

(四)大脑半球切除术及大脑半球次全切除术

这是Krynauw首先创用的治疗婴儿性脑性瘫痪的手术方法。对于脑部有多发的产痫灶或产痫灶活动广泛,累及整个半球的病例亦可用此法治疗。对于婴儿性脑性瘫痪的病例,常有较明显的偏瘫、完全性同向偏盲、智力发育迟缓,并有反复发作的顽固性癫痫。通过检查如发现一侧大脑半球尚完好,即可考虑行病侧半球切除术来治疗。手术对癫痫的效果最好,但对偏瘫及偏盲不会有明显的改善,暴躁的性格可以变得温顺,智力在消除癫痫发作的长期影响、停服抗痫药及加强术后的教育与训练下亦可较术前容易取得好转或进步的效果。本手术亦适用于除婴儿性脑性瘫痪以外的其他大脑半球弥漫性病变,有人亦用于治疗广泛的面脑血管瘤病。

术前为了确定患儿一侧大脑半球比较正常,应进行一系列检查及记录,包括出生时的窒息情况、发病情况、治疗经过、抗痫药的种类及剂量、神经系统检查、反复多次的脑电图记录、气脑造影、脑血管造影、神经心理学检查及CT扫描等。常可发现患侧大脑半球有脑回萎缩、脑室扩大、脑室巨大穿通畸形、蛛网膜囊及在脑动脉造影中有时出现大脑中动脉闭塞等情况。一旦诊断确定,手术宜早做,可以减少病变大脑对正常脑的抑制作用。如患者有智能不断退步、性情暴躁、行为不正等情况时宜更抓紧早日手术。

1.手术步骤

全身麻醉,采用广大皮骨瓣切口,但不需跨越中线。切除主要为大脑半球的皮层,要保留基底核及丘脑。进入颅腔后,先分开外侧裂,找出大脑中动脉,在此动脉分叉的近侧用银夹阻断,保留纹丘动脉。自前向后将脑表面的大脑上静脉一一电凝切断,牵开大脑半球,阻断并切断大脑前动脉,暴露胼胝体,并予以切断,在大脑半球后半部的内侧面上,顺大脑后动脉的主要分支追踪到大脑后动脉,在它从天幕裂孔边缘跨入幕上处,予以夹闭切断。分离进入横窦及乙状窦的各静脉分支。在切断的胼胝体下面进入侧脑室,确认尾状核沟,在此沟内切入,绕过豆状核切经内囊,最终与脉络丛沟相连。整块取出大脑半球,保留尾状核、丘脑及豆状核,将其表面之脉络丛用电灼烧去。缝合前颅内应仔细彻底止血,硬脑膜严密缝合以防术后脑脊液漏。术后处理同颞前叶切除术。术后常见的并发症为创口感染、颅内出血及急性脑干移位等。抗痫药应继续应用2年,如2年后癫痫已不发作,可逐渐减量,最后达到停药。术后1~2年可开始矫治因偏瘫或神经功能障碍所造成的缺陷或畸形。晚期的并发症中最常见的是大脑表面慢性含铁血黄素的沉积。

2.手术效果

根据文献报道的116例完全性半球切除的结果,93例癫痫停发或显著减少,性格脾气及智力障碍亦均有不同程度的好转。5例术后早期死亡,另有5例术后1年内因进行性脑功能障碍加重而死亡,手术死亡率4.3%。在做次全切除的48例中,28例癫痫停发或显著好转,另12例癫痫发作次数减少约50%,1例术后早期死亡,手术死亡率2.1%。

(五)大脑联合切断术

连接左右两大脑半球的白质纤维称联合纤维,包括胼胝体、海马联合、前联合、穹隆及丘脑的中间块等,切断这些联合纤维称大脑联合切断术,曾被用以治疗难治性癫痫,在少量临床试治中发现具有令人可喜的疗效。由脑的联合纤维特别是胼胝体是癫痫放电从一侧半球扩散到另一侧的主要通路,如切断此通路将使产痫灶发放的高幅棘波局限于病侧半球而不再传播到对侧,从而使全身性抽搐转变为部分性抽搐。另外,由于沿途的神经元未被产痫灶的"火种"所"点燃",放电神经元的总数减少,使全身性或部分性抽搐的阈值提高,因而抗痫药的需要量相应减少,原来属于难治性的癫痫,转变为易于控制,这就是大脑联合切断术的理论依据。将大脑的联合纤维包括胼胝体、海马联合、前联合、穹隆等都切断称完全性联合切断术,如只切断上述神经束的一部分称部分性联合切断术。在早期认为切断越完全疗效越佳,但这样做都需将脑室切开,术后患者常发生无菌性脑室炎,患者有长时期发热反应。现根据患者发作的情况不同,可以行选择性的联合切断术,同时改用显微神经外科技术进行手术,可以避免切开脑室的室管膜,减少了无菌性脑炎的机会,使手术的疗效得到了改善。

1.手术适应证

(1)患有顽固性癫痫多年经正规药物治疗未能得到满意控制,患者每月至少仍有4次以上白天发病,使其不能正常生活者。

(2)患者对本手术的后果有充分的理解,并愿做此手术者。

(3)术后有恢复工作能力的可能者。

2.手术方法

术前准备同其他癫痫手术。为了能进一步弄清此手术是否能引起神经心理功能紊乱,术前应有较深入的全面检查,以便对术后的"裂脑"情况做对照。

手术在气管内麻醉下进行,体位用仰卧或半坐位均可;头部略向前屈,用头架固定头位;静脉内快速滴入20%甘露醇。

(1)切口:在顶后部右侧中线旁做一长9 cm头皮切口,用牵开器撑开创口。在暴露的颅骨上用一直径5 cm的环锯做锯孔,孔的内缘应跨越矢状窦,其前缘应位于鼻点与枕骨粗隆连线的中点之后约2 cm,瓣状切开硬脑膜。将大脑顶叶向外侧牵开,分离大脑纵裂内两大脑半球间的粘连及胼胝体表面的蛛网膜,放入自动牵开器。然后在放大16倍的显微镜下用细吸引管切割胼胝体的纤维束,自压部开始向前方伸展,深达侧脑室顶部的室管膜,但慎勿切开此膜。向后应完全切开胼胝体压部,并见到大脑大静脉。向前应切得越远越好,然后放入一块棉片作为标记,再做此手术第2部分。将头部微仰,在鼻点后9 cm处为中心另做一切口。用同样大小的环锯在暴露的颅骨上做锯孔,孔的后缘要位于冠状缝之前。切开硬脑膜后,用同上的方法将胼胝体膝部、喙部纤维切断,向下将前联合亦切断,然后向后切,一直切到与胼胝体后部的切口相连,取出放置于该处的棉片标记。冲洗、止血后分别缝合前后两切口。如患者的产痫灶位于大脑半球的前部,则只需做额联合切断术,上述手术的第一部分可以免去,位于其他部位的产痫灶则均需做联合完全切断术。术中静脉连续滴入地塞米松10 mg,术后继续用此药,每6小时4 mg,3天后改为口服,并逐渐减量,第7天停药。术后继续用抗痫药,苯妥英钠每天300 mg,苯巴比妥每天90 mg或仍按血药浓度来调整抗痫药的剂量。

(2)术后情况:本手术损伤小,术后恢复迅速,很少出现并发症,人格行为方面亦不致有重大改变。做特殊"裂脑"的神经心理学检查时,可发现或推测胼胝体切割是否完全。在神经病学的临床检查中常不能发觉患者对认识、记忆、行为、思维等方面有明显的改变。

(3)疗效:本手术能改善癫痫发作的量和质,但不能使癫痫完全停发,因此它只是一种辅助性治疗,不能完全代替抗痫药。经联合切断术后癫痫发放的传播通路受阻,但仍可通过脑干内的联合纤维传达到对侧。

(六)癫痫的立体定向性手术

用脑立体定向手术治疗癫痫的原理:确定脑内产痫灶的部位,然后用立体定向手术加以破坏,以控制癫痫的发作;破坏皮层下某些传导癫痫的通路,以阻止癫痫的放电向远处传播。目前对这种手术治疗癫痫的认识还很不统一;损毁的目标结构,各有所好;制造损毁的手段,各不相同,加上人脑的解剖学上的差异,目标结构的空间坐标又很不统一,立体定向仪的本身误差等因素,使立体定向手术中所制造的损毁实际部位与假想中的部位存在着差距,这些因素都给手术疗效的评价造成困难。故有关这方面的工作尚有待继续研究发展,这里就不再赘述。

(七)小脑电刺激术

Cook 等在实验中发现刺激大脑皮质所引起的后放电可用刺激小脑皮质、小脑顶核、下橄榄核、脑桥脚或小脑脚等部位加以阻断。反之,切除或破坏小脑的这些部位则可使原来存在的慢性癫痫增加发作,这表明小脑具有对癫痫发作的抑制机制。用小脑电刺激来控制癫痫发作是利用机体内存在的自身抑制机制。近年来研究苯妥英钠的药理作用,发现在静脉注射苯妥英钠后,小脑内浦肯野细胞的放电速度及幅度均有增加,注药90分钟后到达高峰,并可持续达数小时之久。在长期喂饲苯妥英钠的动物中也可看到浦肯野细胞的高幅放电。因此认为苯妥英钠的抗痫作用很可能是由于它增强了小脑对癫痫发放的抑制作用。如切除动物的小脑,苯妥英钠的抗痫作用就显得减弱了。由此可以推测,如果采用电刺激方法来增强小脑的输出,将有利于对癫痫发作的控制。

(八)脑冷冻技术

Moseley 等发现产痫灶内的癫痫神经元对低温较为敏感,这一特点主要是癫痫神经元的细胞膜上的异常所导致的。实验证明降低脑的局部温度可使正在放电的神经元停止放电,于是癫痫发作亦停止了,复温以后癫痫也不复发。这一发现充分解释了 Tokuoka 等的报道,在3例有全身性癫痫及精神运动性癫痫发作的病孩,用 5~10 ℃ 的冷水灌洗脑室1小时,使癫痫完全停发。冷水灌洗可限于硬脑膜下或同时与脑室一起灌洗,水温 5~15 ℃,时间1小时。癫痫停发后复温,也不会使癫痫复发。如以后癫痫复发,可再继续用药物控制。

(凡 芳)

第二节 帕金森病

一、概述

帕金森病(PD)或称震颤麻痹,是一种多发于中老年期的中枢神经系统变性疾病。首先由英国医师帕金森报道,科学家在实验动物中偶然发现利血平可引起类似帕金森病的一系列症状,受这一事实的启发,他们对震颤麻痹死亡之病例的脑组织进行了单胺类物质的测定,才了解到这种患者纹状体内多巴胺含量较正常人为低。从此,该病的研究大大加速。目前,已知黑质和纹状体中多巴胺能神经元变性是本病的主要病理变化,震颤、肌强直和运动障碍为其主要特征。

本病在欧美国家60岁以上人群患病率为1‰,在我国为81/10万,目前我国有帕金森患者

120万,患病率随年龄增长而增高。患者寿命明显缩短,起病后10年内约有2/3患者严重残废或死亡,主要死亡原因是支气管肺炎和尿路感染。

二、病因与分类

目前虽然已查明本病的主要病变是黑质变性,但引起黑质变性的原因至今不明,临床上常称此类帕金森病为原发性帕金森病;将那些因为感染、中毒、创伤、肿瘤、药物及其他因素所致的帕金森病称为继发性帕金森病;而遗传变性和多系统变性等亦可产生与帕金森病类似的症状和病理改变,将此统称为帕金森综合征或震颤麻痹综合征。

三、病理

本病主要病理改变在黑质、苍白球、纹状体和蓝斑。黑质和蓝斑脱色是其肉眼变化特点;显微镜下最明显的变化是神经细胞变性和减少,黑色素细胞中的黑色素消失,胞体变性,黑质和纹状体中多巴胺含量显著减少,其减少与黑质变性的程度成正比,同时伴有不同程度神经胶质细胞增生。据报道,纹状体多巴胺含量下降到50%以上时才出现症状。残留的神经细胞胞内有路易小体形成,所有这些改变以黑质最明显,且黑质的致密带改变比网状带重。另一病理变化是进行性弥漫性脑萎缩,有脑萎缩者占90%以上,并且脑萎缩程度与年龄的大小、疾病的严重程度、类型和病程的长短有明显关系。

免疫细胞化学也揭示黑质多巴胺能神经元减少。帕金森病不仅多巴胺含量减少,而且基底核中多巴胺代谢产物高香草酸、多巴胺合成的限速酶(酪氨酸羟化酶)和多巴胺脱羧酶也明显减少。脑内多巴胺能神经元大量丧失,多巴胺含量下降,使多巴胺绝对和相对不足而乙酰胆碱的兴奋作用相对增强,引起帕金森病。

四、临床表现

(一)震颤

震颤为静止性、姿势性震颤,多从一侧上肢的远端开始,后渐扩展到同侧下肢及对侧上、下肢。早期随意运动时震颤减轻,情绪激动时加重,睡眠时消失,手部可形成搓丸样动作。

(二)肌强直

因患肢肌张力增高,关节被动运动时,可感到均匀的阻力,称为"铅管样强直";若合并有震颤则似齿轮样转动,称为"齿轮样强直"。躯干、颈面部肌肉均可受累,患者出现特殊姿势,头部前倾,躯干俯屈,上肢之肘关节屈曲,腕关节伸直,前臂内收,下肢之髋及膝关节均略为弯曲。手足姿势特殊,指间关节伸直,手指内收,拇指对掌。

(三)运动障碍

平衡反射、姿势反射和翻正反射等障碍及肌强直导致的一系列运动障碍。运动缓慢和减少,不能完成精细动作,出现"写字过小征"。步态障碍甚为突出,首先下肢拖拽,然后步伐变慢变小,起步困难,一旦迈步则向前冲,且越走越快,出现慌张步态。

(四)其他

自主神经系统症状可表现为大量出汗和皮脂腺分泌增加,且出汗仅限于震颤一侧;食管、胃及小肠的运动障碍导致吞咽困难和食管反流,患者可有顽固性便秘;精神异常可表现为忧郁、多疑、智能低下及痴呆等;有时患者也有语言障碍;少数患者可有动眼危象。

五、诊断

(一)诊断要点

原发性帕金森病的诊断主要根据以下几点:①至少具备四个典型症状和体征(静止性震颤、少动、强直和位置性反射障碍)中的两个。②是否存在不支持诊断原发性帕金森病的不典型症状和体征,例如锥体束征、失用性步态障碍、小脑症状、意向性震颤、凝视麻痹、严重的自主物神经功能障碍、明显的痴呆伴有轻度锥体外系症状等。③脑脊液中多巴胺的代谢产物高香草酸减少。

(二)诊断分级

目前分级的方法有多种,如 Hoehn-Yahr 修订分级、Schwab 和 England 日常活动修订分级、联合帕金森病评分分级和 Webster 评分。临床常用以评价病情程度和治疗效果较客观全面的是 Webster 评分法,其详细内容如下。

1. 手部动作和书写

0分,无异常。1分,患者自述在拧毛巾、系衣扣、写字时感到困难,检查时手内转外转动作缓慢。2分,明显或中等程度手的轮替动作缓慢,一侧或双侧肢体有中等程度的功能障碍,书写明显困难。3分,严重的轮替动作困难,不能书写,不能系衣扣,应用食具明显困难。

2. 僵硬

0分,未出现。1分,可出现颈肩部僵硬,反复运动后僵硬增加,一侧或双侧上肢有轻度休止状态下的僵硬。2分,颈肩关节中等度僵硬,患者在不服用药物情况下有休止性全身性僵硬。3分,颈肩严重僵硬,全身的休止性僵硬用药后也不能控制。

3. 震颤

0分,未出现。1分,休止状态下手、头部震颤,振幅<1英寸(1英寸=2.54 cm)。2分,振幅<4英寸,但患者能采取某种姿势控制震颤。3分,振幅>4英寸,持续不能控制(小脑性意向性震颤除外),不能自己进食。

4. 面部

0分,正常,无惊恐、嘴紧闭、忧郁、焦虑等表情。1分,面部表情障碍,嘴紧闭、忧虑、焦虑。2分,中等程度的面肌运动障碍,情绪变化引起面部表情变化迟钝,中等程度的焦虑、忧郁,有时出现张口流涎的表情。3分,面具脸,张口程度仅能张开1/4英寸。

5. 姿势

0分,正常,头部前倾,离开中线不超过4英寸。1分,驼背,头部前倾,离开中线超过5英寸。2分,开始上肢屈曲,头前屈明显,超过6英寸,一侧或双侧上肢曲线形,但腕关节的水平位置低于肘关节的水平位置。3分,猿猴样步态,手呈屈曲样,指间关节伸直,掌指关节屈曲,膝关节屈曲。

6. 上肢摆动

0分,双上肢摆动正常。1分,一侧上肢摆动不如对侧(行走时)。2分,一侧上肢在行走时无摆动,另一侧摆动变弱。3分,行走时双上肢无摆动。

7. 步态

0分,步幅18~30英寸,转身不费力。1分,步幅12~18英寸,转身缓慢,时间延长,走路有时脚跟碰脚跟。2分,步幅6~12英寸,两脚跟拖地。3分,拖拽步态,步幅<3英寸,有时走路常停步,转弯时非常慢。

8.皮脂腺分泌

0分,正常。1分,面部出汗多,无黏性分泌物。2分,面部油光样,为黏性分泌物。3分,头面部皮脂腺分泌明显增多,整个头面部为黏性分泌物。

9.语言

0分,声音清楚、响亮,别人可以理解。1分,声音开始嘶哑,音量、音调、语调变小,但能理解。2分,中等度嘶哑,声音弱,音量小,语调单调,音调变化迟缓,别人理解困难。3分,明显声音嘶哑,无力。

10.生活自理能力

0分,正常。1分,能自己单独生活,甚至从事原来的工作,但缓慢。2分,生活自理能力减退(尚能缓慢地完成大多数天常工作),在软床上翻身困难,从矮椅上站起困难等。3分,生活不能自理。

以上各项分为正常(0分)、轻度障碍(1分)、中度障碍(2分)及严重障碍(3分)。临床病情轻重程度按总分值可分为轻度(1~10分)、中度(11~20分)、重度(21~30分)。

六、治疗

帕金森病治疗的原则是使脑内多巴胺-乙酰胆碱系统重获平衡,或是补充脑内多巴胺的不足,或是抑制乙酰胆碱的作用而相对提升多巴胺的效应,或二者兼用,以达到缓解症状的目的。临床医师根据这一原则采用药物治疗和手术治疗。

(一)药物治疗

1.多巴胺替代疗法

此类药主要是补充多巴胺的不足,使乙酰胆碱-多巴胺系统重新获得平衡,而改善症状。多巴胺本身不能通过血-脑屏障,故选用其能够通过血-脑屏障的前体——左旋多巴,或者应用多巴胺脱羧酶抑制剂。

左旋多巴可透过血-脑屏障,经多巴胺脱羧酶脱羧转化为多巴胺而发挥作用。开始应用时,每次125 mg,每天3次,在一周内渐增至每次250 mg,每天4次,以后每天递增125 mg,直至治疗量达3~6 g/d。不良反应有食欲差、恶心、呕吐、低血压及心律不齐。服药期间禁止与单胺氧化酶抑制剂和麻黄碱同时应用,与维生素B_6或氯丙嗪合用将降低疗效。

卡比多巴(α-甲基多巴肼)是外周多巴胺脱羧酶抑制剂,本身不透过血-脑屏障,从而使低剂量的左旋多巴即可产生有效的多巴胺脑内浓度,并降低外周多巴胺的不良反应。主要与左旋多巴合用(信尼麦,卡比多巴:左旋多巴=1:4或者1:10)治疗帕金森病。有10/100、25/250和25/100三种片剂,分别含左旋多巴100 mg、250 mg和100 mg,以及卡比多巴10 mg、25 mg和25 mg。开始时用信尼麦10/100半片,每天3次,以后每隔数天增加一片,直至最适剂量为止。苄丝肼也是多巴胺脱羧酶抑制剂,与左旋多巴合用(美多巴,苄丝肼:左旋多巴=1:4)治疗帕金森病。美多巴的用法与信尼麦类似,强直、呕吐、恶心、厌食、失眠、肌痉挛、异常动作为其不良反应。妊娠期间避免使用卡比多巴和左旋多巴。

长期服用左旋多巴可产生开关现象等不良反应,"开"是指多动,"关"是指本病三主征中的不动,出现开关现象的患者可于原来不动状态中突然变为多动,或于多动中突然变为不动。产生该现象的原因尚不清楚,但多巴胺受体状况的改变是值得注意的。因为多巴胺受体一方面神经超敏,另一方面又失敏。超敏很可能是突触后多巴胺受体(D2)亚型增多,失敏可能是突触前多巴胺受体(D3)亚型丧失,失去反馈调控功能,不能调节多巴胺的适度释放。目前对这类患者的有效药物是多巴胺受体激动剂麦角碱类衍生物,其中溴隐亭较常用,其作用机制不同于左旋多巴。溴隐亭作用时程较长,减少开关现象出现机会;它能有效地直接兴奋突触后多巴胺受体,而不涉及突触前多巴胺受体功能;溴隐亭是伴有部分阻滞作用的混合型激动剂,有多巴胺受体激动剂与阻滞剂的双重特性,这种混合型作用可能有助于阻滞多巴胺受体出现低敏反应。

2.抗胆碱能药物

此类药物抑制乙酰胆碱的作用,相应提升多巴胺的效应。常用的有苯海索2 mg,每天3次,可酌情适量增加;丙环定5~10 mg,每天3次;东莨菪碱0.2 mg,每天3~4次;甲磺酸苯扎托品2~4 mg,每天1~3次。甲磺酸苯扎托品通过阻滞纹状体突触对多巴胺的重摄取而起作用,治疗强直的疗效比震颤好,运动不能的疗效最差。此类药有头昏、眩晕、视物模糊、瞳孔散大、口干、恶心和精神症状等不良反应,老年人偶有尿潴留。青光眼和重症肌无力患者忌用。

3.溴隐亭

激动纹状体的多巴胺受体,其疗效比左旋多巴差,但可用于对左旋多巴失效者。现多与左旋多巴或复方多巴合用,作为它们的加强剂。与左旋多巴合用时可产生幻觉。开始时每天0.625 mg,缓慢增加,但每天量不超过30 mg。不良反应有恶心、头痛、眩晕、疲倦,肝功能障碍时慎用,禁用于麦角碱过敏者。

各种药物治疗虽然能使患者的症状在一定时间内获得一定程度好转,皆不能阻止本病的自然进展,长期服用药物均存在疗效减退或出现严重不良反应的问题,另外约15%患者药物治疗无效。

(二)外科治疗

对于药物治疗无效的患者,常采用外科治疗。学者们曾进行脊髓外侧束切断术、大脑脚切断术、大脑皮质区域切除术、脉络膜前动脉结扎术、开颅破坏豆状襻和豆状束等手术,终因手术风险大、疗效差而废弃。立体定向手术治疗帕金森病始于20世纪40年代,丘脑腹外侧核毁损术和苍白球毁损术曾是治疗帕金森病的热门手段,但疗效不能够长期维持,且双侧损毁术并发永久性构音障碍和认知功能障碍的概率较高,逐渐被脑深部电刺激术取代。脑深部电刺激术是20世纪70年代发展起来的,它最早用于疼痛的治疗,具有可逆性、可调节性、非破坏性、不良反应小和并发症少等优点,可以通过参数调整达到对症状的最佳控制,长期有效,不存在复发问题,并保留新的治疗方法的机会,现已成为帕金森病外科治疗的首选方法。

1.丘脑毁损术

(1)手术原理:毁损丘脑腹外侧核可阻断与帕金森病发病相关的两个神经通路。一个是苍白球导出系即从苍白球内侧部,经豆状襻、豆状束、丘脑腹外侧核前下部到达大脑皮质(6区),阻断此通路,对解除肌强直有效。另一个来自对侧小脑,经结合臂核丘脑腹外侧核后部,到达大脑皮质(4区),阻断此通路,对解除震颤有效。根据帕金森病的发病机制,肌强直系因γ运动系统受抑制所致,震颤系因α运动系统亢进所致,阻断此两通路可恢复α和γ运动系统的平衡,达到治疗效果。这两个系统均经丘脑下方Forel区,然后向上和稍向外,进入丘脑腹外侧核的下部,此区为毁损灶所在。

(2)手术适应证:①诊断明确的帕金森病,以震颤为主,严重影响生活和工作能力。②躯体一侧或双侧具有临床症状。③一侧曾行Vim损毁手术的,另一侧可行电刺激手术。④年龄在75岁以下,无重要器官严重功能障碍。⑤无手术禁忌证。

(3)手术禁忌证:①严重精神智能障碍、自主神经功能障碍及有假性延髓性麻痹者。②严重动脉硬化、心肾疾病、严重高血压、糖尿病、血液系统疾病及全身情况很差者。③主要表现为僵直、中线症状及单纯的运动减少或运动不能者。④症状轻微,生活及工作无明显影响者。

(4)术前准备和评价:手术前应注意进行全面的体格检查。在手术过程中需要患者的完全配合,因此,对于言语表达能力困难的患者,术前应进行必要的训练,以便在手术过程医师和患者之间能顺利交流。由于手术在局麻下进行,可不给予术前用药,以保证整个手术过程中观察患者症状。一般在术前1天停药,对用药剂量大、对药物有依赖性的患者,可逐渐停药或不完全停药,只要在术中观察到症状即可;如果即使在"开"状态下患者症状仍然非常明显,则没有必要停药。术中应进行监护,保持生命体征平稳。术前应进行PD的震颤评分。

(5)手术步骤如下。

靶点选择:丘脑腹外侧核包括腹嘴前核(Voa)、腹嘴后核(Vop)和腹内侧中间核(Vim),一般认为毁损Voa及Vop对僵直有效,毁损Vop及Vim对震颤有效,靠近内侧对上肢效果好,外侧对下肢效果好。靶点选择一般在AC-PC平面,后连合前5~8 mm,中线旁开11~15 mm。

靶点定位:①安装立体定向头架,患者取坐位将立体定向头架固定于颅骨上,安装时要使头架不要左右倾斜,用耳锥进行平衡;前后方向与AC-PC线平行。②MRI扫描,安装好定位框后,将患者头部放入MRI扫描圈内,调整适配器,使扫描线与头架保持平行。进行轴位T_1和T_2加权像扫描,扫描平面平行于AC-PC平面。扫描层厚为2 mm,无间隔,将数据输入磁带或直接传输到计算机工作站。③靶点坐标计算,各种立体定向仪的靶点计算方法不尽相同,可以用MRI或CT片直接计算,但较烦琐,可采用先进的手术计划系统,这套系统具有准确、直观和快速的特点。④微电极记录和电刺激,微电极技术可以直接记录单个细胞的电活动,可以根据神经元的放电类型,提供良好的丘脑核团生理学分析基础。

一般认为,丘脑内治疗震颤有效的部位:①聚集着自发放电频率与震颤频率一致的神经元(震颤细胞);②电极通过时,机械的损伤或小的电流刺激能够抑制震颤。试验性的靶点位置位于生理学资料确定的Vim核。由于Vim核被认为是运动觉的中继核,Vim核高频刺激引起对侧肢体的感觉异常。刺激Vim核还可引起对侧肢体的运动幻觉,如果电极针位置太低,也可引起其他特殊感觉,如眩晕、晕厥或恐惧等。判断电极针是否位于正确的另一参数是震颤的反应,在Vim核内低频刺激(2 Hz)方可引起震颤加重,而高频刺激则可使震颤减轻,如果高频刺激在1~4 V电压范围内使震颤减轻,则表明电极针位置良好。在Vim核内存在由内到外的体表部位代表区,Vim的最靠内侧为口面部代表区,最外侧即靠近内囊部位是下肢代表区,中部为上肢代表区。靶点位置应与震颤最明显的肢体部位代表区相对应,因此上肢震颤时位置应稍偏内,下肢震颤时偏外,靠近内囊。

麻醉、体位和手术入路:患者仰卧位于手术床上,头部的高低以患者舒适为准,固定头架,常规消毒头部皮肤,铺无菌单,头皮切口位于冠状缝前中线旁开2.5~3.0 cm,直切口长约3 cm,局部1%利多卡因浸润麻醉,切开头皮,乳突牵开器牵开。颅骨钻孔、电灼硬脑膜表面后,"十"字剪开,电灼脑表面,形成约2 mm软膜缺损,用脑穿针试穿,确定无阻力,以使电极探针能顺利通过,将立体定向头架坐标调整至靶点坐标后,安装导向装置。

靶点毁损:核对靶点位置后,先对靶点进行可逆性的毁损,射频针直径为1.1 mm或1.8 mm,长度为2 mm,加热至45 ℃,持续60秒,此时要密切观察对侧肢体震颤是否减轻,有无意识、运动、感觉及言语障碍。若患者症状明显改善,而又未出现神经功能障碍,则进行永久性毁损,一般温度为60～85℃,时间60～80秒,超过上述温度和时间,毁损灶也不会增大。毁损从最下方开始,逐渐退针,根据丘脑的大小,可毁损4～6个点,毁损期间仍要密切注意患者肢体活动、感觉及言语情况,一旦出现损害症状,立即终止加热。毁损完毕后,缓慢拔除射频针,冲洗净术野,分层缝合皮肤。

(6)术后处理:手术结束后,在手术室内观察约30分钟,若无异常情况,将患者直接送回病房。最初24～72小时内,继续进行心电监护及血压监测,并观察患者瞳孔、神志及肢体活动情况,直至病情稳定为止;应将血压控制在正常范围,以防颅内出血;患者可取侧卧位或仰卧位,无呕吐反应者可取头高位;手术当日即可进食,有呕吐者暂禁食;切口5～7天拆线,患者一般术后7～10天出院。

术后是否服药应根据具体情况,若手术效果满意,患者本人认为不用服药已经可达到满意效果,即使另一侧仍有轻微症状,也可不服药或小剂量服用非多巴胺类制剂。当然,如果另一侧症状仍很明显,严重影响患者生活,则需继续服用抗帕金森病药物,其服药原则是以最小剂量达到最佳效果。

(7)手术疗效:丘脑毁损术能改善对侧肢体震颤,在一定程度上改善肌强直,而对运动迟缓、姿势平衡障碍、同侧肢体震颤无改善作用。各家报道震颤消失的发生率在45.8%～92.0%,41.0%～92.0%患者的肌强直得以改善。

(8)手术并发症:①运动障碍,运动障碍多为暂时性,但少数可长期存在。偏瘫发生率约4%,平衡障碍约13%,异动症发生率1%～3%。多因定位误差、血管损伤、血栓和水肿等累及邻近结构所致。②言语障碍,术后发生率为8%～13%。言语障碍表现为音量减小、构音障碍和失语症三种形式,多见于双侧手术与主侧半球单侧手术患者。言语功能障碍的发生与否,与术前言语功能无关,它们多为暂时性,常于数周后自行改善或消失。不过不少患者长期遗留有命名困难、持续言语症、言语错乱等。③精神障碍,发生率为7%～8%。④脑内出血可因穿刺时直接损伤血管或损毁灶局部出血,CT检查可及时确诊得到相应处理。

2.苍白球毁损术

(1)手术原理:在PD患者,由于黑质致密部多巴胺能神经元变性,多巴胺缺乏使壳核神经元所受到的正常抑制减弱,引起壳核投射于外侧苍白球的抑制性冲动过度增强,从而使外侧苍白球(Gpe)对丘脑底核(STN)的抑制减弱,引起STN及其纤维投射靶点内侧苍白球(Gpi)的过度兴奋。STN和Gpi的过度兴奋被认为是PD的重要生理学特征。这已被MPTP所致猴PD模型上的微电极记录和2-脱氧葡萄糖摄取等代谢研究所证实。在PD患者也发现了类似的生理学和代谢改变。Gpi过度兴奋的结果是通过其投射纤维使腹外侧丘脑受到过度抑制,从而减弱丘脑大脑皮质通路的活动,引起PD症状。一般认为Gpi电刺激术同苍白球毁损术的作用原理一样,也是通过减弱内侧苍白球的过度兴奋或阻断到达腹外侧丘脑的抑制性冲动而实现抗PD作用的。

(2)手术适应证:①原发性帕金森病至少患有下列四个主要症状中的两个,静止性震颤、运动迟缓、齿轮样肌张力增高和姿势平衡障碍(其中之一必须是静止性震颤或运动迟缓)。没有小脑和锥体系损害体征,并排除继发性帕金森综合征。②患者经过全面和完整的药物治疗,对左旋多巴治疗有明确疗效,但目前疗效明显减退,并出现症状波动(剂末和开关现象)和/或运动障碍等不良反应。③患者生活独立能力明显减退,病情为中或重度。④无明显痴呆和精神症状,CT和MRI检查没有明显脑萎缩。⑤以运动迟缓和肌强直为主要症状。

(3)手术禁忌证:①非典型的帕金森病或帕金森综合征。②有明显的精神和/或智能障碍。③有明显的直立性低血压或不能控制的高血压。④CT或MRI发现有严重脑萎缩,特别是豆状核萎缩,脑积水或局部性脑病变者。⑤近半年内用过多巴胺受体阻滞剂。⑥伴有帕金森病叠加症状如进行性核上性麻痹及多系统萎缩。⑦进展型帕金森病迅速恶化者。⑧药物能很好控制症状者。

(4)术前准备和评价:患者要进行全面的术前检查,所有患者术前应进行帕金森氏症评定量表评分、Schwab和England评分、Hoehn-Yahr分级,还应对患者进行心理学测试、眼科学检查,术前常规进行MRI检查,以排除其他异常。术前12小时停用抗帕金森病药物,以便使患者的症状能在手术中表现出来,至少术前2周停用阿司匹林及非激素类抗炎药物。全身体检注意有无心血管疾病,常规行血常规、尿常规、心电图、胸透等检查,长期卧床及行动困难的患者,应扶助下床活动,进行力所能及的训练,以增强心功能;高血压患者应用降压药物使血压降至正常范围。如果患者精神紧张,手术前晚应用适量镇静药物。

(5)手术步骤如下。

靶点选择和定位:MRI检查的方法基本上与丘脑电刺激术相同。由于Gpi位于视盘后缘水平、视束外侧的上方,为了精确的计算靶点,MRI检查要清楚地显示视束。为使MRI能够很好地显示基底核的结构,可将Gpe和Gpi分别开来。在轴位像上,Gpi通常占据一个矩形的前外侧的三角部分,这个矩形的范围是中线旁开10~20 mm,在前后位像上Gpi从前连合一直延伸到前连合后10 mm。Gpi的靶点坐标是AC-PC中点前方2~3 mm,AC-PC线下方4~6 mm,第三脑室正中线旁开17~23 mm。

微电极记录和微刺激:微电极记录和微刺激对于基底核的功能定位是一种重要手段。利用微电极单细胞记录的方法先后在猴和人证实,Gpe、Gpi的放电特征不同,并发现PD患者通常在苍白球腹内侧核放电活动明显增加。因此,通过记录和分析单细胞放电特征、主被动关节运动和光刺激对细胞放电影响及电刺激诱发的肢体运动和感觉反应,可以确定电极与苍白球各结构及与其相邻的视束和内囊的关系及其准确部位。微电极记录通常在预定靶点Gpi上方20~25 mm就开始,根据神经元的不同放电形式和频率,可以确定不同的神经核团和结构(如Gpe、Gpi)。根据由外周刺激和自主运动所引起的电活动,可以确定Gpi感觉运动区的分布,而且微电极记录可以确定靶点所在区域神经元活动最异常的部位。微电极还可以被用于微刺激以确定视束和内囊的位置。应用微电极和微刺激在不同部位(Gpe、Gpi、视束、内囊)可记录到特征性电活动,通过微刺激所诱发的视觉反应(如闪光、各种色彩的亮点)和所记录到的闪光刺激诱发的电活动,可以确定视束的位置。微刺激所引起的强直性收缩、感觉异常等表现则可用于内囊的定位。

体位、麻醉与入路:基本同丘脑毁损术,头皮切口应为中线旁开3.0~3.5 cm。

靶点毁损:基本同丘脑毁损术。

(6)术后处理:术后处理同丘脑电刺激术。

(7)手术疗效:苍白球毁损术对帕金森病的主要症状都有明显改善作用,尤其对运动迟缓效果好,它一般对药物无效或"关"期的症状效果明显,它对药物引起的症状波动和运动障碍也有很好的效果,对步态障碍也有作用。苍白球毁损术能够改善帕金森病患者个人生活质量,提高其生命活力和社会功能,而又不引起明显的认知和精神障碍。

(8)手术并发症:最近的许多研究表明,苍白球毁损术是一种病死率和致残率较低的相对比较安全的手术。苍白球毁损术有可能损伤视束及内囊,因为这些结构就在苍白球最佳毁损位点附近,发生率为3%~6%。苍白球毁损术急性并发症包括出血、癫痫、视觉障碍、术后语言困难或构音障碍、意识模糊、感觉丧失、偏瘫、认知障碍等;远期并发症很难预测,需定期随访和仔细询问。

3.脑深部电刺激术(deep brains timulation,DBS)

(1)手术原理:①丘脑腹中间内侧核(Vim)电刺激术,由于DBS核毁损术作用于Vim都能减轻震颤,因而有人认为DBS可能是通过使受刺激部位失活发挥作用,而这种失活可能是通过一种去极化阻滞的机制而发生的。此外,DBS可能是激活神经元,但这种激活可能通过抑制或改善节律性神经元活动来阻滞震颤性活动。②Gpi电刺激术治疗帕金森病的机制可能与丘脑电刺激术类似。Gpi电刺激术引起的帕金森病运动症状的改善,很可能是因Gpi输出减少引起的。而Gpi输出的减少是通过去极化阻滞直接抑制(或阻滞)神经元活动,或者是激活对Gpi神经元有抑制作用的其他环路(即逆行激活)而产生的。③丘脑底核(STN)电刺激术,与Gpi电刺激术类似。

STN电刺激术对帕金森病的治疗作用也有几种可能的机制,包括:①电刺激直接使STN失活。②改变Gpi的神经元活动来激活STN,这种改变可能是降低,也可能是阻滞其传导或使其活动模式趋于正常化。③逆行激动Gpe,从而抑制STN和/或丘脑的网状神经元,并最终导致丘脑神经元活动的正常化。

(2)电刺激装置与手术方法。①脑深部电刺激装置的组成:脉冲发生器(IPG),它是刺激治疗的电源。刺激电极由4根绝缘导线绞成一股线圈,有4个铝合金的电极点,每个电极长1.2 mm,间隔0.5 mm。延伸导线连接刺激电极和脉冲发生器,程控仪和刺激开关(磁铁)。②手术方法:局麻下安装头架,CT或MRI扫描确定靶点坐标,颅骨钻孔,安装导向装置,微电极进行电生理记录及试验刺激,进行靶点功能定位,植入刺激电极并测试,然后固定电极,影像学核实电极位置,锁骨下方植入脉冲发生器并连接刺激电极。③刺激参数的设置:DBS的刺激参数包括电极的选择,电压幅度、频率及宽度,常用的刺激参数如下,幅度为1~3 V,频率为135~185 Hz,脉宽为60~90 μsec。患者可以根据需要自行调节,以获得最佳治疗效果而无不良反应或不良反应可耐受。可以24小时连续刺激,也可以夜间关机。

(3)脑深部电刺激术的优点:①高频刺激只引起刺激电极周围和较小范围(2~3 mm)内神经结构的失活,创伤性更小。②可以进行双侧手术,而少有严重及永久性并发症。③通过参数调整可以达到最佳治疗效果,并长期有效,即使有不良反应,也可通过调整刺激参数使之最小化。④DBS手术具有可逆性、非破坏性。⑤为患者保留新的治疗方法的机会。

(4)脑深部电刺激术的并发症:①设备并发症,发生率为12%,其中较轻微的并发症占了一半以上。感染的发生率仅1%,而且仅在手术早期出现。设备完好率为99.8%。②手术本身的并发症,与毁损手术并发症类似,但发生率低于毁损手术。③治疗的不良反应包括感觉异常、头晕等,多较轻微且能为患者接受。

(5)脑深部电刺激术的应用。Vim电刺激术,患者选择:以震颤为主的帕金森患者是Vim慢性电刺激术较好的适应证,双侧或单侧DBS手术都有良好的效果,Vim慢性电刺激术对帕金森综合征患者的运动不能、僵直、姿势和步态障碍等症状是无效的。对一侧行毁损手术的患者,需要进行第二次另一侧手术以控制震颤,也是慢性电刺激术一个较好的适应证。术前准备:同丘脑毁损术。手术步骤:丘脑Vim慢性电刺激术的靶点选择和定位程序与丘脑毁损术是完全一致的,只是在手术的最后阶段,当靶点已经确定并进行合理验证之后,采用了另外两种不同的技术。丘脑Vim慢性电刺激术的手术程序可以分为四个步骤:①影像学解剖定位;②微电极记录和刺激;③电极植入并固定;④脉冲发生器的植入。

靶点选择:同丘脑毁损术一样,进行丘脑刺激术时其刺激电极置于丘脑Vim,其最初解剖靶点位置为AC-PC平面、AC-PC线中点后方4~5 mm,中线旁开11~15 mm。由于丘脑的解剖位置中存在个体差异,手术过程中还需对靶点进行生理学定位。

靶点定位:同丘脑毁损术。DBS电极植入,将一个经过特殊设计的C形塑料环嵌入骨孔,这个C形环上有一个槽,可以卡住DBS电极,并可用一个塑料帽将电极固定在原位;将一个带针芯的套管插入到靶点上10 mm处,套管的内径略大于DBS电极针;拔出针芯,将电极针通过套管内插入,经过丘脑的脑实质推进剩余的靶点上10 mm到达靶点;用一个电极固定装置,用于当拔出套管时将DBS电极固定在原位,保证DBS电极不移位;去除套管后,电极嵌入骨孔环上的槽内,用塑料帽将电极固定在原位。在这一阶段,电极针通过一个延伸导线连接在一个手持式的脉冲发生器上,并进行刺激,以测试治疗效果和不良反应。在许多情况下,由于植入电极时对靶点的微小的机械性损伤,有时出现微毁损效应,即患者的症状减轻或消失,这说明靶点定位准确。如果在一个很低的阈值出现不良反应,应该将电极重新调整到一个更加适当的位置。当保证电极位于满意的位置时,将DBS电极连接在一个经皮导线上,待术后调试,也可直接进行脉冲发生器的植入。

脉冲发生器的植入:常用的脉冲发生器是埋入式的,可程控的,配有锂电池,可以发送信号维持几年。其植入的程序类似于脑室腹腔分流,患者全麻,消毒头皮、颈部及上胸部皮肤,术前给予静脉应用抗生素,患者取仰卧位,头偏向对侧,在锁骨下3 cm处作一长6 cm的水平切口。在锁骨下切口与头皮之间做一皮下隧道,将电极线从锁骨下切口经皮下隧道送到皮下切口。电极线用4个螺钉与脉冲发生器相连并固定,在头皮切口处将DBS电极与电极线相连,缝合切口。

手术并发症:DBS治疗震颤的并发症主要有三类。①与手术过程有关的并发症;②与DBS装置有关的并发症;③与DBS刺激有关的并发症。

立体定向手术导致的颅内出血发生率仅为1%~2%。与DBS装置有关的并发症是机器失灵、电极断裂、皮肤溃烂及感染,这些并发症并不常见,发生率为1%~2%。

与Vim刺激有关的并发症有感觉异常、头痛、平衡失调、对侧肢体轻瘫、步态障碍、构音不良、音调过低、局部疼痛等。应该注意的是,这些并发症是可逆的,而且症状不重。如果刺激强度能良好地控制震颤,这些并发症也是可以接受的。实际上,Vim慢性电刺激术的不良反应本质上与丘脑毁损术的并发症相似,二者最大的区别是由DBS引起的不良反应是可逆的,而丘脑毁损术的不良反应是不可逆的。

手术效果:与丘脑毁损术相比,DBS的优点是其作用是可逆性的。治疗震颤所用电刺激引起的任何作用,可以通过减少、改变或停止刺激来控制。DBS另一个重要特征是可调整性,完全可以通过调整刺激参数使之与患者的症状和体征相适应。因此,DBS技术的应用为药物难以控制震颤的手术治疗提供了新的手段。

Vim刺激的效果已得到充分的证实,对帕金森病患者,控制震颤是Vim刺激唯一能够明显得到缓解的症状。治疗震颤最佳的刺激频率是100 Hz以上,抑制震颤的刺激强度为1~3 V,在Grenoble报道的一大宗病例中,Vim刺激使86%的帕金森病患者震颤在术后3个月消失或偶尔出现轻微的震颤;6个月时帕金森病患者震颤控制为83%。Benabid对80例PD患者行118例(侧)电极植入,随访6个月至8年,震颤的完全和近完全缓解率为88%。

Gpi电刺激术:靶点选择和定位同苍白球毁损术。Gpi位于AC-PC中点前2~3 mm,

AC-PC平面下方5～6 mm,中线旁开17～21 mm处。研究发现,STN活动的增强及其寻致的Gpi活动增强在帕金森病中起重要的作用。应用苍白球腹后部切开术(PVP)对运动不能及僵直进行的有效治疗中得到证实,一组117例患者综合分析显示,帕金森氏症评定量表运动评分改善率为29%～50%。Laitinen统计苍白球切开术的并发症发生率为14%,主要有偏瘫、失用、构音困难、偏盲等。双侧苍白球切开术更易致严重不良反应及并发症,而应用微电极记录及刺激术只能使这些并发症的发生率略有下降。尽管如此,用双侧Gpi刺激术治疗左旋多巴引起的运动障碍或开关运动症状波动时,所有患者的运动障碍都有改善。因此,Gpi刺激术为双侧苍白球切开术的一种替代治疗,但Gpi刺激术后患者抗帕金森药物用量无明显减少。

STN电刺激术:STN电刺激术的靶点参数为AC-PC中点下方2～7 mm,中线旁开12～13 mm,但因为STN为豆状,体积小(直径约为8 mm),而且周围没有标志性结构,故难以将刺激电极准确植入STN。

Benabid及其同事对有严重僵直及运动迟缓的患者进行STN刺激术证实,包括步态紊乱的所有PD特征性症状均有明显效果。一组58例病例综合分析,在双侧刺激下,帕金森氏症评定量表运动评分改善率为42%～62%,单侧者为37%～44%。双侧STN刺激还可缓解PD患者书写功能障碍,一般认为STN是治疗PD的首选靶点。

STN电刺激术较少有严重的不良反应。年老及晚期的帕金森病患者术后可能有一段意识模糊期,偶尔也伴有幻觉,时间为3个周到2个月。近年来,STN刺激术已被用于临床,与丘脑电刺激术及苍白球电刺激术相比,STN刺激术似乎能对帕金森病的所有症状都起作用,还可以显著减少抗帕金森病药物的用量,并且其治疗效果比Gpi电刺激术更理想,STN电刺激术主要适应证是开关现象,也能完全控制震颤。

总之,应用DBS治疗帕金森病,应根据需治疗的症状选择靶点。DBS仅仅是在功能上阻滞了某些产生特殊帕金森病症状中发挥重要作用的靶点,但由于它具有疗效好、可逆、永久性创伤轻微、适于个人需要、能改变用药等优点,DBS正成为立体定向毁损手术的替代治疗方法。

(李 智)

第三节 亨廷顿病

一、概述

亨廷顿病(Huntington disease,HD)是一种遗传性、进行性、神经退行性疾病,其特点是运动障碍、认知缺陷和精神异常进行性加重。美国医师George Huntington首次透彻描述该病,因此,也被称为亨廷顿舞蹈症。

HD典型的临床症状为进行性恶化的快速、不规则、不自主运动功能障碍,可累及面部、上下肢及躯干,逐渐丧失认知功能,并出现精神异常,包括记忆障碍、抽象思维和判断异常,时空观念错乱、易激惹及人格改变等。常见发病年龄为35～44岁,但从婴儿到老年各个年龄段均可发病。

HD是一种常染色体显性、遗传性疾病,由4号染色体上CAG三核苷酸序列过度"重复"引发。该病神经系统功能的进行性异常,与基底节区、大脑皮质等脑区神经元的进行性丢失相关。

世界范围内人群发病率为5～10/10万。

二、病因及发病机制

亨廷顿基因异常是HD发病的遗传学基础。亨廷顿基因位于人类4号染色体短臂上,调控、编码亨廷顿蛋白。该基因的一部分是重复序列,称为CAG三核苷酸重复序列,该重复序列的长短存在个体差异,并随着遗传而改变。当CAG过度重复时(≥40),编码突变合成亨廷顿蛋白。该突变蛋白是诱发HD发病的病理学基础,虽然其具体机制尚不清楚。

目前比较公认的假说认为基底节环路中的尾状核和壳核内GABA能神经元缺失,使得整个基底节功能环路发生紊乱,其输出核团GPi和黑质网状部对下位运动丘脑的抑制性调控减弱,进而丘脑发放至运动皮层的兴奋性冲动增加,诱发HD运动过多。

三、病理生理学机制

病理表现主要为特定脑区神经元进行性变性和星形胶质细胞的增生,包括纹状体区的尾状核和壳核及大脑皮质。纹状体内中型多棘神经元最为易感。投射到外侧苍白球的富含脑啡肽的神经元比投射到内侧苍白球的富含P物质的神经元更为易感。这些病理改变与HD进程中,舞蹈样症状在疾病早期表现最为明显的假说相一致。HD的另外一个病理改变是细胞内包涵体的出现。但其主要作用、出现的时机及是否为细胞功能异常的标志等尚存在争议。

四、临床表现

几乎所有HD患者最终均表现相似的躯体症状,但发病年龄、疾病进程、认知障碍及精神异常的程度,各不相同。发病高峰在35～44岁,部分患者在20岁前发病。研究表明,发病年龄越早,病情越严重,疾病进展越快。典型的临床症状是进行性加重的运动障碍、认知缺陷和精神异常。

(一)运动障碍

运动障碍最典型的始发躯体症状为不自主的舞蹈样运动。这种舞蹈样运动最初可能仅限于手指或脚趾,随着病情的进展,这些动作变得更明显,并延伸到上肢、下肢、面部和躯干。在某些情况下,如压力或高度情绪化的状态,这些动作会变得更加明显。进而出现异常的扭曲运动、固定姿势、步态不稳或不能行走。其他还包括精细运动笨拙、自主运动不能、吞咽困难、构音障碍、眼球运动异常等。晚期患者由于进行性运动功能障碍,失去生活自理能力。

(二)认知缺陷

认知功能障碍表现为进行性痴呆,以及有关理解、推理、判断、记忆等心理过程功能异常。早期认知功能减退的迹象包括健忘、难以保持重视和注意。随着病情进展,可出现注意力缺失,难以吸收和理解新信息,解决问题能力受损,记忆力减退,判断力和冲动控制异常,语言表达能力减弱或失语,沟通障碍或不能,最终导致痴呆。

(三)精神异常

患者早期症状可出现性格改变,易激惹,多疑,冲动或情感淡漠,自我控制降低。随病情进展,逐渐出现焦虑、抑郁、情感障碍、强迫行为或思维、敌对、妄想、幻觉,以及自杀企图等。

五、辅助检查

HD患者影像学检查与其他神经变性性疾病难以明确区分,缺乏特征性病理改变,影像学检查只是作为具有典型临床症状患者和明确家族史患者诊断的辅助措施。早期无明显改变。中晚期患者,MRI显示双侧尾状核、壳核区神经元变性,双侧额颞叶大脑皮质萎缩,双侧侧脑室前角扩大。PET扫描可见尾状核区神经元糖代谢减低。

基因检测DNA上CAG重复序列能够确诊HD。正常情况下亨廷顿基因上CAG重复序列在36个以下,CAG重复大于等于40时,称为全显性,该类人群均会发病,不同的是发病时间的问题,重复序列越多,发病时间越早。CAG重复在36～40,为不稳定状态,携带该类基因者,可以发展为临床症状显著的HD,也可以表现为生存期内无明显临床症状。

六、诊断与鉴别诊断

99%的HD依靠典型的临床症状、家族遗传史、基因检测亨廷顿基因CAG重复序列能够确诊。其他具有相似临床症状的疾病称为舞蹈症样障碍(HDL)。大部分HDL的病因不清,已知的可以诱发这类疾病的是一些基因的突变,如朊蛋白基因、连接蛋白-3基因、隐性遗传的亨廷顿基因、编码TATA盒结合蛋白基因等。容易误诊为HD的其他常染色体显性疾病包括齿状核红核苍白球路易体萎缩症(DRPLA)和神经铁蛋白变性病。也有零星个案的临床症状类似HD的常染色体隐性遗传性疾病,如舞蹈病棘红细胞增多症,泛酸激酶相关神经退行性疾病(PKAN)和X-连锁麦克劳德综合征等。

七、治疗

HD的治疗需要综合的、多学科相互配合,包括对症的药物支持疗法,心理支持疗法,物理、职业、语言训练,遗传咨询以及其他的辅助治疗方法。目前,尚无一种方法能够减缓、改变或者逆转该病的进展。治疗的主要宗旨体现在缓解患者的临床症状,预防并发症的发生,为患者及其家属提供医学及心理帮助等。

(一)药物治疗

目前仍是该病主要的治疗方法,能在一定程度上控制和缓解HD的神经精神症状和运动功能障碍。

抗精神病药物,如多巴胺拮抗剂氟哌啶醇,苯二氮䓬类氯硝西泮,可部分抑制舞蹈样运动,缓解激惹、幻觉、精神错乱等异常。但该类药物存在潜在的严重不良反应,如迟发性运动障碍,应慎重使用,并且从最小剂量开始使用。

单胺消耗剂,可部分缓解舞蹈症,并且引起迟发性运动障碍的风险更低。贝那替秦是目前唯一一个由美国FDA批准的用于治疗舞蹈症的药物。丁苯那嗪起始剂量从低剂量开始,缓慢增加药量,以确定患者症状缓解并且耐受性良好。如果患者有效治疗剂量超过50 mg/d,应行CYP2D6基因检测(该基因促进丁苯那嗪代谢)。CYP2D6基因阴性的患者,丁苯那嗪剂量不应超过50 mg/d。该药物可引起或加重嗜睡、抑郁症、帕金森样症状或其他严重不良反应(如抗精神病药物恶性症候群、粒细胞缺乏症),同时,丁苯那嗪增加患者自杀风险。

(二)辅助治疗

如康复锻炼、心理咨询、认知功能锻炼等对改善患者生活质量有一定的帮助。语言训练提高患者交流能力。营养支持预防因吞咽困难导致的营养障碍。康复理疗辅助运动功能的改善。心理、遗传咨询提高对疾病的认识,减轻精神、心理压力,制定疾病干预的长期规划。

(三)手术治疗

能在一定程度上缓解HD患者的舞蹈样症状。外科手术治疗包括细胞移植、苍白球毁损及近年来发展起来的脑深部电刺激。

干细胞及胚胎细胞移植在动物试验上取得了初步的治疗效果,临床试验也证实短期临床效果尚可,但长期效果仍不理想,不能阻止疾病的进程。而且,移植后移植细胞的长期存活与分化,与宿主细胞的整合、细胞功能的表达及细胞的电生理改变等都是有待回答的问题。

苍白球毁损术在20世纪50年代已经被用于缓解HD的舞蹈样症状,但这种缓解是由于毁损苍白球本身,还是因毁损而诱发基底节区的相关病理改变引起仍不是很清楚。同时,伦理上也越来越不被接受。

近年来脑深部电刺激用于治疗HD多为个案报道,主要改善患者运动功能,短期效果尚可,长期效果不明确,尚缺乏多中心、大样本、随机对照试验。刺激靶点多为苍白球内侧部(GPi),刺激参数中刺激频率争议较大,低频40 Hz、高频180 Hz均有报道,效果不一。对认知功能、精神症状的缓解效果不一。

八、预后与展望

HD的发病及其进程60%取决于CAG重复序列的长短,重复序列越长,发病年龄越早。重复序列超过60的,20岁前即可发病,相反,重复序列小于40的,可不表现出明显的临床症状。此外,环境因素和其他相关基因也影响该病的发生与发展。

HD患者预期生存期是发病后15~20年。肌肉协调功能下降将导致严重的威胁生命的并发症,此外,认知功能下降导致的行为学变化也可引发较严重的并发症。最常见的致死并发症是肺炎,由于肌肉的协调功能下降,肺的自我清理能力降低,同时,误吸增多,肺炎发生率显著增加。1/3的HD患者最终死于肺炎。第二大致死因素是心脏病,1/4的患者死于心脏病。第三大致死因素是自杀。高达27%的HD患者尝试过自杀,7.3%的患者自杀成功。其他危险因素包括窒息、跌倒致躯体损伤、严重的营养不良。

(李　智)

第四节　肌张力障碍

一、扭转痉挛

(一)概述

扭转痉挛是肌张力障碍最具有特征性全身表现之一,又称扭转性肌张力障碍或变形性肌张力障碍。

扭转痉挛常累及3个或以上肢体,躯干、颈、颅等部位肌群。临床上主要表现为躯干和四肢不自主痉挛和扭转,出现奇特的不自主姿势、体位与动作,甚至有自发性肌肉痉挛,睡眠后消失,以年轻人发病多见,成年人肌张力障碍多为局限性,很少累及全身。扭转痉挛广泛分布世界各地,发病率各地区差异很大,尚不能肯定。肌张力障碍患病率约39/10万。

扭转痉挛可分为原发性扭转痉挛，与遗传性有关；继发性扭转痉挛可能与感染或中毒等相关；也可在神经系统性疾病或在代谢性（脂质性、氨基酸、其他代谢性）疾病中产生。其次是胆汁色素沉着于基底核，颅脑外伤、产伤等诱发。发病后多数患者逐渐地产生部分或全部自主活动能力丧失，对家庭、社会造成很大负担。

（二）病因及发病机制

扭转痉挛按病因可分为原发性和继发性两型，以前一型为常见。

1.原发性扭转痉挛

原发性扭转痉挛与遗传性有关，少数散发。Eldrideg等发现两种遗传类型，一种是常染色体显性遗传，另一种是常染色体隐性遗传。因为原发性扭转痉挛多有遗传背景，其发病与突变的基因表达息息相关，使多巴胺能神经元生理功能发生紊乱，造成扭转痉挛。

2.继发性扭转痉挛

继发性扭转痉挛可能是感染或中毒引起，也可在神经系统性疾病或在代谢性（脂质性、氨基酸、其他代谢性）疾病中产生。其次是胆汁色素沉着于基底节。颅脑外伤、产伤、基底节区肿瘤、血管畸形亦可诱发。这些继发性的病因，使皮质和基底节区产生神经结构性损害，造成基底节内递质浓度改变，促发产生扭转痉挛症状与体征。

（三）病理

扭转痉挛病理尚未发现特殊形态学改变，非特异性的病理改变包括基底节的尾状核和壳核神经元细胞变性和萎缩，基底核的脂质及脂色质增多。在黑质致密部、背侧缝核、脑桥脚核中也可见有神经元纤维缠结。较少数病例在丘脑、基底节区可见到软化灶等结构性改变。

（四）临床表现

本病常见于7～15岁儿童和少年，40岁以上发病罕见。临床表现主要是躯干和四肢的不自主痉挛和扭转，这种动作形态又是奇异和多变的。由于肢体、颈、躯干肌肉肌张力变化多端，不协调，没有固定模式，出现异常姿势与体位。但是，起病比较缓慢，往往先起于一脚或双脚，有痉挛性跖屈。一旦四肢受累，近端肌肉重于远端肌肉，颈肌受侵出现似痉挛性斜颈。躯干肌及脊旁肌的受累则引起全身的扭转或作螺旋形运动是本病的特征性表现。运动时或精神紧张时扭转痉挛加重，安静或睡眠中扭转动作消失。严重者口齿不清，吞咽受限，智力减退。极少数患者病情不进展或自行缓解。少数患者产生严重扭转与痉挛，不但影响活动，还严重影响生活，完全要他人协助，甚至有永久性挛缩或关节脱位。

（五）辅助检查

目前影像学中CT，MRI等检查对原发性扭转痉挛影像无特征性表现，继发性扭转痉挛可因病因不同，呈现不同的影像学表现。而脑核黄疸症，神经系统变性疾病，代谢性疾病产生的扭转痉挛。主要是基底节区的异常信号，T_1WI 或 T_2WI 呈高信号或低信号改变，可协助临床诊断。

（六）诊断与鉴别诊断

1.诊断

扭转痉挛是以颈部、躯干、四肢、骨盆呈奇特的扭转为特征，因而诊断可一目了然。但是，原发性和继发性扭转痉挛，早期诊断比较困难。所以，在诊断时要详细询问有无家族史及过去史。适当进行头颅CT和MRI检查，排除其他疾病。

2.鉴别诊断

（1）多巴胺反应性肌张力障碍：儿童起病的一种常染色体显性遗传肌张力障碍，临床表现痉挛性和肌张力障碍混合性步态,与脑瘫很相似,行动缓慢,肢体呈齿轮样强直,反射亢进,跖反射伸直。症状波动,夜轻白天重。小剂量左旋多巴、多巴胺受体激动剂十分有效。

(2)青少年帕金森病:本病儿童期发病,表现足部肌张力障碍的异常步态。临床特点:一般有家族史;儿童期出现帕金森类似症状;起病隐匿,进展缓慢,震颤与僵直同时存在,程度轻。应用左旋多巴,多巴胺受体激动剂有效,长期服用出现类似帕金森病的并发症。

(3)肝豆状核变性:多发生在20~30岁,病程进展缓慢不一,继之出现肢体震颤,肌张力增高、构音困难。肝豆状核变性肢体震颤多为意向性震颤,有时为粗大扑翼样。肌张力增高为逐渐加剧,起初多限于一个肢体,以后扩散至四肢和躯干。若肌强直持续存在,可出现异常姿势。此类患者常伴有精神症状,角膜上有 K-F 氏环。

(4)手足徐动症:若为先天性多半有脑瘫,主要是手足发生缓慢和规律的扭转动作,四肢的远端较近端显著,其肌张力时高时低,变化无常。扭转痉挛主要是侵犯颈肌、躯干肌及四肢的近端肌,而面肌与手足幸免或轻度受累。症状性手足徐动症,常由脑炎后、肝豆状核变性或脑核黄疸引起。

(5)癔症:癔症性的不自主运动容易受暗示的影响,而且往往有精神因素为背景。若症状的长期持续存在可有力地排除癔症的可能性。

(七)治疗

扭转痉挛不论原发性还是继发性,药物治疗和外科手术治疗,目前都是对症性的,不能治愈,疗效不肯定,治疗后多数患者能在短期内减轻临床症状。

1.内科药物治疗

扭转痉挛的药物治疗是对症性的,其目的是改善功能,减少异常运动,减少肌痉挛引起的疼痛。常用药物如下。

(1)左旋多巴类:除对常染色体显性遗传的多巴反应性痉挛(DRD)有效,对其他类型的扭转痉挛效果较差。

(2)抗胆碱能药:如苯海索(安坦)、三乙芬迪等。症状缓解多发生在用药后几周。不良反应有口干、视物模糊、失眠、健忘等。大剂量可致精神错乱。

(3)其他药物:如巴氯芬,可对 1/3 的扭转痉挛患者有帮助。地西泮类(氯硝西泮、地西泮)、止痛药等均可能缓解本病的某些症状,抗多巴胺能类制剂的应用存有争议,因为有可能诱发肌僵直。

2.外科治疗

(1)适应证:为年龄在7岁以上;病程超过1.5年;应用各种药物(包括暗示)治疗无效者,又无其他严重疾病,才考虑手术。

(2)禁忌证:对于单侧肢体扭转,且能独立生活,还可参加劳动者;或双侧严重疾病伴有明显延髓麻痹,智能低下;学龄前儿童均不宜手术。

(3)手术治疗。①立体定向核(团)毁损术:扭转痉挛在药物治疗无效时可用立体定向毁损术,主要破坏苍白球内侧部或丘脑腹外侧核前部(Voa、Vop)或中央中核外1/3。躯干症状严重者要做双侧手术,复发者再次定向毁损仍然有效。但要扩大毁损范围。其有效率在42%~77%。术后并发症约20%,主要表现为术后肌张力明显下降,行走不灵活,特别是下肢行走有拖拉步态,少数患者可出现言语更不清晰。目前不提倡毁损治疗。②脑深部电刺激术(DBS):DBS可以有效地缓解肌张力障碍,改善扭转痉挛者的症状。刺激靶点包括 Vim 核、Gpi、STN 等,刺激频率130~180 Hz,可单侧手术,也可双侧同时植入电极刺激。认为双侧苍白球刺激术将可能成为严重扭转痉挛的儿童患者的首选。DBS是目前外科治疗中首选的治疗方法。

(八)预后与展望

扭转痉挛多数患者病程进展缓慢,5~10年后便进入静止期,此时患者也处于中度致残状态。极少数患者可自行缓解,有一部分患者不断进展,丧失自己活动和关节挛缩,终日卧床不起。由于全身肌肉不断收缩造成过度热量消耗,出现各种并发症威胁生命。

原发性和继发性肌张力障碍治疗预后,均受他们的病因而决定。在当前所有治疗手段,无法获取有效治愈,药物疗效不理想,只能轻微改善,长时间服用多巴胺类,抗胆碱能药或其他类药物,往往不能耐受,甚至有严重不良反应而停药。外科手术治疗中脑深部慢性电刺激(DBS)及药物泵将巴氯芬持续注射,75%~85%患者肌痉挛状态近期可获得缓解。长期效果在观察中。

但是,进行脑神经功能重建也许是彻底治疗扭转痉挛的根本途径。如何保证移植神经干细胞存活、分化仍需要不断地探索完善。在目前无法找到病因治疗扭转有效方法的前提下,功能神经外科使用立体定向毁损术,DBS治疗能够改善扭转痉挛患者症状,提高患者生活质量,值得我们继续重视和发展。

二、痉挛性斜颈

(一)概述

痉挛性斜颈是最常见的局限性肌张力障碍,是肌张力障碍在颈部的表现,又称颈肌张力障碍。患者的颈肌受到中枢神经异常冲动造成不可控制的痉挛或阵挛。这种颈部肌肉不自主的异常运动在患者处于公众场合或情绪紧张时加重,患者的日常生活受到严重影响,甚至丧失生活自理能力。痉挛性斜颈包括原发性(肌张力障碍性)和症状性(非肌张力障碍性)发病率大约是1.2/10万人。

(二)病因

本病的病因及病理机制尚不明确,多数隐匿起病。少数患者可能有家族史、或继发于脑炎、脑外伤、多发硬化、一氧化碳中毒及应用抗精神病药物后。其发病机制有中枢性及外周性两种推测。多数学者支持斜颈的病理是在对侧的苍白球-丘脑环路内,是一种结构性病变。部分学者考虑斜颈是基底节内神经递质活动障碍引起,多巴胺、5-羟色胺浓度的改变可引起头颈部旋转,儿茶酚胺浓度降低则可引起头颈强直性偏斜等。还有人认为周围性病因可能是微血管对副神经的压迫,即副神经受血管长期压迫产生局部脱髓鞘变,使离心和向心纤维之间产生短路,致异常冲动积累而产生头部肌肉收缩,但此理论目前未被公认。

(三)临床表现

痉挛性斜颈的临床表现可以分成四种类别。

1.旋转型

头绕身体纵轴向一侧做痉挛性或阵挛性旋转。累及的肌肉主要为同侧头夹肌、颈夹肌、同侧斜方肌、同侧肩胛提肌、同侧半棘肌、对侧胸锁乳突肌。根据头与纵轴有无倾斜,可以分为三种亚型:水平旋转、后仰旋转和前屈旋转。水平旋转型是本病最常见的一种型别。

2.后仰型

患者头部痉挛性或阵挛性后仰,面部朝天。

3. 前屈型

患者头部向胸前做痉挛性或阵挛性前屈。

4. 侧屈型

患者头部偏离纵轴向左或右侧转，重症患者的耳、颞部可与肩膀逼近或贴紧，并常伴同侧肩膀上抬现象。

（四）诊断和鉴别诊断

根据临床表现一般不难诊断。需要注意的是，诊断前应做神经系统检查，若发现患者有神经系统功能异常、锥体束损害、视力和视野障碍及其他神经肌肉损害表现，则一般考虑为继发性肌张力障碍。此外，应除外一些其他类似疾病如先天性斜颈、短颈畸形综合征、肌性斜颈、颈肌劳损或肌炎、落枕、眼肌麻痹及癔症性斜颈等。

（五）治疗

1. 口服药物治疗

口服药物可选用抗胆碱能药物（苯海索）、苯二氮䓬（氯硝西泮等）、抗精神病物（氟哌啶醇）及巴氯芬等。事实证明，无论哪一种药物，仅少数患者有效，而且疗效不完全，不良反应明显，很多患者不能承受。

2. 肉毒毒素局部注射

肉毒毒素是由肉毒杆菌在繁殖过程中产生的嗜神经外毒素，它选择性地作用于神经肌肉接头部位，抑制乙酰胆碱的释放，从而可导致痉挛肌肉麻痹。这种方法的关键是注射前对痉挛肌群的认识，选取重点的受累肌群注射。根据血清抗原性的不同，可分为多种类型，目前广泛用于临床的是 A 型肉毒素（BTX-A）。一般认为 BTX-A 局部注射是 ICD 患者首选的最有效的治疗，而且不良反应轻微，治疗效果能维持 12~16 周。然而，少数患者首次治疗无效，部分患者多次注射后，由于产生抗体而失效，因而不得不接受手术。

3. 外科手术治疗

当病情发展到一定程度时，保守治疗很少见效。目前的手术指征如下：①患者病情稳定，痉挛局限在颈部者，类型固定在 1 年以上（手术不宜在起病初或肌张力障碍进展期进行，否则可能加重病情）。②BTX-A 治疗无效后至少 4 个月后。③旋转型、侧屈型、后仰型及前屈型。手术方式包括 Foerster-Dandy 手术、副神经微血管减压术、三联手术和脑立体定向神经核团毁损术及脑深部电刺激治疗等。目前常用的手术方式如下。

（1）改良的 Foster-Dandy 手术：在电生理检测下行后正中开颅双侧副神经根切除、双侧 $C_{1\sim4}$ 前根＋后根纤维小束选择性切断，具体选择性部分切断的脊神经根小束切断比例根据临床分型病情轻重及相应前根切断情况决定，范围在 25%~75%。

（2）选择性颈部神经切断和痉挛肌群切除术（三联术）：根据临床分型和痉挛肌群的范围及分布，选择性地实施神经切断和肌肉切除。旋转型：如头面部向左旋转的患者。三联术的内容：①左侧颈 1~6 脊神经后支切断；②夹肌切断；③右侧颈部副神经胸锁乳突肌分支切断。如头面向右旋转的患者，则副神经切断在左侧，另两术在右侧。侧屈型：如头向左肩部侧屈，手术应包括左侧颈脊神经 1~6 后支切断，左侧肩胛提肌及夹肌切断，及左颈部副神经切断。头双侧后仰型：手术主要为切断双侧斜方肌上端结合部，切断头、颈夹肌及头、颈半棘肌。

（3）立体定向脑深部电极植入术（DBS）：DBS 治疗肌张力障碍的技术日益成熟，对局限性肌张力障碍，国内外近年来报道的病例不断增多，所选取的刺激核团有 Gpi、STN 等，在微创的同时取得了一定的疗效,似乎逐渐成为将来的治疗趋势。对于后仰型及前屈型斜颈首先推荐 DBS 治疗。

(4)其他治疗:包括中药、针灸、手法推拿、物理疗法等。

(六)预后

斜颈患者除少数可自愈外,多数的病程可延绵终身,少数患者可出现缓解期,但不免再次复发。多数患者的病情进展到一定程度后便停留在稳定状态,少数病例逐步严重,痉挛肌群增加。由于本病的病因不明,药物治疗效果差,不良反应大,手术是主要的治疗方式,但普及也存在一定困难,影响了本病的预后。

三、Meige 综合征

(一)概述

Meige 综合征也称睑痉挛-口下颌部肌张力障碍,由法国神经病学家 Henry Meige 首次报道,是一种属于锥体外系疾病的成人多动症,发病年龄多在 40~60 岁,男女比例为 1:(2~3)。临床表现为眼睑和口面部异常运动合并存在。

(二)病因及发病机制

目前 Meige 综合征的病因及发病机制仍不明确。有人认为 Meige 综合征的发病与自身免疫因素、吸烟、口下颌-面部外伤、手术等原因有关,也可由药物引起,如抗抑郁药、抗躁狂药、抗精神病药、抗组胺药、抗震颤麻痹药,或这些药物的联合应用。在发病机制上,较为广泛的学说认为脑内神经介质特别是多巴胺和乙酰胆碱的平衡失调是引起 Meige 综合征等肌张力障碍疾病的病因。Meige 综合征患者多巴胺水平多正常,而其受体处在超敏水平,另外 Meige 综合征患者多存在胆碱能神经的过度活跃及 GABA 水平的相对下降,这些可能是引起肌张力异常的根本原因。

(三)病理

Meige 综合征的主要病变可能在脑干和基底核区。Garcia-Albea 等报道的眼睑痉挛和 Meige 综合征的尸解病理无异常。Ahrocchi 等报道 1 例 Meige 综合征在纹状体背侧有斑块状神经元缺失和胶质增生。Zweig 等报道 1 例 Meige 综合征在脑干处核群(黑质致密部、蓝斑、缝核、脑桥脚核)中有较严重的神经元脱失,在黑质和蓝斑中有少量细胞外神经黑色素着色。

(四)临床表现

Meige 综合征的临床表现可分为 3 型:①眼睑痉挛型;②眼睑痉挛合并口、下颌肌张力障碍型;③口下颌肌张力障碍型。

Meige 综合征常在中年后期或老年期起病,临床以双眼睑痉挛为最常见的首发症状(占 76%~77%),部分由单眼起病,渐及双眼。睑痉挛前常有眼睑刺激感、眼干、畏光和瞬目增多。睑痉挛的发作频率常由稀疏至频繁。痉挛可持续数秒至 20 分钟,不经治疗可持续收缩,12% 的患者平均在 2 年发展成功能性失明。患者常用一手的拇指和示指上推双上眼睑,使双眼得以睁开。21% 的患者有其他面部肌肉张力障碍,口、下颌和舌肌的反复而节律性的强直痉挛或肌张力障碍性收缩,而导致睑部痉挛、口角牵缩、打哈欠、不自主的张口噘嘴、磨牙咬牙、示齿抬眉蹙额等异常运动,这些不随意运动没有节律性。许多患者存在 Trick 现象,即在打哈欠、吃东西、咳嗽、唱歌、吹口哨时症状出现戏剧性的改善,为此病特点之一。

除眼睑痉挛及口、下颌肌张力异常外,Meige 综合征尚可伴斜颈头后仰、前屈等。一般无智能障碍,无锥体束病变、小脑病变及感觉异常。约 1/3 患者有情感障碍,如抑郁、焦虑强迫人格、精神分裂等人格变化。

(五)辅助检查

目前尚无能确诊本病的特异性检查。MRI 及 CT 扫描无特征性的改变。

(六)诊断与鉴别诊断

1.诊断

此病的诊断主要依据患者的临床表现。双侧眼睑不自主闭合伴有对称性口面部肌肉的不规律收缩情绪激动或强光下患者症状加重,平静时症状减轻,睡眠后症状消失。MRI 及 CT 扫描无特征性的改变。

2.鉴别诊断

本病应与以下疾病相鉴别。

(1)面肌抽搐:多在中年以后发病,女性较多。以一侧面肌抽搐样收缩为特点,开始多为眼轮匝肌间歇性轻微抽搐,逐渐扩散至同侧其他面肌,如口角肌肉,严重者累及颈阔肌。抽动逐渐加重,可因精神紧张、疲劳和自主运动加剧,入睡后停止。无神经系统阳性体征。

(2)迟发性运动障碍:有长期服用吩噻嗪类、丁酰苯类抗精神病药物史,受累肌常以蠕动为主而非肌肉痉挛。

(3)神经症:可发生于任何年龄,常伴情绪健康状况不稳,睡眠障碍,症状变化多波动大,心理治疗有效。

(七)治疗

1.药物疗法

(1)抗精神病药:观察发现氯氮平对此病有效,其不良反应有镇静和直立性低血压等,通常为奋乃静(12 mg/d)、氟奋乃静(12 mg/d),明显减少了睑痉挛的发作频率。

(2)胆碱能受体阻滞药:使用苯海索(6 mg/d)可减少睑痉挛的发作频率。大剂量的抗胆碱药物治疗对自发的 Meige 综合征有效。

(3)多巴胺受体阻滞药:如丁苯那嗪、巴克诺芬(巴氯芬)等。

(4)抗癫痫药:氯硝西泮对本病有效,其效果优于苯海索,越早治疗效果越好。

(5)对本病无效的药物:左旋多巴加重病情。丙戊酸钠、卡马西平、舒宁对本病无效。

(6)国内外大量文献报告肉毒杆菌毒素(BTX)对本病有效,但价格昂贵,反复应用疗效下降,且有不良反应,而限制其使用。不良反应主要表现为症状性干眼症,还有咽下困难、上睑下垂、呼吸困难、畏光、复视等。

2.手术疗法

近二十年来,外科治疗肌张力障碍取得了巨大进步。对于肉毒素治疗不敏感的难治性原发性肌张力障碍,可以考虑脑深部电刺激(DBS)治疗。目前一致认为脑深部电刺激对于特发性全身性肌张力障碍治疗效果好。也有报道显示双侧苍白球(GPi)脑深部电刺激对 Meige 综合征也有较好的效果。Lyons MK 等对 4 名 Meige 综合患者进行了 GPi(3 人)和 STN(1 人,合并帕金森病)的双侧电刺激,随访 12 个月,结果肌张力障碍评分有明显的提高。Reese 等对 12 名患者(男性 6 例,女性 6 例)实施了双侧 GPi 电刺激,随访 78 个月,肌张力障碍评分显示短期疗效 45%(4.4±1.5 months),长期疗效 53%(38.8±21.7 months),患者在眼部运动、语言、口部运动、吞咽等方面均有提高,证实脑深部电刺激对 Meige 综合的治疗有效。但也有些问题尚未得到一致的意见,如关于刺激参数的设置、高电量消耗、刺激获得疗效的机制等。

四、手足徐动症

(一)概述

手足徐动症又称指划运动或易变性痉挛,是多种病因导致的临床综合征,是肢体远端游走性肌张力增高与减低动作,出现缓慢的如蚯蚓爬行的扭转样蠕动,伴肢体远端过度伸展,如腕过屈、手指过伸等,且手指缓慢地逐个相继屈曲;由于过多的自发动作使受累部位不能维持在某一姿势。

(二)病因及发病机制

手足徐动症可由先天性或继发性脑的各种疾病引起,如遗传性、脑血管疾病、颅内感染、药物、脑瘫等。可能常见病因有以下类型。

1. 先天发育异常疾病

小头畸形、结节性硬化、髓鞘形成障碍、巨脑回畸形、小脑回畸形、苍白球黑质色素变性、核黄疸、先天性脑积水等先天性和代谢性疾病均可引起一侧或双侧手足徐动症。

2. 继发性疾病

许多脑部疾病均可引起手足徐动症,如各种急慢性脑炎、中毒性脑病、进行性豆状核变性、进行性苍白球萎缩、弥漫性脑硬化、肝豆状核变性(Wilson病)、苯丙酮酸尿症、高尿酸血症、脑血管病、家族性毛细血管扩张症、Hallervorden-Spatz病、Palizaeus-Merzzbacher病、Pick病等。

(三)病理

其主要病变部位在基底核,尤其是纹状体中的壳核和尾状核。病理切片表现为神经细胞变性、消失,神经胶质增生,有髓纤维束显著增加,分布不规则呈束状或网状排列,髓鞘染色呈斑状犹如大理石称"大理石样病变",可见尼氏体减少消失,纹状体缩小,丘脑、苍白球、黑质、内囊及大脑皮质亦可变性。双侧手足徐动症患者双侧苍白球外侧部神经元可见 PAS 染色阳性,Bielschowsky 小体沉积。

(四)临床表现

根据临床表现不同手足徐动症可分为三型。

1. 双侧手足徐动症

双侧手足徐动症特点是常伴肌阵挛及不规则中、小幅度运动,常见于脑瘫患者。

2. 舞蹈手足徐动症

舞蹈手足徐动症表现手足徐动症伴幅度较大的舞蹈样动作,见于家族性发作性舞蹈手足徐动症、非进行性家族性舞蹈手足徐动症等。

3. 单侧及假性手足徐动症

单侧及假性手足徐动症由脑血管疾病或其他病因导致深感觉障碍引起,单侧及假性手足徐动症并非为基底核病变。

发病年龄特点:先天性手足徐动症通常为出生后即出现不自主运动,但亦可于生后数月症状才变得明显。症状性手足徐动症可发生于任何年龄,男女皆可发病。由肝性脑病、吩噻嗪、氟哌啶醇或左旋多巴过量引起的手足徐动症常于成年以后或老年期发病。

临床特征:手足徐动症是一种不自主运动和异常姿势复合在一起的异常运动,具有无法固定体位和多变性。患者无法保持手指、足趾在某一位置。维持的位置被一种相当缓慢、连续不断的和无目的的移动性动作所干扰。徐动性动作主要出现在四肢远端。下肢受累时跚趾常自发地背屈,造成假性的巴宾斯基征。面部受累时,患者常弄眉挤眼,扮成各种鬼脸。咽喉肌和舌肌受累时,则言语不清,构音困难,舌头时而伸出时而缩回,吞咽亦发生障碍,尚可伴有扭转痉挛或痉挛性斜颈。这种不自主运动可因情绪紧张或精神受刺激时或做随意运动时加重,完全安静时减轻,入睡时停止。许多患者伴有不同程度的运动缺陷,如锥体束损害造成肌张力增高。有的智能减退。

发作性肌张力障碍性舞蹈手足徐动症(PDC)是罕见的遗传性运动障碍性疾病。而发作性运动源性舞蹈手足徐动症(PKC)是罕见的运动障碍性疾病,常由运动诱发,有时与弥散性或局灶性脑损伤有关,也有人认为是癫痫的一种发作形式,因发作有相似诱因,抗癫痫治疗有效。

(五)辅助检查

1.脑电图检查

家族性发作性肌张力障碍性舞蹈手足徐动症脑电图多无异常表现。儿童偏瘫侧的手足徐动症患者大多有脑电图异常表现,有人统计 2 142 例 20 岁以下的脑瘫患者,其中 500 例有手足徐动症表现的患者中,48%有异常脑电图。

2.肌电图检查

肌电图检查可以出现异常,但没有特征性表现。

3.CT 或 MRI 检查

没有特异性表现,主要根据原发病的不同,而有不同的 CT 或 MRI 表现。如脑瘫患儿伴有手足徐动症头部 MRI 检查可表现第三脑室扩大及基底节区损伤。

(六)诊断与鉴别诊断

1.诊断

手足徐动症的诊断主要根据临床表现,它是多种疾病临床表现的一部分,因此,除了诊断手足徐动症外,还需做出病因诊断。

(1)以单侧或双侧手和手指的缓慢而不规则的蠕动样扭转动作为其主要特征。手指常过伸或分开,下肢受累者少见。

(2)患肢肌张力时高时低,变化无常。肌痉挛时肌张力增高,肌松弛时肌张力正常。情绪紧张、精神受刺激或做随意动作时症状加重,安静时减轻,入睡后消失。

(3)病因诊断如脑瘫、急性脑血管意外、肝豆状核变性、各种急性及慢性脑炎等。

(4)特发性手足徐动症:一种先天性疾病,在生后数月发病。其特征是双侧手足徐动,伴有不同程度的肌张力增高。头部、面部也可出现不自主运动。患者语言发育迟滞或完全失语。常伴有智力缺陷。行走时双下肢肌张力增高呈痉挛状态,与脑瘫一型(Little 病)的步态很相似。手足徐动、肌张力增高和智能障碍构成此病的三联征,同时可有发音和吞咽障碍,有些患者有强哭、强笑。

(5)发作性舞蹈手足徐动症:一种罕见的发作性疾病,为常染色体显性遗传。基因定位于常染色体 2q 上,散发的疾病也不少见。发病于少年和青少年,临床表现为发作性一侧或双侧不自主运动伴有构音障碍,双眼上视。诱发因素为突然运动、紧张、疲劳、惊吓。持续时间 5~20 秒,不超过 2 分钟。发作时无意识障碍,发作间歇期完全正常。

2.鉴别诊断

手足徐动症需与舞蹈病和假性手足徐动症相鉴别。

(1)舞蹈病:主要表现肢体近端及面部不自主的、无目的的、无规则的舞蹈样动作。常见的舞蹈病包括感染后舞蹈病即小脑舞蹈病和 Huntington 病。感染后舞蹈病多有甲组乙型链球菌感染史,5～15岁发病,舞蹈样动作以肢体近端为明显,上肢重于下肢,同时伴肌张力降低。Huntington 病多发于中年,有遗传性家族史,以舞蹈样运动及进行性痴呆为主要表现。

(2) 假性手足徐动症:多发生在额叶损害、脊髓的后柱和侧柱合并损害、周围神经损害的患者,四肢呈缓慢波动和扭曲,不自主动作减少,在闭眼时有位置觉障碍,不伴有肌张力增高。

(七) 治疗

1. 内科治疗

(1) 病因治疗:症状性手足徐动症是多种疾病临床表现的一部分,因此,应根据不同病因给予不同治疗。

(2) 药物治疗:疗效不肯定,主要目的为改善肌张力。①地西泮类药物:如氯硝西泮片,成人1～2 mg,每天3次。②抗精神病药物:如氟哌啶醇,从0.5 mg/d,逐渐增加剂量,1 mg,每天3次。其他如氯丙嗪、硫必利、酚噻嗪类或丁苯喹嗪等。但此类药物容易引起肌张力增高及运动减少等帕金森病症状,因此应慎用。③降低肌张力的药物:如巴氯芬,10 mg,每天3次。④左旋多巴制剂:如美多巴,125～250 mg,每天两次。其他如左旋多巴。对多巴反应性肌张力障碍有戏剧性效果。⑤抗癫痫类药物:如卡马西平,0.1～0.2 g,每天3次;丙戊酸钠,0.2 g,每天3次。⑥抗胆碱能药:如苯海索,2 mg,每天3次,可能改善儿童患者症状。⑦肉毒素(BTX):肉毒素注射治疗对各种肌张力障碍治疗取得了一定进展。有些患者注射肉毒素后,可获得短暂缓解,也有一些患者对肉毒素毫无反应。

(3) 康复治疗:手足徐动症的康复治疗非常重要,它对患者的预后起着决定性作用。

2. 外科治疗

(1) 丘脑核团毁损:对于智能良好及单侧病变的患者可用立体定向丘脑腹外侧核损毁术,对偏侧肢体发病者可能有效。

(2) 神经调控:手足徐动症为肌张力障碍的一种,而脑深部电刺激(DBS)对肌张力障碍有效。因此,DBS常被用来治疗以手足徐动症为主要表现的肌张力障碍。Vidailhet M等对13名患有肌张力障碍——舞蹈手足徐动症的患者实施了双侧苍白球内侧核的电刺激(BP-DBS),随访1年,Burke-Fahn-Marsden 肌张力障碍评定量表运动评分有明显的提高,并且患者的肢体运动功能、疼痛、生活质量都有明显改善。其他如脑瘫患者合并有手足徐动症也有应用 DBS 治疗的报道。毁损给患者带来不可逆性脑损伤,近年来,随着神经调控技术的发展,其损伤轻微,安全性高,不良反应少,毁损治疗慢慢被 DBS 所取代。

(八) 预后与展望

本病一般为慢性疾病,病程可长达数年或几十年之久,少数患者病情可长期停顿而无进展。手足徐动性运动严重,且伴有咽喉肌受累者,可早期死于并发症。症状性手足徐动症,如各种病因脑瘫引起的手足徐动症、脑血管疾病或其他病因导致的单侧及假性手足徐动症,预后与原发病相关。

(李　智)

第五节 特发性震颤

特发性震颤(ET)也称为原发性震颤或家族性震颤,是一种常染色体显性遗传的运动障碍性疾病。主要表现为手、头部及身体其他部位的姿位性和运动性震颤。

一、病因及发病机制

(一)病因

ET呈常染色体显性遗传,患者阳性家族史为30%~60%,外显率不一。根据已经研究的结果表明其致病基因定位于3q13。最近研究发现多巴胺D_3受体基因有可能是ET的候选基因。由于家族中患者的临床表现呈多样性,提示可能存在遗传异质性。

(二)发病机制

ET的发病机制产生可能是外周肌梭传入和中枢自律性振荡器共同作用的结果。丘脑腹中间核是接受本体感觉传入的核,其神经元节律性暴发性放电活动可能起了关键作用,无论神经电生理记录还是立体定向手术均证实了这一点。PET研究发现,选择性地双侧小脑、下橄榄核代谢功能亢进。用功能性核磁(fMRI)显示患肢对侧皮质运动和感觉区、苍白球、丘脑活动增强,双侧齿状核、小脑半球和红核活动亢进。这些提示震颤的产生是丘脑和运动皮质至脊髓通路中小脑-橄榄核环路震荡的结果。因为病理解剖没有特异性改变,异常振动的中枢神经系统"起搏器"的位置尚不清楚,因此推测中枢性振荡器被外周反射增强或抑制,调节震颤的产生和震颤幅度。

二、临床表现

(一)家族史

30%~60%的ET患者有家族史,呈现常染色体显性遗传特征。ET家族史的正确评价有赖于震颤症状的征询及临床检查。

(二)发病率

典型的ET可在儿童、青少年、中老年中发现,在普通人群中发病率为0.3%~1.7%,并且随年龄增长而增加。大于40岁的人群中发病率增至5.5%,大于65岁的人群中发病率为10.2%。男女之间的发病率无明显差异,也有报道称ET可能在左利手的人中更常见。

(三)发病年龄

ET可在任何年龄起病,对起病的高峰年龄有两种观点,一种认为起病年龄的分布为双峰特征,即在20~30岁和50~60岁这两个年龄段,另一种观点认为ET很少在少年发病,随着年龄增长发患者数增加,平均起病年龄37~47岁。

(四)病程

震颤发病年龄与病情发展无关。大多数学者认为该病始终缓慢进展,从无缓解。由于震颤造成劳动力丧失开始于发病10年后,发生率随着病程和年龄的增长而增加。

(五)震颤

ET唯一的症状就是震颤,偶有报道伴有语调和轻微步态异常。一般认为ET是双侧上肢对称起病,也可单侧上肢起病。一旦上肢影响后常向上发展至头、面、舌、下颌部。累及躯干和双侧下肢者少见,仅在病程的晚期出现,而且程度比上肢轻。表现为姿位性震颤,可同时含有运动性、意向性或静止性震颤成分。震颤可能在指向目的的运动中加重。震颤的频率为 4~8 Hz。起病时频率为 8~12 Hz,随着病程和年龄的增加,频率逐渐降低,幅度逐渐增加。ET 患者的震颤在注意力集中、精神紧张、疲劳、饥饿时加重,多数病例在饮酒后暂时消失,次日加重。

患者往往在起初数月感到身体内的振动,以后在兴奋或疲劳时出现短暂的活动时震颤,再后震颤持续存在。可以短时间内自我控制,对活动的影响不明显。在这阶段姿位性震颤是反射性的,迅速出现,仅持续数秒。随着震颤幅度的增加,常难以控制,甚至影响工作。即使严重的震颤也常有波动,有时在维持姿势时可以暂时消失。震颤幅度、频率在不同动作、维持不同姿势时常会变动。这时仍可自我抑制震颤,只是更加困难,时间更短。

典型症状是手的节律性外展内收样震颤和屈伸样震颤,旋前旋后样震颤(类似于帕金森病)十分少见。书写的字可能变形,但不会表现为写字过小。另一个常影响的部位是颅颈肌肉群,头部、舌或发声肌均可累计,表现为患者手部严重的姿势性震颤和头部震颤,包括垂直的"点头"运动和水平的"摇头"运动。软腭、舌的震颤会导致发声困难。

(六)肌张力障碍

6%~47% 的 ET 患者存在肌张力障碍。姿位性震颤在肌张力障碍中也很普遍,特别是书写痉挛,在肌张力障碍中有 7%~23% 伴发 ET。痉挛性斜颈常伴有头部和躯干震颤表现。

ET 可出现不典型的震颤表现,有手部的运动障碍、复合的静止性和姿位性震颤、原发性书写震颤、局限的发声震颤、下颌震颤、局限的舌震颤和直立性震颤。

三、诊断

美国运动障碍学会和世界震颤研究组织提出了 ET 的诊断标准,具体如下。

(一)核心诊断标准

(1)双手及前臂的动作性震颤。

(2)除齿轮现象外,不伴有其他神经系统体征。

(3)或仅有头部震颤,但不伴有肌张力障碍。

(二)次要诊断标准

(1)病程超过 3 年。

(2)有阳性家族史。

(3)饮酒后震颤减轻。

(三)排除标准

(1)伴有其他神经系统体征,或在震颤发生前不久有外伤史。

(2)由药物、焦虑、抑郁、甲状腺功能亢进等引起的震颤。

(3)有精神性震颤的病史。

(4)突然起病或分段进展。

(5)原发性直立性震颤。

(6)仅有位置特异性或目标特异性震颤,包括职业性震颤和原发性书写震颤。

(7)仅有言语、舌、颏或腿部震颤。

(四)辅助检查

(1) CT、MRI 检查、正电子发射断层扫描(PET)或单光子发射断层扫描(SPECT)对鉴别诊断有意义。

(2) 肌电图(EMG)可记录到 4～8 Hz 的促动肌-拮抗肌同步化连续发放活动,另有约 10% 患者表现为促动肌-拮抗肌交替收缩。单运动单元分析显示电冲动是集合性或同步化的。震颤发作期间募集相中新募集的运动单元有异常高的瞬间 20～50 Hz 放电频率。

(3) 基因分析:对确诊某些遗传性肌张力障碍疾病有重要意义。

(五)震颤评分

震颤评分其标准如下。

(1) 0＝无震颤。

(2) 1＝轻度,勉强能观察到的震颤。

(3) 2＝中度,能观察到震颤,可能无残疾(<2 cm)。

(4) 3＝明显,可见明显震颤,可能部分性残疾(2～4 cm)。

(5) 4＝严重,可见粗大的震颤,有残疾(>4 cm)。

四、鉴别诊断

(一)帕金森病

约 6.1% 的 ET 患者同时合并帕金森病(PD),PD 患者的亲属发生震颤的概率至少是正常对照组的 2.5 倍,而 PD 合并 ET 患者的亲属发生震颤的概率可高达 10 倍。PD 患者的震颤主要为静止性震颤,可合并动作性震颤,手部搓丸样震颤和下肢的静止性震颤是 PD 的典型表现。除震颤外,PD 患者常伴有动作迟缓、强直、步态异常、表情减少等。

(二)甲状腺功能亢进和肾上腺功能亢进

它们引起的是一种生理亢进性震颤。当对肢体施加较大惯性负荷时,震颤频率可减少至 1 次/秒以上,而 ET 无此表现。除震颤外,可伴有多汗、心率加快、食欲亢进、神经兴奋性增高、体重减轻、甲状腺肿大等表现,或伴有满月脸、向心性肥胖、高血压等肾上腺功能亢进的表现。

(三)肝豆状核变性

肝豆状核变性特别是青少年发病者易与 ET 混淆。本病多有角膜 K-F 环,血清铜蓝蛋白及血清铜降低、尿铜增高等特点可与 ET 鉴别。

(四)小脑传出通路病变

小脑传出通路病变主要是小脑底核和结合臂的病变。表现为上肢和下肢的意向性震颤,常伴有小脑的其他体征,如共济失调,而 ET 通常不伴有小脑症状。

(五)中毒或药物引起的震颤

通常为姿势性震颤合并动作性震颤,也可出现静止性震颤和意向性震颤,取决于药物的种类和中毒的严重程度。多数患者的震颤可累及全身,节律不规则,可出现扑翼样震颤,多数患者伴有肌阵挛。

(六)直立性震颤

直立性震颤表现为站立时躯干和下肢的姿势性震颤,也可累及上肢,可伴有体态不稳和小腿痉挛,坐下或仰卧后缓解,行走时减轻。震颤频率较快,为 14～18 次/秒,两侧肢体同步。因为 ET 患者合并直立性震颤的概率较高,提示 ET 和直立性震颤之间可能存在一定的联系。与 ET

相比,直立性震颤频率更快,使用氯硝西泮治疗后可显著缓解。

(七)皮质性震颤

皮质性震颤为一种不规则高频的姿势性和运动性震颤,常伴有运动性肌阵挛。电生理检查可发现巨大体感诱发电位以及体感反射亢进。

(八)红核和中脑性震颤

红核和中脑性震颤是一种静止性、姿势性和意向性震颤的混合体,震颤频率2~5次/秒。通常由红核附近的病变引起,影响一侧黑质-纹状体和结合臂通路,导致对侧肢体震颤,本病常伴有脑干和小脑病变的其他体征。

五、药物治疗

(一)肾上腺素β受体阻滞剂

目前认为可能是通过阻断外周$β_2$受体而发挥疗效。常用的普萘洛尔能够减轻震颤幅度,但对震颤频率无影响。普萘洛尔的治疗效果与剂量呈相关性,个别患者80 mg/d已有效,建议普萘洛尔从小剂量开始每天分3次服用,几天后才会见效,每隔2天增加10~20 mg。

(二)扑米酮

扑米酮只能减轻震颤幅度,对震颤频率无影响,主要用于减轻手部震颤,对身体其他部位(如头部、舌)的震颤疗效不佳。须从小剂量(25 mg/d)开始,逐增剂量,每次25 mg或50 mg,直至起效,有效剂量为50~350 mg/d。

(三)A型肉毒毒素(BTX-A)

BTX-A能有效减轻肢体、软腭等部位的震颤幅度,但对震颤频率影响不大。其机制可能是作用于周围神经末梢,阻断神经递质乙酰胆碱的释放,因此局部肌无力是最常见的不良反应。为了取得满意疗效,注射剂量和部位必须个体化。

(四)其他药物

在小样本的开放性研究中,0.15~0.45 mg/d可乐定有效。另外,小剂量氯氮平(18~75 mg/d)对大多数患者有效。氯硝西泮通常对特发性震颤无效,但能减小以运动性成分为主的特发性震颤。碳酸酐酶抑制剂对头部和发声震颤高度有效,但也有完全无效的报道。

六、手术治疗

药物治疗无效而震颤明显的ET患者可以给予手术治疗。目前,ET的手术治疗主要包括立体定向丘脑毁损术和脑深部电极植入术(DBS)。

(一)立体定向丘脑毁损术

毁损丘脑腹中间核控制震颤。丘脑毁损术可缓解90%以上患者的对侧震颤,长期疗效肯定,是一种安全、有效的治疗手段。对于药物治疗无效、严重的偏侧震颤患者可考虑丘脑毁损术。但约10%的ET患者术后会出现构音障碍、平衡失调、对侧肢体无力、认知障碍和癫痫等。但丘脑腹中间核(Vim)核毁损术仅适用于单侧手术,双侧毁损属于手术禁忌证。

(二)脑深部电极植入术

在双侧Vim植入颅内刺激电极,干扰和阻断神经元电生理活动而控制震颤,一般采用高频刺激,刺激频率为135~185次/秒,脉冲宽度60~120微秒,电压2~4 V。DBS对静止性和姿势性震颤的疗效优于动作性震颤,对肢体远端震颤的疗效优于肢体近端和躯干震颤,但对头部和言语震颤疗效不佳。不良反应包括感觉异常、构音障碍、平衡失调和局部疼痛等,多数可通过改变刺激参数得以纠正。DBS治疗的关键是应当根据ET的具体情况选择合适的刺激参数。DBS安全有效,不良反应小,可行双侧手术,缺点是费用昂贵。

(李　智)

第六节　特发性面神经炎

一、概述

特发性面神经炎是指原因未明的、茎乳突孔内面神经非化脓性炎症引起的、急性发病的面神经麻痹。发病率为20/10万~42.5/10万,患病率为258/10万。

二、病因与病理生理

病因未明。可能因受到风寒、病毒感染或自主神经功能障碍,局部血管痉挛致骨性面神经管内的面神经缺血、水肿、受压而发病。

三、诊断步骤

(一)病史采集要点

1.起病情况

急性起病,数小时至3~4天达到高峰。

2.主要临床表现

多数患者在洗漱时感到一侧面颊活动不灵活,口角漏水、面部歪斜,部分患者病前有同侧耳后或乳突区疼痛。

3.既往病史

病前常有受凉或感冒、疲劳的病史。

(二)体格检查要点

(1)一般情况好。

(2)查体可见一侧周围性面瘫的表现:病侧额纹变浅或消失,不能皱额或蹙眉,眼裂变大,闭眼不全或不能,试闭目时眼球转向外上方,露出白色巩膜称贝耳现象;鼻唇沟变浅,口角下垂,示齿时口角歪向健侧,鼓腮漏气,吹口哨不能,食物常滞留于齿颊之间。

(3)鼓索神经近端病变,可有舌前2/3味觉减退或消失,唾液减少。

(4)镫骨肌神经病变,出现舌前2/3味觉减退或消失与听觉过敏。

(5)膝状神经节病变,除上述表现外还有乳突部疼痛,耳郭和外耳道感觉减退,外耳道或鼓膜出现疱疹,见于带状疱疹引起的膝状神经节炎,称Hunt综合征。

(三)门诊资料分析

根据急性起病,典型的周围性面瘫症状和体征,可以做出诊断。但是必须排除中枢性面神经麻痹、耳源性面神经麻痹、脑桥病变、吉兰-巴雷综合征等。

(四)进一步检查项目

(1)如果疾病演变过程或体征不符合特发性面神经炎时,可行颅脑 CT/MRI、腰穿脑脊液检查,以利于鉴别诊断。

(2)病程中的电生理检查可对预后做出估计。

四、诊断对策

(一)诊断要点

急性起病,出现一侧周围性面瘫的症状和体征可以诊断。

(二)鉴别诊断要点

1.中枢性面神经瘫

局限于下面部的表情肌瘫痪,而上面部的表情肌运动如闭目、皱眉等动作正常,且常伴有肢体瘫痪等症状,不难鉴别。

2.吉兰-巴雷综合征

可有周围性面瘫,但多为双侧性,可以很快出现其他颅神经损害,有对称性四肢弛缓性瘫痪、感觉和自主神经功能障碍,脑脊液呈蛋白-细胞分离。

3.耳源性面神经麻痹

多并发中耳炎、乳突炎、迷路炎等,有原发病的症状和体征,头颅或耳部 CT 或 X 线片有助于鉴别。

4.后颅窝病变

如肿瘤、感染、血管性疾病等,起病相对较慢,有其他脑神经损害和原发病的表现,颅脑 MRI 对明确诊断有帮助。

5.莱姆病

莱姆病是由蜱传播的螺旋体感染性疾病,可有面神经和其他脑神经损害,可单侧或双侧,伴有多系统损害表现,如皮肤红斑、血管炎、心肌炎、脾大等。

6.其他

如结缔组织病、各种血管炎、多发性硬化、局灶性结核性脑膜炎等,可有面神经损害,伴有原发病的表现,要注意鉴别。

五、治疗对策

(一)治疗原则

减轻面神经水肿和压迫,改善局部循环,促进功能恢复。

(二)治疗计划

1.药物治疗

(1)皮质类固醇:起病早期 1~2 周内应用,有助于减轻水肿。泼尼松 30~60 mg/d,连用 5~7 天后逐渐减量。地塞米松 10~15 mg/d,静脉滴注,1 周后改口服渐减量。

(2)神经营养药:维生素 B_{12}(每次 500 μg,隔天 1 次,肌内注射)、维生素 B_1(每次 100 mg,每天 1 次,肌内注射)、地巴唑(30 mg/d,口服)等可酌情选用。

(3)抗病毒治疗:对疑似病毒感染所致的面神经麻痹,应尽早使用阿昔洛韦(1~2 g/d),连用 10~14 天。

2.辅助疗法

(1)保护眼睛:采用消炎性眼药水或眼药膏点眼,带眼罩等预防暴露性角膜炎。

(2)物理治疗:如红外线照射、超短波透热等治疗。

(3)运动治疗:可采用增强肌力训练、自我按摩等治疗。

(4)针灸和低脉冲电疗:一般在发病2周后应用,以促进神经功能恢复。

3.手术治疗

病后半年或1年以上仍不能恢复者,可酌情施行面-舌下神经或面-副神经吻合术。

(三)治疗方案的选择

对于药物治疗和辅助疗法,可以数种联用,以期促进神经功能恢复,针灸和低脉冲电疗应在水肿消退后再行选用。恢复不佳者可考虑手术治疗。

六、病程观察及处理

治疗期间定期复诊,记录体征的变化,调整激素等药物的使用。鼓励患者自我按摩,配合治疗,早日康复。

七、预后评估

70%的患者在1~2个月内可完全恢复,20%的患者基本恢复,10%的患者恢复不佳,再发者约占0.5%。少数患者可遗留有面肌痉挛、面肌联合运动、耳颞综合征和鳄泪综合征等后遗症状。

(李　智)

第七节　三叉神经痛

三叉神经痛是一种原因未明的三叉神经分布区内短暂、突发、反复发作的剧烈疼痛,又可称为原发性三叉神经痛。

一、病因及病理

尚无统一观点。以往认为原发性三叉神经痛无明确的原因和特殊的病理改变。近年在感觉根切除术时活检发现部分纤维脱髓鞘或髓鞘增厚、轴索变细或消失,推测可能为三叉神经脱髓鞘后产生的异位冲动而引起的疼痛。部分患者后颅窝可有小的异常血管团或动脉硬化斑块压迫三叉神经根或延髓外侧面,后者手术治疗效果较好。部分患者手术后可复发,用以上原因难以解释。

二、临床表现

(一)发病年龄

以中老年多见,70%~80%在40岁以上。女性略多于男性,男:女为(2:3)~(1:2)。发病率为4.3/10万。

(二)疼痛的分布
大多数为单侧一支,以第三支受累最多见,其次是第二支,第一支受累最少见。

(三)症状和体征
三叉神经分布区内突发的、剧烈的放射样、电击样、撕裂样或刀割样疼痛而无任何先兆,突然出现突然停止。口角、鼻翼、颊部和舌等部位最敏感,轻触即可诱发,故成为"触发点"或"扳机点"。疼痛可引起反射性面肌抽搐,称为"痛性抽搐"。严重者洗脸、刷牙、说话、咀嚼等均可诱发,以至不敢做以上动作,导致面部不洁和疼痛侧皮肤粗糙。发作持续时间数秒至2分钟。每天可发作数次,持续数天、数周或数月不等。间歇期完全正常,但很少自愈。神经系统检查一般无局灶性定位体征。

三、诊断和鉴别诊断

(一)诊断
根据疼痛部位、发作特点、疼痛的性质和"扳机点"等特点及神经系统无阳性体征即可确诊。

(二)鉴别诊断
根据是否有神经系统受累局灶体征与其他原因导致的三叉神经痛鉴别。

1. 继发性三叉神经痛

继发性三叉神经痛多表现为持续性疼痛,客观上可有面部感觉减退和角膜反射迟钝及合并其他颅神经受累的体征。常见的原因有多发性硬化、延髓空洞症、脑桥小脑角肿瘤及转移瘤等。

2. 舌咽神经痛

舌咽神经痛是局限在舌咽神经分布区内的发作性剧烈疼痛,疼痛性质和发作持续时间与三叉神经痛相似。另外还应与牙痛鉴别,后者多为持续钝痛、局限在牙龈部、对冷、热食物刺激较敏感,局部X线检查有助于诊断。

四、治疗

(一)药物治疗

1. 卡马西平

0.1~0.2 g,每天2~3次,通常0.6~0.8 g/d,最大剂量1.0~1.2 g/d。疼痛停止后逐渐减量。服药时应注意不良反应如眩晕、走路不稳、皮疹、白细胞计数减少、再生障碍性贫血及肝功能损害等。

2. 苯妥英钠

0.1 g,每天3次,0.6 g/d。主要不良反应有牙龈肿胀、皮疹、共济失调及肝功能损害等。

3. 氯硝西泮

4~6 mg/d,老年人应注意嗜睡、共济失调及短暂性精神错乱等不良反应,停药后可消失。

4. 其他药物

凯扶兰、扶他林、阿司匹林及泰诺等。

(二)局部封闭治疗
疼痛限于上颌支者可行无水乙醇局部封闭。

(三)经皮三叉神经节射频热凝疗法
经皮三叉神经节甘油注射,使神经节破坏,可导致面部感觉障碍。

(四) 手术治疗

微血管减压手术、三叉神经感觉根切断术或三叉神经切断术等均可获得止痛效果,近期疗效可达到80%左右。但并发症可有面部感觉减退、听力障碍、滑车和展神经麻痹等。

(李　智)

第八节　舌咽神经痛

舌咽神经痛是一种出现于舌咽神经分布区的阵发性剧烈疼痛。疼痛的性质与三叉神经痛相似,Harris提出舌咽神经痛是另一种独立的神经痛之前,它和三叉神经痛常被混为一谈。本病远较三叉神经痛少见,为三叉神经痛的1/85~1/70。男女发病率无差异,多于40岁以上发病。

一、病因与病理

原发性舌咽神经痛的病因,迄今不明,多无明确的病理损害,可能为舌咽及迷走神经的脱髓鞘性病变引起舌咽神经的传入冲动与迷走神经之间发生短路的结果。以致轻微的触觉刺激即可通过短路传入中枢,中枢传出的冲动也可通过短路再传入中枢,这些冲动达到一定总和时,即可激发上神经节及岩神经节、神经根而产生剧烈疼痛。近年来神经血管减压术的开展,发现舌咽神经痛患者椎动脉或小脑后下动脉压迫于舌咽及迷走神经上,解除压迫后症状缓解,这些患者的舌咽神经痛可能与血管压迫有关。舌咽神经根在进出脑桥处,即中枢与周围神经的移行区,有一段神经缺乏施万细胞的包裹,平均长度为2mm,简称脱髓鞘区,该部位血管搏动性压迫、刺激即可出现舌咽神经分布区阵发性疼痛。造成舌咽神经根部受压的原因可能有多种情况,除血管因素外,还与脑桥小脑角周围的慢性炎症刺激有关,后者致蛛网膜炎性改变逐渐增厚,使血管与神经根相互紧靠,促成神经受压的过程。因为神经根部受增厚蛛网膜的粘连,动脉血管也受其粘连发生异位而固定于神经根部敏感区,致使神经受压和冲击而缺乏缓冲余地。舌咽神经根部与附近血管紧贴现象是本病的解剖学基础。而颈内静脉孔区蛛网膜增厚粘连造成舌咽神经根部的无法缓冲,受其动脉搏动性的压迫是病理学基础。继发性原因可能是脑桥小脑角或咽喉部肿瘤、颈部外伤、茎突过长、茎突舌骨韧带骨化等压迫刺激舌咽神经而诱发。

二、临床表现

舌咽神经痛的部位一般分为两型:①痛区始于咽壁、扁桃体窝、软腭及舌后1/3,而后放射到耳部,此型最多见;②痛区始于外耳、耳道深部及腮腺区,或介于下颌角与乳突之间,很少放射到咽侧,此型少见。偶尔疼痛仅局限在外耳道深部,这是只影响到舌咽神经的鼓支之故。可因吞咽、讲话、咳嗽、打呵欠、打喷嚏、压迫耳屏、转动头部或舌运动等刺激诱发疼痛。疼痛多骤然发生,呈阵发性电击、刀割、针刺、烧灼、撕裂样剧烈疼痛。发作短暂,一般持续数秒至数分钟,每天发作从几次到几十次不等,尤在急躁紧张时发作频繁。总的趋势是越发越频,持续时间越来越长,常有历时不等的间歇期,在此期内患者如一常人。有时在疼痛发作时尚伴有大量唾液分泌或连续不止的咳嗽,发作时患者低头不语。可伴有面红、出汗、耳鸣、耳聋、流泪、血压升高、喉部痉挛、眩晕,偶伴有心律失常如心动过速、过缓,甚或短暂停搏,以及低血压性昏厥、癫痫发作等症状。在外耳、舌根、咽后及扁桃体窝等处可有扳机点,刺激时即可发病,故患者不敢吞咽、咀嚼、说话和做头颈部转动等。疼痛亦可放射至颈或肩部。双侧舌咽神经痛者却极为罕见。神经系统检查常无异常发现,是此病的一个特征。

三、诊断

据疼痛发作的性质和特点,不难做出本病的临床诊断。有时为了进一步明确诊断,可刺激扁桃体窝的扳机点,视能否诱发疼痛。或用1%丁卡因喷雾咽后壁、扁桃体窝等处,如能遏止发作,则足以证实诊断无误。如果经喷雾上述药物后,舌咽处的疼痛虽然消失,但耳痛却仍然如前,则可封闭颈静脉孔,若能收效,说明不仅为舌咽神经痛而尚有迷走神经的耳后支参与。呈持续性疼痛或有阳性神经体征的患者,应当考虑为继发性舌咽神经痛,应做进一步检查明确病因。

四、鉴别诊断

临床上应与三叉神经痛、喉上神经痛、膝状神经痛、蝶腭神经痛、颈肌炎病和颅底、鼻咽部及脑桥小脑角肿瘤等病变引起者相鉴别。

(一)三叉神经痛

两者的疼痛性质与发作情况完全相似,部位亦与其毗邻,第3支痛时易和舌咽神经痛相混淆。二者的鉴别点:三叉神经痛位于三叉神经分布区,疼痛较浅表,扳机点在睑、唇或鼻翼,说话、洗脸、刮须可诱发疼痛发作;舌咽神经痛位于舌咽神经分布区,疼痛较深在,扳机点多在咽后、扁桃体窝、舌根,咀嚼、吞咽常诱发疼痛发作。

(二)喉上神经痛

喉深部、舌根及喉上区间歇性疼痛,可放射到耳区和牙龈,说话和吞咽可以诱发,在舌骨大角间有压痛点,用1%丁卡因卷棉片涂抹梨状窝区及舌骨大角处,或用2%普鲁卡因神经封闭,均能完全制止疼痛可相鉴别。

(三)膝状神经节痛

耳和乳突区深部痛常伴有同侧面瘫、耳鸣、耳聋和眩晕。发作后耳屏前、乳突区及咽前柱等处可出现疱疹,疼痛呈持续性。膝状神经节痛者,在咀嚼、说话及吞咽时不诱发咽部疼痛,但在叩击面神经时可诱起疼痛发作,无扳机点。

(四)蝶腭神经节痛

此病的临床表现主要是在鼻根、眶周、牙齿、颜面下部及颞部阵发性剧烈疼痛,其性质似刀割、烧灼及针刺样,并向颌、枕及耳部等放射。每天发作数次至数十次,每次持续数分钟至数小时不等。疼痛发作时多伴有流泪、流涕、畏光、眩晕和鼻塞等,有时舌前1/3味觉减退,上肢运动无力。疼痛发作无明显诱因,也无扳机点。用1%丁卡因棉片麻醉中鼻甲后上蝶腭神经节处,5~10分钟后疼痛即可消失。

(五)颈肌部炎性疼痛

发病前有感冒发烧史,单个或多块颈肌发炎,引起颈部或咽部痛,运动受限,局部有压痛,有时可放射到外耳,用丁卡因喷雾咽部黏膜不能止痛。

(六)继发性舌咽神经痛

颅底、鼻咽部及脑桥小脑角肿物或炎症等病变均可引起舌咽神经痛,但多呈持续性痛伴有其他脑神经障碍或其他的神经系局限体征。X线颅底拍片、头颅CT扫描及MRI等检查有助于病因诊断。

五、治疗

(一)药物治疗

凡治疗原发性三叉神经痛的药物均可应用于本病,可使疼痛发作次数减少或减轻,有的可消失。如卡马西平 100 mg,每天 3 次,以后每天增加 100 mg,直至疼痛停止。

最大量不应超过 1 000 mg/d,以后逐渐减少,找到最小有效量,维持服用。不良反应有眩晕、思虑、恶心,部分有皮疹、白细胞计数减少等。苯妥英钠 100 mg,每天 3 次,最大量每天不超过 600 mg。七叶莲片 3~4 片,每天 3 次,其他镇静镇痛剂亦有疗效。

(二)局部注射疗法

经药物治疗效果不理想或症状严重者,可进行药物神经注射治疗。药物可应用无水乙醇 0.5~1.0 mL、654-2 溶液 10~40 mg,维生素 B_{12} 每次 1 000~4 000 μg。注射方法有以下两种。

1.咽部入路

咽部喷以 1%~2% 丁卡因,取长针头,用标志定出 2 cm 长针尖,经扁桃体上极外及钩状突下方进针,如注射右侧,则空针应位于左上双尖齿下方,先进针 1 cm,后再缓慢刺入 1 cm,刺中后患者即感剧烈耳痛,然后注入 2% 普鲁卡因 1~2 mL,10 分钟后检查局部疼痛消失,而又无其他脑神经麻痹时,再注入药物。

2.乳突尖端入路

患侧朝上侧卧位,常规消毒,于同侧下颌角与乳突连线的中点。以 2% 普鲁卡因 2~5 mL 垂直注射于皮下 1.0~1.5 cm 深处后,用 9 号腰穿针垂直或稍向前方刺入,深度 4~5 cm,穿刺时患者可感同侧口角、舌、下唇、下颌或咽及颞部稍有麻木感。用空针抽吸无血液后,注入少量 2% 普鲁卡因,5~10 分钟后可出现同侧咽壁不同程度瘫痪及感觉障碍,吞咽困难,声嘶,出现同侧 Horner 征或出现同侧抬肩及胸锁乳突肌无力等。再缓慢注入药物。注 654-2 及维生素 B_{12} 时每周治疗 2~3 次,10 次为 1 个疗程。

(三)射频电凝术

Isamat 等与 Salar 等报告穿刺颈静脉孔用射频电凝舌咽神经,治疗舌咽神经痛。具体方法:患者仰卧于放射摄片台上,术中在血压及心电监护下施行,当出现血压下降和心率下降时,表明发生了必须予以避免的迷走神经受累。电极作用面积 7 mm^2,穿刺的进针点在口角外侧 35 mm,下方 0.5 mm。术者将定标放在患者口腔控制电极穿刺方向,当遇到骨组织时,摄侧位片和沿电极方向的斜位片。根据摄片中颈静脉孔的位置,在电视下纠正穿刺方向,使电极尖到达颈静脉孔神经部。先用 0.1~0.3 V 低电压刺激,若出现半侧咽、扁桃体和外耳道感觉异常,且无副神经反应和血压与心电图改变,表明穿刺部位正确。于是缓缓持续增温,若无迷走神经反应出现,升温至 65~70 ℃,电凝 60 秒即可造成孤立的舌咽毁损灶。若在升温过程中出现迷走神经反应,应立即停止电凝,并给阿托品 0.5~1.0 mL,数分钟内可恢复,复发后可重复电凝。

(四)手术治疗

舌咽神经痛严重,而保守治疗无效者应考虑手术治疗。

1.延髓束切断术

20 世纪 60 年代初,有人应用延髓束切断术来治疗舌咽神经痛,当时疗效满意。因为这些神经纤维下降的水平不确定,如在近四脑室下段切断,可产生共济失调步态,靠下则可能得不到需要的麻木范围,故未被普遍采用。

2.舌咽神经根切断术

局麻或全麻下耳后切口,乙状窦下缘入路开颅。打开硬脑膜,放出脑脊液减压,抬起小脑,暴露出颈静脉孔,辨认汇集在该孔的舌咽、迷走及副神经。舌咽神经位于最前方,单根较粗,与迷走神经之间有明显的狭窄间隙。迷走神经由数根细小纤维束所组成。局麻时分离迷走神经时可引起呕吐,用神经钩将舌咽神经钩起,这时将引起剧烈疼痛,如疼痛部位与临床相符,可用铱刀或微型剪刀将神经切断。如疼痛部位涉及外耳深部,为迷走神经耳支影响所致,应同时切断迷走神经前方1~2根根丝。切断舌咽神经时少数可有血压上升,切断迷走神经时有时可心脏发生期外收缩、血压下降、心跳停止等不良反应,手术时应密切观察。神经切断后疼痛不再发作,同侧舌后1/3味觉丧失,软腭、扁桃体区及舌根部麻木,咽部干燥不适,轻度软腭下垂及短暂性吞咽困难。自神经血管减压术应用临床后,不仅解除了疼痛,又保留了神经的完整,优点较多。但有的患者术中未发现压迫的血管,手术仍有一定的复发率,故神经切断术仍然是本病治疗的有效方法之一。

3.神经血管减压术

麻醉、切口、骨窗形成和硬脑膜切开均与面肌痉挛微血管减压术相同。显露颈静脉孔和舌咽、迷走、副神经,将小脑半球向内上方牵开,刺破蛛网膜,放出脑脊液,待脑压降低后,将小脑半球向后内和上方牵开,找出颈静脉孔和舌咽、迷走、副神经。舌咽和迷走两神经自脑干发出后,向前、向内走行至颈静脉孔,副神经根与脑桥小脑角处向前行走。舌咽神经仅一根,且较迷走神经粗大,单独自蛛网膜包裹,独自穿过一个硬脑膜孔,很容易与迷走神经的根区别。显露压迫神经的血管襻。多在舌咽、迷走神经出脑干处,可见椎动脉或小脑后下动脉压迫神经。在显微镜下细心游离压迫神经的动脉,并在神经与血管间填入适当大小的涤纶片或特氟隆棉(Teflon)。对与舌咽神经粘连的增厚蛛网膜和小脑亦应进行松解。然后使患者试咽口水或饮少许液体,如疼痛消失,手术即告成功。

六、预后

舌咽神经痛如不给予治疗,一般不会自然好转,疼痛发作逐渐频繁,持续时间越来越长,严重影响患者的生活及工作。

(李 智)

第八章 神经外科疾病的护理

第一节 面肌痉挛

面肌痉挛是指以一侧面神经所支配的肌群不自主地、阵发性、无痛性抽搐为特征的慢性疾病。抽搐多起于眼轮匝肌,临床表现:从一侧眼轮匝肌很少的收缩开始,缓慢由上向下扩展到半侧面肌,严重可累及颈肩部肌群。抽搐为阵发性、不自主痉挛,不能控制,情绪紧张、过度疲劳可诱发或加重病情。开始抽搐较轻,持续仅几秒,之后抽搐逐渐延长至几分钟,频率增多,严重者致同侧眼不能睁开,口角向同侧歪斜,严重影响身心健康。女性患者多见,左侧多见,通常在青少年出现,神经外科常用手术方法为微血管减压术(MVD)。

一、护理措施

(一)术前护理

1.心理护理

充分休息,减轻心理负担,消除心理焦虑,并向患者介绍疾病知识、治疗方法及术后患者的康复情况,以及术后可能出现的不适和应对办法,使患者对手术做好充分的准备。

2.饮食护理

营养均衡,可进食高蛋白、低脂肪、易消化食物。

3.术前常规护理

选择性备皮(即术侧耳后向上、向下、向后各备皮约 5 cm,尤适用于长发女性,可以很好地降低因外貌改变造成的不良心理应激)、配血、灌肠、禁食、禁水。

(二)术后护理

(1)密切观察生命体征、意识、瞳孔变化。

(2)观察有无继发性出血。

(3)保持呼吸道通畅,如有恶心、呕吐,去枕头偏向一侧,以便及时清除分泌物,避免吸入性肺炎。

(4)饮食:麻醉清醒 4 小时后且不伴恶心、呕吐,由护士亲自喂第一口水,观察有无呛咳,防止误吸。术后第一天可进流质饮食,渐过渡至正常饮食。鼓励营养均衡,并适当摄取汤类食物,多饮水,以缓解低颅内压症状。

(5)体位:去枕平卧 4～6 小时,患者无头晕、恶心、呕吐等不适主诉,在主管医师协助下给患者垫薄软枕或毛巾垫。如术后头晕、恶心等明显低颅内压症状,要遵医嘱去枕平卧 1～2 天。术后 2～3 天可缓慢坐起,如头晕不适,立即平卧,反复锻炼至症状消失,在他人搀扶下可下床活动,注意避免跌倒。

(6)观察有无颅内感染、切口感染。观察伤口敷料,监测体温 4 次/天,了解有无头痛、恶心等不适主诉。

(7)手术效果观察:评估术后抽搐时间、强度、频率。部分患者术后面肌痉挛会立即消失,部分患者需要营养受损的神经,一段时间后可消失。

(8)对患者进行健康宣教,告知完全恢复需要 3 个月时间,加强护患配合。

(9)术后并发症护理。①低颅内压反应:因术中为充分暴露手术视野需放出部分脑脊液,所以导致低颅内压。术后根据情况去枕平卧 1～3 天,如恶心、呕吐,头偏向一侧,防止误吸。每天补液 1 500～2 000 mL,并鼓励患者多进水、汤类食物,促进脑脊液分泌。鼓励床上活动下肢,防止静脉血栓形成。②脑神经受累:因手术中脑神经根受损可致面部感觉麻木,不完全面瘫。不完全面瘫者注意口腔和眼部卫生,眼睑闭合不全者予抗生素软膏涂抹,饭后及时清理口腔,遵医嘱给予营养神经药物,并做好细致解释,健康指导。③听力下降:因术中损失相邻的听神经,所以导致同侧听力减退或耳聋。密切观察,耐心倾听不适主诉,以及时发现异常。遵医嘱使用营养神经药物,并注意避免使用损害听力的药物,保持安静,避免噪声。

(三)健康指导

(1)避免情绪激动,去除不安、恐惧、愤怒、忧虑等不利因素,保持心情舒畅。

(2)饮食清淡,多吃含水分、含纤维素多的食物;多食蔬菜、水果。忌烟、酒及辛辣刺激性强的食物。

(3)定期复查病情。

二、主要护理问题

(1)知识缺乏:与缺乏面肌痉挛相关疾病知识有关。

(2)自我形象紊乱:与不自主抽搐有关。

(3)有出血的可能:与手术有关。

(4)有体液不足的危险:与体液丢失过多有关。

(5)有感染的危险:与手术创伤有关。

(刘 滢)

第二节 颅 脑 损 伤

颅脑损伤分为头皮损伤、颅骨损伤与脑损伤,三者可单独或合并存在。其发生率仅次于四肢损伤,占全身损伤的 15%～20%,常与身体其他部位的损伤复合存在,其致残率及致死率均居首位。常见于交通、工矿等事故,自然灾害、爆炸、火器伤、坠落、跌倒及各种锐器、钝器对头部的伤害。颅脑损伤对预后起决定性作用的是脑损伤的程度及其处理效果。

一、头皮损伤

(一)解剖生理概要

头皮分为 5 层(图 8-1):由外及里依次为皮肤、皮下组织、帽状腱膜、帽状腱膜下层、骨膜层。其中浅部三层紧密连接,不易分离,深部两层之间连接疏松,较易分离。各层解剖特点如下。

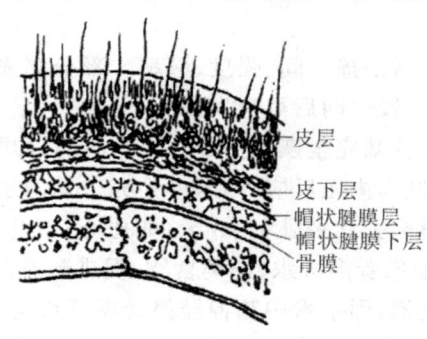

图 8-1　头皮解剖

1.皮肤层

皮肤层厚而致密,内含大量汗腺、皮脂腺、毛囊,具有丰富的血管,外伤时易致出血。

2.皮下组织层

皮下组织层由致密的结缔组织和脂肪组织构成,前者交织成网状,内有血管、神经穿行。

3.帽状腱膜层

帽状腱膜层前连额肌,后连枕肌,两侧达颞肌筋膜,坚韧、富有张力。

4.帽状腱膜下层

帽状腱膜下层是位于帽状腱膜与骨膜之间的疏松结缔组织层,范围较广,前至眶上缘,后达上项线,其间隙内的静脉经导静脉与颅内静脉窦相通,是颅内感染和静脉窦栓塞的途径之一。

5.骨膜层

骨膜层是由致密结缔组织构成的,骨膜在颅缝处贴附紧密,其余部位贴附疏松,故骨膜下血肿易被局限。

头皮血液供应丰富,且动、静脉伴行,由颈内、外动脉的分支供血,左右各五支在颅顶汇集,各分支间有广泛的吻合支,其抗感染及愈合能力较强。

(二)分类与特点

头皮损伤是颅脑损伤中最常见的损伤,严重程度差别较大,可能是单纯损伤,也可能是合并颅骨及脑损伤。

1.头皮血肿

头皮血肿大多由钝器伤所致,按照血肿出现在头皮的层次分为以下三种。

(1)皮下血肿:血肿位于皮肤表层与帽状腱膜之间,因受皮下纤维隔限制,血肿体积小、张力高、压痛明显,有时因周围组织肿胀隆起,中央反而凹陷,易被误认为凹陷性颅骨骨折,需用颅骨 X 线摄片作鉴别。

(2)帽状腱膜下血肿:头部受到斜向暴力,头皮发生了剧烈滑动,撕裂该层间的导血管所致。

由于该层组织疏松,出血易于扩散,严重时血肿边界可与帽状腱膜附着缘一致,覆盖整个穹隆部,蔓延至全头部,似戴一顶有波动的帽子。小儿及体弱者,可导致休克或贫血。

(3)骨膜下血肿:血肿因受到骨缝处骨膜牢固粘连的限制,多局限于某一颅骨范围内,多由颅骨骨折引起。

较小的头皮血肿,一般1~2周可自行吸收,无需特殊处理,早期可给予加压冷敷以减少出血和疼痛,24~48小时后改用热敷以促进血肿吸收,切忌用力揉搓。若血肿较大,则应在严格皮肤准备和消毒下,分次穿刺抽吸后加压包扎。处理头皮血肿同时,应警惕合并颅骨损伤及脑损伤的可能。

2.头皮裂伤

头皮裂伤多为锐器或钝器打击所致,是常见的开放性头皮损伤,由于头皮血管丰富,出血较多,可引起失血性休克。处理时须着重检查有无颅骨和脑损伤。头皮裂伤较浅时,因断裂血管受头皮纤维隔的牵拉,断端不能收缩,出血量反较帽状腱膜全层裂伤者多。现场急救可局部压迫止血,争取在24小时之内实施清创缝合。缝合前要检查伤口有无骨碎片及有无脑脊液或脑组织外溢。缝合前应剃净伤处头发,冲洗消毒伤口,实施清创缝合后,注射破伤风抗毒素。

3.头皮撕脱伤

头皮撕脱伤多因发辫受机械力牵拉,使大块头皮自帽状腱膜下层或连同骨膜一起被撕脱所致。可导致失血性或疼痛性休克。急救时,除加压包扎止血、防止休克外,应保留撕脱的头皮,避免污染,用无菌敷料包裹、隔水放置于有冰块的容器内,随伤员一同送往医院。手术应争取在伤后6~8小时内进行,清创植皮后,应保护植皮片不受压、不滑动,利于皮瓣成活。对于骨膜已撕脱者,在颅骨外板上多处钻孔达板障,待骨孔内肉芽组织生成后再行植皮。

二、颅骨损伤

颅骨骨折指颅骨受暴力作用致颅骨结构改变。颅骨骨折提示伤者受暴力较重,合并脑损伤概率较高。颅骨骨折不一定合并严重的脑损伤,没有骨折也可能合并脑损伤,其临床意义不在于骨折本身。颅骨骨折按骨折部位分为颅盖骨折和颅底骨折。按骨折形态分为线性骨折和凹陷性骨折。按骨折是否与外界相通分为开放性骨折与闭合性骨折。

(一)解剖生理概要

颅骨由颅盖和颅底构成,颅盖、颅底均有左右对称的骨质增厚部分,形成颅腔的坚强支架。

颅盖骨质坚实,由内、外骨板和板障构成。外板厚,内板较薄,内、外骨板表面均有骨膜覆盖,内骨膜也是硬脑膜外层,在颅骨的穹隆部,内骨膜与颅骨板结合不紧密,故颅顶部骨折时容易形成硬脑膜外血肿。

颅底骨面凹凸不平,厚薄不一,有两侧对称、大小不等的骨孔和裂隙,脑神经及血管由此出入颅腔。颅底被蝶骨嵴和岩骨嵴分为颅前窝、颅中窝和颅后窝。颅骨的气窦,如额窦、筛窦、蝶窦及乳突气房等均贴近颅底,气窦内壁与颅脑膜紧贴,颅底骨折越过气窦时,相邻硬脑膜常被撕裂,形成脑脊液外漏,易发生颅内感染。

(二)病因与发病机制

颅腔近似球体,颅骨有一定的弹性,有相当的抗压缩和抗牵张能力。颅骨受到暴力打击时,着力点局部可下陷变形,颅腔也可随之变形。当暴力强度大、受力面积小,颅骨多以局部变形为主,当受力点呈锥形内陷时,内板首先受到较大牵张力而折裂。此时若外力作用终止,则外板可弹回复位保持完整,仅造成内板骨折,骨折片可穿破硬脑膜造成局限性脑挫裂伤。如果外力继续存在,则外板也将随之折裂,形成凹陷性骨折或粉碎性骨折。当外力引起颅骨整体变形较重,受力面积又较大时,可不发生凹陷性骨折,而在较为薄弱的颞骨鳞部或颅底引发线性骨折,局部骨折线往往沿暴力作用的方向和颅骨脆弱部分延伸。当暴力直接打击在颅底平面上或暴力由脊柱上传时常引起颅底骨折。颅前窝损伤时可能累及的脑神经有嗅神经、视神经,颅中窝损伤可累及面神经、听神经,颅后窝少见。

(三)临床表现

1.颅盖骨折

(1)线性骨折:发生率最高,局部有压痛、肿胀。经颅骨 X 线片确诊。单纯线性骨折本身不需要特殊处理,但应警惕合并脑损伤或颅内出血,尤其是硬脑膜外血肿,有时可伴发局部骨膜下血肿。

(2)凹陷性骨折:局部可扪及局限性下陷区。若凹陷骨折位于脑重要功能区浅面,可出现偏瘫、失语、癫痫等病症。X 线片可见骨折片陷入颅内的深度,CT 扫描有助于骨折情况和合并脑损伤的诊断。

2.颅底骨折

颅底骨折多为强烈的间接暴力作用于颅底或颅盖骨折延伸到颅底所致,常为线性骨折。依骨折的部位不同可分为颅前窝、颅中窝和颅后窝骨折,临床表现各异。

(1)颅前窝骨折:骨折累及眶顶和筛骨,可有鼻出血、眶周("熊猫眼"征)及球结膜下淤血斑。若脑膜、骨膜均破裂,则合并脑脊液鼻漏,即脑脊液经额窦或筛窦由鼻孔流出。若筛板或视神经管骨折,可合并嗅神经或视神经损伤。

(2)颅中窝骨折:骨折累及蝶骨,也可有鼻出血或合并脑脊液鼻漏。若累及颞骨岩部,且脑膜、骨膜及鼓膜均破裂时,则合并脑脊液耳漏,即脑脊液经中耳由外耳道流出;若鼓膜完整,脑脊液则经咽鼓管流向鼻咽部,常被误认为是鼻漏。颅中窝骨折常合并第Ⅶ、Ⅷ脑神经损伤。若累及蝶骨和颞骨的内侧部,还可能损伤垂体或第Ⅱ、Ⅲ、Ⅳ、Ⅴ、Ⅵ脑神经。若骨折伤及颈动脉海绵窦段,可因动静脉瘘的形成而出现搏动性突眼及颅内杂音。破裂孔或颈内动脉管处的破裂,可发生致命性的鼻出血或耳出血。

(3)颅后窝骨折:骨折累及颞骨岩部后外侧时,一般在伤后 1~2 天出现乳突部皮下淤血斑(Battle 征)。若累及枕骨基底部,可在伤后数小时出现枕下部肿胀及皮下淤血斑;枕骨大孔或岩尖后缘附近的骨折,可合并后组脑神经(第Ⅸ~Ⅻ脑神经)损伤。

(四)辅助检查

1.X 线片

X 线片可显示颅内积气,但仅 30%~50%病例能显示骨折线。

2.CT 检查

CT 检查有助于眼眶及视神经管骨折的诊断,且显示有无脑损伤。

3.尿糖试纸测定

鉴别是否为脑脊液。

(五)诊断要点

外伤史、临床表现和颅骨 X 线片、CT 检查基本可以明确诊断和定位,对脑脊液外漏有疑问时,可收集流出液做葡萄糖定量来测定。

(六)治疗要点

1.颅盖骨折

(1)单纯线性骨折:无需特殊处理,仅需卧床休息,对症治疗,如止痛、镇静等。但须注意有无继发颅内血肿等并发症。

(2)凹陷性骨折:若凹陷性骨折位于脑重要功能区表面,有脑受压症状或大面积骨折片下陷,直径大于5 cm,深度超过1 cm时,应手术整复或摘除碎骨片。

2.颅底骨折

颅底骨折无需特殊治疗,主要观察有无脑损伤及处理脑脊液外漏、脑神经损伤等并发症。一旦出现脑脊液外漏即属开放性损伤,应使用TAT及抗生素预防感染,大部分漏口在伤后1~2周自愈。若4周以上仍未自愈,可行硬脑膜修补术。若骨折片压迫视神经,应尽早手术减压。

(七)护理评估

1.健康史

了解受伤过程,如暴力大小、方向、受伤时有无意识障碍及口鼻出血情况,初步判断是否伴有脑损伤。同时了解患者有无合并其他疾病。

2.目前身体状况

(1)症状和体征:了解患者目前的症状和体征可判断受伤程度和定位,观察患者有无"熊猫眼"征、Battle征,明确有无脑脊液外漏。鉴别血性脑脊液外漏与耳鼻损伤出血时,可将流出的血性液体滴于白色滤纸上,如见血迹外围有月晕样淡红色浸润圈,可判断为脑脊液外漏。有时颅底骨折虽伤及颞骨,且骨膜及脑膜均已破裂但鼓膜尚完整时,脑脊液可经咽鼓管流至咽部而被患者咽下,故应询问患者是否有腥味液体流至咽部。

(2)辅助检查:颅骨X线及CT检查结果,确定骨折的部位和性质。

3.心理-社会状况

了解患者可因头部外伤而出现的焦虑、害怕、恐惧等心理反应,以及对骨折能否恢复正常的担心程度。同时也应了解家属对疾病的认识及心理反应。

(八)常见护理诊断/问题

1.疼痛

疼痛与损伤有关。

2.有感染的危险

感染与脑脊液外漏有关。

3.感知的改变

感知的改变与脑神经损伤有关。

4.知识缺乏

缺乏有关预防脑脊液外漏逆行感染的相关知识。

5.潜在并发症

潜在并发症为颅内出血、颅内压增高、颅内低压综合征。

(九)护理目标

(1)患者疼痛与不适程度减轻。

(2)患者生命体征平稳,无颅内感染发生。

(3)颅神经损伤症状减轻。

(4)患者能够叙述预防脑脊液外漏逆行感染的注意事项。
(5)患者病情变化能够被及时发现和处理。

(十)护理措施

1.脑脊液外漏的护理

(1)保持外耳道、鼻腔和口腔清洁,清洁时注意棉球不可过湿,以免液体逆流入颅。
(2)在鼻前庭或外耳道口松松地放置干棉球,随湿随换,同时记录24小时浸湿的棉球数,以估计脑脊液外漏量。
(3)避免用力咳嗽、打喷嚏、擤鼻涕及用力排便,以免颅内压骤然升降导致脑脊液逆流。
(4)脑脊液鼻漏者不可经鼻腔吸痰或放置胃管,禁止耳、鼻滴药、冲洗和堵塞,禁忌做腰穿。
(5)取头高位及患侧卧位休息,将头抬高15°至漏液停止后3~5天,借重力作用使脑组织移至颅底硬脑膜裂缝处,促使局部粘连而封闭漏口。
(6)密切观察有无颅内感染迹象,根据医嘱预防性应用抗生素及破伤风抗毒素。

2.病情观察

观察有无颅内继发性损伤,如脑组织、脑膜、血管损伤引起的癫痫、颅内出血、继发性脑水肿、颅内压增高等。脑脊液外漏可推迟颅内压增高症状的出现,应严密观察意识、生命体征、瞳孔及肢体活动等情况,以便及时发现颅内压增高及脑疝的早期迹象。注意颅内低压综合征,若脑脊液外漏多,可使颅内压过低而导致颅内血管扩张,出现剧烈头痛、眩晕、呕吐、厌食、反应迟钝、脉搏细弱、血压偏低等。

(十一)护理评价

(1)患者疼痛是否缓解。
(2)患者有无颅内感染发生,脑脊液外漏是否如期愈合,护理措施是否得当。
(3)脑神经损伤症状是否减轻。
(4)患者能否叙述预防脑脊液外漏逆行感染的注意事项,遵医行为如何。
(5)患者病情变化是否被及时发现,并发症是否得到及时控制与预防和处理。

(十二)健康指导

对于颅底骨折合并脑脊液外漏者,主要是预防颅内感染,要劝告患者勿挖外耳道、抠鼻孔和擤鼻;注意预防感冒,以免咳嗽、打喷嚏;同时合理饮食,防止便秘,避免屏气、用力排便。

三、脑损伤

脑的被膜自外向内依次为硬脑膜、蛛网膜和软脑膜。硬脑膜坚韧且有光泽,由两层合成,外层兼具颅骨内膜的作用,内层较坚厚,两层之间有丰富的血管和神经。蛛网膜薄而透明,缺乏血管和神经,与硬脑膜之间有硬膜下腔,与软脑膜之间有蛛网膜下腔,充满脑脊液。脑脊液为无色透明液体,内含各种浓度不等的无机盐、葡萄糖、微量蛋白和淋巴细胞,对中枢神经系统起缓冲、保护、运输代谢产物及调节颅内压等作用。软脑膜薄且富有血管,覆盖于脑的表面并深入沟裂内。

脑损伤是指由于暴力作用使脑膜、脑组织、脑血管及脑神经的损伤。根据伤后脑组织与外界是否相通,将脑损伤分为开放性和闭合性两类,前者多由锐器或火器直接造成,有头皮裂伤、颅骨骨折和硬脑膜破裂,常伴有脑脊液外漏;后者由头部接触较钝物体或间接暴力造成,脑膜完整,无脑脊液外漏。根据脑损伤机制及病理改变分为原发性脑损伤和继发性脑损伤,前者指暴力作用于头部时立即发生的脑损伤,且不再继续加重,主要有脑震荡、脑挫裂伤及原发性脑干损伤等;后者指受伤一定时间后出现的脑受损病变,主要有脑水肿和颅内血肿,颅内血肿往往需要开颅手术。

(一)病因与发病机制

颅脑损伤的程度和类型多种多样。引起脑损伤的外力除可直接导致颅骨变形外,也可使头颅产生加速或减速运动,致使脑组织受到压迫、牵张、滑动或负压吸附等多种应力。由于暴力作用部位不同,脑在颅腔内产生的超常运动也各异,其运动方式可以是直线性也可以是旋转性。如人体坠落时,运动的头颅撞击于地面,受伤瞬间头部产生减速运动,脑组织会因惯性力作用撞击于受力侧的颅腔内壁,造成减速性损伤(图8-2)。大而钝的物体向静止的头部撞击时,引起头部的加速运动而产生惯性力。当暴力过大并伴有旋转力时,可使脑组织在颅腔内产生旋转运动,不仅使脑组织表面在颅腔内摩擦、撞击引起损伤,而且在脑组织内不同结构间产生剪应力,引起更为严重的损伤。惯性力引起的脑损伤分散且广泛,常有早期昏迷的表现。由于颅前窝和颅中窝的凹凸不平,各种不同部位和方式的头部损伤,均易在额极、颞极及其底面发生惯性力的脑损伤。

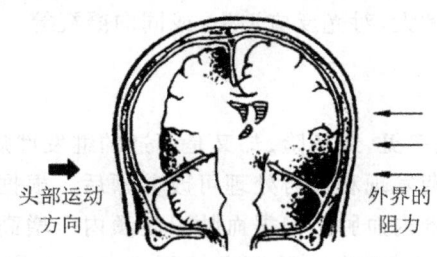

图8-2 头部作减速运动时的脑损伤机制

(二)临床表现

1.脑震荡

脑震荡是最常见的轻度原发性脑损伤,为受伤后立即出现短暂的意识障碍,可为神志不清或完全昏迷,持续数秒或数分钟,一般不超过30分钟,较重者出现皮肤苍白、出汗、血压下降、心动徐缓、呼吸微弱、肌张力减低、各种生理反射迟钝或消失。清醒后大多不能回忆受伤当时乃至伤前一段时间内的情况,临床称为逆行性遗忘。可能会伴有头痛、头昏、恶心、呕吐等症状,短期内可自行好转。神经系统检查无阳性体征,显微镜下可见神经组织结构紊乱。

2.脑挫裂伤

脑挫裂伤是常见的原发性脑损伤,包括脑挫伤及脑裂伤,前者指脑组织遭受破坏较轻,软脑膜尚完整;后者指软脑膜、血管和脑组织同时有破裂,伴有外伤性蛛网膜下腔出血。两者常同时存在,临床上又不易区别,合称为脑挫裂伤。脑挫裂伤可单发,也可多发,好发于额极、颞极及其基底。临床表现如下。

(1)意识障碍:脑挫裂伤最突出的临床表现。伤后立即出现,其程度和持续时间与脑挫裂伤程度、范围直接相关。多数患者在半小时以上,严重者可长期持续昏迷。

(2)局灶症状和体征:受伤当时立即出现与伤灶区功能相应的神经功能障碍或体征,如运动区损伤出现锥体束征、肢体抽搐、偏瘫等;若仅伤及"哑区",可无神经系统缺损的表现。

(3)头痛、恶心、呕吐:与颅内压增高、自主神经功能紊乱或外伤性蛛网膜下腔出血有关。后者还可出现脑膜刺激征,腰穿脑脊液检查有红细胞。

(4)颅内压增高与脑疝:因继发颅内血肿或脑水肿所致,使早期的意识障碍或偏瘫程度加重,或意识障碍好转后又加重,同时有血压升高、心率减慢、瞳孔不等大及锥体束征等表现。

3.原发性脑干损伤

原发性脑干损伤其症状与体征在受伤当时即已出现。单独的原发性脑干损伤较少,常与弥漫性损伤共存。患者常因脑干网状结构受损、上行激活系统功能障碍而持久昏迷,昏迷程度较深。伤后早期常出现严重生命体征变化,表现为呼吸节律紊乱,心率及血压波动明显。双侧瞳孔时大时小,对光反射无常,眼球位置歪斜或同向凝视。出现病理反射、肌张力增高、去皮质强直等。

4.弥散性轴索损伤

弥散性轴索损伤属于惯性力所致的弥散性脑损伤,由于脑的扭曲变形,脑内产生剪切或牵拉作用,造成脑白质广泛性轴索损伤。病变可分布于大脑半球、胼胝体、小脑或脑干。显微镜下所见为轴突断裂结构改变,可与脑挫裂伤合并存在或继发脑水肿,使病情加重,主要表现为受伤当时立即出现的较长时间昏迷,是由广泛的轴索损害,皮层与皮层下中枢失去联系所致。若累及脑干,患者出现一侧或双侧瞳孔散大,对光反应消失,或同向凝视等。神志好转后,可因继发脑水肿而再次昏迷。

5.颅内血肿

颅内血肿是颅脑损伤中最多见、最危险、却又是可逆的继发性病变。其严重性在于引起颅内压增高导致脑疝危及生命,早期发现和及时处理可改善预后。根据血肿的来源和部位可分为硬脑膜外血肿、硬脑膜下血肿和脑内血肿。根据血肿引起颅内压增高及早期脑疝症状所需时间分为三型。①急性型:72小时内出现症状。②亚急性型:3天至3周出现症状。③慢性型:3周以上才出现症状。

(1)硬脑膜外血肿:指出血积聚于颅骨与硬脑膜之间。与颅骨损伤有密切关系,症状取决于血肿的部位及扩展的速度。①意识障碍:可以是原发性脑损伤直接导致,也可由血肿本身导致颅内压增高、脑疝引起,前者较轻,最初的昏迷时间很短,与脑疝引起昏迷之间有一段意识清醒时间。后者常发生于伤后数小时至1~2天。经过中间清醒期,再度出现意识障碍,并渐次加重。如果原发性脑损伤较严重或血肿形成较迅速,也可不出现中间清醒期。少数患者可无原发性昏迷,而在血肿形成后出现昏迷。②颅内压增高及脑疝表现:出现头痛、恶心、呕吐剧烈、烦躁不安、淡漠、嗜睡、定向不准等症状。一般成人幕上血肿大于20 mL,幕下血肿大于10 mL,即可引起颅内压增高症状。幕上血肿者大多先经历小脑幕切迹疝,然后合并枕骨大孔疝,故严重的呼吸循环障碍常发生在意识障碍和瞳孔改变之后。幕下血肿者可直接发生枕骨大孔疝,瞳孔改变、呼吸骤停几乎同时发生。

(2)硬脑膜下血肿:指出血积聚在硬脑膜下腔,是最常见的颅内血肿。急性硬脑膜下血肿症状类似硬脑膜外血肿,脑实质损伤较重,原发性昏迷时间长,中间清醒期不明显,颅内压增高与脑疝的其他征象多在伤后1~3天内进行性加重。由于病情发展急重,一经确诊应尽早手术治疗。慢性硬脑膜下血肿好发于老年人,大多有轻微头部外伤史,有的患者伴有脑萎缩、血管性或出血性疾病。由于致伤外力小,出血缓慢,患者可有慢性颅内压增高表现,如头痛、恶心、呕吐和视盘水肿等;血肿压迫症状,如偏瘫、失语和局限性癫痫等;有时可有智力下降、记忆力减退和精神失常。

(3)脑内血肿:有两种类型。①浅部血肿,出血均来自脑挫裂伤灶,少数与颅骨凹陷性骨折部位相应,好发于额叶和颞叶,常与硬脑膜下和硬膜外血肿并存。②深部血肿,多见于老年人,血肿位于白质深部,脑表面可无明显挫伤。临床表现以进行性意识障碍为主,若血肿累及重要脑功能区,可出现偏瘫、失语、癫痫等局灶症状。

(三)辅助检查

一般采用 CT、MRI 检查。脑震荡无阳性发现,可显示脑挫裂伤的部位、范围、脑水肿的程度及有无脑室受压及中线结构移位等;弥散性轴索损伤 CT 扫描可见大脑皮质与髓质交界处、胼胝体、脑干、内囊区域或三脑室周围有多个点状或小片状出血灶;MRI 能提高小出血灶的检出率;硬脑膜外血肿 CT 检查表现为颅骨内板与脑表面之间有双凸镜形或弓形密度增高影,常伴颅骨骨折和颅内积气;硬脑膜下血肿 CT 检查示颅骨内板下低密度的新月形、半月形或双凸镜形影;脑内血肿 CT 检查在脑挫裂伤灶附近或脑深部白质内见到圆形或不规则高密度血肿影,周围有低密度水肿区。

(四)诊断要点

患者外伤史、意识改变、瞳孔的变化、锥体束征,以及 CT、MRI 检查可明确诊断。

1.非手术治疗

(1)脑震荡:通常无需特殊治疗。一般卧床休息 1~2 周,可完全恢复。适当给予镇痛、镇静等对症处理,禁用吗啡及哌替啶。

(2)脑挫裂伤:以非手术治疗为主。①一般处理:静卧、休息,床头抬高,宜取侧卧位;保持呼吸道通畅;维持水、电解质、酸碱平衡;应用抗生素预防感染;对症处理;严密观察病情变化。②防治脑水肿:是治疗脑挫裂伤的关键。可采用脱水、激素或过度换气等治疗对抗脑水肿、降低颅内压;吸氧、限制液体入量;冬眠低温疗法降低脑代谢率等。③促进脑功能恢复:应用营养神经药物,如 ATP、辅酶 A、细胞色素 C 等,以供应能量,改善细胞代谢,促进脑细胞功能恢复。

2.手术治疗

(1)重度脑挫裂伤:经非手术治疗无效,颅内压增高明显甚至出现脑疝迹象时,应做脑减压术或局部病灶清除术。

(2)硬脑膜外血肿:一经确诊,立即手术,清除血肿。

(3)硬脑膜下血肿:多采用颅骨钻孔冲洗引流术,术后引流 48~72 小时。

(4)脑内血肿:一般经手术清除血肿。

(5)常见手术方式:开颅血肿清除术、去骨瓣减压术、钻孔探查术、脑室引流术、钻孔引流术。

(五)护理评估

1.健康史

详细了解受伤过程,如暴力大小、方向、性质、速度、患者当时有无意识障碍,其程度及持续时间,有无中间清醒期、逆行性遗忘,受伤当时有无口鼻、外耳道出血或脑脊液外漏发生,是否出现头痛、恶心、呕吐等情况;初步判断是颅伤、脑伤或是复合损伤;同时应了解现场急救情况;了解患者既往健康状况。

2.目前身体状况

评估患者的症状和体征,了解有无神经系统病征及颅内压增高征象;根据观察患者意识、瞳孔、生命体征及神经系统体征的动态变化,区分脑损伤是原发的还是继发的;结合 X 线、CT 及 MRI 检查结果判断损伤的严重程度。

3.心理-社会状况

了解患者及家属对颅脑损伤及其术后功能恢复的心理反应,常见心理反应有焦虑、恐惧等;了解家属对患者的支持能力和程度。

(六)常见护理诊断/问题

1.清理呼吸道无效

清理呼吸道无效与脑损伤后意识障碍有关。

2.疼痛

疼痛与颅内压增高和手术切口有关。

3.营养失调/低于机体需要量

其与脑损伤后高代谢、呕吐、高热、不能进食等有关。

4.体温过高

体温过高与脑干损伤有关。

5.潜在并发症

潜在并发症为颅内压增高、脑疝及癫痫发作。

(七)护理目标

(1)患者意识逐渐恢复,生命体征平稳,呼吸道通畅。

(2)患者的疼痛减轻,舒适感增加。

(3)患者营养状态能够维持或接近正常水平。

(4)患者体温维持正常。

(5)患者颅内压增高、脑疝的早期迹象及癫痫发作能够得到及时预防、发现和处理。

(八)护理措施

1.现场急救

及时而有效的现场急救,在缓解致命性危险因素的同时(如窒息、大出血、休克等)为进一步治疗创造了有利条件,如预防或减少感染机会,提供确切的受伤经过。

(1)维持呼吸道通畅:颅脑损伤患者常有不同程度的意识障碍,失去正常的咳嗽反射和吞咽功能,呼吸道分泌物不能有效排除,舌根后坠可引起严重呼吸道梗阻。应及时清除口咽部分泌物、呕吐物,将患者侧卧或放置口咽通气道,必要时行气管切开,保持呼吸道畅通。

(2)伤口处理:单纯头皮出血,清创后加压包扎止血;开放性颅脑损伤应剪短伤口周围头发,伤口局部不冲洗、不用药;外露的脑组织周围可用消毒纱布卷保护,外加干纱布适当包扎,避免局部受压。若伤情许可宜将头部抬高以减少出血。尽早进行全身抗感染治疗及破伤风预防注射。

(3)防治休克:有休克征象者,应查明有无颅外部位损伤,如多发性骨折、内脏破裂等。患者平卧,注意保暖,以便及时补充血容量。

(4)做好护理记录:准确记录受伤经过、初期检查发现、急救处理经过及生命体征、意识、瞳孔、肢体活动等病情,为进一步处理提供依据。

2.病情观察

动态的病情观察是鉴别原发性与继发性脑损伤的重要手段。观察内容包括意识、瞳孔、生命体征、神经系统体征等。

(1)意识状态:意识障碍是脑损伤患者最常见的变化之一。通过意识障碍的程度可判断颅脑损伤的轻重;意识障碍出现的迟早和有无继续加重,可作为区别原发性和继发性脑损伤的重要依据。

第八章 神经外科疾病的护理

传统意识分法:分为清醒、模糊、浅昏迷、昏迷和深昏迷五级。①意识清醒:正确回答问题,判断力和定向力正确。②意识模糊:为最轻或最早出现的意识障碍,因而也是最需要关注的,能简单回答问题,但不确切,判断力和定向力差,呈嗜睡状。③浅昏迷:意识丧失,对疼痛刺激有反应,角膜、吞咽反射和病理反射尚存在,重的意识模糊与浅昏迷的区别仅在于前者尚能保持呼之能应或呼之能睁眼这种最低限度的合作。④昏迷:指痛觉反应已经迟钝、随意运动已完全丧失的意识障碍阶段,可有鼾声、尿潴留等表现,瞳孔对光反应与角膜反射尚存在。⑤深昏迷:对痛刺激无反应,各种反射消失,呈去皮质强直状态。

Glasgow 昏迷评分法:评定睁眼、语言及运动反应,以三者积分表示意识障碍程度,最高15分,表示意识清醒,8分以下为昏迷,最低3分(表 8-1)。

表 8-1 Glasgow 昏迷评分法

睁眼反应		语言反应		运动反应	
能自行睁眼	4	回答正确	5	遵嘱活动	6
呼之能睁眼	3	回答错误	4	刺痛定位	5
刺痛能睁眼	2	语无伦次	3	躲避刺痛	4
不能睁眼	1	只能发声	2	刺痛肢屈	3
		不能发声	1	刺痛肢伸	2
				无反应	1

(2)生命体征:生命体征紊乱是脑干受损征象。为避免患者躁动影响准确性,应先测呼吸,再测脉搏,最后测血压。颅脑损伤患者以呼吸变化最为敏感和多变,注意节律、深浅。若伤后血压上升,脉搏缓慢有力,呼吸深慢,提示颅内压升高,应警惕颅内血肿或脑疝发生;伤后,与意识障碍和瞳孔变化同时出现心率减慢和血压升高,为小脑幕切迹疝;枕骨大孔疝患者可未经明显的意识障碍和瞳孔变化阶段而突然发生呼吸停止。伤后早期,由于组织创伤反应,可出现中等程度发热;若累及间脑或脑干可导致体温调节紊乱,出现体温不升或中枢性高热。

(3)瞳孔变化:可因动眼神经、视神经及脑干部位的损伤引起。正常瞳孔等大、圆形,在自然光线下直径3~4 mm,直接、间接对光反应灵敏。伤后一侧瞳孔进行性散大,对侧肢体瘫痪伴意识障碍加重,提示脑受压或脑疝;伤侧瞳孔先短暂缩小继之散大,伴对侧肢体运动障碍,提示伤侧颅内血肿;双侧瞳孔散大、对光反应消失、眼球固定伴深昏迷或去皮质强直,多为原发性脑干损伤或临终表现。观察瞳孔时应排除某些药物、剧痛、惊骇等对瞳孔变化的影响。

(4)其他:观察有无脑脊液外漏、呕吐,有无剧烈头痛或烦躁不安等颅内压增高的表现或脑疝先兆。注意 CT 和 MRI 扫描结果及颅内压监测情况。

3.一般护理

(1)体位:抬高床头15°~30°,以利脑静脉回流,减轻脑水肿。深昏迷患者取侧卧位或侧俯卧位,以利于口腔内分泌物排出。保持头与脊柱在同一直线上,头部过伸或过屈均会影响呼吸道通畅及颈静脉回流,不利于降低颅内压。氧气吸入,做好气管插管、气管切开准备。

(2)营养与补液:及时、有效补充能量和蛋白质以减轻机体损耗。不能进食者在伤后48小时后可行全胃肠外营养。评估患者营养状况,如体重、氮平衡、血浆蛋白、血糖、血电解质等,以便及时调整营养素供给量和配方。

(3)卧床患者基础护理:加强皮肤护理、口腔护理、排尿排便等生活护理,尤其是意识不清昏迷患者预防各种并发症的发生。

(4)根据病情做好康复护理:重型颅脑损伤患者生命体征平稳后要及早进行功能锻炼,可减少日后的并发症和后遗症,主要通过姿势治疗、按摩、被动运动、主动运动等。

4.高热患者的护理

高热可造成脑组织相对缺氧,加重脑损害,故须采取积极降温措施。常用物理降温法有冰帽,或头、颈、腋、腹股沟等处放置冰袋或冰水毛巾等。如体温过高物理降温无效或引起寒战时,需采用冬眠疗法。常用氯丙嗪、异丙嗪各 25 mg 或 50 mg 肌内注射或静脉滴注,用药 20 分钟后开始物理降温。降温速度以每小时下降 1 ℃为宜,降至肛温为 32～34 ℃较为理想。可每 4～6 小时重复用药,一般维持 3～5 天。低温期间应密切观察生命体征并记录,若收缩压低于 13.3 kPa(100 mmHg),呼吸次数减少或不规则时,应及时通知医师停止冬眠疗法或更换冬眠药物。观察局部皮肤、肢体末端和耳郭处血液循环情况,以免冻伤,并防止肺炎、压疮的发生。停用冬眠疗法时,应先停物理降温,再逐渐停冬眠药物。

5.脑室引流管的护理

对有脑室引流管患者护理时应注意:①应严格无菌操作。②引流袋最高处距侧脑室的距离为10～15 cm。③注意引流速度,禁忌流速过快,避免颅内压骤降造成危险。④控制脑脊液引流量,每天不超过 500 mL 为宜。⑤注意观察脑脊液性状,若有大量鲜血提示脑室内出血,若为浑浊则提示有感染。

(九)护理评价

(1)患者意识状态是否逐渐恢复,患者呼吸是否平稳,有无误吸发生。

(2)患者疼痛是否减轻。

(3)患者的营养状态如何,营养素供给是否得到保证。

(4)患者体温是否恢复正常。

(5)患者是否出现颅内压增高、脑疝及癫痫发作等并发症,若出现是否得到及时发现和处理。

(十)健康指导

(1)康复训练:根据脑损伤遗留的语言、运动或智力障碍程度,制定康复训练计划,以改善患者生活自理能力及社会适应能力。

(2)外伤性癫痫患者应定期服用抗癫痫药物,不能单独外出,以防发生意外。

(3)骨瓣去除患者应做好自我保护,防止因重物或尖锐物品碰撞患处而发生意外,尽可能取健侧卧位以防止膨出的脑组织受到压迫。3～6 个月后视情况可作颅骨修补术。

(刘　滢)

第三节　颅内动脉瘤

颅内动脉瘤是颅内动脉壁的囊性膨出,是自发性蛛网膜下腔出血(subarachnoid hemorrhage,SAH)的首位病因。颅内动脉瘤破裂导致的蛛网膜下腔出血的发病率位于脑血管意外中的第 3 位,仅次于脑梗死和高血压脑出血,可以发生于任何年龄,但多在 40～60 岁,女性略多于男性。

一、病因与病理

(一)病因

颅内动脉瘤发病原因尚不十分清楚,动脉壁先天缺陷学说认为,颅内 Willis 环的动脉分叉处的动脉壁先天性平滑肌层缺乏;动脉壁后天退变性学说则认为,颅内动脉粥样硬化和高血压,造成动脉内弹力板破坏,渐渐形成囊性膨出,即动脉瘤。颅内动脉瘤发生在血管分叉处或 Willis 动脉环周围。颅内动脉瘤大致由瘤顶部、瘤体部及瘤颈部构成,其中瘤顶部最为薄弱,98%的动脉瘤出血部位为瘤顶部。

(二)病理

组织学检查发现动脉瘤壁仅存一层内膜,缺乏中层平滑肌组织,弹性纤维断裂或消失,巨大动脉瘤内常有血栓形成,甚至钙化。颅内动脉瘤为囊性,呈圆形或椭圆形,外观紫红色,瘤壁很薄,瘤内可见血流旋涡。

二、分类

(一)按动脉瘤位置

(1)颈内动脉系统动脉瘤,约占颅内动脉瘤 90%,包括颈内动脉-后交通动脉瘤、前交通动脉瘤、大脑中动脉动脉瘤。

(2)椎基底动脉系统动脉瘤,约占颅内动脉瘤 10%,包括椎动脉瘤、基底动脉瘤和大脑后动脉瘤等。

(二)按动脉瘤大小

分为微型(直径≤0.5 cm)、一般型(0.5 cm<直径≤1.5 cm)、大型(1.5 cm<直径≤2.5 cm)、巨大型(直径>2.5 cm)。一般型动脉瘤出血概率大。

三、临床表现

(一)动脉瘤破裂出血症状

未破裂动脉瘤,临床可无任何症状。动脉瘤一旦破裂出血,表现为蛛网膜下腔出血,患者突然剧烈头痛、频繁呕吐、大汗淋漓、体温升高、颈项强直、克氏征阳性,重症者可出现意识障碍,甚至昏迷。部分患者出血前有劳累、情绪激动等诱因,亦有少部分患者无明显诱因或在睡眠中发病。约 1/3 的患者在动脉瘤破裂后病情进展迅速,且未及时恰当诊治导致呼吸循环衰竭而死亡。

多数动脉瘤破口周围会被凝血块封闭而暂时停止出血,病情逐渐稳定。随着动脉瘤破口周围血块溶解,动脉瘤可能再次破溃出血。再次出血多发生在第 1 次出血后 2 周内。血液破入蛛网膜下腔后,红细胞破坏分解可产生 5-羟色胺、儿茶酚胺等多种血管活性物质,这些物质作用于其周围的脑血管,导致血管痉挛发生,发生率为 21%~62%,多发生在出血后的 3~15 天。

(二)局灶症状

取决于颅内动脉瘤的部位、解剖结构、动脉瘤大小及破裂出血后形成较大血肿对周围脑组织的压迫。颈内动脉-后交通动脉瘤和大脑后动脉的动脉瘤常见动眼神经麻痹,表现为单侧眼睑下垂、瞳孔散大、内收、上视、下视不能、直接对光反应、间接对光反应消失。有时局灶症状出现在蛛网膜下腔出血之前,被视为动脉瘤出血的前兆症状,此时应警惕随之而来的蛛网膜下腔出血,如轻微偏头痛、眼眶痛,继之出现动眼神经麻痹等。大脑中动脉的动脉瘤出血如形成血肿,或其他部位动脉瘤出血后可发生脑血管痉挛,出现偏瘫、失语、视力视野障碍等症状。

(三)破裂动脉瘤患者的临床分级

为了便于判断病情、预后及有否手术适应证,国际常采用 Hunt 五级分类法。

Ⅰ级:无症状,或有轻微头痛和颈强直。

Ⅱ级:头痛较重,颈强直,除动眼神经等脑神经麻痹外,无其他神经症状。

Ⅲ级:轻度意识障碍,躁动不安和轻度脑症状。

Ⅳ级:半昏迷、偏瘫,早期去脑强直和自主神经障碍。

Ⅴ级:深昏迷、去脑强直,濒危状态。

四、辅助检查

(一)CT 扫描

CT 可辅助判断出血部位、明确血肿大小、有无脑积水和脑血管痉挛后导致的脑梗死灶。前纵裂出血提示前交通动脉瘤;外侧裂出血提示大脑中动脉瘤,鞍上池出血提示颈内动脉-后交通动脉瘤,第四脑室出血提示后循环动脉瘤。

(二)数字减影血管造影(DSA)

DSA 是确诊动脉瘤最为可靠的方法。能显示动脉瘤的位置、数目、形态、大小、瘤周正常穿支血管走行及有无血管痉挛,为手术方案提供依据。首次造影阴性,可能因脑血管痉挛而动脉瘤未能显影,高度怀疑者,3 个月后应重复造影。

(三)MRI 成像扫描

MRI 优于 CT,动脉瘤可见流空效应。MRI 和 CT 脑血管造影(CTA)可提示不同部位动脉瘤,从不同角度了解动脉瘤与载瘤动脉关系。

(四)腰椎穿刺

怀疑蛛网膜下腔出血且 CT 扫描未见明显蛛网膜下腔出血时,可行腰椎穿刺检查,脑脊液多呈粉红色或血色。但腰椎穿刺可诱发动脉瘤破裂出血,不作为确诊 SAH 的首选检查法。

五、治疗要点

(一)治疗原则

颅内动脉瘤应进行手术治疗。采取保守治疗的患者约 70% 会死于动脉瘤二次出血。现代显微手术使颅内动脉瘤的手术死亡率已降至 2% 以下。

据 Hunt 五级分类法,病情在Ⅰ、Ⅱ级的患者应尽早进行造影和手术治疗。Ⅲ级以下患者出血后 3~4 天内手术夹闭动脉瘤,可以防止动脉瘤再次出血,减少血管痉挛发生。椎-基底或巨大动脉瘤,病情Ⅲ级以上,提示出血严重或存在血管痉挛和脑积水,手术危险性大,应待病情好转后手术。

(二)手术治疗

1.动脉瘤蒂夹闭术

开颅夹闭动脉瘤蒂是最理想的首选方法,它既不阻断载瘤动脉,又完全彻底清除动脉瘤,保持载瘤及供血动脉继续通畅,维持脑组织正常血运。

2.动脉瘤孤立术

动脉瘤孤立术则是把载瘤动脉在瘤的远端及近端同时夹闭,使动脉瘤孤立于血液循环之外。但在未能证明脑的侧支供血良好时应慎用。

3.动脉瘤包裹术

采用不同的材料加固动脉瘤壁,虽可减少破裂的机会,但疗效不肯定,应尽量少用。

4.血管内介入治疗

利用股动脉、颈动脉、桡动脉穿刺,将纤细的微导管放置于动脉瘤腔内或瘤颈部位,再经过微导管将柔软的钛合金弹簧圈送入动脉瘤腔内并将其充满,使得动脉瘤腔内血流消失,从而消除再次破裂出血的风险。

六、护理措施

(一)术前护理

目的在于防止再出血和预防血管痉挛。

1.卧床休息

绝对卧床休息,适当抬高头部,保持患者安静,对患者及其家属进行健康教育,为患者创造一个安静、清新、舒适的休养环境。

2.减轻焦虑

评估患者焦虑的程度,给患者提供适当的环境,让患者能够表达自己的焦虑,并且加强患者对疾病知识,尤其是疾病治疗方法及预后的了解。保持患者情绪稳定,避免不良刺激,任何负性情绪都可能导致瘤体破裂,危及患者生命。

3.控制血压

降低血压是减少再出血的重要措施之一。通常降低基础血压的10%~20%,高血压患者则可降低动脉收缩压的30%~50%。若出现头晕、意识障碍等缺血症状,应适当回升血压。

4.对症护理

严密观察患者血压、脉搏、体温、呼吸、瞳孔、意识状态及神经功能变化,预防再次破裂出血。遵医嘱正确应用降血压、降颅压、镇痛、镇静、抗纤维蛋白溶解剂及钙通道阻滞剂。

5.大小便管理

防止便秘,避免增加腹压而反射性增加颅内压导致的瘤体破裂。予营养丰富饮食,多食蔬菜和水果,避免辛辣食物,戒烟酒。遵医嘱应用缓泻剂。对不适应卧位小便者,予以指导进行排尿训练或留置导尿管。

6.预防和治疗脑血管痉挛

遵医嘱应用钙通道阻滞剂,改善微循环。

(二)术后护理

1.一般护理

全麻后取去枕平卧位,头偏向健侧,保持呼吸道通畅;患者清醒后,血压平稳者床头抬高15°~30°;持续低流量吸氧,床旁心电监护,密切观察意识、瞳孔、生命体征、四肢活动及血氧饱和度情况;特别注意血压变化,根据医嘱控制血压在适当范围,防止术后发生出血;若患者出现头晕、头痛、呕吐、失语、肌力下降等症状,应立即报告医师,尽快采取紧急处理措施。

2.平稳度过水肿期

由于手术创伤、牵拉致脑组织受刺激,术后2~4天可发生脑组织水肿,应准确记录液体出入量,控制入液量,正确应用脱水剂,维持水、电解质平衡。术后高热患者及时采取降温措施,如头部冰帽、间断乙醇擦浴、温水擦浴等,因高热易造成脑组织相对低氧、水肿,加重脑损害。

3.营养支持

营养治疗是临床治疗的重要组成部分,也是一种基本治疗手段。因此,必须及时有效地补充能量和蛋白质,以减轻机体损耗。评估患者营养状况,如体重、氮平衡、血浆蛋白、血糖、电解质等,以便及时调整营养素供给量和配方,做好饮食指导。便秘者应多食富含纤维素的食物和蔬菜,必要时服用缓泻剂。

4.用药护理

及时观察药物治疗效果及发现不良反应。常规用药应掌握用药的方法及注意事项如下。

(1)止血药物:用药期间注意肢体活动情况,抬高患肢,不在下肢静脉滴注此类药物,防止深静脉血栓形成。

(2)防治脑血管痉挛药物:尼莫地平能优先作用于脑部小血管,改善脑供血,但在治疗过程中可出现头晕、血压下降、头痛、胃肠不适、皮肤发红、多汗、心动过缓等症状,应注意密切观察,防止低血压的发生;应静脉微量泵注入,避光使用,以 3~5 mL/h 速度持续泵入,尼莫地平 10 mg 静脉滴注需要 10~12 小时,如为紧张造成血压升高,可适当增加流速,维持在术前平均血压水平;因尼莫地平制剂中含有一定浓度的乙醇,若患者出现心率增快、面色潮红、头疼、头晕及胸闷等不适症状,应适当减慢流速。

5.并发症的预防和护理

(1)脑血管痉挛:术后脑血管痉挛的发生率为 41%~47%,由此引起的延迟性脑缺血及脑水肿,是颅内动脉瘤术后死亡或致残的主要原因。护理的重点是术后动态观察患者的意识状况,观察有无新增神经功能障碍表现或原有神经症状的恶化等。脑血管痉挛的预防措施:①应用特异性解痉剂尼莫地平或法舒地尔;②提高脑血流的灌注压,提高血压和扩容;③改善血流变学,降低血液黏滞度;④调节控制吸氧浓度。

(2)再出血:术后搬运患者时,应注意保护头部,防止外力作用引起出血,头部引流管一般于术后 24~48 小时拔除,在此期间,应密切观察并记录引流液的颜色、性质、量及切口渗血情况。避免一切引起颅内压升高的因素,如用力咳嗽、排便、情绪激动等。注意观察患者有无突发的头痛、呕吐、意识障碍、脑膜刺激征等再出血征象。

(3)脑积水:遵医嘱准确应用脱水剂,并严密观察患者意识、瞳孔、生命体征,以及时发现有无颅内压升高的症状。如果患者出现脑积水症状,如智力减退、记忆力减退、步态不稳及大小便失禁等,应及时通知医师,做好术前准备,配合医师尽早行"脑室-腹腔分流手术"治疗。

(4)颅内感染:保持伤口敷料清洁、干燥、无污染。观察患者体温、血常规变化,有无脑膜刺激征。如果患者出现切口感染伴颅内感染,根据医嘱做皮下积液、脑脊液和血培养,根据培养结果选择有效抗生素,并按时、按量给药,保证血药浓度,同时观察疗效;高热患者给予物理降温;腰穿持续引流的患者,做好引流管的护理。

6.介入治疗术后护理

(1)预防出血:介入术后穿刺侧下肢应伸直并制动 24 小时,穿刺点用压迫止血器或消毒纱布卷及弹性绷带加压包扎固定 24 小时,密切观察穿刺部位局部有无渗血及血肿,观察术侧足背动脉搏动、足部皮肤色泽、肢体温度、痛觉及末梢循环等情况,并与对侧肢体比较,如有异常应及时报告医师处理。

(2)饮食护理:根据患者情况嘱患者多饮水,每天在 1 500 mL 以上,或遵医嘱给予利尿剂,促进造影剂的排出,术后 6 小时后嘱其进易消化饮食。

（3）过度灌注综合征：主要是由于颅内血管长期处于低血流灌注状态，一旦血管突然扩张，血流明显增多可发生脑过度灌注综合征。护理上需观察患者有无头疼、头胀、恶心呕吐、癫痫和意识障碍等症状；监测血压、心率、呼吸、血氧饱和度的变化并记录；遵医嘱有效控制血压。

（4）急性脑梗死：栓塞术后脑梗死是严重的并发症之一，轻者发生偏瘫，重者导致死亡。其主要原因多由于导管在血管内停留时间过长，损伤内皮组织，还与球囊微导管弹簧圈过早脱离等因素有关。因此术后应严密观察患者的语言、运动、感觉功能的变化，病情有变化，以及时通知医师。

（5）剧烈头痛：栓塞后第1天发生剧烈头痛是颅脑介入栓塞治疗术后常见的并发症，一般反应轻者1～2天即痊愈，严重者可达1周以上。患者突发头痛并加重，应特别给予重视，以及时发现病情变化报告医师，正确遵医嘱应用20％甘露醇125～250 mL静脉滴注或泵入血管解痉剂。

七、健康指导

（一）服药

指导患者用药方法和注意事项，遵医嘱服用药物，若服用降压药、抗癫痫类及抗血管痉挛类药物，不可擅自减量。服抗凝药期间注意观察出血情况，定期复查凝血三项及肝肾功能。

（二）饮食

指导患者多吃富含维生素A、维生素C的绿色蔬菜和水果，如胡萝卜、菠菜、白菜、番茄、苹果、芒果；常吃瘦肉、鸡蛋、新鲜的奶制品及深海鱼类等；低盐低脂饮食，少食胆固醇较高的食物，如蛋黄、动物内脏、猪油等。防止动脉硬化。

（三）运动

出院后注意休息，3个月后可做些简单的家务活，避免重体力劳动。适当锻炼，在体力允许的情况下逐渐增加活动量。出院后注意休息，在身体尚未恢复前，少去公共场所，注意自我保护，防止感染其他疾病。

（四）良好的生活习惯

注意戒烟，适当饮酒，保证充足的睡眠，保持愉快的心情。

（五）复诊

出院后遵医嘱到门诊复查。出现以下症状，应立即就诊：①头痛逐渐加重、恶心、呕吐；②癫痫、失语及肢体功能障碍加重；③精神萎靡不振，意识障碍等。

（刘 滢）

第四节 脑 出 血

脑出血是指原发于脑实质内的出血，主要发生于高血压和动脉硬化的患者。脑出血多发生于55岁以上的老年人，多数患者有高血压史。常在情绪激动或活动用力时突然发病，出现头痛、呕吐、偏瘫及不同程度昏迷等。

一、护理措施

(一)术前护理

(1)密切监测病情变化,包括意识、瞳孔、生命体征变化及肢体活动情况,定时监测呼吸、体温、脉搏、血压等,发现异常(瞳孔不等大、呼吸不规则、血压高、脉搏缓慢),以及时报告医师立即抢救。

(2)绝对卧床休息,取头高位,15°～30°,头置冰袋可控制脑水肿,降低颅内压,利于静脉回流。吸氧可改善脑缺氧,减轻脑水肿。翻身时动作要轻,尽量减少搬动,加床档以防坠床。

(3)神志清楚的患者谢绝探视,以免情绪激动。

(4)脑出血昏迷的患者24～48小时内禁食,以防止呕吐物反流至气管造成窒息或吸入性肺炎,以后按医嘱进行鼻饲。

(5)加强排泄护理:若患者有尿潴留或不能自行排尿,应进行导尿,并留置尿管,定时更换尿袋,注意无菌操作,每天会阴冲洗1～2次,便秘时定期给予通便药或食用一些粗纤维的食物,嘱患者排便时勿用力过猛,以防再出血。

(6)遵医嘱静脉快速输注脱水药物,降低颅内压,适当使用降压药,使血压保持在正常水平,防止高血压引起再出血。

(7)预防并发症:①加强皮肤护理,每天小擦澡1～2次,定时翻身,每2小时翻身1次,床铺干净平整,对骨隆突处的皮肤要经常检查和按摩,防止发生压力性损伤。②加强呼吸道管理,保持口腔清洁,口腔护理每天1～2次;患者有咳痰困难,要勤吸痰,保持呼吸道通畅;若患者呕吐,应使其头偏向一侧,以防发生误吸。③急性期应保持偏瘫肢体的生理功能位。恢复期应鼓励患者早期进行被动活动和按摩,每天2～3次,防止瘫痪肢体的挛缩畸形和关节的强直疼痛,以促进神经功能的恢复,对失语的患者应进行语言方面的锻炼。

(二)术后护理

1.卧位

患者清醒后抬高床头15°～30°,以利于静脉回流,减轻脑水肿,降低颅内压。

2.病情观察

严密监测生命体征,特别是意识及瞳孔的变化。术后24小时内易再次脑出血,如患者意识障碍继续加重、同时脉搏缓慢、血压升高,要考虑再次脑出血可能,应及时通知医师。

3.应用脱水剂的注意事项

临床常用的脱水剂一般是20%甘露醇,滴注时注意速度,一般20%甘露醇250 mL应在20～30分钟内输完,防止药液渗漏于血管外,以免造成皮下组织坏死;不可与其他药液混用;血压过低时禁止使用。

4.血肿腔引流的护理

注意引流液量的变化,若引流量突然增多,应考虑再次脑出血。

5.保持出入量平衡

术后注意补液速度不宜过快,根据出量补充入量,以免入量过多,加重脑水肿。

6.功能锻炼

术后患者常出现偏瘫和失语,加强患者的肢体功能锻炼和语言训练。协助患者进行肢体的被动活动,进行肌肉按摩,防止肌肉萎缩。

(三)健康指导

1.清醒患者

(1)应避免情绪激动,去除不安、恐惧、愤怒、忧虑等不利因素,保持心情舒畅。

(2)饮食清淡,多吃含水分、含纤维素多的食物;多食蔬菜、水果。忌烟、酒及辛辣、刺激性强的食物。

(3)定期测量血压,复查病情,以及时治疗可能并存的动脉粥样硬化、高脂血症、冠心病等。

(4)康复活动。应规律生活,避免劳累、熬夜、暴饮暴食等不利因素,保持心情舒畅,注意劳逸结合。坚持适当锻炼。康复训练过程艰苦而漫长(一般为1～3年,长者需终生训练),需要信心、耐心、恒心,在康复医师指导下,循序渐进、持之以恒。

2.昏迷患者

(1)昏迷患者注意保持皮肤清洁、干燥,每天床上擦浴,定时翻身,防止压力性损伤形成。

(2)每天坚持被动活动,保持肢体功能位置。

(3)防止气管切开患者出现呼吸道感染。

(4)不能经口进食者,应注意营养液的温度、保质期及每天的出入量是否平衡。

(5)保持大小便通畅。

(6)定期高压氧治疗。

二、主要护理问题

(1)疼痛:与颅内血肿压迫有关。

(2)生活自理能力缺陷:与长期卧床有关。

(3)脑组织灌注异常:与术后脑水肿有关。

(4)有皮肤完整性受损的危险:与昏迷、术后长期卧床有关。

(5)躯体移动障碍:与出血所致脑损伤有关。

(6)清理呼吸道无效:与长期卧床所致的机体抵抗力下降有关。

(7)有受伤的危险:与术后癫痫发作有关。

(刘 滢)

第五节 慢性硬膜下血肿

一、疾病概述

慢性硬膜下血肿是指脑外伤后3周以上出现临床症状者,血肿位于硬脑膜和蛛网膜之间,具有包膜,是小儿和老年颅内血肿中最常见的一种,约占颅内血肿的10%,硬膜下血肿的25%。目前认为,慢性硬膜下血肿是因轻微颅脑外伤造成桥静脉撕裂,血液缓慢渗入硬脑膜下腔而成。血肿以单侧多见,双侧者占20%～25%。男性患者明显多于女性,男女之比为5∶1,当病程长、头颅外伤史不明确时,常被误诊为脑瘤、脑血管病、帕金森综合征等。如诊断不及时,治疗不当,可造成严重后果。临床表现以颅内高压为主的一组症状。

(一)病因及发病机制

头部外伤是慢性硬膜下血肿最常见的致病原因,50%~84%的患者有明确的头部外伤史。但如果头部外伤轻微,外伤距发病时间较长时,一般容易被患者和家属忽略,部分患者在被追问病史时才被发现。老年人由于脑组织萎缩,硬脑膜与皮质之间的空隙增大,当头部受到突然加速或减速运动时,可引起桥静脉的撕裂或造成皮质与硬脑膜间小交通静脉的损伤渗血。也可因静脉窦、蛛网膜颗粒或硬膜下水瘤受损出血引起。非损伤性硬膜下血肿非常少见,在慢性硬膜下血肿的患者中约有12.8%的患者伴有高血压。所以,高血压、动脉硬化可能是容易导致出血的原因之一。

此外,一些患有硬膜下血肿的老年患者,常有慢性乙醇中毒病史,因长期饮酒可造成肝功能损伤,导致凝血机制障碍,酗酒后又易造成颅脑损伤。还有12%~38%与应用抗凝治疗有关,如长期服用阿司匹林、双嘧达莫等。

慢性硬膜下血肿的出血来源多为桥静脉或皮质小静脉,血液流至硬脑膜下腔后逐渐凝固,两周左右血肿开始液化,蛋白分解。以后血肿腔逐渐增大,引起颅内压增高,进一步对脑组织造成压迫,使脑循环受阻、脑萎缩及变性。促使血肿不断扩大的原因有以下几种。①血肿被膜反复出血:手术时可见血肿有被膜形成,外壁较厚有时可达数毫米,并富于血管,与硬脑膜粘连紧密,内膜甚薄与蛛网膜易分离。血肿外壁上的小血管不断破裂出血,是造成血肿体积不断增大的原因。②血管活性物质的释放:近期研究表明,在血肿的外被膜(血肿被膜的硬脑膜层)不断释放出组织纤溶酶原激活物质到血肿腔内,作用于纤溶酶原使其转化为纤溶酶,促使纤溶活性增加,造成溶血和小血管的再出血,从而使血肿体积不断增大。

(二)病理

慢性硬膜下血肿,多位于顶部,一般较大,血肿可覆盖在大脑半球表面的大部分,即额、顶、颞叶的外侧面。血肿的包膜多在发病后5~7天初步形成,到2~3周基本完成,为一层黄褐色或灰色的结缔组织包膜,靠蛛网膜侧包膜较薄,血管少,与蛛网膜粘连,可轻易剥离;靠近硬脑膜一侧的包膜较厚与硬脑膜粘连较紧,该包膜在显微镜下有浆细胞、淋巴细胞和吞噬细胞,有丰富的新生毛细血管,亦有血浆渗出,有时见到毛细血管破裂的新鲜出血。血肿内容:早期为黑褐色半固体黏稠物,晚期为黄色或酱油色液体。已往多数学者认为,脑轻微损伤后出血缓慢,量少,血肿内血液分解渗透压较高,脑脊液和周围脑组织水分不断渗入到血肿壁,使血肿逐渐增大,但这种说法已被否定。目前大多认为,包膜外的外层有新生而粗大的毛细血管,血浆由管壁渗出,或毛细血管破裂出血到囊腔内,而使血肿体积不断增大。晚期逐渐出现颅内高压及局灶症状。

(三)临床表现

多数患者在外伤后较长时间内有轻微头痛、头昏等一般症状,亦有部分患者伤后长时间无症状,部分患者外伤史不详。多于2~3个月后逐渐出现恶心、呕吐、视物模糊、肢体无力、精神失常等全脑症状和局灶症状。症状大体可归纳为以下几类。

1.颅内高压症状

起初为轻微的头痛,当血肿逐渐增大时方出现明显的颅内压增高的症状如头痛、恶心、呕吐、复视、视盘水肿等。临床上常以颅内压增高为主要症状多见。老年人因为脑萎缩,颅内压增高症状出现较晚或不明显。婴幼儿患者,颅内压增高,则表现为前囟饱满,头颅增大,可被误诊为先天性脑积水。

2.精神症状

老年人以精神障碍较为突出,常表现为表情淡漠,反应迟钝,记忆力减退,寡言少语,理解力差,进行性痴呆,淡漠,嗜睡,精神失常。痴呆多见于年龄较大者。

3.局灶性症状

患者亦可出现脑神经受损症状,如动眼神经、展神经及面神经损伤的症状;可出现帕金森综合征,表现震颤、动作缓慢、肌力减退而肌张力增高,也可出现步态不稳及神经功能障碍,如偏瘫、失语、同向偏盲、偏身感觉障碍等,但均较轻。部分患者可出现局灶性癫痫。

(四)辅助检查

1.腰穿

除腰穿脑脊液压力增高外,常规检查可完全正常,病程越长,血肿包膜越厚,脑脊液化验变化越不明显。

2.颅骨平片

颅骨平片可显示脑回压迹、蝶鞍扩大、骨质吸收,患病多年患者局部骨板变薄、外突,血肿壁可有圆弧形钙化。婴幼儿可有前囟扩大、颅缝分离和头颅增大等。

3.头部CT扫描

头部CT扫描是目前诊断慢性硬膜下血肿的最有效方法,早期(伤后3周至1个月)血肿呈高、低混合密度,新月形或半月形肿块,高密度系点片状新鲜出血,部分可见液平面;中期(1～2个月)血肿双凸形低密度;后期(2个月以上)呈低密度区,主要表现颅骨内板与脑表之间出现新月形、双凸形、单凸形的低密度、高密度或混杂密度区,患侧脑室受压,中线移位,额角向下移位,枕角向内上移位。慢性硬膜下血肿有17%～25%表现为等密度,诊断较难。增强扫描更能清楚显示血肿内缘与脑组织交界面呈条状密度增高带,可见血肿包膜强化影,血肿区内无脑沟、脑回。

4.MRI检查

慢性硬膜下血肿有时在CT上因呈等密度而显影不清,但在MR上却相当清晰,既可定性,又可定位,对CT难以诊断的等密度慢性硬膜下血肿,其诊断准确率高达100%。早期在T_1、T_2加权像上均为高信号,后期血肿在T_1加权像上为高于脑脊液的低信号,T_2加权像上为高信号。例如,发病3周左右的硬膜下血肿,在CT上可能呈等密度,在T_1加权像上积血因T_1值短于脑脊液而呈高信号,在T_2加权像上因长T_2而呈高信号。冠状面在显示占位效应方面更明显优于CT。

5.其他检查

ECT扫描显示脑表现的新月形低密度区,脑电图显示局限性病灶,脑超声波检查可显示中线波移位。婴幼儿,可行前囟穿刺。

(五)诊断及鉴别诊断

1.诊断依据

(1)轻度头部外伤3周以后,逐渐出现头痛、头昏、视盘水肿、偏瘫、癫痫等症状。

(2)腰穿脑脊液压力高,常规变化不明显。

(3)脑血管造影可见颅内板下方新月形"无血管区"。

(4)CT扫描可确定诊断。

(5)婴幼儿可在前囟外角进行穿刺,可明确诊断。

2.鉴别诊断

(1)外伤性硬膜下积液:外伤性硬膜下积液或称外伤性硬膜下水瘤,系外伤后大量脑脊液积聚硬脑膜下,临床表现与硬膜下血肿相似,半数病例位于双额区,常深入到纵裂前部,占位表现较硬膜下血肿轻。在CT上显示为新月形低密度影,CT值在7 Hu左右,近脑脊液密度。无论急性或慢性硬膜下积液在 MR 上均成新月形长 T_1 与长 T_2。信号强度接近脑脊液。慢性硬膜下血肿在 CT 上：早期为高、低混合密度，部分可见液面；中、晚期呈低密度区。其在 MR 上可有明显信号变化。

(2)脑蛛网膜囊肿：本病变多位于颅中窝，外侧裂表面，临床表现与慢性硬膜下血肿相似，脑血管造影为脑底或脑表面无血管区，CT 扫描亦为密度减低区，但其形状呈方形或不规则，这点与慢性硬膜下血肿相区别。

(3)其他：脑肿瘤、先天性脑积水，往往与慢性硬膜下血肿在临床上有时难以区别，但行 CT 扫描及 MRI，多可明确诊断。

(六)治疗

1.非手术疗法

对个别轻度病例，或缓慢性进行性颅内高压，可试用中药或大量脱水药物治疗，但疗效尚需长期观察。未经治疗的慢性硬膜下血肿由于高颅压脑疝而死亡，自然吸收的慢性硬膜下血肿少见。

2.手术治疗

手术治疗是公认的最有效的治疗方法。大多数患者需要手术治疗，部分非手术治疗效果不满意，病情继续发展的可行手术治疗，手术治疗包括以下几种。

(1)血肿引流：为近年来盛行的方法，在血肿较厚部位钻孔引流并冲洗血肿后，置入一引流管与脑表面平行，行闭式引流 48～72 小时，此种方法多能顺利治愈，而且简单，损伤小，治愈率高，故多列为首选。近年来因 YL-1 型硬通道微刺针微创穿刺引流术简便易行在临床广泛应用，根据头部 CT 检查定位，选择最后层面中心作为穿刺点。对于 CT 显示血肿腔内有明显分隔者，可采用颅骨钻孔神经内镜辅助血肿清除术。

(2)血肿切除。适应证：①血肿引流不能治愈者；②血肿内容为大量凝血块；③血肿壁厚引流后脑不膨起者。此种方法损伤较大，采用骨瓣开颅、连同血肿囊壁一并切除。

(3)前囟穿刺：适用于婴幼儿血肿，可在两侧前囟外角反复多次穿刺，多数患者可治愈。

二、护理

(一)入院护理

1.急诊入院常规护理

(1)立即通知医师接诊，为患者测量体温、脉搏、呼吸、血压；观察患者的意识、瞳孔变化及肢体活动等情况，如有异常及时通知医师。

(2)了解患者既往史、有无家族史、过敏史、吸烟史等。

(3)根据医嘱正确采集标本，进行相关检查。了解相关化验、检查报告的情况，如有异常及时与医师沟通。

(4)了解患者的心理状态，向患者讲解疾病的相关知识，增强患者治疗信心，减轻焦虑、恐惧心理。

(5)待患者病情稳定后向患者介绍病房环境(医师办公室、护士站、卫生间、换药室、配餐室的位置)、护理用具的使用方法(床单位、呼叫器等)、物品的放置、作息时间及餐卡的办理等；介绍科主任、护士长、负责医师及责任护士。病房应保持安静、舒适，减少人员流动，避免外界刺激和情绪激动。

2.安全防护教育

常规安全防护教育。对于有癫痫发作史的患者,应保持病室内环境安静,减少人员探视,室内光线柔和,避免强光刺激。病室内的热水壶、锐器等危险物品应远离患者,避免癫痫发作时,伤及他人或患者自伤。若出现癫痫发作前兆时,立即卧床休息。癫痫发作时,在患者紧闭口唇之前,立即把缠有纱布的压舌板、勺子或牙刷把等垫在上下牙齿之间,防止患者咬伤自己的舌头。松开衣领,头偏向一侧,保持呼吸道通畅,通知医师。发作期间口中不可塞任何东西,不可强行灌药,防止窒息。不可暴力制动,防止肌肉拉伤、关节脱臼或骨折,并加床档保护,避免坠床摔伤。有癫痫病史的患者,必须长期坚持服药,不可增减、漏服和停服药物。癫痫发作后,要及时清除患者口腔分泌物,保持呼吸道通畅,并检查患者有无肢体损伤,保证患者良好的休息。

(二)术日护理

1.送手术前

(1)为患者测量体温、脉搏、呼吸、血压及体重;如有发热、血压过高、女性月经来潮等情况均应及时报告医师。

(2)告知患者手术的时间,术前禁食水等准备事项。

(3)修剪指(趾)甲、剃胡须,勿化妆及涂染指(趾)甲等。协助患者取下义齿、项链、耳钉、手链、发夹等物品,并交给家属妥善保管。

(4)根据医嘱正确行药物过敏试验、备血(复查血型)、术区皮肤准备(剃除全部头发及颈部毛发,保留眉毛)后,更换清洁病员服,术区皮肤异常及时通知医师。

(5)遵医嘱术前用药。

(6)携带病历、相关影像资料等物品,平车护送患者入手术室。

2.术后回病房

(1)每15～30分钟巡视患者,注意观察患者的生命体征、意识、瞳孔、肢体活动等,如异常及时通知医师。

(2)注意观察切口敷料有无渗血。

(3)密切观察引流液的颜色、性状、量等情况并记录,妥善固定引流管,引流袋置于头旁枕上或枕边,高度与头部创腔保持一致,保持引流管引流通畅;活动时注意引流管不要扭曲、受压,防止脱管。

(4)术后6小时内给予去枕平卧位,头偏向一侧,防止呕吐物误吸引起窒息;头部放置引流管的患者6小时后需平卧位,利于引流;麻醉清醒的患者可以协助床上活动,保证患者的舒适度。

(5)若患者出现不能耐受的头痛,及时通知医师,遵医嘱给予止痛药物,并密切观察患者的生命体征、意识、瞳孔等变化。

(6)术后6小时如无恶心、呕吐等麻醉反应,可遵医嘱进食;对于意识障碍的患者可遵医嘱鼻饲管注入饮食。

(7)对于未留置导尿管的患者,指导床上大小便,24小时内每4～6小时嘱患者排尿1次。避免因手术、麻醉刺激、疼痛等原因造成术后的尿潴留。若术后8小时仍未排尿且有下腹胀痛感、隆起时,可行诱导排尿、针刺或导尿等方法。

(8)麻醉清醒可以语言沟通的患者,向其讲解疾病术后的相关知识,增强患者恢复健康的信心,利于早日康复。带有气管插管或语言障碍的患者,可进行肢体语言和书面卡片的沟通,疏导患者紧张、恐惧的情绪。

(9)结合患者的个体情况,每1~2小时协助患者翻身,保护受压部位皮肤;如局部皮肤有压红,可缩短翻身的间隔时间,受压部位应予软枕垫高减压。

(三)术后护理

1.术后第1天~第3天

(1)每1~2小时巡视患者,注意观察患者的生命体征、意识、瞳孔、肢体活动等,如发现有头痛、恶心、呕吐等颅内压增高症状及时通知医师。

(2)注意观察切口敷料有无渗血。

(3)密切观察引流液的颜色、性状、量等情况并记录,妥善固定引流管,并保持引流管引流通畅,勿打折、扭曲、受压,防止脱管,不可随意调整引流袋的高度。

(4)加强呼吸道的管理,鼓励深呼吸及有效咳嗽、咳痰,如痰液黏稠不易咳出可遵医嘱予雾化吸入,必要时吸痰。

(5)结合患者的个体情况,每1~2小时协助患者翻身,保护受压部位皮肤;如局部皮肤有压红,可缩短翻身的间隔时间,受压部位应予软枕垫高减压。

(6)指导肢体和语言功能锻炼。

2.术后第4天至出院日

(1)每1~2小时巡视患者,注意观察患者的生命体征、意识、瞳孔、肢体活动等,如发现异常及时通知医师。

(2)拔除引流管后注意观察切口敷料有无渗血、渗液及皮下积液等,如有异常及时通知医师。

(3)加强呼吸道的管理,鼓励深呼吸及有效咳嗽。

(4)指导患者注意休息,引流管拔除后指导患者床头摇高,逐渐坐起,再过渡到床边、病室、病区活动时以不疲劳为宜。

(5)指导患者进行肢体和语言功能锻炼。

(四)出院指导

(1)家属应陪伴在患者身边,减轻患者的恐惧心理。

(2)给予患者高热量、高蛋白、高维生素、易消化吸收的饮食。

(3)患者出院后定期复查血压,遵医嘱用药,保持情绪稳定,保持大便通畅,坚持功能锻炼。

(4)1个月后门诊影像学复查。

(刘 滢)

第六节 脑动静脉畸形

脑动静脉畸形是指脑血管发育障碍引起的脑局部血管数量和结构异常,并对正常脑血流产生影响。动静脉畸形是一团异常的畸形血管,其间无毛细血管,常有一支或数支增粗的供血动脉,引流动脉明显增粗曲张,管壁增厚,内为鲜红动脉血,似动脉,故称之为静脉的动脉化。动静脉畸形引起的继发性病变有出血、盗血。手术为治疗脑动静脉畸形的根本方法,目的在于减少或消除脑动静脉畸形再出血的机会,减轻盗血现象。手术方法包括血肿清除术、畸形血管切除术、供应动脉结扎术、介入栓塞术。

一、护理措施

(一)术前护理

(1)患者要绝对卧床,并避免情绪激动,防止畸形血管破裂出血。

(2)监测生命体征,注意瞳孔变化,若双侧瞳孔不等大,表明有血管破裂出血的可能。

(3)排泄的管理:向患者宣教合理饮食,嘱其多食富含纤维素的食物,如水果、蔬菜等,以防止便秘。观察患者每天粪便情况,必要时给予开塞露或缓泻剂。

(4)注意冷暖变化,以防感冒后用力打喷嚏或咳嗽诱发畸形血管破裂出血。

(5)注意安全,防止患者癫痫发作时受伤。

(6)危重患者应做好术前准备,如剃头。若有出血,应进行急诊手术。

(二)术后护理

(1)严密监测患者生命体征,尤其注意血压变化,如有异常立即通知医师。

(2)给予患者持续低流量氧气吸入,并观察肢体活动及感觉情况。

(3)按时予以脱水及抗癫痫药物,防止患者颅内压增高或癫痫发作。

(4)如有引流,应保持引流通畅,并观察引流量、颜色及性质变化。短时间内若引流出大量血性物质,应及时通知医师。

(5)如果患者癫痫发作,应保持呼吸道通畅,并予以吸痰、氧气吸入,防止坠床等意外伤害,用床档保护并约束四肢,口腔内置口咽通气导管,配合医师给予镇静及抗癫痫药物。

(6)长期卧床、活动量较少的患者,应注意其肺部情况,以及时给予拍背,促进有效咳痰,防止发生肺部感染,还须定期拍X线胸片,根据胸片有重点有选择性地进行拍背。

(7)术后应鼓励患者进食高蛋白食物,以增加组织的修复能力,保证机体的营养供给。

(8)清醒患者保持头高位(床头抬高30°),以利血液回流,减轻脑水肿。

(9)准确记录出入量,保证出入量平衡。

(10)对有精神症状的患者,适当给予镇静剂,并注意患者有无自伤或伤害他人的行为。

(11)给予患者心理上的支持,使其对疾病的痊愈有信心,从而减轻患者的心理负担。

(三)健康指导

(1)定期测量血压,复查病情,以及时治疗可能并存的血管病变。

(2)保持大小便通畅。

二、主要护理问题

(1)脑出血:与手术伤口有关。

(2)脑组织灌注异常:与脑水肿有关。

(3)有受伤的危险:与癫痫发作有关。

(4)疼痛:与手术创伤有关。

(5)睡眠形态紊乱:与疾病产生的不适有关。

(6)便秘:与术后长期卧床有关。

(7)活动无耐力:与术后长期卧床有关。

(刘　滢)

第七节 脑 脓 肿

一、疾病的基本概论

脑脓肿为颅内严重感染性疾病,是以化脓性细菌侵入颅内引起。常见的致病菌包括金黄色葡萄球菌、溶血性链球菌及厌氧链球菌,有时也可由产气荚膜杆菌的感染引起。外伤性脑脓肿早期表现为头疼、发热、颅内压增高及局限性神经功能障碍等症状,脓肿形成之后,临床表现为颅内高压,头痛、嗜睡等症状,或伴有癫痫发作外。如果脓肿位于重要脑功能区,则常伴有局部神经缺损体征,有助于脓肿位置定位。

脑脓肿是一种严重的颅内感染,会造成头痛、嗜睡、颅内高压等症状,同时伴有颅内压增高。

(一)发病机制

(1)外伤后,伤口处理不当,头皮污垢引起感染,通过导血管侵入颅内,引起脑脓肿发生。头皮缺损,颅骨外漏、骨膜下血肿感染等,若感染没有及时控制也会通过导血管侵入颅内或者直接侵入颅内造成感染。

(2)开放性损伤或火器性外伤后,清创不及时、不彻底,有异物或碎骨片存留与脑内,一段时间(多数为数周内,少数可达到几年甚至更长)后形成脓肿。

(3)颅腔与感染区或污染区(如鼻窦、中耳)沟通。

(4)脑膨出直接感染引起。

(二)临床病理生理

脑脓肿形成主要分为3个阶段。

1.急性脑膜炎阶段

细菌侵入脑实质后发生急性局限性炎症,病灶可存在炎性细胞浸润,局部脑组织产生液化坏死,引起大范围水肿等病理变化。持续1周左右。

2.化脓阶段

脑实质坏死灶液化形成脓液,继而扩大形成脓腔。根据病灶个数分为单发脓腔和多发脓腔。

3.脓肿包裹形成阶段

脓液周围纤维组织,网状内皮细胞,以及星形细胞构成脓肿包膜,包膜开始于感染后2~3周,包膜形成时间与细菌种类、对抗生素敏感程度、机体抵抗力等有关。一般包膜形成时间越长,包膜越厚。完整包膜分为三层,内层为化脓性渗出物、肉芽组织和增生的胶质细胞等,中层为纤维结缔组织,外层为病灶周围脑组织反应区。

(三)危险因素

脓肿侵犯脑组织,出现头痛、呕吐、颅内压增高等症状,常伴有局部神经缺损体征,严重时甚至出现脑疝及脓肿破裂。

二、临床表现

(一)全身感染症状

患者多有全身不适、发热、头痛、呕吐等急性脑炎或脑膜炎表现。表现一般在2～3周内症状减轻,少数可持续2～3月。当脓肿包膜形成后,患者体温大多正常或低热,但患者颅内压增高或脑功能缺损症状逐渐加重。脑脓肿进入局限阶段。临床上可出现一个潜伏期,潜伏期长短可由数天到数月甚至数年。在潜伏期内患者可有头痛、消瘦等症状。由于大剂量抗生素的使用,潜伏期往往比较长。

(二)颅内压增高症状

症状贯穿脑脓肿始终,患者常伴有不同程度的头痛,疼痛可为持续性并阵发性加剧,多清晨较重或用力时加重,可出现呕吐,尤其是小脑脓肿患者多呈喷射性呕吐。患者可伴有不同程度的精神和意识障碍,烦躁、嗜睡甚至昏迷,昏迷多见于危重患者。多数患者出现视盘水肿。颅内压增高常引起生命体征的改变,呈库欣反应。

(三)脑局灶定位症状和体征

常在外伤所致的脑功能障碍的基础上,使已有的症状逐渐加重或出现新的症状和体征。若为额叶脓肿时变现为精神症状和人格改变。幕上脓肿可表现为不同形式的癫痫发作。颞叶脓肿表现为中枢性面瘫,同向偏盲。左侧表现为感觉性失语,顶叶脓肿可有深浅感觉等。顶枕区和左颞顶脓肿可出现命令性失语。颅后窝脓肿可出现眼球震颤、吞咽困难等。

(四)脑疝形成或脓肿破溃

脑疝形成或脓肿破溃是脑脓肿患者两大严重危象。颅压增高导致脑疝形成,与其他颅内占位性病变(如颅内血肿)所致的脑疝相似,脓肿溃破为脓肿内压力骤然升高导致,脓液流入蛛网膜下腔或脑室内引起急性化脓性脑膜炎或脑室炎,患者突然出现高热、昏迷、抽搐、外周血白细胞剧增,脑脊液常呈脓汁样,若抢救不及时,会常致患者死亡。

三、相关检查

(一)实验室检查

1.腰椎穿刺与脑脊液检查

脓肿时腰椎穿刺表现为脑脊液压力增高。脑脓肿早期的颅内压常稍高,脑脊液中白细胞数增多,一般在$(5～10)\times10^8/L$范围。脑脊液蛋白含量大多增加至$2～4\ g/L$或更高。糖和氯化物含量大致正常。腰椎穿刺术一般认为,腰椎穿刺对脑脓肿的诊断价值不大,同时腰椎穿刺可能诱发脑疝和脑脓肿破裂的危险,因此必要进行腰椎穿刺鉴别诊断时才可使用,但必须谨慎进行。

2.脓液检查和细菌培养

脓液的检查和培养可以了解感染的类型,药敏试验对选择抗生素有指导作用。

3.外周血常规

70%～90%脑脓肿患者红细胞沉降率加快。C反应蛋白增加,可凭此与脑肿瘤相鉴别。

(二)影像学检查

1.X线片检查

急性颅骨改变不明显,慢性脑脓肿可显示颅内压增高的骨质改变或松果体向对侧移位。

X线片可显示颅内是否存在碎骨片和金属异物。

2.颅脑CT扫描

脑脓肿的CT表现依脓肿发展阶段而异。急性脑膜脑炎阶段病灶表现为低密度区或混合密度区。脓肿形成后初期仍表现为低密度或混合密度占位性病灶,但增强扫描在低密度周围可呈轻度强化,表现为完整的不规则的浅淡环状强化。脓肿壁形成后,其低密度边缘密度较高,少数可显示脓肿壁,增强扫描可见完整、厚度均一的环状强化,周围有明显不规则的脑水肿和占位效应,低密度区为坏死脑组织和脓液,如产气杆菌感染,可呈现气体与液平面,如为多房性,低密度区内可呈现一个或多个间隔。CT不仅可以确定脓肿的存在、位置、大小、数目、形状和周围脑组织水肿情况而且可帮助确定治疗手段。

3.头颅MRI检查

急性脑炎期,T_1加权像上表现信号不清的低信号区,T_2加权像上为片状高信号影,有占位征,此期须与胶质瘤和转移瘤相鉴别。增强扫描比CT扫描更能早期显示脑炎期。当包膜形成完整后,T_1显示高信号影,有时尚可见到圆形点状血管流空影。通常注射Gd-DTPA后5~15分钟即可出现异常对比增强。延迟扫描增强度可向外进一步扩大,为脓肿周围血-脑脊液屏障的破坏。头颅MRI比CT对脑组织水含量变化更敏感,因此对坏死、液化和水肿的分辨率更强,能够更好地诊断脑脓肿。

四、基本诊断

(一)诊断

根据患者病史及体征结合CT、MRI、X线等检查手段,通过比对检查结果做出判断。

(二)鉴别诊断

1.化脓性脑膜炎

化脓性脑膜炎多起病急剧,神经系统的局灶定位体征不明显,颅脑CT扫描有助于鉴别。

2.硬膜外和硬膜下脓肿

二者多合并发生,通过CT或MRI可鉴别。

3.脑肿瘤

需仔细询问病史,结合各种化验及影像学手段才能进一步鉴别。

五、治疗

(一)药物治疗

1.抗生素

主要根据抗生素对细菌的敏感程度,以及血-脑屏障通透性选择。首选对细菌的敏感程度高、血-脑屏障通透性强的药物。未能确定细菌时选择血-脑屏障通透性强的广谱性抗菌药物。常用药物包括青霉素、链霉素、庆大霉素、磺胺嘧啶及头孢菌素等。一般采用静脉给药,根据病情必要时亦可采用鞘内、脑室和脓腔内注射。

2.降颅压药物

脑脓肿伴有颅内高压症状,根据颅压选择方案降低颅内压,缓解颅内压增高的症状,预防发生脑疝,常用脱水药物有高渗性脱水剂如甘露醇、甘油溶液,利尿药物如呋塞米、依他尼酸等。用药同时应注意肾功能、酸碱和水及电解质平衡的检查。

(二)手术治疗

1. 脑脓肿穿刺术

该法简单、安全,对脑组织损伤小,适用于老人、小孩等不能耐受开颅手术者;脑深部和重要功能区脓肿患者;多房性脑脓肿或有异物者不适用。

2. 快速钻颅脑脓肿穿刺术

单房性脓肿常用方法,有时为了抢救或在紧急情况下,在床边即可操作,做好定位后,直接快速钻颅,钻颅完成后,穿刺针穿刺脓肿。吸出脓液后其他步骤同上。

3. 脓肿切开导管引流术

脓肿切开导管引流术适用于脓肿位置过浅,并且与周围组织粘连紧密或者靠近功能区的患者;不适用于脓肿切除的患者、通过穿刺又无法取出异物的患者。

4. 颅脑脓肿切除术

颅脑脓肿切除术适用于脑脓肿和多房性脓肿,以及含有异物的脓肿和多次穿刺无效的脓肿。也可用于时间较长,包膜较厚的脓肿。同时发生破溃或者脑疝的情况下应行急症手术。脓肿切除术需要注意避免损伤重要功能区。

(三)术后处理

(1)术后继续抗感染治疗,防止脓肿复发及感染扩散。

(2)注意纠正水、电解质和酸碱平衡。

(3)防治并发症。

六、术前护理常规

(1)执行外科术前护理常规。

(2)病情观察:观察体温、脉搏、呼吸、血压、意识的变化。早期感染侵入颅内,呈持续性高热,遵医嘱给予抗生素,体温过高者给予药物或物理降温。颅内压增高者出现脉搏、血压、意识的改变,应及时观察并记录,预防脑疝。

(3)颅内压增高者,执行颅内压增高护理常规。

(4)饮食护理:给予高维生素、高蛋白、易消化的饮食。

七、术后护理常规

(1)执行外科术后护理常规。

(2)执行全身麻醉后护理常规。

(3)执行术后疼痛护理常规。

(4)病情观察:密切观察患者意识、瞳孔、生命体征、肢体活动变化及有无展神经麻痹、脑病灶症状等,并记录。必要时通知医师,对症处理。

(5)遵医嘱给予抗生素,若出现高热,以及时给予药物或物理降温。

(6)脓腔引流护理:①根据切开部位取合理卧位,抬高床头15°~30°,引流瓶(袋)应至少低于脓腔30 cm。②术后24小时、创口周围初步形成粘连后可进行囊内冲洗,先用生理盐水缓慢注入腔内,再轻轻抽出,注意不可过分加压,冲洗后注入抗菌药物,然后夹闭引流管2~4小时。③脓腔闭合时拔管。继续用脱水剂降低颅内压。患者长期高热,消耗热量明显,应注意加强营养,必要时给予支持疗法。

(刘 滢)

第八节 颅内压增高

颅内压增高是由于颅内任何一种主要内容物(血液、脑脊液、脑组织)容积增加或者有占位性病变时,其所增加的容积超过代偿限度所致。正常人侧卧位时,测定颅内压(ICP)为 0.8～1.8 kPa(6.0～13.5 mmHg),>2.0 kPa(15 mmHg)为颅内压增高,2.0～2.6 kPa(15～20 mmHg)为轻度增高,2.6～5.3 kPa(20～40 mmHg)为中度增高,>5.3 kPa(>40 mmHg)为重度增高。

一、病因与发病机制

引起颅内压增高的疾病很多,但发生颅内压增高的主要因素如下。

(一)脑脊液增多

(1)分泌过多,如脉络丛乳头状瘤。

(2)吸收减少:如交通性脑积水,蛛网膜下腔出血后引起蛛网膜粘连。

(3)循环交通受阻:如脑室及脑中线部位的肿瘤引起的梗阻性脑积水或先天性脑畸形。

(二)脑血液增多

(1)脑外伤后<24小时的脑血管扩张、充血,以及呼吸道梗阻,呼吸中枢衰竭引起的二氧化碳蓄积,高碳酸血症和丘脑下部、鞍区或脑干部位手术,使自主神经中枢或血管运动中枢受刺激引起的脑血管扩张充血。

(2)颅内静脉回流受阻。

(3)出血。

(三)脑容积增加

正常情况下颅内容积除颅内容物体积外有 8%～10% 的缓冲体积即代偿容积。因此颅内容积很大,但代偿调节作用很小。常见脑水肿如下。①血管源性脑水肿:多见于颅脑损伤、脑肿瘤、脑手术后。②细胞毒性脑水肿:多见于低氧血症,高碳酸血症,脑缺血和缺氧。③渗透性脑水肿:常见于严重电解质紊乱(Na^+丢失)渗透压降低,水中毒。

(四)颅内占位病变

常见于颅内血肿、颅内肿瘤、脑脓肿和脑寄生虫等。

二、临床表现

(一)头痛

头痛是颅内压增高最常见的症状,有时是唯一的症状。可呈持续性或间歇性,当用力、咳嗽、负重,早晨清醒时和较剧烈活动时加重,其原因是颅内压增高使脑膜、血管或神经受挤压、牵扯或炎症变化的刺激所致。急性和重度的颅内压增高可引起剧烈的头痛并常伴喷射性呕吐。

(二)恶心呕吐

多数颅内压增高患者都伴有恶心、不思饮食,重度颅内压增高可引起喷射性呕吐,呕吐之后头痛随之缓解,小儿较成人多见,其原因是迷走神经中枢和神经受刺激所引起。

(三)视力障碍和眼底变化

长期颅内压增高,使视神经受压,眼底静脉回流受阻。引起视神经萎缩造成视力下降、模糊和复视,眼底视盘水肿,严重者出现失明和眼底出血。

头痛、恶心呕吐、视盘水肿为颅内压增高的三大主要症状。

(四)意识障碍

意识障碍是反映脑受压的可靠及敏感指标,当大脑皮质、脑干网状结构广泛受压和损害即可出现意识障碍。颅内压增高早期患者可出现烦躁、嗜睡和定向障碍等意识不清的表现,晚期则出现朦胧和昏迷。末期出现深昏迷。梗阻性脑积水所引起的颅内压增高一般无意识障碍。

(五)瞳孔变化

由于颅内压不断增高而引起脑移位,中脑和脑干移位压迫和牵拉动眼神经可引起瞳孔对光反射迟钝。瞳孔不圆,瞳孔忽大忽小,一侧瞳孔逐渐散大,光反射消失;末期出现双侧瞳孔散大、固定。

(六)生命体征变化

颅内压增高,早期一般不会出现生命体征变化,急性或重度的颅内压增高可引起血压增高,脉压增大、呼吸、脉搏减慢综合征。随时有呼吸骤停及生命危险。常见于急性脑损伤患者,而脑肿瘤患者则很少出现血压升高。

(七)癫痫发作

约有20%的颅内压增高患者发生癫痫,为局限性癫痫小发作,如口角、单侧上、下肢抽搐,或癫痫大发作,大发作时可引起呼吸道梗阻,加重脑缺氧、脑水肿而加剧颅内压增高。

(八)颅内高压危象(脑疝形成)

1.颞叶钩回疝

幕上肿瘤、水肿、血肿引起急剧的颅内压力增高,挤压颞叶向小脑幕裂孔或下方移位,同时压迫动眼神经、大脑后动脉和中脑,使脑干移位,产生剧烈的头痛、呕吐,血压升高,呼吸、脉搏减慢、不规则。很快进入昏迷,一侧瞳孔散大,光反射消失,对侧肢体偏瘫,去脑强直。此时如不进行及时的降颅压处理则会出现呼吸停止,双侧瞳孔散大、固定、血压下降、心跳停止。

2.枕骨大孔疝

枕骨大孔疝又称小脑扁桃体疝,主要是幕下肿瘤、血肿、水肿致颅内压力增高,挤压小脑扁桃体进入压力偏低的枕骨大孔,压迫延脑和颈1～2颈髓,患者出现剧烈头痛、呕吐、呼吸不规则、血压升高、心跳缓慢,随之很快出现昏迷、瞳孔缩小或散大、固定、呼吸停止。

三、护理

(一)护理目标

(1)了解引起颅内压增高的原因,以及时对症处理。

(2)通过监测及早发现病情变化,避免意识障碍发生。

(3)颅内压得到控制,脑疝危象得以解除。

(4)患者主诉头痛减轻,自觉舒适,头脑清醒,睡眠改善。

(5)体液恢复平衡,尿比重在正常范围,无脱水症状和体征。

(二)护理措施

(1)观察神志、瞳孔变化1次/小时。如出现神志不清及瞳孔改变,预示颅内压力增高,需及时报告医师进行降颅内压处理。

(2) 观察头痛的程度,有无伴随呕吐对剧烈头痛应及时对症降颅压处理。

(3) 监测血压、脉搏、呼吸1次/1～2小时,观察有无呼吸、脉搏慢,血压高即"两慢一高"征。

(4) 保持呼吸道通畅:呼吸道梗阻时,因患者呼吸困难,可致胸腔内压力增高、$PaCO_2$增高致脑血管扩张、脑血流量增多进而使颅内压增高。护理时应及时清除呼吸道分泌物和呕吐物。抬高床头15°～30°,持续或间断吸氧,改善脑缺氧,减轻脑水肿。

(5) 如脱水治疗的护理:应用高渗性脱水剂,使脑组织间的水分通过渗透作用进入血循环再由肾脏排出,可达到降低颅内压的目的。常用20%甘露醇250 mL,15～30分钟内滴完,2～4次/天;呋塞米20～40 mg,静脉或肌内注射,2～4次/天。脱水治疗期间,应准确记录24小时出入液量,观察尿量、色,监测尿素氮和肌酐含量,注意有无水电解质紊乱和肝肾功能损害。脱水药物应严格按医嘱执行,并根据病情及时调整脱水药物的用量。

(6) 激素治疗的护理:肾上腺皮质激素通过稳定血-脑屏障,预防和缓解脑水肿,改善患者症状。常用地塞米松5～10 mg,静脉注射;或氢化可的松100 mg静脉注射,1～2次/天;由于激素有引起消化道应激性溃疡出血、增加感染机会等不良反应,故用药的同时应加强观察,预防感染,避免发生并发症。

(7) 颅内压监护。①监护方法:颅内压监护有植入法和导管法两种。植入法:将微型传感器植入颅内,传感器直接与颅内组织(硬脑膜外、硬脑膜下、蛛网膜下腔、脑实质等)接触而测压。导管法:以引流出的脑脊液或生理盐水充填导管,将传感器(体外传感器)与导管相连接,藉导管内的液体与传感器接触而测压。两种方法的测压原理均是利用压力传感器将压力转换为与颅内压力大小成正比的电信号,再经信号处理装置将信号放大后记录下来。植入法中的硬脑膜外法及导管法中的脑室法优点较多,使用较广泛。②颅内压监护的注意事项:监护的零点参照点一般位于外耳道的位置,患者需平卧或头抬高10°～15°;监护前注意记录仪与传感器的零点核正,并注意大气压改变而引起的"零点飘移";脑室法时在脑脊液引流期间每4～6小时关闭引流管测压,了解颅内压真实情况,避免非颅内情况而引起的颅内压增高,如出现呼吸不畅、躁动、高热或体位不舒适、尿潴留时应及时对症处理;监护过程严格无菌操作,监护时间以72～96小时为宜,防止颅内感染。③颅内压监护的优点:颅内压增高早期,由于颅内容积代偿作用,患者无明显颅内压增高的临床表现,而颅内压监护时可发现颅内压提高和基线不平稳,较重的颅内压升高[ICP>5.3 kPa(40 mmHg)]时,颅内压监护基线水平与临床症状出现及其严重程度一致;有些患者临床症状好转,但颅内压逐渐上升,预示迟发性(继发性)颅内血肿的形成;根据颅内压监护使用脱水剂,可以避免盲目使用脱水剂及减少脱水剂的用量,减少急性肾衰竭及电解质紊乱等并发症的发生。

(8) 降低耗氧量:对严重脑挫裂伤、轴索损伤、脑干损伤的患者进行头部降温,降低脑耗氧量。有条件者行冬眠低温治疗。①冬眠低温的目的:降低脑耗氧量,维持脑血流和脑细胞能量代谢,减轻乳酸堆积,降低颅内压;保护血-脑屏障功能,抑制白三烯B_4生成及内源性有害因子的生成,减轻脑水肿反应;调节脑损伤后钙调蛋白酶Ⅱ活性和蛋白激酶活力,保护脑功能;当体温降至30 ℃,脑的耗氧量约为正常的55%,颅内压力较降温前低56%。②降温方法:根据医嘱首先给予足量冬眠药物,如冬眠Ⅰ号合剂(包括氯丙嗪、异丙嗪及哌替啶)或冬眠Ⅱ号合剂(哌替啶、异丙嗪、双氢麦角碱),待自主神经充分阻滞,御寒反应消失,进入昏睡状态后,方可加用物理降温措施。物理降温方法可采用头部戴冰帽,在颈动脉、腋动脉、肱动脉、股动脉等主干动脉表浅部放置冰袋,此外还可采用降低室温、减少被盖、体表覆盖冰毯等方法。降温速度以每小时下降1 ℃为宜,体温降至肛温33～34 ℃,腋温31～33 ℃较为理想。体温过低易诱发心律失常、低血压、凝血障碍等并发症;体温＞35 ℃,则疗效不佳。③缓慢复温:冬眠低温治疗一般为3~5天,复温应先停物理降温,再逐步减少药物剂量或延长相同剂量的药物维持时间直至停用;加盖被毯,必要时用热水袋复温,严防烫伤;复温不可过快,以免出现颅内压"反跳"、体温过高或中毒等。④预防并发症:定时翻身拍背、吸痰、雾化吸入,防止肺部感染;低温使心排血量减少,冬眠药物使外周血管阻力降低,在搬动患者或为其翻身时,动作应轻稳,以防发生直立性低血压;观察皮肤及肢体末端,冰袋外加用布套,并定时更换部位,定时局部按摩,以防冻伤。

(9)防止颅内压骤然升高:对烦躁不安的患者查明原因,对症处理,必要时给予镇静剂,避免剧烈咳嗽和用力排便;控制液体摄入量,成人每天补液量＜2 000 mL,输液速度应控制在30~40滴/分;保持病室安静,避免情绪紧张,以免血压骤升而增加颅内压。

（刘　滢）

第九节　脑　疝

当颅腔内某分腔有占位性病变时,该分腔的压力大于邻近分腔,脑组织由高压力区向低压力区移位,致脑组织、血管及脑神经等结构受压或移位,出现相应的临床表现,称为脑疝。脑疝是颅内压增高的危象和死亡的主要原因。治疗脑疝的关键在于及时发现和处理。处理原则包括快速降低颅内压和手术去除病因。

一、脑疝的解剖学基础

颅腔内部空间被硬脑膜形成的大脑镰及小脑幕分隔成幕上左右两个腔及幕下一个腔;幕上左右两个腔容纳左右大脑半球,幕下的腔容纳脑桥、延髓及小脑。大脑镰下的镰下孔容纳着联结左右大脑的胼胝体等结构,左右大脑半球活动度较大;中脑在小脑幕切迹裂孔中通过,外侧面有颞叶的钩回、海马回紧邻包绕环抱。发自大脑脚内侧的动眼神经环绕着大脑脚外侧向后沿着小脑幕切迹走行进入海绵窦的外侧壁经眶上裂出颅。颅腔与脊髓腔经后颅窝的枕骨大孔相通,延髓下端通过枕骨大孔与椎管中的脊髓相连。小脑蚓椎体下部两侧的小脑扁桃体位于延髓下端的背面,下缘与枕骨大孔后缘紧密相邻。

二、脑疝的名词解释

颅内病变所致的颅内压增高达到一定程度时,可使一部分脑组织移位,通过颅内硬脑膜结构或颅腔骨性结构形成的结构间隙,如大脑镰下缘、小脑幕切迹边缘、枕骨大孔,移位的脑组织被挤压到压力较低的位置,即为脑疝。脑疝是颅脑损伤、颅内占位性病变或脑积水等伤、病发展过程中的一种紧急而严重的情况,疝出的脑组织压迫脑干等重要结构或生命中枢,如发现不及时或救治不力,往往导致严重后果,临床必须给予足够重视。

根据脑疝发生的部位及所疝出的脑组织部位不同,脑疝可分为小脑幕切迹疝(又名颞叶钩回疝)、枕骨大孔疝(又名小脑扁桃体疝)、大脑镰(下)疝(又名扣带回疝)、小脑幕切迹上疝(小脑蚓疝)。上述脑疝可以单独发生,也可以同时或相继发生。

三、小脑幕切迹疝

(一)病因及发病机制

当幕上一侧占位性病变不断增长引起颅内压增高时,脑干和患侧大脑半球向对侧移位;半球上部由于有大脑镰限制导致其移位较轻,而半球底部近中线结构如颞叶的海马沟回等则移位较明显,可疝入脚间池,形成小脑幕切迹疝,使患侧的动眼神经、脑干、后交通动脉及大脑后动脉受到挤压和牵拉。

(二)病理

1.动眼神经损害

(1)颞叶钩回疝入脚间池内,直接压迫动眼神经及其营养血管。

(2)颞叶钩回先压迫位于动眼神经上方的大脑后动脉,再使夹在大脑后动脉与小脑上动脉之间的动眼神经受压。

(3)脑干受压下移时,动眼神经受牵拉。

(4)脑干受压,动眼神经核和邻近部位发生缺血、水肿或出血。

2.脑干变化

小脑幕切迹疝使中脑直接受压,脑干下移引起供血障碍,向上累积下丘脑,向下影响脑桥乃至延髓。

(1)中脑受颞叶钩回疝挤压时,前后径变长,横径变短,疝出的脑组织首先挤压同侧大脑脚,导致临床症状和体征发生在同侧(患侧)。继续发展则可累及整个中脑。脑干下移时使脑干纵行变形,严重时发生扭曲。如果是脑内出血性疾病,因为出血的速度快、出血量大则可导致疝出的脑组织首先挤压对侧大脑脚,导致临床症状和体征发生在对侧(健侧)。

(2)小脑幕切迹疝引起脑干缺血或出血的原因可能有2种:①脑干受压,静脉回流不畅、瘀滞,以致破裂出血。②因基底动脉受大脑后动脉、后交通动脉和颈内动脉牵拉固定作用,导致脑干下移程度远较基底动脉下移为甚,造成中脑和脑桥上部旁中区的动脉受到牵拉,引起血管痉挛或脑干内的小动脉破裂出血,导致脑干出血,并继发水肿和软化。

3.脑脊液循环障碍

中脑周围的脑池是脑脊液循环的必经之路,小脑幕切迹疝可以使该部位脑池阻塞,导致脑脊液向幕上回流障碍。脑干受压、变形、扭曲时,可引起中脑导水管梗阻,使被阻塞导水管以上的脑室系统扩大,形成脑积水,颅内压进一步增高。

4.疝出的脑组织的改变

疝出的脑组织如不能及时还纳,可因血液回流障碍而发生充血、水肿甚至嵌顿,跟严重的压迫脑干。

5.枕叶梗死

后交通动脉或大脑后动脉直接受压、牵张,可引起枕叶脑梗死。

(三)临床表现

1.颅内压增高

表现为头痛剧烈并逐渐加重,与进食无关频繁喷射性呕吐,随着头痛进行性加重伴有躁动不安,提示病情加重;急性脑疝患者视盘水肿可有可无。

2.意识障碍

随着病情进展,患者逐渐出现意识障碍,由嗜睡、朦胧到浅昏迷、昏迷,对外界的刺激反应迟钝或消失,系脑干网状结构上行激活系统受累的结果。

3.瞳孔变化

最初由于动眼神经受刺激可有时间短暂的患侧瞳孔变小,对光反应迟钝,但多不易被发现。以后随着动眼神经麻痹,该侧瞳孔逐渐散大,对光反射迟钝、消失,并有患侧上睑下垂,眼球斜视,说明动眼神经背侧部的副交感神经纤维已经受损。晚期如果脑疝进行性恶化,影响脑干血供时,由于脑干内动眼神经核功能丧失,则双侧瞳孔散大,直接和间接对光反应均消失,眼球固定不动,此时患者多处于濒死状态。

4.锥体束征

由于患侧大脑脚受压,出现对侧肢体力弱或瘫痪,肌张力增高,腱反射亢进,病理反射阳性。有时患侧快速出血性疾病导致脑干被推向对侧,在患侧脑干尚未受压前导致健侧大脑脚与小脑幕切迹游离缘相挤压,造成脑疝同侧的锥体束征,需引起注意,避免导致病变定侧定位错误。脑疝进展时可致双侧肢体自主活动消失,严重时可出现去脑强直发作,这是脑干严重受损的信号。

5.生命体征改变

患者表现为血压升高,脉搏有力,呼吸深慢,体温上升。到晚期,由于脑干受压,生命中枢功能紊乱而逐渐衰竭,呼吸不规则,出现潮式或叹息样病理呼吸,脉弱,血压忽高忽低,大汗淋漓或汗闭,面色潮红或苍白;体温可高达 41 ℃以上,体温不升或体温下降;最后呼吸循环衰竭致呼吸停止,血压下降,继而心跳也停止,患者临床死亡。

(四)辅助检查

1.CT 检查

头部 CT 扫描在小脑幕切迹疝诊断上中线移位程度及小脑幕切迹附近结构改变有助于病情判断。

2.MRI 检查

对神经组织结构显像优于 CT,有助于病情判断。

(五)诊断及鉴别诊断

根据临床表现及 CT 或 MRI 影像资料进行定位及定性诊断和鉴别诊断。

(六)治疗及预后

根据典型的临床表现,小脑幕切迹疝的诊断较容易,但临床上因发现不及时或处理不当而酿成严重后果甚至死亡的病例并不鲜见,尤其是瞳孔变化初期不易被发现,医护人员应该予以关注。

脑疝的紧急处理措施:维持呼吸道通畅;立即经静脉推注 20%甘露醇 250～500 mL;病变性质和部位明确者,立即手术切除病变;尚不明确者,尽快检查头部 CT 确诊后手术或做姑息性减压术,如颞肌下减压术、单侧或双侧去大骨瓣减压术、部分脑叶切除内减压术等;对有脑积水的患者,立即穿刺侧脑室做脑脊液外引流,待病情缓解后再开颅切除病变或做脑室-腹腔分流术。

经上述处理后,疝出的脑组织多可自行还纳,表现为散大的瞳孔逐渐回缩,患者意识好转。但也有少数患者症状不改善,估计疝出的脑组织已经嵌顿,术中可用脑压板将颞叶底面轻轻上抬或切开小脑幕,使嵌顿的脑组织得到解放,并解除其对脑干的压迫。

脑疝早期如经及时抢救大多数预后良好,晚期预后较差形成植物生存状态甚或死亡。

四、枕骨大孔疝

(一)病因及发病机制

颅内压增高时,因后颅窝出现压力梯度,颅内脑脊液经枕骨大孔向椎管内移动,颅内蛛网膜下腔和脑池体积逐渐缩小,导致两侧小脑扁桃体及邻近小脑组织也逐步下移,随脑脊液的移动经枕骨大孔疝入到颈椎椎管内,称为枕骨大孔疝或小脑扁桃体疝。多发生于后颅窝占位性病变,也见于小脑幕切迹疝晚期。

枕骨大孔疝又可分为慢性和急性疝出两种:前者见于长期颅内压增高或后颅窝占位病变的患者,症状较轻;后者多突然发生,或在慢性疝出的基础上因某些诱因,如腰穿、排便用力使疝出程度加重,延髓生命中枢遭受急性压迫而功能衰竭,患者常迅速死亡。

(二)病理

枕骨大孔疝的病理改变:①慢性延髓受压,患者可无明显症状或症状轻微;急性延髓受压常很快引起生命中枢衰竭,危及生命。②脑脊液循环障碍,由于第四脑室正中孔梗阻引起脑积水和小脑延髓池阻塞所致的脑脊液循环障碍,均可使颅内压进一步升高,脑疝程度加重。③疝出的脑组织,即小脑扁桃体发生充血、水肿或出血,使延髓和颈髓上端受压加重。④慢性疝出的扁桃体可与周围结构粘连。

(三)临床表现

1.枕下疼痛、项强或强迫头位

疝出的脑组织压迫牵拉颈上部神经根,或因枕骨大孔区脑膜或血管壁的敏感神经末梢受牵拉,可引起枕下部疼痛,颈硬及局部压痛。为避免延髓受压加重,机体发生保护性或反射性颈肌痉挛,患者保持头部固定维持在适当位置而呈强迫头位。

2.颅内压增高

表现为剧烈头痛、频繁呕吐、慢性脑疝患者多有视盘水肿。

3.后组颅神经受累

由于脑干下移,后组颅神经受牵拉,或因脑干受压,出现眩晕、听力减退、轻度吞咽困难、饮食呛咳等症状。

4.生命体征改变

慢性脑疝者生命体征变化不明显;急性脑疝者生命体征改变显著,迅速出现呼吸和循环功能障碍,先呼吸减慢、脉搏细速、血压下降,很快出现潮式呼吸和呼吸停止,如不采取措施,不久心跳也停止。与小脑幕切迹疝相比,枕骨大孔疝的特点是生命体征变化出现较早,瞳孔改变和意识障碍出现较晚,患者常可突然呼吸停止,昏迷而死亡。

5.其他

部分病例可出现眼震及小脑体征;锥体束征多数阳性;意识保持不变,很少有瞳孔变化。

(四)辅助检查

同小脑幕切迹疝。

(五)诊断及鉴别诊断

同小脑幕切迹疝。

(六)治疗及预后

枕骨大孔疝治疗原则与小脑幕切迹疝基本相同。凡有枕骨大孔疝症状而诊断已经明确者,应尽早手术切除责任病变;症状明显且有脑积水的应及时做脑室穿刺并给予脱水剂,然后手术切除病变;对呼吸骤停的患者,立即做气管插管呼吸机辅助呼吸,同时行脑室穿刺外引流脑脊液,静脉推注脱水剂,并紧急开颅清除原发责任病灶;术中将枕骨大孔后缘和寰椎后弓切除,硬脑膜敞开或扩大修补,以解除小脑扁桃体疝的压迫。若扁桃体与周围结构粘连,可试行粘连松解;必要时可在软膜下切除水肿、出血的小脑扁桃体,亦可电凝烧灼小脑扁桃体软膜下极使之向上段收缩,以减轻对延髓和颈髓上段的压迫及疏通脑脊液循环通路。

五、常见护理诊断/问题

(一)有脑组织灌注无效的危险
脑组织灌注无效与颅内压增高、脑疝有关。

(二)潜在并发症
呼吸、心搏骤停。

六、护理措施

脑疝确诊后应立即采取降低颅内压的措施,为紧急手术争取时间。

(一)快速降低颅内压
一旦出现脑疝,应立即给予脱水治疗,以缓解病情,争取时间。遵医嘱快速静脉输注甘露醇、甘油果糖、呋塞米、地塞米松等药物,并观察脱水治疗的效果。

(二)保持呼吸道通畅
立即给予氧气吸入,并保持呼吸道通畅。对呼吸功能障碍者,配合医师行气管插管和人工气囊辅助呼吸。

(三)观察病情
密切观察意识、生命体征、瞳孔及肢体活动等变化。

(四)紧急术前准备
协助医师尽快完善有关术前检查,做好急诊手术准备,尽快手术去除原发病。

(1)若难以确诊或虽确诊但病变无法切除,可通过脑脊液分流术、侧脑室外引流术或病变侧颞肌下、枕肌下减压术等降低颅内压,挽救生命。

(2)对于呼吸骤停的枕骨大孔疝,应立即做好钻颅术准备,进行脑室穿刺,缓慢放出脑脊液,使颅内压慢慢降低,然后行脑室引流,同时静脉滴注高渗脱水剂,以达到迅速降低颅内压的目的。

(五)心搏骤停的急救
若病情恶化并出现心搏骤停时,应即刻心肺复苏。

七、健康教育

指导患者避免颅内压增高的因素,如情绪剧烈波动、便秘、剧烈咳嗽、发热、呼吸道梗阻及癫痫发作。

八、关键点

(1)密切观察患者的生命体征、瞳孔、意识状态、神经系统症状和体征是早期发现脑疝的关键护理措施。

(2)颅内压增高者禁忌高压灌肠,避免诱发脑疝。

(3)有明显颅内压增高者,禁做腰椎穿刺,避免引发脑疝。

(刘 滢)

参 考 文 献

[1] 季士顺.神经外科疾病诊断与治疗[M].武汉:湖北科学技术出版社,2023.
[2] 陈洋,王占伟,程兆兴,等.神经外科手术与病例实践[M].南昌:江西科学技术出版社,2022.
[3] 陈兴梅,阳桃鲜,王萍仙,等.神经外科临床护理管理与实践[M].昆明:云南科技出版社,2021.
[4] 李剑,韩惠青,景海忠,等.神经外科临床必备与护理[M].上海:上海交通大学出版社,2023.
[5] 迁荣军.实用神经外科临床指南[M].武汉:湖北科学技术出版社,2022.
[6] 杨军.神经外科诊疗基础与手术实践[M].北京:中国纺织出版社,2021.
[7] 廖军锋,谢琪.神经系统疾病功能康复训练[M].武汉:湖北科学技术出版社,2023.
[8] 李明军.现代神经外科治疗精要[M].北京:中国纺织出版社,2022.
[9] 王文杰,谈山峰,罗洪海,等.现代神经外科疾病诊治[M].开封:河南大学出版社,2021.
[10] 翟红群.神经外科危重患者抢救与护理[M].成都:四川科学技术出版社,2022.
[11] 李俊.神经外科常见疾病诊疗质控管理精要[M].武汉:湖北科学技术出版社,2021.
[12] 赵继宗.神经外科复合手术学[M].北京:人民卫生出版社,2022.
[13] 盖大伟.神经外科手术学[M].长春:吉林科学技术出版社,2021.
[14] 谭丽萍,黄慧,田凤美.神经外科临床护理实践[M].苏州:苏州大学出版社,2022.
[15] 杨孔宾.神经外科常用手术操作图谱[M].北京:人民卫生出版社,2021.
[16] 纪欢欢,孟萌,侯涛.神经外科疾病护理常规[M].北京:化学工业出版社,2022.
[17] 王琦.神经外科疾病诊断与手术实践[M].哈尔滨:黑龙江科学技术出版社,2021.
[18] 闵晓黎.现代神经外科疾病临床诊治精要[M].天津:天津科学技术出版社,2022.
[19] 廖佳奇,李占勇,李然金.神经外科疾病的诊疗与护理[M].汕头:汕头大学出版社,2021.
[20] 刘庆,唐运姣,袁健.神经外科疾病全病程管理[M].北京:化学工业出版社,2022.
[21] 吴黎琨,赵恺,陈红.神经外科手术护理管理实践[M].武汉:湖北科学技术出版社,2021.
[22] 白富梁.精编神经外科常见疾病诊疗[M].长春:吉林科学技术出版社,2022.
[23] 孙义程.临床神经外科疾病诊治与手术[M].北京:科学技术文献出版社,2021.
[24] 何建军,戴学军,吴科,等.神经外科常见疾病诊疗基础与应用[M].郑州:郑州大学出版社,2022.

［25］叶富跃.临床神经外科疾病诊疗实践［M］.沈阳：辽宁科学技术出版社，2021.
［26］施洪峰，王魁，朱岷山，等.神经外科疾病诊断与重症监护［M］.北京/西安：世界图书出版公司，2022.
［27］李荣刚.特殊感染神经外科疾病诊断与治疗［M］.昆明：云南科技出版社，2021.
［28］李晓飞.实用神经外科学［M］.北京：中国纺织出版社，2022.
［29］张振兴，宋小峰，田鹤.神经外科基础与常见颅脑肿瘤［M］.北京：科学技术文献出版社，2021.
［30］杨军.模拟神经外科学［M］.济南：山东科学技术出版社，2022.
［31］张振兴，宋小峰.神经外科脑血管疾病诊疗［M］.北京：科学技术文献出版社，2021.
［32］安宏伟.神经外科疾病学［M］.天津：天津科学技术出版社，2020.
［33］许民辉，徐伦山.神经外科典型病例手术图解［M］.北京：科学出版社，2021.
［34］陈会召，伍军，赵东升，等.神经外科疾病诊断与手术精要［M］.长春：吉林科学技术出版社，2020.
［35］张庆华.神经外科学临床应用研究［M］.合肥：中国科学技术大学出版社，2021.
［36］徐海波.方体定向单通道螺旋式抽吸治疗壳核出血患者的临床疗效观察［J］.立体定向和功能性神经外科杂志，2022，35(1)：54-57.
［37］翟德忠，裴明和，孙捷，等.高血压性脑干出血的显微手术治疗体会［J］.中国临床神经外科杂志，2023，28(4)：267-268.
［38］张晓军，张义松，王忠，等.神经导航指引下显微外科手术治疗高血压脑干出血的疗效分析［J］.临床神经外科杂志，2022，19(2)：206-209.
［39］李永康.自发性小脑出血患者术后发生脑疝的影响因素分析［J］.中国实用医药，2022，17(16)：47-50.
［40］高上，刘永生，李想，等.立体定向幕下入路脑干穿刺治疗重型高血压脑干出血疗效观察［J］.新乡医学院学报，2023，40(9)：871-874.